A. Feydt-Schmidt

Pädiatrie

Anne Feydt-Schmidt

Pädiatrie

Kurzlehrbuch für Pflegeberufe

3. Auflage

Unter Mitarbeit von: Kathrin Dehning, Kinderkrankenschwester und Lehrerin für Gesundheitsberufe

ELSEVIER
URBAN & FISCHER

URBAN & FISCHER München

Zuschriften an:
Elsevier GmbH, Urban & Fischer Verlag, Hackerbrücke 6, 80335 München
E-Mail: pflege@elsevier.com

Bibliografische Information der Deutschen Nationalbibliothek
Die Deutsche Nationalbibliothek verzeichnet diese Publikation in der Deutschen Nationalbibliografie; detaillierte bibliografische Daten sind im Internet über http://www.d-nb.de/ abrufbar.

15 16 17 18 19 5 4 3 2 1

Um den Textfluss nicht zu stören, wurde bei Patienten und Berufsbezeichnungen die grammatikalisch maskuline Form gewählt. Selbstverständlich sind in diesen Fällen immer Frauen und Männer gemeint.

Planung: Martina Lauster, München
Redaktion: Andrea Kurz, Weilheim
Projektmanagement: Karin Kühnel, Nicole Kopp, München
Herstellung: Nicole Kopp, München
Satz: abavo GmbH, Buchloe/Deutschland; TnQ, Chennai/Indien
Druck und Bindung: Drukarnia Dimograf, Bielsko-Biala/Polen
Umschlaggestaltung: SpieszDesign, Neu-Ulm
Titelfotografie: colourbox

ISBN Print 978-3-437-27212-7
ISBN e-Book 978-3-437-29920-9

Aktuelle Informationen finden Sie im Internet unter **www.elsevier.de** und **www.elsevier.com**

Vorwort

Vor 10 Jahren entstand die erste Auflage dieses Lehrbuchs für die Ausbildung in der Gesundheits- und Krankenpflege. Nun erfolgte für die 3. Auflage eine komplette Aktualisierung entsprechend der Ausbildungs- und Prüfungsordnungen und dem Stand der Wissenschaft. Dabei wurden vor allem die Kapitel „Wachstum und Entwicklung" und „Neonatologie" gründlich überarbeitet und wichtige Krankheitsbilder der Neonatologie ergänzt. Erkrankungen wie die Leberinsuffizienz und der Hodenhochstand wurden neu aufgenommen.
Der Aufbau des Buches entspricht den Prinzipien der „Bunten Reihe": Der umfangreiche Lernstoff der Pädiatrie wurde in kurzen Textblöcken dargestellt. In der Randleiste sind die wichtigsten Fakten nochmals stichwortartig zur raschen Wiederholung vor der Prüfung zusammengefasst. Spezielle Pflegehinweise ermöglichen den direkten Bezug zur Kinderkrankenpflege. Am Ende eines jeden Kapitels finden Sie Übungsfragen, mit deren Hilfe Sie das Erlernte überprüfen können.

Herzlich danken möchte ich Frau Martina Lauster, Frau Karin Kühnel und Frau Nicole Kopp vom Lektorat Pflege für die Anregungen und Hilfe sowie für die stets sehr gute Zusammenarbeit beim Bearbeiten der neuen Auflage des Buches. Frau Andrea Kurz danke ich ganz herzlich für die redaktionelle Überarbeitung. Frau Kathrin Dehning sei herzlich gedankt für die Aktualisierung der Pflegehinweise.
Meiner Familie danke ich für die viele Geduld und liebevolle Unterstützung bei der Überarbeitung dieser Auflage.
Abschließend wünsche ich allen Auszubildenden in der Gesundheits- und Krankenpflege viel Freude bei ihrer Arbeit in der Pädiatrie, ein erfolgreiches Examen und einen guten Start ins Berufsleben!

Hamburg, im September 2014
Dr. Anne Feydt-Schmidt

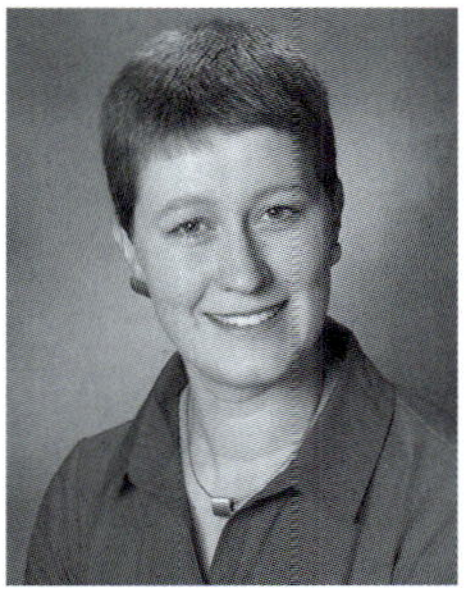

Dr. med. Anne Feydt-Schmidt, Studium der Humanmedizin an der Universität zu Lübeck mit Auslandsaufenthalten in Kanada, den USA und der Schweiz. Tätigkeiten als Kinderärztin und Kindergastroenterologin am Dr. von Haunerschen Kinderspital in München, Clementine Kinderhospital in Frankfurt/M. und in der Kinderklinik des Universitätsklinikums Hamburg-Eppendorf. Ich bin seit Juli 2014 niedergelassene Kinder- und Jugendärztin in Barsbüttel, Schleswig-Holstein, und lebe mit meinem Mann und unseren 4 Kindern in Hamburg.

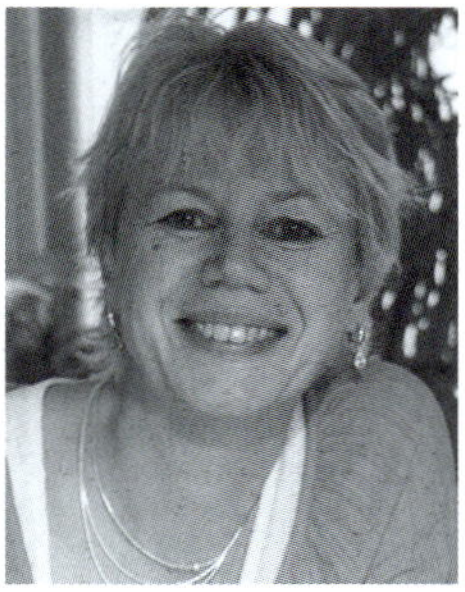

Kathrin Dehning, Kinderkrankenpflegeexamen, Fachkinderkrankenschwester für pädiatrische Intensivmedizin, 17 Jahre auf der Kinderintensivstation des Universitätsklinikum Hamburg-Eppendorf, Studium: 1. Staatsexamen Lehramt Berufliche Schulen und Oberstufe, Fachrichtung Gesundheit und Diplom-Handelslehrerin (2008).
Ich arbeite seit 2009 als Lehrerin in der Universitären Bildungsakademie des Universitätsklinikum Hamburg-Eppendorf.

Abkürzungen

®	Handelsname
↔	normal
↑	erhöht, ansteigend
↓	verringert, abfallend
→	daraus folgt
A. (Aa.)	Arteria(e)
Abb.	Abbildung
AFP	Alpha-Fetoprotein
ADHS	Aufmerksamkeitsdefizit- und Hyperaktivitätssyndrom
ALL	akute lymphatische Leukämie
ALS	advanced life support
AML	akute myeloische Leukämie
ANA	antinukleäre Antikörper
AS	Aortenstenose
ASD	Atriumseptumdefekt (Vorhofseptumdefekt)
ATNR	asymmetrischer tonischer Nackenreflex
BGA	Blutgasanalyse
BLS	basic life support
BMI	Body Mass Index
BNS	Blitz-Nick-Salaam, West-Syndrom
BPD	bronchopulmonale Dysplasie
BSG	Blutkörperchen-Senkungsgeschwindigkeit
BWS	Brustwirbelsäule
BZ	Blutzucker(spiegel)
Ca	Karzinom
CF	cystische Fibrose
CK	Kreatinkinase (Enzym)
CMV	Zytomegalie-Virus
CO_2	chemisches Zeichen für Kohlendioxid
CP	Zerebralparese
CRP	C-reaktives Protein
CT	Computertomografie
CTG	Kardiotokografie
d	Tag
DD	Differentialdiagnose
DNCG	Dinatrium-Cromoglycinsäure
DNS	Desoxyribonukleinsäure (Erbsubstanz der Zelle)
DTP	Diphterie-Tetanus-Pertussis
EBV	Epstein Barr Virus (Pfeiffersches Drüsenfieber)
EEG	Elektroenzephalogramm
EKG	Elektrokardiogramm
EMG	Elektromyografie
FG	Frühgeborenes
FSME	Frühsommermeningoenzephalitis
ggf.	gegebenenfalls
GOT	Glutamat-Oxalacetat-Transaminase (Enzym)
GÖR	gastroösophagealer Reflux
GPT	Glutamat-Pyruvat-Transaminase (Enzym)
γ-GT	γ-Glutamyl-Transferase (Enzym)
H^+	chemisches Zeichen für Wasserstoff
H_2O	chemisches Zeichen für Wasser
H_2CO_3	chemisches Zeichen für Kohlensäure
Hb	Hämoglobin
HbA	adultes Hämoglobin
HbF	fetales Hämoglobin
HiB	Haemophilus influencae Typ B
HIV	human immunodeficiency virus
HLA	humanes Leukozyten-Antigen
HMSN	hereditäre motorische und sensible Neuropathie
HNO	Hals-Nasen-Ohren(-Heilkunde)
HSV	Herpes simplex Virus
HUS	hämolytisch-urämisches Syndrom
i. c.	intrakutan (in die Haut)
ICP	infantile Zerebralparese
IgA	Immungobuline der Klasse A
IgE	Immungobuline der Klasse E
IgG	Immungobuline der Klasse G
IgM	Immungobuline der Klasse M
i. m.	intramuskulär
IQ	Intelligenzquotient
ISTA	Isthmusstenose der Aorta
i. v.	intravenös (in die Vene)
J.	Jahre
JRA	juvenile rheumatoide Arthritis
K^+	chemisches Zeichen für Kalium
kg	Kilogramm
KG	Körpergewicht
LDH	Laktatdehydrogenase (Enzym)
Lj.	Lebensjahr(e)
LM	Lebensmonat
LWS	Lendenwirbelsäule
M.	Morbus (Krankheit), Musculus (Muskel)
MER	Muskeleigenreflexe
mg	Milligramm (= 1 Tausendstel Gramm)
Min./min	Minute(n)
ml	Milliliter (= 1 Tausendstel Liter)
MMC	Meningomyelozele
mmHg	Millimeter Quecksilbersäule (Einheit für Druck)
MMR	Masern-Mumps-Röteln
MRT	Magnetresonanztomografie (Kernspintomografie)
N.	Nervus
Na^+	chemisches Zeichen für Natrium
NaCl	chemisches Zeichen für Natriumchlorid (Kochsalz)
NEC	nekrotisierende Enterokolitis
NG	Neugeborenes
NLG	Nervenleitgeschwindigkeit
O_2	chemisches Zeichen für Sauerstoff
pCO_2	Kohlendioxid-Partialdruck
PCR	Polymerase Kettenreaktion

PDA	persistierender Ductus arteriosus Botalli
pg	Pikogramm (= 1 Billionstel Gramm)
pl	Pikoliter (= 1 Billionstel Liter)
pO_2	Sauerstoff-Partialdruck
PS	Pulmonalstenose
RDS	Respiratory-Distress-Syndrome
RF	rheumatisches Fieber
Rh	Rhesusfaktor
Rö	Röntgen
RR	Blutdruck nach Riva-Rocci
s. c.	subcutan
Sek.	Sekunde(n)
SMA	spinale Muskelatrophie
SSW	Schwangerschaftswoche
Std.	Stunde(n)
STIKO	Ständige Impfkommission am Robert-Koch-Institut
STNR	symmetrischer tonischer Nackenreflex
TGA	Transposition der großen Arterien
TOF	Fallot-Tetralogie (Tetrad of Fallot)
TSH	Thyroidea stimulierendes Hormon
U1–U10	1. bis 10. Vorsorgeuntersuchung
V. (Vv.)	Vena(e)
V. a.	Verdacht auf
vs.	versus, gegenüber
VSD	Ventrikelseptumdefekt
VUR	Vesikoureteraler Reflux
Z. n.	Zustand nach
ZNS	Zentralnervensystem

Abbildungsnachweis

Der Verweis auf die jeweilige Abbildungsquelle befindet sich bei allen Abbildungen im Werk am Ende des Legendentextes in eckigen Klammern. Alle nicht besonders gekennzeichneten Grafiken und Abbildungen © Elsevier GmbH, München.

A300–106	H. Rintelen, Velbert, in Verbindung mit der Reihe Klinik- und Praxisleitfaden. Elsevier/Urban & Fischer
A300–157	S. Adler, Lübeck, in Verbindung mit der Reihe Klinik- und Praxisleitfaden. Elsevier/Urban & Fischer
A400–215	S. Weinert-Spieß, Neu-Ulm, in Verbindung mit U. Balzen, T. Kommerell, N. Menche. A. Schäffler, S. Schmidt und der Reihe Pflege Konkret. Elsevier/Urban & Fischer
E336	LaFleur Brooks, M.: Exploring Medical Language. Elsevier/Mosby, 7. Aufl. 2008
E486	Aminoff, M.: Encyclopedia of the Neurological Sciences. Oxford: Elsevier Science, 2003
E582	McCance, K. L./Huether, S. E.: Pathophysiology: The Biologic Basis for Disease in Adults And Children. Elsevier/Mosby, 5. Aufl. 2005
E967	Chintamani: Lewis's Medical Surgical Nursing. Elsevier/Mosby, 2011
G039	Duderstadt, K.: Pediatric Physical Examination. Elsevier/Mosby, 1. Aufl. 2006
G091	Mcintosh; N.: Forfar and Arneil's Textbook of Pediatrics. Elsevier/Churchill Livingstone, 7. Aufl. 2008
G175	Hobel, C. J.: Hacker and Moore's Essentials of Obstetrics and Gynecology. Elsevier/Saunders, 5. Aufl. 2008
G290	Banasik, J. L./Copstead, L. C.: Pathophysiology. Elsevier/Saunders, 4. Aufl. 2011
G291	Goodman, C. C./Fuller, K. S.: Pathology: Implications for the Physical Therapist. Elsevier/Saunders, 3. Aufl. 2008
G292	Waugh, A./Grant, A.: Ross et Wilson; anatomie et physiologie normales et pathologiques. Elsevier/Masson, 11. Aufl. 2011
G293	Abiodun A. Omoloja, Hiren Patel, Elizabeth Ey, Elizabeth Jackson
	Baxter, G. M./Weston, M. J./Allan, P. L.: Clinical Ultrasound, 2-Volume Set: Expert Consult: Online and Print. Elsevier/Churchill Livingstone, 3. Aufl. 2011
J787	colourbox
K183	E. Weimer, Würselen
L106	H. Rintelen, Velbert
L127	J. Mair, München
L138	M. Kosthorst, Borken
L157	S. Adler, Lübeck
L190	G. Raichle, Ulm
L215	S. Weinert-Spieß, Neu-Ulm
T746	Frau Prof. Dr. M. Kersting, Forschungsinstitut für Kinderernährung GmbH, Dortmund

Inhaltsverzeichnis

KAPITEL

1 Wachstum und Entwicklung

1.1 Pränatale Entwicklung

Eine reguläre Schwangerschaft dauert 40 Wochen (± 10 Tage) bzw. 10 Lunarmonate zu 28 Tagen und kann in 3 Phasen eingeteilt werden:

- Entwicklung der Blastozyste
- Embryonalentwicklung
- Fetalentwicklung.

Schwangerschaftsdauer: 280 Tage = 10 Lunarmonate

1.1.1 Entwicklung der Blastozyste

Diese Phase umfasst den Zeitraum von der Befruchtung bis zur Einnistung (Nidation) und dauert etwa 15 Tage (➤ Abb. 1.1).

Befruchtung

In der Mitte des Zyklus kommt es zum Eisprung (Ovulation). Die Lebensdauer und damit die Befruchtungsfähigkeit der Eizelle beträgt nur 12–24 Stunden, die der Spermien 2–3 Tage. Daher ist auch eine Befruchtung noch möglich, wenn die Ovulation erst 2–3 Tage nach dem letzten Geschlechtsverkehr stattfindet.

Die Befruchtung (Konzeption) findet im eierstocknahen, relativ weiten Ende des Eileiters statt. Die Kerne der beiden Keimzellen verschmelzen und die erste Zelle des neuen Organismus, die Zygote, entsteht.

Konzeption → Zygote

Eiwanderung

In den nächsten 3 Tagen wandert die Zygote durch den Eileiter zur Gebärmutter. Unterwegs teilen sich die Zellen und ihre Tochterzellen mehrfach. Am Ende der Tubenpassage ist das 16-Zellstadium erreicht. Der Keim wird seinem Aussehen nach als Morula (lat. *Maulbeere*) bezeichnet. Diese Zellen, die noch völlig identisch sind, differenzieren sich erst mit der nächsten Teilung. Die resultierende Blastozyste besteht aus einer

- Äußeren Zellschicht, dem Trophoblasten, aus dem die Plazenta hervorgeht
- Inneren Zellschicht, dem Embryoblasten, aus dem sich die Frucht entwickelt.

Zygote → Morula → Blastozyste aus Trophoblast und Embryoblast

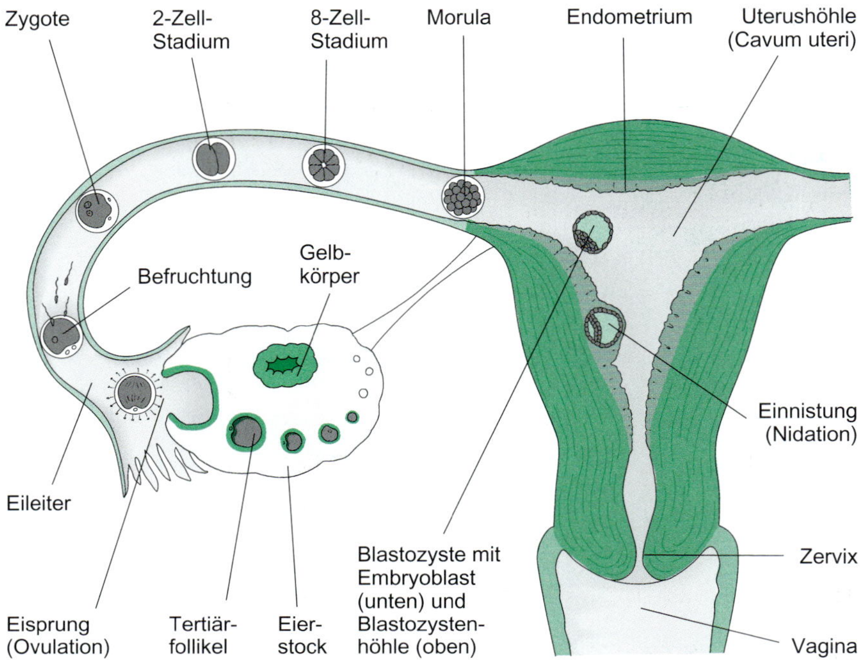

Abb. 1.1 Entwicklung des Keimes von der Ovulation bis zur Nidation. [L190]

Einnistung

6.–15. Tag: Nidation

Etwa am 6. Entwicklungstag setzt sich die Blastozyste an der Uterusschleimhaut fest und die Nidation (Einnistung) beginnt. Dazu bildet der Trophoblast zahlreiche Zotten. Damit dringt er bis zum 15. Tag der Schwangerschaft vollständig in die Gebärmutterschleimhaut ein.

1.1.2 Embryonalentwicklung

Organogenese: 16. Tag bis Ende 8. SSW

Die Embryonalentwicklung beginnt im Anschluss an die Nidation und dauert bis zum Ende der 8. Schwangerschaftswoche (SSW). Vereinfacht werden häufig die ersten 3 Monate der Schwangerschaft als Embryonalperiode angegeben. In dieser Zeit findet die Organogenese statt, d. h. sämtliche Organsysteme werden angelegt (➤ Abb. 1.2).

Störungen → Fruchttod oder Embryopathie

Störungen in dieser Entwicklungsphase führen zum Fruchttod oder zu Organfehlbildungen (➤ 1.3.4).

1.1.3 Fetalentwicklung

Ab 9. SSW: Wachstum und Differenzierung

In der Fetalphase, die von der 9. SSW bis zur Geburt dauert, wachsen die zuvor angelegten Organe und nehmen teilweise bereits ihre Funktion auf.

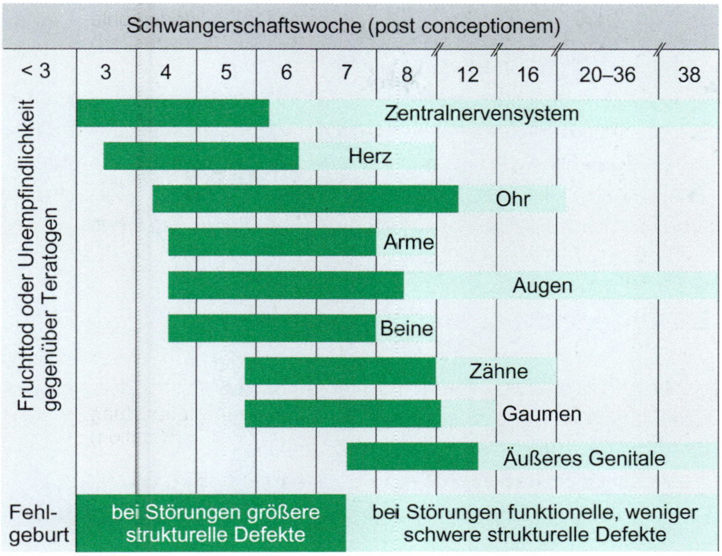

Abb. 1.2 Kritische Phasen der vorgeburtlichen menschlichen Entwicklung. [L190]

Tab. 1.1 Fetalentwicklung (Mittelwerte).

Alter	Scheitel-Fersen-Länge	Faustregel für das Längenwachstum	Gewicht	Besonderheiten
3 Monate	9 cm	Monat^2	15 g	
4 Monate	16 cm	Monat^2	100 g	• Geschlecht ist im Ultraschall erkennbar
5 Monate	25 cm	Monat^2	300 g	• Mutter nimmt erste Kindsbewegungen wahr • Herztöne sind hörbar
6 Monate	30 cm	Monat × 5	600 g	
7 Monate	35 cm	Monat × 5	1.200 g	
8 Monate	40 cm	Monat × 5	2.000 g	
9 Monate	45 cm	Monat × 5	2.500 g	
10 Monate	50 cm	Monat × 5	3.400 g	

Die Fetalentwicklung kann beurteilt werden, indem man sonografisch die Scheitel-Steiß-Länge oder die Scheitel-Fersen-Länge misst. Das regelrechte Längenwachstum des Feten geht aus ➤ Tab. 1.1 hervor.

1.2 Schwangerenvorsorge

Durch die Vorsorgeuntersuchungen nach der Mutterschafts-Richtlinie sollen in der Schwangerschaft und nach der Entbindung mögliche Gefahren für

1

- Vorsorgeuntersuchungen alle 4 bzw. ab 32. SSW alle 2 Wochen
- Vorstellung in Entbindungsklinik

Leben und Gesundheit von Mutter und Kind abgewendet und Gesundheitsstörungen erkannt und behandelt werden.
Die Untersuchungen und Beratungen der Schwangeren erfolgen alle 4 Wochen, in den letzten beiden Monaten der Schwangerschaft alle 2 Wochen. Die erste Untersuchung soll sobald als möglich nach Feststellung der Schwangerschaft erfolgen. Die Schwangere erhält einen Mutterpass. Darin werden alle Untersuchungen vermerkt. Rechtzeitig vor der Entbindung erfolgt eine Vorstellung der Schwangeren in der von ihr gewählten Entbindungsklinik.

1.2.1 Untersuchungen

Vorsorgeuntersuchungen

Bei einer Vorsorgeuntersuchung werden durchgeführt:
- Gynäkologische Untersuchung
- Blutdruckmessung
- Feststellung des Körpergewichts
- Untersuchung des Mittelstrahlurins auf Eiweiß, Zucker und Sediment, ggf. bakteriologische Untersuchungen
- Hämoglobinbestimmung
- Kontrolle des Standes der Gebärmutter
- Kontrolle der kindlichen Herzaktionen
- Feststellung der Lage des Kindes.

Es besteht die Möglichkeit, einen Teil der Vorsorgeuntersuchungen durch eine Hebamme durchführen zu lassen.

1.2.2 Ultraschalluntersuchungen

Ultraschallscreening

Das Ultraschallscreening zu Überwachung einer normal verlaufenden Schwangerschaft erfolgt in der
- 8. +0 bis 11. +6 SSW (1. Screening)
- 18. +0 bis 21. +6 SSW (2. Screening)
- 28. +0 bis 31. +6 SSW (3. Screening).

Dabei erfolgt
- Eine genaue Bestimmung des Gestationsalters
- Die Kontrolle der somatischen Entwicklung des Feten
- Die Suche nach auffälligen fetalen Merkmalen
- Das frühzeitige Erkennen von Mehrlingsschwangerschaften.

1.2.3 Screening auf Schwangerschaftsdiabetes

Allen Schwangeren, die nicht bereits an einem Diabetes mellitus (➤ 1.3.2) erkrankt sind, soll ein Screening auf Schwangerschaftsdiabetes angeboten werden:
- Zwischen 24. +0 und 27. +6 SSW: Bestimmung der Plasmaglukosekonzentration eine Stunde nach oraler Gabe von 50 g Glukoselösung (unabhängig vom Zeitpunkt der letzten Mahlzeit, nicht nüchtern)

- Bei Blutzuckerwerten ≥ 135 mg/dl (≥ 7,5 mmol/l) Durchführung eines oralen Glukosetoleranztest (oGTT) mit 75 g Glukoselösung nach Einhaltung von mindestens 8 Stunden Nahrungskarenz
- Bei erhöhten Werten Betreuung der Schwangeren durch einen Diabetologen.

1.2.4 Risikoschwangerschaften

Erhöhtes Risiko für Leben und Gesundheit von Mutter oder Kind

Bei Risikoschwangerschaften besteht aufgrund der Vorgeschichte oder erhobener Befunde ein erhöhtes Risiko für Leben und Gesundheit von Mutter oder Kind, z. B.

- Schwere Allgemeinerkrankungen der Mutter
- Z. n. Frühgeburten oder Komplikationen bei vorangegangenen Geburten
- Arterielle Hypertonie in der Schwangerschaft
- Blutgruppen-Inkompatibilität (➤ 1.3.3)
- Diskrepanz zwischen Uterus- bzw. Kindsgröße
- Drohende Frühgeburt
- Mehrlinge; pathologische Kindslagen.

Risikoschwangerschaft → Risikogeburt

Bei Risikoschwangerschaften erfolgen die Vorsorgeuntersuchungen häufig in kürzeren Abständen. Weitere Untersuchungen oder Ultraschalluntersuchungen sind ggf. notwendig. Aus Risikoschwangerschaften können sich Risikogeburten entwickeln.

1.2.5 Weitere Laboruntersuchungen

- Syphilis (Lues)-Test (➤ 1.3.1)
- HIV-Test (➤ 1.3.1)
- Bestimmung der Blutgruppe und des Rh-Faktors D (➤ 1.3.3)
- Antikörper-Suchtest zur Bestimmung weiterer Blutgruppenmerkmale bzw. Antigene
- Röteln-Antikörpernachweis (➤ 1.3.1 und ➤ 14.2.3)
- Bestimmung des Hepatitis-B-Antigens nach der 32. SSW zum Ausschluss einer Hepatitis B (➤ 1.3.1)
- Weitere serologische Untersuchungen: Toxoplasmose, Zytomegalie (➤ 1.3.1).

1.3 Störung der Embryonal- und Fetalentwicklung

Embryopathie

Teratogene Noxen in der 3.–9. SSW → intrauteriner Fruchttod oder Embryopathie

Physikalische und chemische Einflüsse sowie Erkrankungen der Mutter können die Organogenese beeinträchtigen. Diese Einflüsse werden als teratogene Noxen bezeichnet. In der Embryonalperiode führen teratogene Noxen zum

1

intrauterinen Fruchttod bzw. zu umschriebenen oder komplexen Fehlbildungen, die als Embryopathien bezeichnet werden. Die Lokalisation und die Ausprägung der resultierenden Embryopathien sind abhängig:

- Vom Zeitpunkt der Schädigung
- Der Art der teratogenen Noxe
- Der Intensität der teratogenen Noxe.

Vor der 3. SSW gilt das „Alles-oder-Nichts-Prinzip“. Teratogene Einflüsse führen zum Frühabort oder hinterlassen keine bleibenden Schäden. Dann entwickelt sich die Schwangerschaft regelrecht weiter.

Fetopathie

Schädigende Einflüsse ab der 9. SSW → Fetopathie

Fetopathien entstehen ab der 9. SSW durch Infektionen, Blutgruppenunverträglichkeit, Plazentainsuffizienz oder chemische Einflüsse. Sie führen zu

- Verzögertem Wachstum
- Gestörter Differenzierung
- Entzündlichen Veränderungen
- Fehlgeburt, Totgeburt oder Frühgeburt (➤ 3.7).

In manchen Fällen ist es schwierig, klar zu definieren, ob eine Embryo- oder Fetopathie bzw. eine embryofetale Schädigung vorliegt.

Schädigende Einflüsse

Zahlreiche physikalische, chemische und biologische Noxen sowie Erkrankungen der Mutter in der Schwangerschaft können die Frucht schädigen:

- Physikalische Noxen, insbesondere Strahlen
- Chemische Noxen wie Medikamente, Alkohol und Nikotin
- Pränatale Infektionen
- Mütterliche Stoffwechselstörungen
- Blutgruppenunverträglichkeiten.

1.3.1 Infektionskrankheiten in der Schwangerschaft

Röteln

Eine pränatale Rötelninfektion führt zu einer Rötelnembryopathie (auch: Gregg-Syndrom), die in Kapitel ➤ 14.2.3 ausführlich beschrieben wird.

Zytomegalie

- Verlauf: stumm oder grippeähnlich
- Häufigste prä- und perinatale Infektion → Abort oder Fetopathie

Das zur Gruppe der Herpesviren zählende Zytomegalievirus (CMV) ist sehr weit verbreitet. 80 % der Bevölkerung haben eine CMV-Infektion durchgemacht, die häufig stumm verläuft oder mit grippeähnlichen Symptomen einhergeht. Die Zytomegalie ist die häufigste prä- und perinatale Infektion. Nur bei Ersterkrankung der Mutter in der Schwangerschaft kann das Virus über die Plazenta (diaplazentar), bei der Geburt oder durch die Muttermilch übertragen werden. Im ersten Trimenon führt die Infektion überwiegend zum Abort. Später kommt es zur Fetopathie mit:

- Geistiger Retardierung
- Hörschäden
- Pneumonie
- Leber- und Milzvergrößerung (Hepatosplenomegalie)
- Anämie.

Toxoplasmose

- Asymptomatischer Krankheitsverlauf
- Fetopathie

Die Toxoplasmose wird durch das Protozoon Toxoplasma gondii hervorgerufen, einem bei Menschen und Tieren weit verbreiteten Parasiten. Die Erkrankung wird durch rohes Fleisch oder Katzen übertragen. Sie verläuft häufig asymptomatisch und hinterlässt eine lebenslange Immunität. Bei ca. 50 % der Erwachsenen zeigen Antikörper im Serum eine durchgemachte Infektion an. Infiziert sich eine noch nicht immune Frau in der Schwangerschaft mit Toxoplasmen, so können diese ab der 16. SSW diaplazentar übertragen werden, ohne bei der Mutter Symptome zu verursachen. Folge ist eine Fetopathie vor allem mit:

- Intrazerebralen Verkalkungen
- Hydrozephalus durch entzündlichen Verschluss der Liquorwege (➤ 9.3)
- Entzündung der Netz- und Aderhaut (Chorioretinitis).

Lassen sich im Rahmen der Schwangerenvorsorge (➤ 1.2.5) keine Antikörper nachweisen, sollen Schwangere rohes Fleisch und den Kontakt mit Katzen meiden. Bei einer Infektion in der Schwangerschaft erfolgt eine Therapie mit dem Antibiotikum Spiramycin bis zum Ende der 15. SSW. Ab der 16. SSW wird eine Kombinationstherapie mit Sulfadiazin und Pyrimethamin sowie Folsäure durchgeführt.

Syphilis

Diagnostik und Therapie im 1. Trimenon verhindert intrauterinen Fruchttod bzw. Lues connata

Bei 0,4 % aller Schwangeren findet man serologische Hinweise auf eine aktive Syphilis (Lues), die durch Treponema pallidum hervorgerufen wird. In der Regel werden die Bakterien erst ab dem 4. Schwangerschaftsmonat diaplazentar auf die Frucht übertragen. Somit verhindert eine vorher durchgeführte Penicillinbehandlung in den meisten Fällen eine kongenitale Lues. Unbehandelt enden 30 % der Schwangerschaften mit intrauterinem Fruchttod. Lebendgeborene Säuglinge sind im Anfangsstadium meist erscheinungsfrei, erst nach 2–12 Wochen kommt es zu folgenden Frühzeichen:

- Haut- und Schleimhautveränderungen
- Pneumonie (➤ 4.5)
- Meningitis (➤ 9.6), die einen Hydrozephalus (➤ 9.3) begünstigt
- Osteomyelitis (➤ 13.3.1)
- Taubheit.

Nach Jahren auftretende Spätzeichen wie Sattelnase, tonnenförmige Schneidezähne und Skelettdeformitäten kommen wegen der Penicillintherapie des Säuglings nur noch selten vor.

1

Hepatitis B

- Übertragung bei Geburt
- Gefahr der Chronifizierung
- Simultanimpfung

Das Hepatitis-B-Virus (➤ 6.6.2) wird erst bei der Geburt auf das Kind übertragen. Bei 90 % der Neugeborenen und Säuglinge mit einer Hepatitis B sind chronische Krankheitsverläufe zu verzeichnen, beim Erwachsenen nur in 10 % der Fälle. Eine chronische Hepatitis B birgt die Gefahr einer Leberzirrhose, die wiederum zu einem Leberkarzinom führen kann. Um eine Hepatitis B beim Neugeborenen zu verhindern, wird es unmittelbar nach der Geburt aktiv und passiv geimpft (➤ 14.4.3).

HIV

Risiken

Bei einer HIV-Infektion der Mutter besteht ein Infektionsrisiko für das Kind. Das Übertragungsrisiko beträgt 20–30 %, wenn die HIV-positive Mutter in der Schwangerschaft nicht behandelt wird. Die Übertragungswege sind:

- Diaplazentar
- Bei der Geburt durch Blut- und Schleimhautkontakt
- Durch die Muttermilch.

Prophylaxe

Das Ansteckungsrisiko für das Kind kann auf ca. 2 % minimiert werden durch:

- Eine kombinierte antiretrovirale Therapie der Mutter in der Schwangerschaft
- Eine Schnittentbindung in der 36. oder 37. SSW
- Einen Stillverzicht und die Ernährung des Kindes mit Formelmilch.

Diagnostik

Virusnachweis

Die Infektion des Kindes lässt sich durch Virusnachweis (Antigennachweis) im Blut sichern. Ein Antikörpernachweis spricht zunächst nur dafür, dass mütterliche Antikörper über die Plazenta auf das Kind übertragen wurden (Leihimmunität), nicht aber für eine aktive Infektion.

Klinik

Symptomatik unterscheidet sich vom Krankheitsbild Erwachsener

Die kindliche HIV-Infektion unterscheidet sich von der des Erwachsenen: Das infizierte Neugeborene ist häufig ohne klinische Symptome. 25 % der infizierten Kinder entwickeln das Krankheitsbild AIDS im ersten Lebensjahr, ebenso sind auch asymptomatische Verläufe bis ins 10. Lebensjahr beobachtet worden.

Die ersten klinischen Symptome sind häufig unspezifisch:

- Lymphknoten, Leber, Milz sowie Ohrspeicheldrüse (Parotis) sind vergrößert
- Hautveränderungen im Rahmen einer akuten Dermatitis mit Ekzemen (➤ 19.2.2)
- Häufige Infekte der oberen Atemwege.

Im weiteren Verlauf treten mit Zunahme des Immundefektes weitere Krankheitszeichen auf wie:

- Persistierendes Fieber
- Schwere bakterielle Infektionen (➤ 14.3)
- Mundsoor mit einer Dauer > 2 Monate (➤ 12.5.1)
- Virusinfektionen wie CMV, HSV, Varizellen, Herpes zoster (➤ 14.2)
- Blutbildveränderungen mit Anämie (➤ 15.2.1), Leukopenie (➤ 15.3.2), Thrombopenie (➤ 15.4.3)
- Herzerkrankungen, Nierenerkrankungen, Magen-Darm-Erkrankungen.

Beim Vollbild der **AIDS-Erkrankung** bei Kindern stehen weiterhin die Infektionen im Vordergrund, maligne Tumoren wie das **Karposi-Sarkom** und die Lymphome treten eher selten auf.

Therapie und Prognose

Behandlung in spezialisierten Zentren

Die Behandlung HIV-positiver Kinder sollte in spezialisierten Zentren erfolgen und neben der medizinischen auch die psychosoziale Betreuung umfassen. Bisher ist keine kausale Therapie bekannt. Infizierte Kinder profitieren von einer antiretroviralen Therapie. Dadurch werden sie erst später symptomatisch und die Lebenserwartung erhöht sich deutlich. Impfungen stellen eine wichtige infektionsvorbeugende Maßnahme dar. Zur symptomatischen Therapie zählen v. a. die Therapie mit Antibiotika und die Gabe von Immunglobulinen bei Infektionskrankheiten.

1.3.2 Diabetes mellitus der Mutter

0,1 % präexistenter Diabetes, 3–5 % Gestationsdiabetes

Der Diabetes mellitus (➤ 16.1.1) ist die häufigste Stoffwechselerkrankung in der Schwangerschaft:

- Jede 1.000. Schwangere hat einen bestehenden Typ-1-Diabetes
- 3–5 % aller Schwangeren entwickeln einen Schwangerschaftsdiabetes, den sog. **Gestationsdiabetes,** der sich in den meisten Fällen nach der Entbindung zurückbildet. Er gilt aber als möglicher Vorbote eines späteren Typ-2-Diabetes.

Der mütterliche Diabetes mellitus stellt auch heute noch ein wesentliches Risiko für Schwangerschaft, Geburt und Neugeborenenperiode dar. Dies kann durch optimale Einstellung des Blutzuckerspiegels der werdenden Mutter gemindert werden kann.

Kindliche Komplikationen

- Diabetische Embryopathie
- Diabetische Fetopathie
- Makrosomie
- Postnatales Atemnotsyndrom
- Postnatale Hypoglykämie

- **Embryopathia diabetica:** Aus ungeklärter Ursache treten bei Kindern diabetischer Mütter dreimal mehr Fehlbildungen innerer Organe auf, z. B. angeborene Herzfehler, als in der Durchschnittsbevölkerung
- **Fetopathia diabetica:** Die Hyperglykämie (hoher Blutzuckerspiegel) ist ein Gefäßrisikofaktor und kann zu einer Plazentainsuffizienz führen mit der Gefahr einer
  - Fehl- oder Frühgeburt (➤ 3.7)
  - Asphyxie (➤ 3.3)
  - Dystrophie (➤ 3.2)
- **Makrosomie:** Ist der Blutzuckerspiegel der Schwangeren schlecht eingestellt ist, passiert Glukose die Plazenta ungehindert und das intrauterine

Zuckerangebot ist hoch. Das Kind wird groß und schwer (makrosom). Dadurch kann es zu geburtshilflichen Komplikationen kommen.

Auch postnatal können Komplikationen auftreten:

- Infolge der intrauterinen Hyperglykämie produziert das Kind vermehrt Insulin. Dieses aber hemmt in den kindlichen Alveolen die Bildung von Surfactant, das wiederum deren Kollaps verhindert. Bei Surfactantmangel kann es beim Neugeborenen zum **Atemnotsyndrom** (➤ 3.8.2) kommen
- Da das Zuckerangebot postnatal reduziert ist, neigen Neugeborene zu **Hypoglykämien** (niedrigem Blutzuckerspiegel), auf die das Gehirn empfindlich reagiert.

Diese Faktoren tragen zu einer erhöhten perinatalen Mortalität bei Kindern diabetischer Mütter bei, die in Abhängigkeit von der Blutzuckereinstellung während der Schwangerschaft mit 4–30 % beziffert wird.

Geburtshilfliche Komplikationen

- Vorzeitiger Blasensprung
- Wehenschwäche
- Lageanomalien
- Nabelschnurkomplikationen

Eine Hyperglykämie beim Feten führt zu einer gesteigerten Urinproduktion und damit zu einer gesteigerten Fruchtwassermenge (Polyhydramnion). Damit besteht die Gefahr eines vorzeitigen Blasensprungs mit nachfolgend aufsteigender Infektion. Außerdem wird durch das Polyhydramnion und das makrosome Kind der Uterus überdehnt, sodass es zu Wehenschwäche, Lageanomalien und Nabelschnurkomplikationen kommen kann.

Diagnostik und Therapie

- Screening auf Schwangerschaftsdiabetes
- Engmaschige Kontrolle der Schwangerschaft

- Screening auf Schwangerschaftsdiabetes (➤ 1.2.3)
- Bei Blutzuckerwerten der Schwangeren oberhalb der Normgrenzen wird eine Therapie mit Diät und ggf. Insulingaben eingeleitet und die Blutzuckerwerte auf < 120 mg/dl (1-Stunde postprandial) eingestellt
- Die Schwangerschaft wird engmaschig überwacht und bei Hinweisen auf eine kindliche Gefährdung vorzeitig beendet
- Auch ohne Hinweise auf eine kindliche Gefährdung gilt die Empfehlung, die Geburt in der 39.–40. SSW einzuleiten
- Das Neugeborene muss aufmerksam untersucht und überwacht werden; evtl. werden Glukoseinfusionen und andere symptomatische Maßnahmen erforderlich.

1.3.3 Blutgruppenunverträglichkeit

Pathophysiologische Grundlagen

Die Blutgruppeneigenschaften sind an der Erythrozytenoberfläche verankert. Es gibt viele **Blutgruppeneigenschaften,** zu den bekanntesten zählen das **AB0-System** und der **Rhesusfaktor** (kurz: Rh-Faktor oder D). Lässt sich letzterer nachweisen, so ist jemand Rhesus-positiv (Rh+), Menschen ohne Rhesusfaktor sind Rhesus-negativ (Rh-).

Neben den **Blutgruppenantigenen A oder B** lassen sich im Serum **Antikörper** gegen die fremde Blutgruppeneigenschaft nachweisen, z. B. hat jemand mit der Blutgruppe A Antikörper gegen B. Die Antikörper gegen A und B (kurz: Anti-A und Anti-B) gehören zu den Immunglobulinen der Klasse M (IgM) und sind auch ohne vorherigen Kontakt zu Fremdblut im Serum vorhanden.

Das Rhesussystem weist folgende Unterschiede zum AB0-System auf:

- Ein rhesusnegativer Mensch produziert erst dann Antikörper gegen den Rhesusfaktor (Anti-D), wenn er mit diesem Kontakt hatte
- Anti-D gehören zu den Immunglobulinen der Klasse G (IgG). IgG sind deutlich kleiner als IgM und damit plazentagängig. Somit kommt der Rhesusunverträglichkeit eine viel größere Bedeutung zu als der AB0-Unverträglichkeit.

Besonderheiten des Rh-Faktors:
- Antikörperproduktion erst nach Antigenkontakt
- Plazentagängige Antikörper

Da der Rh-Faktor dominant vererbt wird, kann eine Rh-negative Frau ein Rh-positives Kind von einem Rh-positiven Mann erwarten. In der ersten Schwangerschaft sind keine Komplikationen zu erwarten. Bei der Geburt oder einer Fehlgeburt können kindliche Erythrozyten ins mütterliche Blut gelangen und damit die Anti-D-Produktion veranlassen. Bei einer weiteren Schwangerschaft mit einem Rh-positiven Kind gelangen die nach der ersten Geburt gebildeten Antikörper über die Plazenta ins kindliche Blut und zerstören die Erythrozyten (➤ 19.1.1). Es kommt zum **Morbus haemolyticus fetalis,** der zum intrauterinen Fruchttod führen kann. Wenn das Kind überlebt, ist es schwer geschädigt und leidet an einem **Morbus haemolyticus neonatorum.**

Rhesus-Inkompatibilität:

Blutgruppenkonstellation – Mutter Rh-, Kind Rh+
- (Fehl-)Geburt – Bildung mütterlicher Antikörper
- 2. Schwangerschaft – Plazentagängige Antikörper zerstören kindliche Erythrozyten (Hämolyse)

Klinik

Durch die Hämolyse kommt es zu einer schweren Anämie mit Leber- und Milzvergrößerung sowie ausgeprägten generalisierten Ödemen (Hydrops). Massenhaft anfallendes Bilirubin führt in den ersten Lebensstunden zu einem rasch zunehmenden Ikterus mit den daraus resultierenden Komplikationen, z. B. Kernikterus (➤ 3.5).

M. haemolyticus neonatorum:
- Anämie
- Generalisierte Ödeme
- Ikterus

Therapie

Zwei Therapieoptionen stehen in Abhängigkeit von den Bilirubinwerten zur Verfügung:

- Fototherapie: Bestrahlung des Neugeborenen mit blauem Licht, um das wasserunlösliche Bilirubin in eine wasserlösliche Verbindung umzuwandeln, die über die Nieren ausgeschieden werden kann
- Postnatale Austauschtransfusion.

- Fototherapie
- Austauschtransfusion

Prophylaxe

Die **Anti-D-Prophylaxe** ist die entscheidende Maßnahme, um eine Hämolyse beim Kind zu verhindern. Rh-negative Frauen erhalten Anti-D-Immunglobuline in allen Situationen, in denen sie Kontakt zu Rh-positiven Erythrozyten gehabt haben könnten. Dadurch werden die „fremden“ Erythrozyten beseitigt und das Immunsystem wird nicht angeregt, selber Anti-D und Gedächtniszellen zu bilden (➤ 18.1).

Rh-negative Frauen erhalten Anti-D-Prophylaxe

Die Anti-D-Prophylaxe bei Rh-negativen Frauen erfolgt

- Prophylaktisch in der 28. SSW
- Nach der Geburt eines Rh-positiven Kindes
- Nach Eingriffen in der Schwangerschaft wie Fruchtwasseruntersuchung (Amniozentese ➤ 2.1.1)
- Nach Fehlgeburt bzw. Schwangerschaftsabbruch
- Bei Blutungen in der Schwangerschaft.

Die verabreichten Immunglobuline werden bis zur nächsten Schwangerschaft abgebaut und können keinen Schaden anrichten.

1.3.4 Fehlbildungsmuster

Einzelfehlbildungen

- **Agenesie:** Ein Organ fehlt, da es in der Embryonalphase (➤ 1.1.2) nie angelegt wurde, z. B. Nierenagenesie
- **Aplasie:** Ein Organ fehlt, da sich die Organanlage, die noch rudimentär zu erkennen ist, nicht weiterentwickelte, z. B. Gonadenaplasie bei Turner-Syndrom (➤ 2.1.1), hier sind an Stelle der Ovarien nur bindegewebige Stränge zu erkennen
- **Atresie:** Sonderform einer Aplasie, bei der Eingänge, Lichtungen bzw. Mündungen von Hohlorganen fehlen, z. B. Ösophagusatresie (➤ 6.2.1)
- **Hypoplasie:** Ein Organ oder Körperteil ist wegen eines vorzeitigen Wachstumsstillstandes abnorm klein, z. B. Nierenhypoplasie (➤ 7.2.1)
- **Stenose:** Sonderform einer Hypoplasie, bei der Eingänge, Lichtungen bzw. Mündungen von Hohlorganen abnorm eng sind, z. B. Aortenisthmusstenose (➤ 5.2.4), Pylorusstenose (➤ 6.3.2)
- **Dysplasie:** Gewebe oder Organ sind fehlentwickelt und unzureichend differenziert, z. B. angeborene Hüftdysplasie (➤ 13.4)
- **Dysrhaphie:** Spaltbildung infolge gestörter Vereinigung embryonaler Verwachsungslinien, wichtigstes Beispiel sind die Neuralrohrdefekte, zu denen die Spina bifida zählt (➤ 9.1).

Mehrfachfehlbildungen

- **Syndrom:** Fehlbildungsmuster, das auf eine gemeinsame Störung zurückzuführen ist, z. B. Trisomie 21 (➤ 2.1.1), Gregg-Syndrom (auch: Röteln-Embryopathie ➤ 14.2.3)
- **Sequenz:** Fehlbildungsmuster, das als Kettenreaktion infolge einer einzigen Entwicklungsstörung entstanden ist, z. B. Meningomyelozelensequenz (neurologische Ausfälle → muskuläre Dysbalance → Klumpfüße; Spina bifida ➤ 9.1)
- **Assoziation:** Überzufällig häufiges Zusammentreffen von Fehlbildungen, das nach heutigem Wissensstand nicht als Syndrom oder Sequenz klassifizierbar ist, z. B. VATER-Assoziation mit vertebralen Defekten, Analatresie, Trachealatresie, Ösophagusdysplasie und renaler Dysplasie.

1.4 Körperliche Entwicklung

1.4.1 Alters- und Entwicklungsstufen

➢ Tab. 1.2 fasst die Alters- und Entwicklungsstufen zusammen, die in der Pädiatrie unterschieden werden. Außerdem sind folgende Altersbegriffe gebräuchlich:

- **Chronologisches Alter** bezeichnet das Lebensalter zum Zeitpunkt der Beurteilung
- Das **Gestationsalter** wird in SSW angegeben, beim Frühgeborenen wird in Wochen bis zum Erreichen des errechneten Termins, sprich 40 SSW, weitergezählt
- Das **Entwicklungsalter** orientiert sich an den Fähigkeiten des Kindes und gibt den tatsächlichen Entwicklungsstand an.

1.4.2 Gewichts-, Längen- und Schädelwachstum

Somatogramme und Perzentilenkurven

Um die körperliche Entwicklung des Kindes beurteilen zu können und mögliche Störungen rechtzeitig zu registrieren, werden bei jeder Vorsorgeuntersuchung (➢ 1.8) folgende Messgrößen erfasst:

- Körpergewicht
- Körpergröße
- Kopfumfang.

Die ermittelten Werte werden in **Somatogramme** eingetragen und mit altersentsprechenden Normwerten verglichen. ➢ Abb. 1.3 zeigt exemplarisch ein Somatogramm für ein Mädchen bis zum 4. Lebensjahr.

Tab. 1.2 Alters- und Entwicklungsstufen.

Altersstufe	Definition bzw. Dauer
Neugeborenenperiode	1.–4. Lebenswoche
Säuglingsalter	• 1. Lebensjahr • 1.–4. Trimenon (Zeitraum von 3 Monaten)
Kleinkindalter	2.–6. Lebensjahr
Frühes Schulalter	6.–10. Lebensjahr
Pubertät	Zeitraum vom ersten Auftreten der sekundären Geschlechtsmerkmale bis zur Geschlechtsreife • Mädchen: Beginn mit 8–14 Jahren, Abschluss mit 14–18 Jahren • Jungen: Beginn mit 10–15 Jahren, Abschluss mit 16–20 Jahren
Adoleszenz	Zeitlich nicht einheitlich definierter Lebensabschnitt zwischen Beginn bzw. Ende der Pubertät und dem Abschluss des Körperwachstums; Dauer bis etwa 20. Lebensjahr

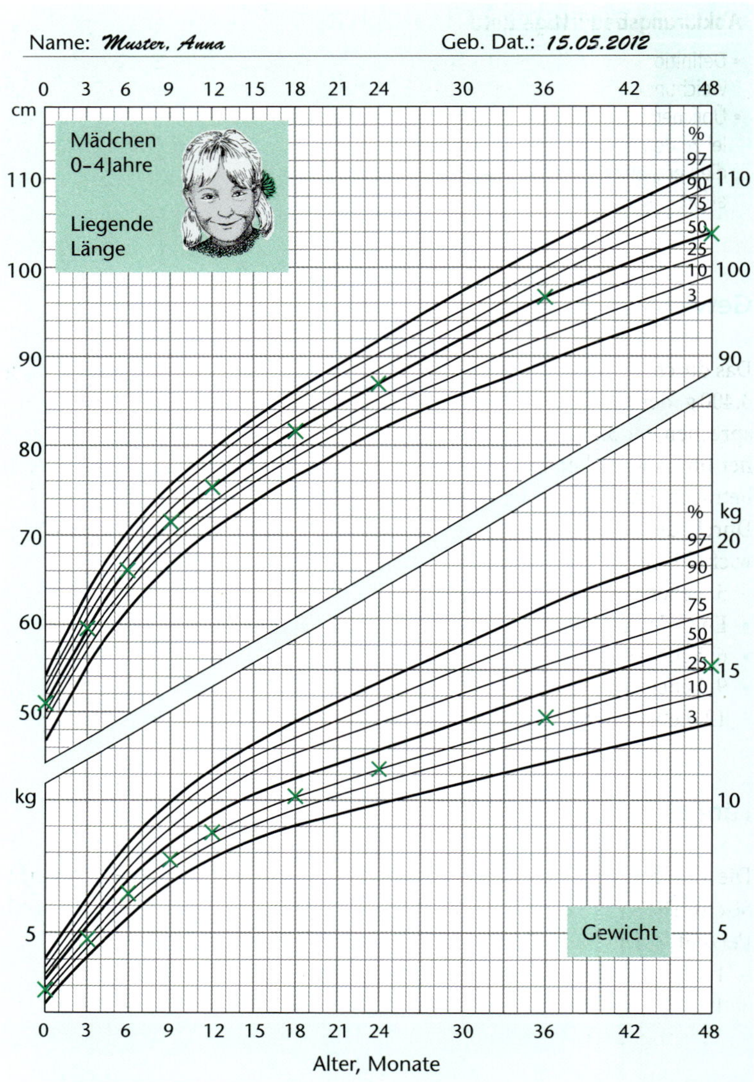

Abb. 1.3 Beispielsomatogramm für ein Mädchen bis zum 4. Lebensjahr. [L157]

Die Somatogramme wurden durch die Vermessung zahlreicher gesunder Kinder erstellt. Innerhalb der Somatogramme kann mithilfe von **Perzentilenkurven** der Prozentrang ermittelt werden. Beispiel: Liegt die Körpergröße auf der 60. Perzentile, so bedeutet das, dass 60 % aller gesunden Kinder gleichgroß oder kleiner sind, 40 % der Kinder sind größer. Somatogramme zur Beurteilung von Körpergröße und Körpergewicht liegen getrennt für Jungen und Mädchen vor. Weiterhin gibt es Somatogramme zur Beurteilung des Kopfumfangs und des Body Mass Index (➤ 20.3.3). Für türkischstämmige Jungen/Mädchen gibt es z. B. eigene Somatogramme, die durch die Vermessung türkischer gesunder Kinder entstanden sind.

Abklärungsbedürftige Befunde

- Definitionsgemäß liegt zwischen der 3. und 97. Perzentile der Normbereich. Abweichungen nach oben bzw. unten müssen ärztlich abgeklärt werden!
- Üblicherweise verlaufen das normale Wachstum und die Gewichtszunahme parallel zu den Perzentilenkurven. Weicht die Entwicklung von diesem Verlauf ab, d. h. die Perzentilenkurven werden gekreuzt, so ist auch hier eine Abklärung dringend erforderlich!

Gewichtszunahme

Durchschnittliches Geburtsgewicht: 3.400 g.

Verdopplung des Geburtsgewichts mit 5 Monaten

Das durchschnittliche Geburtsgewicht eines gesunden Neugeborenen beträgt 3.400 g, der Normbereich liegt zwischen 2.500 und 4.600 g. Diese Werte entsprechen der 3.–97. Perzentile. In den ersten 4 Lebenstagen kommt es zu einer physiologischen Gewichtsabnahme, die bis zu 10 % des Geburtsgewichts betragen kann und nach etwa 10 Tagen wieder ausgeglichen sein sollte. Durch die anschließende tägliche Gewichtszunahme wird das Geburtsgewicht bis zum

- 5. Lebensmonat verdoppelt
- Ende des 1. Lebensjahres verdreifacht, etwa 10 kg
- 6. Lebensjahr versechsfacht, etwa 20 kg
- 9. Lebensjahr verneunfacht, etwa 30 kg
- 12. Lebensjahr verzwölffacht, etwa 40 kg.

Längenwachstum

Die durchschnittliche Körperlänge eines gesunden Neugeborenen beträgt 50 cm. Die Werte liegen zwischen 45 und 56 cm. Das entspricht der 3.–97. Perzentile. Die Länge beträgt mit

- 1 Jahr ca. 75 cm
- 4 Jahren ca. 100 cm
- 12 Jahren ca. 150 cm.

MERKE

Bei Kindern sind Körpergewicht und Körperlänge die wichtigsten Parameter für ein physiologisches Gedeihen. Abweichungen von der Norm deuten auf eine Erkrankung hin und müssen abgeklärt werden!

Die mittlere Endgröße beträgt bei Mädchen 166 cm und bei Jungen 178 cm. Auch die Wachstumsraten weisen individuelle Schwankungen auf. Grundsätzlich gilt, dass die Wachstumsraten in den ersten beiden Lebensjahren und in der Pubertät am höchsten sind (Wachstumsschub).

Akzeleration

Allgemeine Zunahme der Erwachsenengröße; Entwicklungsbeschleunigung

Seit der Mitte des 19. Jahrhunderts wird beobachtet, dass Kinder von Generation zu Generation und in allen Altersphasen tendenziell größer werden. Die Erwachsenengröße nimmt pro Jahrzehnt um 1–1,5 cm zu. Dieser positive

Wachstumstrend wird auf verbesserte Lebensbedingungen zurückgeführt. Außerdem hat sich das Tempo der körperlichen Entwicklung beschleunigt („Akzeleration"). Dies zeigt sich im zeitigeren Pubertätsbeginn.

Schädelwachstum

Der durchschnittliche Kopfumfang beträgt bei einem gesunden männlichen Neugeborenen 35 cm (3.–97. Perzentile: 33–37 cm). Am Ende des ersten Lebensjahres haben Jungen durchschnittlich einen Kopfumfang von 47 cm. Der Kopfumfang eines 16-jährigen Jungen beträgt ca. 56 cm. Der Kopfumfang bei Mädchen ist etwa 1–2 cm kleiner.
Das Schädelwachstum wird v. a. durch das Gehirnwachstum beeinflusst. Der Kopfumfang wird also regelmäßig bestimmt, um Rückschlüsse auf die Entwicklung des Gehirns ziehen zu können. Ein geringer Kopfumfang bzw. ein verlangsamtes Schädelwachstum weist auf eine Entwicklungsstörung des Gehirns (Mikrozephalie) hin. Abweichungen nach oben können Ausdruck eines Hydrozephalus sein (➤ 9.3).

1.4.3 Entwicklung bestimmter Organsysteme

Knochenwachstum

Bis auf die Schädelknochen und die Schlüsselbeine entstehen alle Knochen durch chondrale Ossifikation (Verknöcherung), d. h. sie gehen aus Knorpelgewebe hervor.

Knochenalter:
- Beurteilung von Wachstumsstörungen
- Prognose über Endgröße

Zahl, Form und Größe von Knochenkernen und der Grad des knöchernen Verschlusses der Epiphysenfuge unterliegen während der Entwicklung einem charakteristischen Wandel. Die Knochenreife des Kindes lässt sich durch eine Röntgenuntersuchung der linken Hand leicht erfassen. Das **Knochenalter** wird bestimmt, indem man die Aufnahmen mit alters- und geschlechtstypischen Bildern vergleicht. Mit diesem Wert lassen sich Wachstumsstörungen beurteilen und Vorhersagen über die Erwachsenengröße treffen.
Das Knochenwachstum der unteren Extremität endet mit dem Schluss der Epiphysenfugen der Tibia zwischen dem 19. und 21. Lebensjahr. Die Wachstumsfugen von Humerus und Radius verknöchern zwischen dem 20. und 25. Lebensjahr.

Zahnentwicklung

Milchgebiss

Milchgebiss ab ca. 6 Monaten

Der erste Zahn erscheint durchschnittlich im 6. Lebensmonat. Mit 2½ Jahren sind gewöhnlich alle 20 Milchzähne vorhanden (zur Reihenfolge und Variationsbreite des Zahndurchbruchs ➤ Abb. 1.4). Vor dem Zahndurchbruch ist das Zahnfleisch gerötet und geschwollen, sodass einige Kinder Schmerzen haben, unruhig sind und manchmal sogar fiebern. Die Schmerzen werden

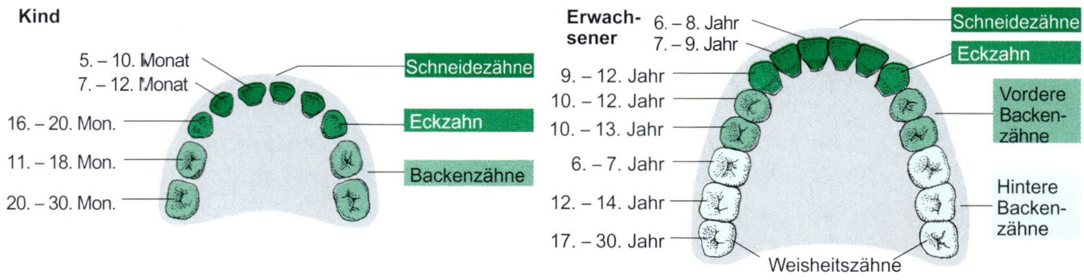

Abb. 1.4 Die Durchbruchszeiten der Zähne im Milch- und Erwachsenengebiss. [A400-L190]

gelindert, wenn das Kind auf einen stumpfen festen Gegenstand oder auf entsprechende Kühlringe beißen kann.

Zur **Kariesprophylaxe** gehören:

- Zahnpflege, sobald der erste Milchzahn durchgebrochen ist
- Reduktion des Zuckergehalts in der Nahrung
- Härtung der (Milch-)Zähne durch Fluoride (➤ 3.1.4).

Mögliche Ursachen für einen verzögerten Zahndurchbruch sind neben einer harmlosen konstitutionellen Entwicklungsverzögerung:

- Schwere Ernährungsstörungen
- Rachitis (➤ 13.2)
- Angeborene Hypothyreose (➤ 17.1.1).

Erwachsenengebiss

Erwachsenengebiss ab ca. 6 Jahren

Das bleibende Gebiss mit seinen 32 Zähnen entwickelt sich ab dem 6. Lebensjahr (➤ Abb. 1.4).

Pubertätsentwicklung

Während der Pubertät entwickeln sich Mädchen und Jungen unter dem Einfluss von Geschlechtshormonen zu geschlechtsreifen Frauen und Männern. Die Hormonproduktion wird durch den Hypothalamus und die Hypophyse als übergeordnete Zentren reguliert, wobei bisher noch unklar ist, wie dieser Prozess in Gang kommt.

Mädchen:
- Thelarche
- Pubarche
- Menarche

Die Stadien der Pubertätsentwicklung nach Tanner bei Mädchen zeigen ➤ Abb. 1.5 und ➤ Abb. 1.6. Die sekundären Geschlechtsmerkmale treten bei **Mädchen** in folgender Reihenfolge auf:

- **Thelarche:** Unter Östrogeneinfluss beginnt die Brustentwicklung mit etwa 9–10 Jahren
- **Pubarche:** Androgene werden von der Nebennierenrinde gebildet und veranlassen ca. 6 Monate später das Wachstum der ersten Schamhaare
- **Menarche:** mit etwa 12–13 Jahren tritt die erste Monatsblutung auf.

Bei **Jungen** ist die Hodenvergrößerung das erste Pubertätszeichen, das mit ca. 12 Jahren auftritt (➤ Abb. 1.7). Durch den ausgeprägten Androgeneinfluss entwickelt sich der Penis, die typische Sekundärbehaarung sowie Knochen und Muskulatur. Außerdem kommt es zum Stimmbruch.

Abklärungsbedürftigte Abweichungen:
• Pubertas praecox
• Pubertas tarda

Der zeitliche Pubertätsablauf kann erheblich variieren. Abklärungsbedürftig sind:

- **Pubertas praecox:** Sekundäre Geschlechtsmerkmale treten bei Mädchen vor dem 8. Lebensjahr bzw. bei Jungen vor dem 10. Lebensjahr auf
- **Pubertas tarda:** Bis zum 14. Lebensjahr sind noch keine sekundären Geschlechtsmerkmale aufgetreten.

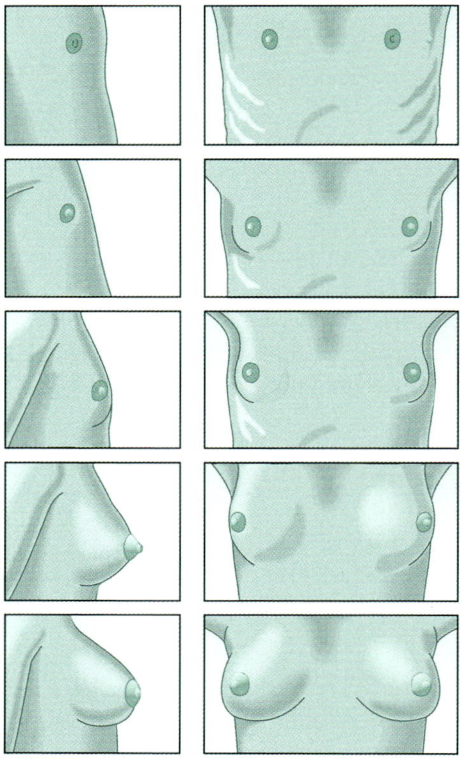

B1: präpuberal, keine palpablen Drüsen

B2: Brustdrüse und Warzenhof leicht erhaben, Brustknospung

B3: Brustdrüse größer als Warzenhof, Form wie Erwachsenenform

B4: Drüse im Warzenhof hebt sich von der übrigen Brust ab

B5: Vorwölbung im Warzenhofbereich weicht in die runde Kontur der Erwachsenenbrust

Abb. 1.5 Pubertätsstadien nach Tanner – Mädchen (Brustentwicklung). [G175]

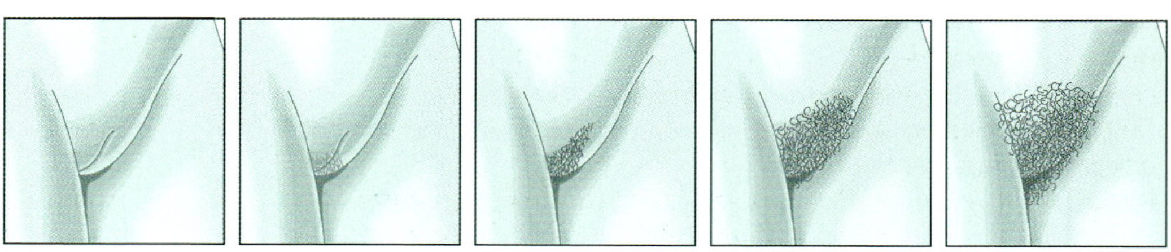

P1 **P2** **P3** **P4** **P5**

P1: präpuberal, keine Behaarung
P2: wenige glatte oder leicht gekräuselte Schamhaare, leicht pigmentiert, an den Labia majora
P3: Schamhaare kräftiger, dunkler, umschriebene Ausdehnung
P4: Erwachsenenbehaarung, horizontale Begrenzung nach oben, Übergang auf Oberschenkel möglich
P5: Behaarung entlang der Linea alba nach oben

Abb. 1.6 Pubertätsstadien nach Tanner – Mädchen (Pubesbehaarung). [G175]

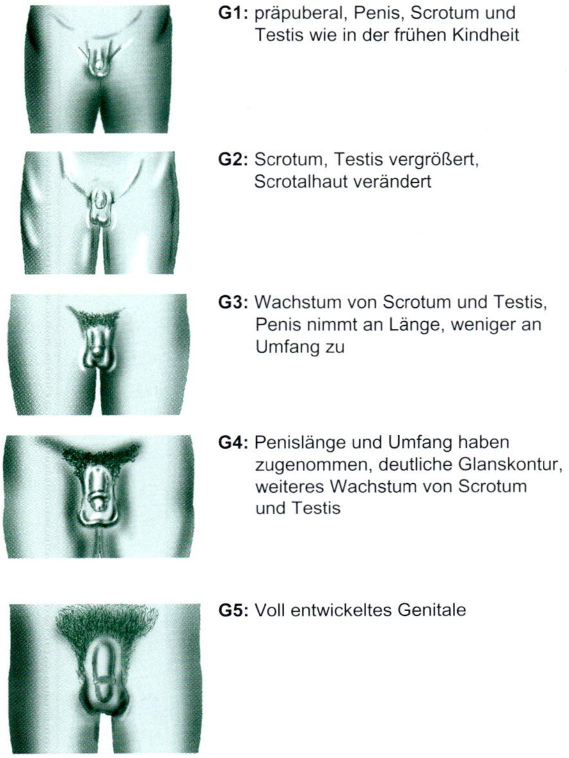

Abb. 1.7 Pubertätsstadien nach Tanner – Jungen. [G039]

1.5 Sensomotorische Entwicklung

ZNS-Reifung → motorische Entwicklung

Die Reifung des zentralen Nervensystems (ZNS) in den ersten Lebensjahren ist eine Voraussetzung für die motorische Entwicklung des Kindes:

- Die Anzahl der Nervenzellen (graue Substanz) und der Myelinscheiden (weiße Substanz) verdoppelt sich etwa bis zum 10. Lebensjahr. Das Schädelwachstum ist durch die Größenzunahme des Gehirns bedingt
- Die Nervenzellen gehen nach der Geburt zahlreiche Verbindungen ein, d. h. die Synapsendichte nimmt zu
- Folglich werden auch vermehrt Neurotransmitter produziert. Dabei werden zunächst erregende und dann hemmende synaptische Überträgerstoffe gebildet.

- Kindliche Neugier als Motor
- Bedeutung von Umweltfaktoren

Diese Veränderungen ermöglichen u. a. die motorische Entwicklung sowie Wahrnehmungen sensorischer, propriozeptiver und vestibulärer Art. Durch zahlreiche Sinneseindrücke wird die kindliche Neugier geweckt, die letzten Endes der Motor der sensomotorischen Entwicklung ist.

Neben der Reifung des ZNS und der damit verbundenen Wahrnehmung ist die motorische Entwicklung von zahlreichen Umweltfaktoren abhängig, z. B. von

- Motivierenden Reizen wie Spielzeug, welches das Kind greifen oder durch Fortbewegung erreichen möchte
- Möglichkeiten, motorische Erfahrungen zu sammeln
- Kulturellen Einflüssen.

So wird deutlich, dass die in ➤ Tab. 1.3 aufgeführten Stufen der idealen motorischen Entwicklung nur Richtwerte darstellen können. Es gibt eine große Variationsbreite hinsichtlich der Qualität sowie der Quantität motorischer Fähigkeiten. Es bedarf großer Erfahrung, pathologische Entwicklungsauffälligkeiten frühzeitig zu erkennen und rechtzeitig die Indikation zur Therapie zu stellen.

Grenzsteine der Entwicklung; Entwicklungsverzögerung

Eine diagnostische Hilfe bieten die sog. „Grenzsteine der Entwicklung". Dies sind Entwicklungsziele, die von 90–95 % aller gesunden Kinder bis zu einem bestimmten Alter erreicht worden sind. Werden Grenzsteine nicht erreicht, muss eine Abklärung der Entwicklungsverzögerung erfolgen.

Tab. 1.3 Richtwerte der idealen motorischen Entwicklung.

Alter	Motorische Fähigkeiten	Handfunktion
6 Wochen	• Bauchlage: Unterarmstütz • Rückenlage: Fechterstellung	• Handgreifreflex
3 Monate	• Symmetrischer Ellenbogenstütz • Stabile Rückenlage • Hält Kopf in Mittelstellung	• Hand-Hand-Koordination • Hand-Mund-Augen-Koordination • Beginnendes ulnares Greifen
4½ Monate	• Einzelellenbogenstütz	
5–5½ Monate	• Handwurzelstütz	• Radiales Greifen über die Mittellinie • Transferiert Gegenstände von einer Hand in die andere
6 Monate	• Symmetrischer Handstütz • Dreht von Rückenlage in Bauchlage	• Hand-Fuß-Koordination • Handgreifreflex muss erloschen sein
7½ Monate	• Einzelhandstütz • Kreisrutschen • Schräger Sitz • Dreht von Bauchlage in Rückenlage	• Hand-Fuß-Mund-Koordination
8 Monate	• Robbt • Vierfüßlerstand	
9 Monate	• Langsitz • Krabbelt	• Opposition des Daumens • Pinzettengriff
10½ Monate	• Zieht sich zum Stand hoch • Seitliche Schritte	• Zangengriff • Blättert im Bilderbuch um
12 Monate	• Macht erste Schritte	• Steckt Gegenstände ineinander • Zeichnet Punkte oder flüchtige Striche auf Papier

Tab. 1.3 Richtwerte der idealen motorischen Entwicklung. (Forts.)

Alter	Motorische Fähigkeiten	Handfunktion
2 Jahre	• Rennt • Hockt sich zum Spielen hin und steht freihändig auf	• Isst selbstständig mit einem Löffel • Hält eine Tasse und trinkt aus ihr • Malt eine runde Spirale • Schraubt Deckel auf und zu
3 Jahre	• Hüpft auf beiden Beinen • Steht auf einem Bein • Steigt Treppen im Wechselschritt mit Festhalten hinauf • Fährt Dreirad	• Benutzt eine Gabel • Zieht ein Kleidungsstück an oder aus • Packt ein Bonbon aus dem Papier • Zeichnet einen geschlossenen Kreis
4 Jahre	• Hüpft auf einem Bein • Schießt einen Ball	• Schneidet mit der Schere • Kann Knöpfe leicht zumachen • Zeichnet Menschen
5 Jahre	• Steigt Treppen im Wechselschritt herab	• Zieht sich selbstständig an • Säubert sich alleine auf der Toilette
6 Jahre	• Hüpft im Wechselschritt • Fährt Fahrrad	• Schreibt eigenen Namen in Druckbuchstaben • Kann einen Ball fangen

1.6 Entwicklung der Kommunikation

1.6.1 Sprachentwicklung

Das Sprachverständnis geht dem Sprechenlernen voraus. Daher sind wesentliche Voraussetzungen für eine regelrechte Sprachentwicklung:

- Die Hörfähigkeit des Kindes, die bereits intrauterin vorhanden ist
- Zuwendung verbunden mit einem Angebot an menschlichen Stimmen
- Altersentsprechende sensomotorische Entwicklung.

In ➤ Tab. 1.4 sind die Kriterien für eine normale Sprachentwicklung zusammengefasst, die jedoch eine große Spannbreite aufweisen kann.

1.6.2 Psychosoziales Verhalten

Die Kriterien für altersentsprechendes Sozial- und Spielverhalten gehen aus ➤ Tab. 1.5 hervor.

Tab. 1.4 Sprachentwicklung.

Alter	Kriterien für normale Sprachentwicklung
bis 7. Woche	• Spontane Artikulation von Kehllauten
6. Woche bis 6. Monat	• Erste Lallperiode mit Lippenschlusslauten
6.–9. Monat	• Zweite Lallperiode mit R-Ketten, Silbenketten und Silbenverdopplung • Jauchzt vor Vergnügen und protestiert durch Laute
8.–9. Monat	• Erstes Sprachverständnis: unterbricht Tätigkeit, wenn es seinen Namen hört, reagiert auf Lob und Verbote („Nein!") • Ahmt Tonfolgen nach
9.–12. Monat	• Bildet erste Wörter • Benennt bekannte Gegenstände
13.–15. Monat	• Versteht die Bezeichnung von Körperteilen
15.–18. Monat	• Einwortsätze • Gebraucht Wörter, um Wünsche zu äußern
18.–24. Monat	• Zweiwortsätze • Ungeformte Mehrwortsätze • Stellt erste Fragen
mit 2 Jahren	• Versteht zusammenhängende Sätze • Nennt sich selbst beim Namen • Gebraucht mindestens 20 Wörter sinngemäß
mit 3 Jahren	• Geformte Mehrwortsätze • Benutzt Personalpronomen richtig • Benutzt Singular und Plural richtig
mit 4 Jahren	• Erzählt Erlebnisse • Kann sich mit anderen unterhalten • Gebraucht ca. 1.500 Wörter
mit 5 Jahren	• Spricht praktisch fehlerfrei • Zählt bis 10 • Fragt nach Wortbedeutungen

Tab. 1.5 Kriterien für altersentsprechendes Sozial- und Spielverhalten.

Alter	Sozialverhalten	Spielverhalten
6 Wochen	• Antwortet mit einem Lächeln, wenn es angelächelt wird	• Fixiert und verfolgt Gegenstände in seinem Gesichtsfeld
3 Monate	• Lächelt spontan • Freut sich über Zuwendung	• Schaut sich die eigenen Finger an und spielt mit ihnen
6 Monate	• Unterscheidet zwischen bekannten und fremden Personen	• Greift nach Gegenständen • Transferiert sie von einer Hand in die andere
9 Monate	• Fremdelt	• Untersucht Gegenstände intensiv mit Händen, Mund und Augen
12 Monate	• Zeigt Zuneigung gegenüber vertrauten Personen • Macht „Winke-Winke"	• Schüttelt Gegenstände • Klopft und wirft mit Gegenständen
18 Monate	• Möchte dauernde Aufmerksamkeit von erwachsenen Bezugspersonen • Zeigt Skepsis gegenüber Gleichaltrigen	• Spielt alleine • Versteckt Gegenstände und holt sie wieder • Räumt Dinge ein und aus • Untersucht intensiv die Umgebung
2 Jahre	• Verteidigt seinen „Besitz" • Versucht sich durchzusetzen	• Spielt neben anderen • Imitiert alltägliche Handlungen der Erwachsenen

Tab. 1.5 Kriterien für altersentsprechendes Sozial- und Spielverhalten. (Forts.)

Alter	Sozialverhalten	Spielverhalten
3 Jahre	• Teilt nach Aufforderung mit Anderen	• Spielt mit Anderen • Rollenspiel • Illusionsspiel („So tun als ob")
4 Jahre	• Sucht Kooperation und Freundschaft mit Gleichaltrigen	• Spielt gut mit anderen Kindern • Einfaches konstruktives Spiel
5 Jahre	• Kooperiert mit Spielgefährten	• Aufwendiges und ausdauerndes konstruktives Spiel • Hält sich meist an Spielregeln • Versteht „gewinnen" und „verlieren"

Pflege

Bei der stationären Aufnahme des Kindes werden Parameter wie Gewicht, Länge und Kopfumfang routinemäßig erfasst. Bei längerem Krankenhausaufenthalt lassen sich Verlaufskurven erstellen, um sie mit entsprechenden Tabellen über eine altersgerechte Entwicklung zu vergleichen. Durch das Erstgespräch mit den Eltern (je nach Alter auch mit dem Kind) kann eine genaue Anamnese erstellt werden. Schon bei der Kontaktaufnahme mit dem Kind kann die Pflegende die Sprachentwicklung beurteilen. Außerdem werden durch Beobachtung des Sozial- und Spielverhaltens Abweichungen frühzeitig erkannt. Wichtig sind die Dokumentation und die Rücksprache mit dem Arzt.

1.7 Ernährung

1.7.1 Nährstoffbedarf

Zu keinem anderen Zeitpunkt ist die Ernährung von größerer biologischer Bedeutung als in der Säuglingsperiode. Das enorme Körperwachstum mit Verdopplung des Körpergewichts in nur 5 Monaten sowie die rasante Differenzierung sämtlicher Organsysteme bedingen einen hohen Energie- und Substratbedarf. So benötigt ein Säugling verglichen mit einem Erwachsenen pro kg Körpergewicht fast die dreifache Energiemenge. Da die noch unreifen Nieren den Urin nicht ausreichend konzentrieren können, ist auch der Flüssigkeitsbedarf in den ersten Lebensmonaten relativ hoch.

Großes Körperwachstum → hoher Energiebedarf

Unreife Nieren → hoher Flüssigkeitsbedarf

In ➤ Tab. 1.6 ist der durchschnittliche Tagesbedarf an Flüssigkeit, Kalorien und Nährstoffen von der Geburt bis zum Erwachsenenalter aufgeführt. Bei den angegebenen Mengen handelt es sich um Richtwerte für gesunde Kinder. Aus ➤ Tab. 1.7 geht der zusätzliche Energie- und Proteinbedarf bei Unterernährung und verschiedenen Erkrankungen hervor.

1

Tab. 1.6 Tagesbedarf an Flüssigkeit, Kalorien und Nährstoffen bezogen auf das Körpergewicht.

Alter	Flüssigkeit ml/kg	Energie kcal/kg	Proteine g/kg	Kohlenhydratanteil an Gesamtenergie	Fettanteil an Gesamtenergie
1.–3. Monat	150–180	115	2,2	40 %	45–50 %
4.–12. Monat	100–150	105	1,6	40–50 %	35–40 %
2. Jahr	80–120	100	1,2	40–50 %	30–35 %
3.–5. Jahr	80–100	90	1,2	40–50 %	30–35 %
6.–10. Jahr	60–80	85	1,1	40–50 %	30–35 %
11.–14. Jahr	50–70	• w: 50 • m: 60	1,0	40–50 %	30–35 %
15.–19. Jahr	40–50	• w: 40 • m: 45	0,9	50–55 %	30–35 %
Erwachsene	30–40	• w: 30 • m: 40	0,8	60 %	25 %

w = weiblich, m = männlich

Tab. 1.7 Zusätzlicher Energie- und Proteinbedarf.

Indikation	Energiebedarf	Proteinbedarf
Unterernährung	+ 10–100 %	+ 200–300 %
Fieber pro Grad über 37,5 °C	+ 12 %	+ 50–80 %
Herzinsuffizienz	+ 15–25 %	+ 150–200 %
Mukoviszidose	+ 15–25 %	+ 150–200 %
Große Operationen, Polytrauma	+ 20–30 %	+ 150–300 %
Verbrennungen	+ 70–100 %	+ 200–300 %

1.7.2 Ernährung im ersten Lebensjahr

Der Nahrungsbedarf des jungen Säuglings kann gedeckt werden durch:

- Ernährung mit Muttermilch
- Ernährung mit Säuglingsanfang- und Folgenahrungen, die auf Kuhmilchbasis industriell hergestellt werden.

Stillen

Milchbildung

Einfluss der Hormone:
- Östrogen und Progesteron
- Prolaktin
- Oxytocin

Bereits in der Schwangerschaft wächst und differenziert sich die Brustdrüse unter dem Einfluss der Plazentahormone Östrogen und Progesteron, deren Spiegel nach der Entbindung abfällt. Infolge einsetzender Wehentätigkeit und verringerter Östrogenspiegel wird vom Hypophysenvorderlappen das Hormon Prolaktin freigesetzt, das die Milchbildung in der Brustdrüse anregt. Durch das Anlegen des Kindes wird die Milchbildung gefördert, da der Saugreiz die Prolaktin- und Oxytozinausschüttung stimuliert. Oxytocin ist ein Hormon des Hypophysenhinterlappens, das den Milchfluss sowie die Kontraktion und damit die Rückbildung der Gebärmutter bewirkt.

Kolostrum → Übergangsmilch → reife Frauenmilch

Die Zusammensetzung der Muttermilch ist an den Nährstoffbedarf des Säuglings angepasst und ändert sich im Laufe der Stillzeit:

- In den ersten 5 Tagen nach der Geburt bildet die Brustdrüse eine gelbliche Vormilch, das **Kolostrum,** das sich durch einen hohen Gehalt an Proteinen, Immunglobulinen (Antikörpern) und Leukozyten auszeichnet
- Nach der Übergangsmilch wird etwa ab dem 15. Tag die reife Frauenmilch mit einem geringeren Protein- und einem höheren Fett- sowie Kohlenhydratanteil produziert. Das Milchvolumen nimmt in den ersten Wochen ebenfalls zu.

Vorteile des Stillens

Schutz vor Infektionen und Allergien

Vorzüge der Muttermilch sind die gute Verdaulichkeit sowie der Schutz vor Infektionen und Allergien (➤ 19.2):

- Der Eiweißgehalt in der Kuhmilch ist dreimal so hoch wie in der Muttermilch. Es handelt sich dabei jedoch hauptsächlich um Kasein, ein Protein, das vom Säugling nicht verwertet werden kann, sondern im Magen grobflockig gerinnt und daher schwer verdaulich ist. Außerdem enthält Muttermilch die fettspaltende Lipase, die in der pasteurisierten Kuhmilch fehlt, sodass das Fett der Kuhmilchpräparate schlechter genutzt werden kann. Bei Frühgeborenen oder jungen Säuglingen können Durchfälle im Sinne von Fettstühlen resultieren
- Junge Säuglinge mit ihrem funktionell noch unreifen Immunsystem werden durch das Stillen wirksam vor Infektionen geschützt, da die Muttermilch abwehraktive Substanzen wie Leukozyten und Antikörper enthält. So haben gestillte Kinder eine 5-fach geringere Infektionsrate als formelmilchernährte Säuglinge.

In den ersten Lebenstagen kann es wegen des noch geringen Milchvolumens zu einer deutlicheren postnatalen Gewichtsabnahme kommen als bei „Flaschenkindern", durch die ein gesundes Neugeborenes jedoch nicht gefährdet ist. Frühgeborene (➤ 3.7), dystrophe und kranke Neugeborene (➤ 3.2) und Kinder diabetischer Mütter (➤ 1.3.2) müssen zusätzliche Nahrung erhalten. Da der Vitamin K-, Vitamin D- und Fluoridgehalt der Muttermilch zu gering ist, sollten alle Säuglinge eine entsprechende Prophylaxe erhalten (➤ 3.1.4).

Tab. 1.8 Vorteile und Nachteile der Muttermilch.

Vorteile	Nachteile
• Bessere Verdaulichkeit • Infektionsschutz • Prävention von Allergien • Prävention von Adipositas • Praktische Vorzüge, z. B. Verfügbarkeit und Preis	• Stärkere postnatale Gewichtsabnahme (physiologische Gewichtsabnahme, ➤ 3.1.1) • Stärkerer und verlängerter Neugeborenenikterus (➤ 3.5) • Mögliche Übertragung mütterlicher Infektionen wie HIV und Hepatitis B (➤ 1.3.1) • Belastung mit von der Mutter aufgenommenen Drogen und Medikamenten • Belastung mit Umweltschadstoffen

Weitere Vorteile und potenzielle Nachteile des Stillens sind in ➤ Tab. 1.8 aufgelistet. Wägt man sie gegeneinander ab, so kann man die Muttermilch bis zum 6. Lebensmonat als Regelernährung empfehlen.

Eine gute Mutter-Kind-Beziehung ist nicht vom Stillen abhängig. Zuwendung und Aufmerksamkeit lassen „Flaschenkinder" eine ebenso gute Beziehung zu ihren Bezugspersonen aufbauen wie gestillte Säuglinge. Das Stillen ist eine zweiseitige Angelegenheit, die für Mutter und Kind befriedigend sein muss. Kommen Mutter oder Kind damit nicht gut zurecht, kann eine Ernährung mit der Flasche durchaus eine gute Lösung sein.

Kontraindikationen

Folgende Faktoren stellen jedoch Kontraindikationen für die Ernährung mit Muttermilch dar:

- HIV-Infektionen der Mutter (➤ 1.3.1)
- Einnahme von Medikamenten, wie Antibiotika, Psychopharmaka und Beruhigungsmitteln, die in die Muttermilch übergehen und den kindlichen Organismus beeinträchtigen können
- Drogenabusus
- Schwere Erkrankungen der Mutter, wie z. B. eine Krebserkrankung oder nach einem Unfall
- Bestimmte Stoffwechselerkrankungen des Kindes, z. B. Galaktosämie (➤ 16.1.2) und Phenylketonurie (➤ 16.3).

Stilltechnik

Erstes Stillen:
- Stillhäufigkeit, -dauer
- Hilfe bei Problemen

- Erfahrene Hebammen oder Pflegende leiten die Wöchnerin an und beraten bei Stillproblemen
- Das Neugeborene sollte innerhalb der ersten Stunde nach der Geburt angelegt werden
- Die Stillhäufigkeit bestimmt das Kind selbst. Die Intervalle liegen in der Regel zwischen 2 und 5 Stunden, können jedoch stark variieren
- Durch regelmäßiges Wiegen wird kontrolliert, ob das Kind ausreichend Muttermilch aufnimmt.

Säuglingsanfang- und Folgenahrungen

- Säuglingsanfangsnahrungen: Pre-Nahrungen, 1er-Nahrungen
- Folgenahrungen: 2er-Nahrungen
- HA-(hypoallergene)Nahrungen zur Allergieprävention

Für nicht gestillte oder teilgestillte Säuglinge stehen industriell hergestellte Muttermilchersatznahrungen zur Verfügung. Säuglingsanfangsnahrungen decken allein den Bedarf des Säuglings in den ersten 4–6 Monaten. Aufgrund der Zusammensetzung werden Pre-Nahrungen von 1er-Nahrungen unterschieden. **Pre-Nahrungen** enthalten ausschließlich Lactose als Kohlenhydrat-Bestandteil. **1er-Nahrungen** sind Stärke und ggf. auch Maltodextrin zugesetzt. **Folgenahrungen** (2er-Nahrungen) stellen nach dem 6. Lebensmonat den flüssigen Milchanteil einer gemischten Kost dar. Sie unterscheiden sich im höheren Protein- und Mineralstoffgehalt von Anfangsnahrungen. Weiterhin stehen Proteinteilhydrolysate zur Verfügung. Sie werden als **HA-(hypoallergene)Nahrungen** bezeichnet und liegen ebenfalls als Pre-, 1er- und 2er-Nahrung vor. In diesen Spezialmilchnahrungen sind die Kuhmilchproteine aufgespalten. Dadurch sinkt die Antigenität dieser Nahrungen deutlich. Bei einer 4- bis 6-monatigen ausschließlichen Ernährung mit HA-Nahrung kann, ähnlich dem Stillen, die Häufigkeit einer allergischen Erkrankung bei Kindern mit positiver Familienanamnese gesenkt werden.

Sojanahrungen: Laktose- und galaktosefreie Milch

Sojanahrungen stellen eine Alternative bei nicht gestillten Kindern von strengen Vegetariern oder als laktose- und galaktosefreie Milch dar. Sie sollten dagegen weder zur Prävention noch zur Therapie von Kindern mit Kuhmilchproteinallergie im 1. Lebensjahr verwendet werden, da ⅓ der Kinder eine kombinierte Kuhmilch- und Sojaeiweißallergie entwickelt.

Hydrolysatnahrungen bei Kuhmilcheiweißallergie

Zu therapeutischen Zwecken gibt es Hydrolysatnahrungen (Semielementardiäten) und Elementardiäten. In diesen Spezialnahrungen liegen die Proteine als kleinere Aminosäureketten (Semielementardiät) oder als reine Aminosäuren (Elementardiät) vor. Durch die Spaltung des Kuhmilcheiweißes in Aminosäureketten und reine Aminosäuren reduziert sich die Antigenität des Eiweißes deutlich bzw. verliert sich. Dies ermöglicht den Einsatz der Hydrolysatnahrungen im Rahmen von Nahrungsmittelallergien (➤ 19.2.1), z. B. bei der Kuhmilcheiweißallergie.

Beikost

Beikost → ab 1. Jahr Übergang zu Erwachsenenkost

Als Beikost bezeichnet man alle Nahrungsmittel, die das Kind zusätzlich zur Milch erhält. Schrittweise werden ab dem 5.–6. Monat Milchnahrungen durch Beikost ersetzt:

- Zunächst eine Breimahlzeit in Form eines Gemüse-Kartoffel-Fleisch-Breis
- Im Abstand von ca. 4 Wochen folgt der Milch-Getreide-(Obst)-Brei und anschließend als dritte Breimahlzeit ein milchfreier Getreide-Obst-Brei
- Weiterhin sollte die Beikost durch einen Esslöffel Öl, z. B. Rapsöl, Maiskeimöl oder Sonnenblumenöl mit reichlich ungesättigten Fettsäuren angereichert werden. Die Fette sind unter anderem für die Gehirnentwicklung wichtig; Gläschenkost ist zu fettarm. Zur besseren Aufnahme des Eisens aus der Nahrung sollte dem Gemüse-Kartoffel-Fleisch-Brei etwas Vitamin C aus Obstsaft oder Obstgläschen beigesetzt oder als Nachspeise gefüttert werden
- Zur Allergieprävention bei entsprechend belasteter Familienanamnese sollten einzelne Nahrungsmittel nacheinander eingeführt werden. Insgesamt brauchen Kinder im ersten Lebensjahr kein großes Sortiment an unterschiedlichen Nahrungsmitteln. Gerade Kinder mit einem erhöhten Allergierisiko sollten nicht mehr als 10 verschiedene Nahrungsmittel im ersten Lebensjahr erhalten.

Kinder akzeptieren die Beikost sehr unterschiedlich. Die Kostpläne sollten dem Kind angepasst werden und nicht umgekehrt. Mit beginnender Zahnentwicklung können auch festere Speisen wie Brot und Obststücke angeboten werden, sodass ab Ende des 1. Lebensjahres allmählich zu angepasster Erwachsenenkost übergegangen werden kann.

1.7.3 Ernährung von Kindern und Jugendlichen

Optimierte Mischkost

Die Ernährung von Kindern und Jugendlichen ab dem ersten Lebensjahr sollte sich nach dem Konzept der optimierten Mischkost richten. Entsprechend der Nahrungsmittelpyramide (> Abb. 1.8) werden dabei

- Pflanzliche Lebensmittel und Getränke reichlich
- Tierische Lebensmittel mäßig
- Fett- und zuckerreiche Lebensmittel sparsam verwendet.

Weiterhin sollten stark gesalzene bzw. gewürzte Speisen, Nüsse oder Kerne mit Aspirationsmöglichkeit, Alkohol, Koffein etc. vermieden werden.

Pflege

Für die Kinder bedeutet ein Krankenhausaufenthalt meist eine Umstellung der Ernährung und ungewohntes Essen. Aufgabe der Pflegenden ist es, sich einen Überblick über die Ernährungsgewohnheiten im Elternhaus zu verschaffen. Spricht medizinisch nichts dagegen, sollte die Ernährung mit dem Kind, den Eltern und der Küche abgesprochen werden. Es besteht vielfach die Möglichkeit, die Mahlzeiten nach den individuellen Bedürfnissen der Kinder

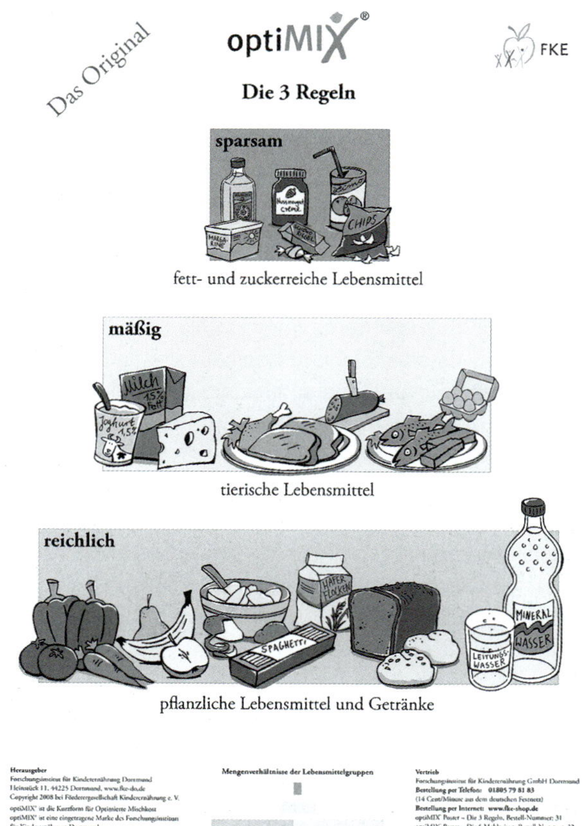

Abb. 1.8 Ernährungspyramide. [T746]

zusammenzustellen. Auch bei der Säuglings- und Kleinkindernährung sollten die Eltern mit einbezogen werden. Oft gibt es Gründe, warum Eltern gerade eine ganz bestimmte Nahrung gegeben haben.

1.8 Vorsorgeuntersuchungen

Es besteht für jedes Kind ein gesetzlicher Anspruch auf regelmäßige Vorsorgeuntersuchungen, um Krankheiten bzw. Entwicklungsstörungen rechtzeitig zu bemerken und zu behandeln, bevor sich bleibende Schäden einstellen. Momentan sind 11 Vorsorgeuntersuchungen (U1 bis U9) bis zur Einschulung vorgesehen, die Jugendgesundheitsuntersuchung (J1) beendet mit ca. 13 Jahren das Vorsorgeprogramm. Die erhobenen Befunde werden in einem Kinder-Untersuchungsheft dokumentiert („Gelbes Heft").

Mittlerweile gibt es zwei weitere Vorsorgeuntersuchungen, U10 im 7.–8. Lebensjahr und U11 im 9.–10. Lebensjahr, damit die große Lücke zwischen der U9 und der J1 geschlossen wird (➤ Tab. 1.9). Immer mehr gesetzliche Krankenversicherungen übernehmen die Kosten hierfür im Rahmen von Hausarztprogrammen, andere Versicherungen übernehmen die Kosten im Erstattungsverfahren.

Tab. 1.9 Vorsorgeprogramm.

U	Zeitraum	Schwerpunkte
U1	1. Lebenstag	• APGAR-Schema (➤ 3.1.3) • Reifezeichen, Maße und Gewicht (➤ 3.1.3) • Hinweise auf Geburtsverletzungen (➤ 3.4) oder Fehlbildungen
U2	3.–10. Lebenstag	Neugeborenen-Basisuntersuchung • Hinweise auf Geburtsverletzungen oder Fehlbildungen • Hinweise auf Hüftgelenksdysplasie, Sonografie spätestens bei U3 (➤ 13.4) • Muskeltonus und Spontanmotorik • Stoffwechsel-Screening (➤ 3.1.3)
U3	4.–6. Lebenswoche	• Körperliche Entwicklung (➤ 1.4.2) • Reflexstatus (➤ 3.1.3) • Psychomotorische Entwicklung (➤ 1.5 und ➤ 1.6.2) • Hüftgelenkssonografie
U4	3.–4. Lebensmonat	• Körperliche und psychomotorische Entwicklung
U5	6.–7. Lebensmonat	• Körperliche und psychomotorische Entwicklung
U6	10.–12. Lebensmonat	• Körperliche und psychomotorische Entwicklung • Sprachentwicklung (➤ 1.6.1)
U7	21.–24. Lebensmonat	• Körperliche Entwicklung • Gangbild, Fuß- und Beindeformitäten • Sprach- und Sozialentwicklung • Sauberkeitsentwicklung • Sinnesorgane
U7a	34.–36. Lebensmonat	• Körperliche Entwicklung • Allergische Erkrankungen • Sozialisations- und Verhaltensstörungen

1

Tab. 1.9 Vorsorgeprogramm. (Forts.)

U	Zeitraum	Schwerpunkte
U7a	34.–36. Lebensmonat	• Übergewicht • Sprachentwicklungsstörungen • Zahn-, Mund-, Kieferanomalien
U8	3,5–4 Jahre	• Körperliche Entwicklung • Koordination • Sprach- und Sozialentwicklung • Sinnesorgane: Differenzierte Hör- und Sehprüfung • Urinstatus
U9	5–5,5 Jahre	• Körperliche Entwicklung • Zahnstatus • Koordination und Feinmotorik • Sprachverständnis • Verhaltensauffälligkeiten • Feststellen der Schulreife
U10*	7–8 Jahre	• Schulleistungsstörungen • Sozialisations- und Verhaltensstörungen • Zahn-, Mund-, Kieferanomalien • Medienverhalten • Bewegungs- und Sportförderung • Unfall-, Gewalt- und Suchtprävention • Allergieprävention und Ernährungsberatung • Medien- und Schulberatung • UV-Beratung
U11*	9–10 Jahre	
J1	12–13 Jahre	• Körperliche Entwicklung • Orthopädische Probleme • Sexuelle Entwicklung • Soziale Probleme • Suchtprävention

* bislang keine verbindliche Leistung der gesetzlichen Krankenversicherung

Übungsfragen

1. Erklären Sie die Embryonalphase!
2. Wann werden die Ultraschallscreening-Untersuchungen in der Schwangerschaft durchgeführt?
3. Welche Infektionskrankheiten können in der Schwangerschaft oder bei der Geburt von der Mutter auf das Kind übertragen werden?
4. Wie kann eine HIV-Infektion von der Mutter auf das Kind übertragen werden?
5. Zu welchen Komplikationen beim Kind kann es kommen, wenn eine Schwangere einen Diabetes mellitus hat?
6. Wann erfolgt eine Anti-D-Prophylaxe bei Rh-negativen Frauen?
7. Welche Befunde bei der Beurteilung der körperlichen Entwicklung sind abklärungsbedürftig?
8. Beschreiben Sie den Entwicklungsstand der Sprache eines 3-Jährigen!
9. Welche Vorteile hat das Stillen?
10. Wie setzt sich die optimierte Mischkost im Kindesalter zusammen?

KAPITEL

2 Genetik

2.1 Chromosomal bedingte Erkrankungen

Chromosomale Krankheiten werden durch lichtmikroskopisch erkennbare Veränderungen (Aberrationen) des normalen Chromosomensatzes ausgelöst. Chromosomenaberrationen ereignen sich beim Menschen während der Bildung von Ei- bzw. Samenzelle ausgesprochen häufig. So enden schätzungsweise 10 % aller diagnostizierten Schwangerschaften mit einer Fehlgeburt, die durch eine chromosomale Störung hervorgerufen wurde.
Doch nicht jede Chromosomenaberration führt zu einer Fehlgeburt, sodass eines von 200 Neugeborenen eine chromosomal bedingte Erkrankung aufweist.

1 : 200 Neugeborene mit Chromosomenaberrationen

Weicht dabei die Anzahl der Chromosomen vom normalen Chromosomensatz ab, liegt eine *numerische* Chromosomenaberration (➤ 2.1.1) vor. *Strukturelle* Chromosomenaberrationen (➤ 2.1.2) entstehen durch Brüche an einem oder mehreren Chromosomen.

Pathophysiologische Grundlagen

Die Anzahl der Chromosomen pro Zellkern, der sog. Chromosomensatz, ist speziesspezifisch und zahlenkonstant. Alle menschlichen Körperzellen weisen 46 Chromosomen auf. Man spricht von einem **diploiden Chromosomensatz,** da beide Geschlechter **23 Chromosomenpaare** besitzen. Diese werden unterteilt in

- **22 autosomale Chromosomenpaare** (kurz: Autosomen) und
- **1 Geschlechts- oder gonosomales Chromosomenpaar** (kurz: Gonosomen): In männlichen Zellen liegt ein großes X-Chromosom und ein kleines Y-Chromosom vor, während sich in weiblichen Zellen zwei X-Chromosomen nachweisen lassen.

Diploider Chromosomensatz:
- Weibliche Zellen: 46, XX
- Männliche Zellen: 46, XY

Bei der Bildung der **Geschlechts- oder Keimzellen** (Ei- bzw. Samenzelle) kommt es zu einer besonderen Form der Zellteilung, zur **Meiose,** bei der der diploide Chromosomensatz auf eine **haploide (halbierte) Zahl** reduziert wird. Man bezeichnet deshalb die Meiose auch als Reduktionsteilung, ohne die sich der Chromosomensatz bei jeder Befruchtung verdoppeln würde. Bei der Befruchtung verschmelzen die Kerne der Geschlechtszellen, sodass wieder ein diploider Chromosomensatz entsteht.

- Meiose → Haploider Chromosomensatz der Geschlechtszellen
- Befruchtung → Diploider Chromosomensatz

Pflege

Kinder mit chromosomal bedingten Erkrankungen werden individuell nach Erkrankung und Symptomen gepflegt. Sie benötigen in jedem Fall besondere

Aufmerksamkeit. Die Pflegenden versuchen, sich in die Persönlichkeit, Fähigkeiten, Angewohnheiten und Bedürfnisse des Kindes hineinzuversetzen. Durch individuelles, liebevolles und geduldiges Erklären kann den Kindern ein Teil ihrer Angst genommen werden. Der Zusammenarbeit mit den Eltern kommt bei diesen Kindern eine besondere Bedeutung zu. Die Pflegekraft hilft den Kindern, die Selbstständigkeit im Krankenhaus zu erhalten und nicht bereits Erlerntes wieder zu verlernen. Durch eine gute interdisziplinäre Zusammenarbeit sowie durch Gespräche mit den Eltern und erfahrenen Pflegenden, kann jungen Pflegenden die Angst und die Unsicherheit im Umgang mit behinderten Kindern genommen werden.

2.1.1 Numerische Chromosomenaberrationen

Numerische Chromosomenaberrationen zeichnen sich durch eine abweichende Anzahl von Chromosomen aus. Bei der Reduktionsteilung trennt sich ein Chromosomenpaar nicht **(non-disjunction),** sodass die Chromosomen auf die Tochterzellen fehlverteilt werden. Non-disjunctions treten mit zunehmendem Alter der Mutter häufiger auf.

- Liegt nach der Befruchtung ein Chromosom nur in einfacher Form vor, spricht man von einer **Monosomie.** Monosomien der Autosomen sind mit dem Leben nicht vereinbar
- Bei einer **Trisomie** ist ein bestimmtes Chromosom dreifach vorhanden.

Bei den numerischen Chromosomenaberrationen wird zwischen Fehlverteilungen der gonosomalen und der autosomalen Chromosomen unterschieden.

Gonosomale Chromosomenaberrationen

Fehlverteilung der Geschlechtschromosomen

- Ullrich-Turner-Syndrom (kurz: Turner-Syndrom): Einzige lebensfähige Monosomie mit dem Chromosomensatz 45, X (➤ Tab. 2.1 und ➤ Abb. 2.1)
- Klinefelter-Syndrom: Chromosomensatz 47, XXY (➤ Tab. 2.1).

- Autosomale Chromosomenaberrationen
- Monosomien nicht lebensfähig
- Klinisch relevante Trisomien

Fehlverteilung der Autosomen

Das Fehlen eines autosomalen Chromosoms ist mit dem Leben nicht vereinbar. Klinisch relevante Krankheitsbilder, bei denen ein überzähliges Chromosom vorliegt, sind die

- Trisomie 13 (➤ Tab. 2.1)
- Trisomie 18 (➤ Tab. 2.1)
- Trisomie 21 (*siehe* unten).

Trisomie 21

Häufigste Chromosomenaberration!

Die Trisomie 21 (auch: Down-Syndrom) kommt bei einem von 700 Lebendgeborenen vor und ist damit die häufigste numerische Chromosomenaberration. Nur 20 % der Kinder mit einem überschüssigen Chromosom 21 sind lebensfähig, in 60 % der Fälle endet die Schwangerschaft mit einem Spontanabort, in 20 % mit einer Totgeburt.

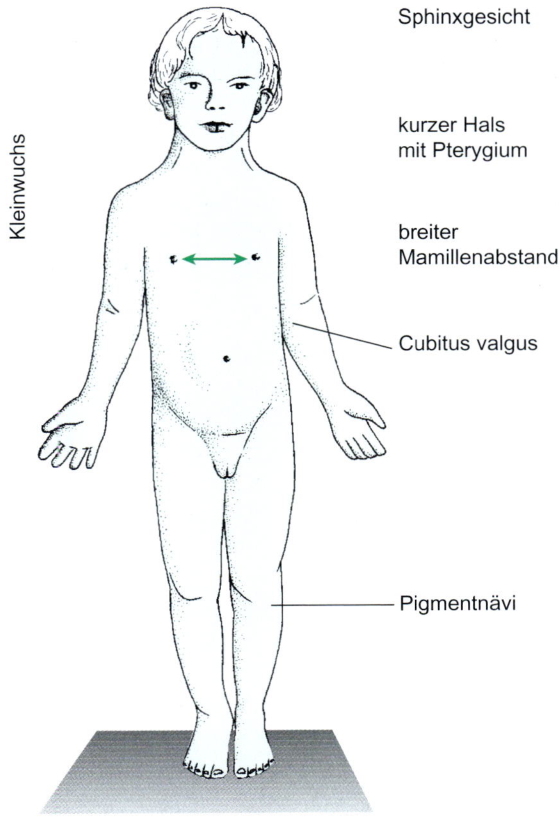

Abb. 2.1 Turner-Syndrom. [L157]

Tab. 2.1 Klinisch relevante numerische Chromosomenaberrationen.

Erkrankung (Chromosomensatz)	Häufigkeit	Folgen
Turner-Syndrom (45, X)	1 : 3.000 Mädchen	• Minderwuchs (Endgröße ca. 150 cm) • Normale mentale Entwicklung • Fehlende Ovarien • Folgen mangelnder Geschlechtshormone wie primäre Amenorrhö (keine Monatsblutung), fehlende sekundäre Geschlechtsmerkmale und Sterilität • Charakteristische kongenitale Merkmale wie Pterygium colli (Flügelfellbildung), tiefer Nackenhaaransatz, Cubitus valgus, Lymphödeme an Hand- und Fußrücken, Pigmentmale (➤ Abb. 2.1) • Osteoporose und Arteriosklerose durch Hormonmangel
Klinefelter-Syndrom (47, XXY)	1 : 400 Jungen	• Hochwuchs (➤ 17.4.2) • IQ liegt 10–15 Punkte unter dem gesunder Geschwister • Kleine Hoden • Zeugungsunfähigkeit • Folgen einer verminderten Testosteronproduktion wie spärliche Körperbehaarung und Osteoporose
Trisomie 21 (Down-Syndrom)	*siehe* unten und ➤ Abb. 2.2	

Tab. 2.1 Klinisch relevante numerische Chromosomenaberrationen. (Forts.)

Erkrankung (Chromosomensatz)	Häufigkeit	Folgen
Pätau-Syndrom (Trisomie 13)	1 : 5.000	• Niedriges Geburtsgewicht • Schwere geistige Retardierung • Mikrozephalie (kleiner Schädel) • Lippen-Kiefer-Gaumen-Spalte • Mikro- oder Anophthalmie (kleine oder fehlende Augen) • Polydaktylie (überzählige Finger bzw. Zehen) • Organfehlbildungen insbesondere Herzfehler und Zystennieren • Hohe Sterblichkeit bereits im ersten Lebensmonat
Edwards-Syndrom (Trisomie 18)	1 : 3.000	• Niedriges Geburtsgewicht • Schwere geistige Retardierung • Schmaler, langer Schädel • Kleiner Mund und Unterkiefer • Flektierte, überkreuzte Finger • Kurzes Sternum • Organfehlbildungen v. a. Herzfehler • 10 % überleben ein Jahr, 1 % überlebt 10 Jahre

- 95 % freie Trisomie
- 5 % Translokationstrisomie

Ursache der Trisomie 21 ist in 95 % der Fälle eine freie Trisomie, die durch eine meiotische Verteilungsstörung zustande gekommen ist. Mit zunehmendem Alter der Mutter treten Verteilungsstörungen bei der Reifeteilung gehäuft auf: Während die Wahrscheinlichkeit bei einer 20-Jährigen, ein Kind mit einer Trisomie 21 zu bekommen, unter 0,1 % liegt, beträgt sie bei einer 35-Jährigen 1 %, bei einer 45-Jährigen 9 % und bei einer 47-Jährigen sogar 19 %. Die deutlich seltenere Translokationstrisomie (➤ 2.1.2) ist unabhängig vom Alter der Eltern.

Klinik

Symptome beim Neugeborenen

Die Trisomie 21 ist durch typische Auffälligkeiten im Kopf- und Gesichtsbereich charakterisiert (➤ Abb. 2.2):

- Kurzer Hirnschädel mit steil abfallendem Hinterkopf (Brachyzephalus)
- Schrägstellung der Lidspalten von außen, oben nach innen, unten (sog. mongoloide Lidspalte)
- Verbreiterter Augenabstand (Hypertelorismus)
- Sichelförmige Hautfalte am inneren Augenwinkel, die sich vom Ober- zum Unterlid spannt (Epikanthus)
- Kleine Nase mit breiter, tief liegender Nasenwurzel
- Tief angesetzte, kleine Ohrmuscheln
- Hypoplastischer Unterkiefer
- Kleiner, offener Mund mit großer Zunge (Makroglossie)
- Hoher Gaumen
- Kurzer Hals.

Hände und Füße wirken klein und plump mit kurzen Fingern und Zehen (Brachydaktylie). An der Handinnenfläche sieht man meistens die Vierfingerfurche und der Abstand zwischen der ersten und zweiten Zehe ist vergrößert (Sandalenfurche).

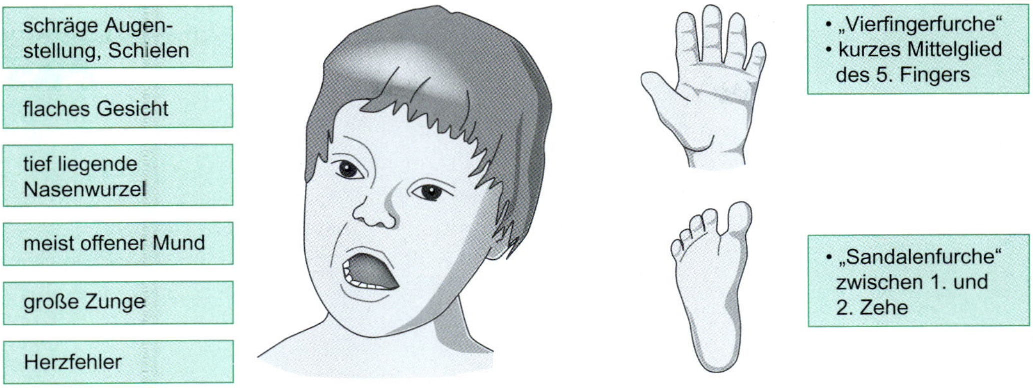

Abb. 2.2 Trisomie 21. [L157]

Bei allen Patienten liegt eine muskuläre Hypotonie mit einer verzögerten motorischen Entwicklung vor. Das Ausmaß der geistigen Retardierung ist abhängig von der Förderung der Kinder, die meistens nur einen IQ zwischen 25 und 50 erreichen. Des Weiteren bleiben die Betroffenen kleinwüchsig (➤ 17.4.1). Männliche Patienten sind wahrscheinlich zeugungsunfähig, betroffene Frauen können mit 50-prozentigem Erkrankungsrisiko Kinder bekommen.

- Muskuläre Hypotonie
- Geistige Retardierung (IQ 25–50)
- Minderwuchs
- Infertilität männlicher Patienten

Komplikationen

Organfehlbildungen treten bei der Trisomie 21 vermehrt auf, mehr als 50 % der Kinder haben angeborene Herzfehler wie Vorhof- und Ventrikelseptumdefekte (➤ 5.2). Die Patienten haben außerdem eine erhöhtes Infektionsrisiko und ein etwa 20-fach höheres Leukämierisiko (➤ 15.5.2).

- Organfehlbildungen v. a. Herzfehler
- Erhöhte Infektanfälligkeit
- Erhöhtes Leukämierisiko

Diagnostik

Zur **pränatalen** Diagnostik mittels Amniozentese oder Chorionzottenbiopsie rät man Schwangeren, die das 35. Lebensjahr vollendet haben.

Pränatale Diagnostik

Invasive pränatale Diagnostik

Die beiden Methoden der invasiven pränatalen Diagnostik dienen der Gewinnung von kindlichen Zellen zur Erbgutanalyse. Die Darstellung der kindlichen Chromosomen erlaubt Aussagen über die Anzahl und die Struktur der Chromosomen. Weiterhin kann eine Aussage über das Geschlecht des Kindes gemacht werden.

- **Chorionzottenbiopsie** (Durchführung in der 10.–12. SSW). Die Chorionzotten stellen als kindliches Gewebe die äußere Begrenzung der Fruchthöhle dar. Die Gewebsentnahme erfolgt durch die Bauchhaut (transabdominal) oder durch die Scheide und den Muttermund (transzervikal) mittels eines Katheters
- **Amniozentese** (Durchführung in der 15.–17. SSW). Die Amnionhöhle wird durch die Bauchdecke punktiert. Dadurch werden Fruchtwasser und kindliche Zellen gewonnen, die dann weiter analysiert werden können.

Postnatale Diagnostik

Postnatal führt das typische Erscheinungsbild zur Verdachtsdiagnose, die durch eine Chromosomenanalyse gesichert wird. Außerdem werden die Patienten nach Organfehlbildungen untersucht.

Therapie

- Frühförderung
- Therapie der Komplikationen

Wesentlicher Bestandteil der symptomatischen Behandlung ist die Integration in Frühförderungsprogramme, durch die die mentale, motorische und Sprachentwicklung günstig beeinflusst werden. Ggf. sind Komplikationen zu behandeln, wie Korrektur des Herzfehlers oder Behandlung der Leukämie.

Prognose

Erhöhte Letalität!

In den ersten Lebensjahren sterben ca. 30 % der Kinder an den Folgen der Organfehlbildungen. In allen Altersstufen ist die Sterblichkeit erhöht, so werden nur ca. 10 % der Patienten älter als 40 Jahre. Mit zunehmendem Alter sind Infektionen und Leukämien die Haupttodesursache.

2.1.2 Strukturelle Chromosomenaberrationen

Es handelt sich um chromosomale Strukturänderungen, die durch Umbauten innerhalb eines Chromosoms, z. B. Deletion (Verlust), oder zwischen verschiedenen Chromosomen, z. B. Translokation, entstehen.

Mikrodeletionssyndrome

Fehlende Chromosomenabschnitte

Bei einer **Deletion** fehlen Chromosomenabschnitte. Meistens ist der Stückverlust so gering, dass er nicht lichtmikroskopisch, sondern nur mittels einer speziellen Technik nachweisbar ist. Charakteristische, durch Mikrodeletionen verursachte Krankheitsbilder, werden als Mikrodeletionssyndrome bezeichnet. Die am häufigsten vorkommenden sind in ➤ Tab. 2.2 zusammengefasst.

Fragiles X-Syndrom

- Zweithäufigster Grund für Retardierung
- Betrifft nur Jungen

Das fragile X-Syndrom (auch: Martin-Bell-Syndrom) kommt bei einem von 1.250 Jungen vor und ist nach der Trisomie 21 der zweithäufigste Grund für eine mentale Retardierung. Es handelt sich um einen eigenen Typ einer Chromosomenanomalie, bei der eine Brüchigkeit des X-Chromosoms vorliegt, sodass nur Jungen die typische Symptomatik zeigen:

- Hochwuchs (➤ 17.4.2)
- Hyperaktivität im Kindesalter
- IQ von durchschnittlich 50 (➤ 20.5)
- Sprachentwicklungsverzögerung
- Evtl. Autismus (➤ 20.1) und Epilepsie (➤ 9.4).

Translokationen

- Balancierte
- Unbalancierte

Bei einer Translokation sind chromosomale Segmente oder ganze Chromosomen auf andere Chromosomen verlagert. Bei vollständigem genetischen Material liegt eine **balancierte Translokation** vor, deren Träger klinisch

Tab. 2.2 Häufige Mikrodeletionssyndrome.

Syndrom (betroffenes Chromosom)	Häufigkeit	Wesentliche Folgen
Digeorge-Syndrom (Chromosom 22) (➤ 18.2.3)	1 : 5.000	• Fehlender Thymus • Defekte T-Lymphozyten • Herzfehler • Dysmorphien im Gesicht wie Lippen-Kiefer-Gaumenspalten
Prader-Willi-Syncrom (Chromosom 15)	1 : 10.000	• Muskuläre Hypotonie beim Neugeborenen • Minderwuchs (➤ 17.4.1) • Motorische Entwicklungsverzögerung • Adipositas • Diabetes mellitus (➤ 16.1.1) ab 2. Lebensjahrzehnt • Bei Jungen Hypogonadismus
Katzenschreisyncrom (Chromosom 5)	1 : 25.000	• Fehlbildungen des Kehlkopfes verursachen charakteristisches Schreien • Mikrozephalie • Geistige Behinderung • Dysmorphien im Gesicht • Herzfehler

unauffällig ist. Bei Trägern einer balancierten Translokation können jedoch bei der Reifeteilung Keimzellen entstehen, in denen ein Chromosomenabschnitt fehlt bzw. ein anderer doppelt vorhanden ist. Bei der Befruchtung kommt es zu einer **unbalancierten Translokation,** die durch Monosomie bzw. Trisomie der beteiligten Chromosomenabschnitte gekennzeichnet ist. *Beispiel:* Bei dem gesunden Träger der balancierten Translokation ist das Chromosom 21 an das Chromosom 14 geheftet. Folgende Chromosomensätze der Geschlechtszellen und Ergebnisse der Befruchtung sind möglich:

- Geschlechtszelle mit freiem Chromosom 14 und freiem Chromosom 21 → Normaler Chromosomensatz nach der Befruchtung
- Geschlechtszelle mit freiem Chromosom 14 und fehlendes Chromosom 21 → Monosomie 21 nach der Befruchtung, die nicht lebensfähig ist
- Geschlechtszelle mit Chromosom 14 + 21 und freiem Chromosom 21 → Translckationstrisomie 21 nach der Befruchtung.

2.2 Genmutationen

2.2.1 Monogen vererbte Krankheiten

Nach den Mendelschen Gesetzen werden folgende Erbgänge unterschieden:

- Autosomal-dominant
- Autosomal-rezessiv
- X-chromosomal.

Monogen vererbte Krankheiten beruhen auf der Mutation eines ganz bestimmten Gens. Das Gen kann auf einem Autosom oder Gonosom (X-Chromosom) lokalisiert sein. Beim dominanten Erbgang reicht eine abnorme Erb-

Unterscheide:
- Autosomal und gonosomal
- Dominant und rezessiv
- Homozygot und heterozygot

anlage auf nur einem Chromosom, um zu erkranken. Beim rezessiven Erbgang muss die abnorme Erbanlage jedoch auf beiden Chromosomen vorliegen, damit sich das Erbleiden klinisch manifestiert.

Der Träger von zwei gleichen Genen an einem Genort der sich entsprechenden (homologen) Chromosomen wird als **homozygot** bezeichnet. **Heterozygot** sind Individuen mit zwei Genen unterschiedlicher Qualität auf den beiden homologen Chromosomen.

Bekannte Genlokalisation → Genanalyse

Genmutationen sind anders als Chromosomenaberrationen lichtmikroskopisch nicht nachweisbar. Bei bekannter Genlokalisation ist aber die pränatale und postnatale Diagnose eines Erbleidens mittels Genanalyse möglich.

Autosomal-dominanter Erbgang

Ein abnormes Gen führt zum Ausbruch der Erkrankung

Ein autosomal-dominanter Erbgang liegt vor, wenn schon ein abnormes Gen auf einem Autosom zum Ausbruch der Erkrankung führt (➤ Abb. 2.3a). Der Betroffene ist also heterozygot. Ein homozygoter Zustand, bei dem zwei pathologische Gene vorliegen, ist wegen des daraus resultierenden Schweregrades der Erkrankung nur selten anzutreffen.

Wichtige Erkrankungen, die einem autosomal-dominanten Erbgang folgen, sind in ➤ Tab. 2.3 aufgeführt. Hauptkriterien bei autosomal-dominanter Vererbung:

- Die betroffenen Personen übertragen das abnorme Gen auf die Hälfte ihrer Nachkommen. Für jedes Kind beträgt das Risiko 50 %, die kranke Eigenschaft zu erhalten und zu erkranken
- Frauen und Männer sind gleich häufig betroffen und geben das abnorme Gen unabhängig vom Geschlecht auf Söhne und Töchter weiter

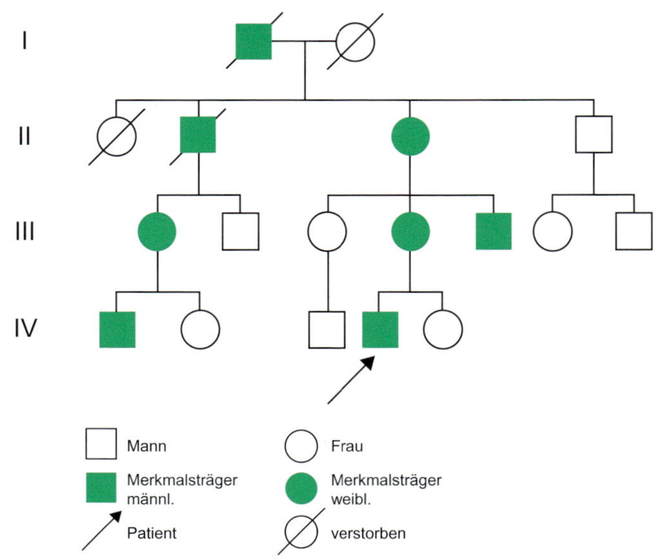

Abb. 2.3a Autosomal-dominanter Erbgang. [G091]

- Patienten können in jeder Generation auftreten, vorausgesetzt es handelt sich um eine Erkrankung, die den Betroffenen ins fortpflanzungsfähige Alter kommen lässt und die Fortpflanzungsfähigkeit nicht beeinträchtigt. Nur sporadisch auftretende Fälle beruhen auf Neumutationen.

Autosomal-rezessiver Erbgang

Zwei abnorme Gene führen zur Erkrankung

Viele Stoffwechselstörungen, speziell Enzymdefekte werden autosomal-rezessiv vererbt (➤ Tab. 2.3). Beim autosomal-rezessiven Erbgang braucht es zwei abnorme Gene, damit der Träger erkrankt (➤ Abb. 2.3b). Der Patient ist also homozygot und stammt in der Regel von klinisch unauffälligen, heterozygoten Eltern ab. Hauptkriterien bei autosomal-rezessiver Vererbung:
- Nur homozygote Genträger erkranken
- Wenn beide Elternteile heterozygot sind, übertragen sie das Erbleiden auf ¼ der Kinder, die Hälfte der Kinder sind wie die Eltern gesunde Merkmalsträger und ¼ der Kinder sind homozygot gesund
- Beide Geschlechter sind gleich häufig betroffen
- Patienten treten nicht in jeder Generation auf und gehen häufiger aus Ehen unter Verwandten hervor.

Tab. 2.3 Übersicht über die wichtigsten Erbkrankheiten.

Autosomal-dominante Vererbung	Autosomal-rezessive Vererbung	X-chromosomal-rezessive Vererbung
• Achondroplasie (➤ 13.1.1) • Einige Formen der Osteogenesis imperfecta (➤ 13.1.1) • Marfan-Syndrom • Neurofibromatose	• Mukoviszidose (➤ 4.8) • Stoffwechselerkrankungen wie Galaktosämie (➤ 16.1.2) und Phenylketonurie (➤ 16.3)	• Hämophilie A und B (➤ 15.4.4) • Muskeldystrophie (➤ 9.5.5) • Rot-Grün-Blindheit

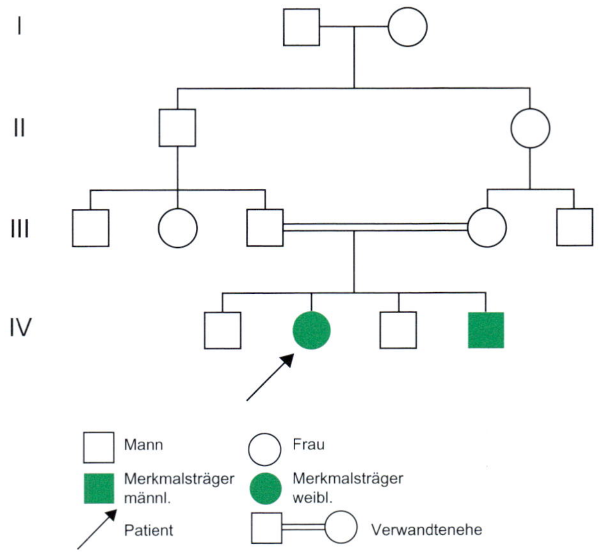

Abb. 2.3b Autosomal-rezessiver Erbgang. [G091]

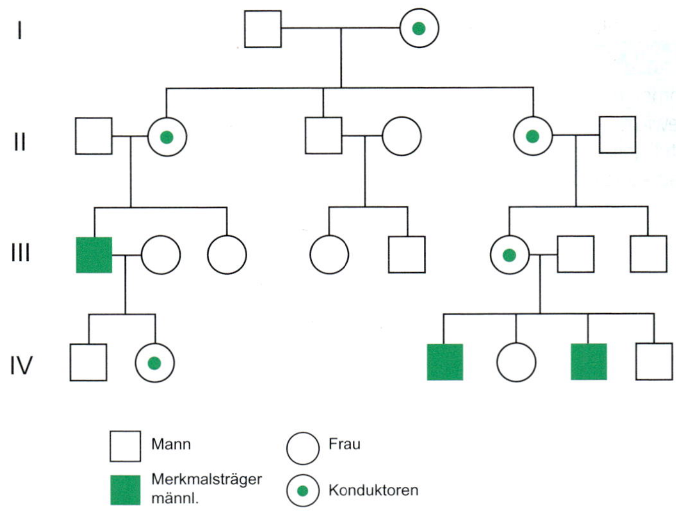

Abb. 2.3c X-chromosomal-rezessiver Erbgang. [E486]

X-chromosomaler Erbgang

X-chromosomal-rezessiver Erbgang

Auftreten fast nur beim männlichen Geschlecht

Die wichtigsten X-chromosomal-rezessiv vererbten Erkrankungen sind in ➤ Tab. 2.3 aufgeführt. Ist eine Frau Merkmalträgerin, kann das normale Gen auf dem einen X-Chromosom die Krankheitsanlage auf dem anderen X-Chromosom vollständig überdecken und sie ist gesund. Ein Mann kann jedoch dem abnormen Gen auf dem X-Chromosom mit dem Y-Chromosom nichts entgegensetzen und erkrankt. Beim X-chromosomal-rezessiven Erbgang (➤ Abb. 2.3c) gelten folgende Gesetzmäßigkeiten:

- Die Krankheiten treten fast nur beim männlichen Geschlecht auf
- Klinisch unauffällige, heterozygote Mütter werden Konduktorin genannt. Sie übertragen die Krankheit mit 50-prozentiger Wahrscheinlichkeit auf ihre Söhne, und 50 % der Töchter sind ebenfalls Konduktorinnen
- Eine Übertragung vom Vater auf den Sohn ist ausgeschlossen, da der Vater das Y-Chromosom an seine männlichen Nachkommen weitergibt und nicht das merkmaltragende X-Chromosom
- Bei Ehen unter Verwandten in betroffenen Familien besteht ein hohes Erkrankungsrisiko
- Die Erkrankung kann auch als Folge einer Neumutation auftreten.

X-chromosomal-dominanter Erbgang

Beide Geschlechter sind betroffen

Der sehr seltene X-chromosomal-dominante Erbgang unterscheidet sich vom X-chromosomal-rezessiven Erbgang dadurch, dass beide Geschlechter Krankheitserscheinungen aufweisen können. Jungen sterben häufig sehr früh, da sie besonders schwer betroffen sind. Beispiele für X-chromosomal-dominant vererbte Krankheiten sind die Vitamin-D-resistente Rachitis und das Alport-Syndrom (Niereninsuffizienz und Hörminderung).

Tab. 2.4 Beispiele für multifaktoriell bedingte Merkmale und Erkrankungen.

Typische Merkmale	Typische Erkrankungen
• Körpergröße • Gewicht • Intelligenz • Haut- und Haarfarbe	• Adipositas (➤ 20.3.3) • Diabetes mellitus (➤ 16.1.1) • Hüftgelenksdysplasie (➤ 13.4) • Klumpfuß (➤ 13.5.2) • Pylorusstenose (➤ 6.3.2) • Atopie (➤ 19.2) • Bluthochdruck • Schizophrenie • Lippen-Kiefer-Gaumenspalte (➤ 11.3.1)

2.2.2 Multifaktoriell bedingte Erkrankungen

Hierunter sind Krankheiten zu verstehen, die aus einem ungünstigen Zusammenspiel der genetischen Veranlagung mit Umwelteinflüssen resultieren. Da an der Veranlagung mehrere Gene beteiligt sind, spricht man auch von polygener Vererbung. Multifaktoriell bedingte Erkrankungen treten familiär gehäuft auf. Wie aus ➤ Tab. 2.4 hervorgeht, sind nicht nur Erkrankungen, sondern v. a. zahlreiche körperliche Merkmale multifaktoriell bedingt. Für die genetische Beratung multifaktoriell verursachter Krankheiten gilt:

- Das für eine bestimmte Krankheit gültige Risiko kann nur aufgrund von empirisch gewonnenen Daten angegeben werden. Der Humangenetiker informiert sich jeweils über aktuelle Zahlen
- Ist ein Kind oder ein Elternteil betroffen, so beträgt als Faustregel das Wiederholungsrisiko für ein weiteres Kind 2–5 %. Sind zwei Verwandte 1. Grades betroffen, so steigt das Erkrankungsrisiko für weitere Kinder um das Zwei- bis Dreifache
- Einige Erkrankungen manifestieren sich bei einem Geschlecht häufiger als beim anderen, z. B. Hüftgelenksdysplasie bei Mädchen, Pylorusstenose bei Jungen.

Übungsfragen

1. Was sind numerische Chromosomenaberrationen?
2. Welche zwei Formen von numerischen Chromosomenaberrationen werden unterschieden?
3. Nennen Sie die wesentlichen Symptome einer Trisomie 21!
4. Welche Komplikationen verkürzen die Lebenserwartung bei einer Trisomie 21?
5. Was ist eine Amniozentese und wann wird sie durchgeführt?
6. Nennen Sie die typischen Kennzeichen des Fragilen-X-Syndroms!
7. Erklären Sie das Prinzip der autosomal-dominanten Vererbung!
8. Erklären Sie das Prinzip der autosomal-rezessiven Vererbung!
9. Erklären Sie das Prinzip der X-chromosomalen Vererbung!
10. Nennen Sie drei Bespiele für multifaktoriell bedingte Merkmale!

KAPITEL

3 Neonatologie

Die Neonatologie ist ein Teilgebiet der Kinderheilkunde und befasst sich mit den Erkrankungen der Früh- und Neugeborenen.

3.1 Das gesunde Neugeborene

3.1.1 Anatomische Besonderheiten

Länge und Gewicht

Bei der Geburt liegt die Körperlänge bei 95 % aller Jungen zwischen 46 und 54 cm, durchschnittlich beträgt sie 50 cm. Mädchen und erstgeborene Kinder sind im Mittel 1 cm kürzer. ➤ Abb. 3.1 zeigt die auffälligen **Körperproportionen:** Durch das stärkere Wachstum der kranialen Körperabschnitte in der Fetalperiode hat das Neugeborene einen relativ großen Kopf, einen langen Rumpf und verhältnismäßig kurze Beine. So entfällt beim Neugeborenen ein Viertel der Körperlänge auf den Kopf, beim Erwachsenen ist es nur ein Achtel.

Durchschnittliche Maße bei Geburt:
- Körperlänge: 50 cm
- Gewicht: 3,4 kg
- Körperoberfläche: Verhältnismäßig groß

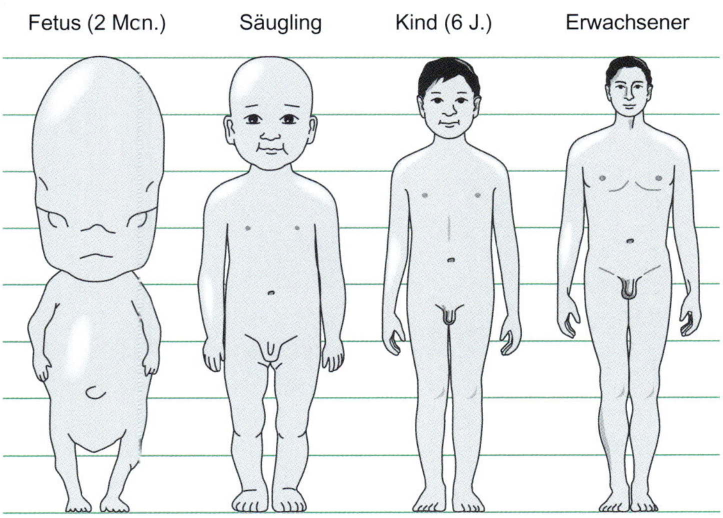

Abb. 3.1 Körperproportionen während des Wachstums. [L157]

95 % aller Jungen wiegen bei der Geburt zwischen 2,5 und 4,2 kg, das Durchschnittsgewicht liegt bei 3,4 kg. Jungen sind im Mittel etwas schwerer als Mädchen, erstgeborene Kinder sind etwas leichter als nachgeborene Geschwister.

MERKE
Neugeborene haben in Relation zum Körpergewicht eine große Körperoberfläche, sodass sie leicht auskühlen.

Physiologische Gewichtsabnahme

3

Die **physiologische Gewichtsabnahme** in den ersten 4 Lebenstagen, die v. a. durch den Mekoniumabgang (erster Stuhlgang), den Flüssigkeitsverlust und die noch geringe Nahrungsaufnahme bedingt ist, ist bei gestillten Kindern deutlicher ausgeprägt und kann bis zu 10 % des Geburtsgewichts betragen. Nach 8–10 Tagen ist das Geburtsgewicht wieder erreicht.

Kopf

Der an der größten Stelle gemessene Kopfumfang beträgt durchschnittlich 34–36 cm, weist aber bei gesunden Neugeborenen eine beträchtliche Streuung auf. Die Schädelknochen sind noch gegeneinander verschieblich und die Schädelnähte sind in den ersten 6 Lebensmonaten tastbar. Bei der Geburt sind meistens die vordere und hintere Fontanelle (➤ Abb. 3.2) vorhanden. Es handelt es sich um natürliche Knochenlücken des Schädeldachs, die als weiche, bindegewebige Areale im Hautniveau zu tasten sind.

- Große Fontanelle: Rautenförmig, verknöchert zwischen 9. und 18. Monat
- Kleine Fontanelle: Dreieckig, verknöchert in den ersten 3 Monaten

- Die rautenförmige **große Fontanelle (vordere Fontanelle)** befindet sich zwischen den Stirn- und Scheitelbeinen. Sie misst in der Diagonale bis zu 4 cm und verknöchert zwischen dem 9. und 18. Lebensmonat
- Die dreieckige **kleine Fontanelle (hintere Fontanelle)** zwischen dem Hinterhaupt- und den Scheitelbeinen ist bei Geburt kaum noch Fingerkuppen groß. Sie verknöchert in den ersten 3 Lebensmonaten.

Liegen die Fontanellen nicht im Hautniveau oder verknöchern sie nicht zeitgerecht, erfolgt eine weitere Abklärung. Häufige Befunde sind:

- Eingesunkene Fontanelle → Exsikkose (➤ 8.1.2), z. B. bei Brechdurchfällen oder mangelnder Flüssigkeitszufuhr
- Gespannte bzw. vorgewölbte Fontanelle → intrakranieller Druckanstieg, z. B. bei Meningitis (➤ 9.6) oder Hydrozephalus (➤ 9.3)
- Vorzeitiger Verschluss, z. B. bei Mikrozephalie
- Verzögerter Verschluss, z. B. bei Hydrozephalus oder Rachitis (➤ 13.2).

MERKE
Durch die noch nicht verknöcherte vordere Fontanelle lassen sich die Liquorräume sonografisch beurteilen.

Brustkorb

Die Rippen verlaufen annähernd horizontal. Durch die Inspirationsstellung ist der Querdurchmesser nur wenig breiter als der Längsdurchmesser und der Thorax ist fast kreisrund.

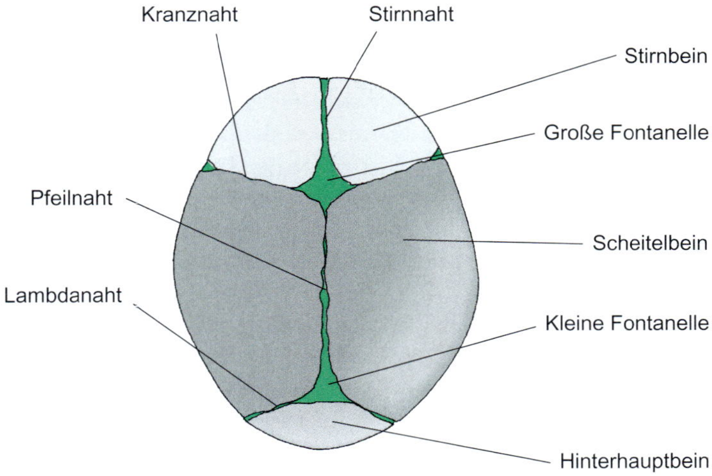

Abb. 3.2 Fontanellen. [L190]

Bauch

- Der Bauch überragt das Thoraxniveau
- Der Leberrand ist 1–3 cm unter dem Rippenbogen zu tasten
- Häufig weichen die geraden Bauchmuskeln 1–2 cm auseinander (Rektusdiastase)
- Der Nabelschnurrest mumifiziert bis zum 7. Tag und fällt dann ab, die Nabelwunde verheilt bis zum 14. Tag.

Schwangerschaftsreaktionen

Mütterliche Hormone können via Plazenta auf den Feten übergehen und bei einigen Neugeborenen sog. Schwangerschaftsreaktionen hervorrufen:

- Unter Östrogeneinfluss kommt es bei der Hälfte der Mädchen und Jungen zu einer Brustdrüsenschwellung
- Bei einigen Neugeborenen sondert die Brust sogar eine milchige Flüssigkeit ab, die sog. „Hexenmilch"
- Da vermehrt Talg produziert wird, kann sich eine Neugeborenenakne entwickeln
- Viele Mädchen haben in der 1. Lebenswoche einen vaginalen Schleimabgang. Dieser Fluor albus kann von einer geringen Blutung begleitet sein, die auf einer menstruationsartigen Abstoßung der Gebärmutterschleimhaut beruht.

Sobald die kindliche Leber die Hormone abgebaut hat, bilden sich die Schwangerschaftsreaktionen wieder zurück.

- Brustdrüsenschwellung, evtl. „Hexenmilch"
- Neugeborenen-Akne
- Fluor albus, evtl. leichte Blutung

Hautveränderungen

Die typischen physiologischen und pathologischen Hauterkrankungen des Neugeborenen werden in Kapitel ➤ 12.2 beschrieben.

Pflege

Bei einer Brustdrüsenschwellung werden die Eltern darauf hingewiesen, nicht an der Brust zu drücken, weil sich die Brust dann schnell entzünden kann. Die Kinder sollen so gelagert werden, dass kein Druck auf die Brust ausgeübt wird.

3.1.2 Physiologische Besonderheiten

In keiner Phase des Lebens ist der Organismus so gravierenden Veränderungen ausgesetzt wie in der frühen Neugeborenenperiode. Der Übergang vom intrauterinen zum extrauterinen Dasein vollzieht sich meist ohne Schwierigkeiten. Vorübergehende Organinsuffizienzen werden *Adaptationsstörungen* genannt.

Fetaler Kreislauf

Plazenta → V. umbilicalis → Ductus venosus Arantii → V. cava inferior → Mischblut → rechter Vorhof → Foramen ovale → linker Vorhof → linke Kammer → Aorta

➤ Abb. 3.3 veranschaulicht die Kreislaufverhältnisse vor der Geburt:

- Beim Feten dient die **Plazenta** dem Gasaustausch sowie dem Austausch von Nährstoffen und Stoffwechselprodukten
- Fötus und Plazenta sind durch die **Nabelschnur** verbunden, die eine Nabelvene (V. umbilicalis) und zwei Nabelarterien (Aa. umbilicales) führt
- Das sauerstoff- und nährstoffreiche Blut gelangt über die **Nabelvene** von der Plazenta zum Fötus und mündet über den **Ductus venosus Arantii** in die untere Hohlvene. In der **V. cava inferior** wird es mit dem sauerstoffarmen Blut aus der unteren Körperhälfte vermischt. Das Mischblut gelangt in den rechten Vorhof und von dort über das **Foramen ovale,** einem Loch in der Vorhofscheidewand, größtenteils direkt in den linken Vorhof. Vom linken Vorhof nimmt es den bekannten Weg über die linke Kammer in die Aorta und den Körperkreislauf des Feten

Sauerstoffarmes Blut der V. cava superior → rechter Vorhof → rechte Kammer → Truncus pulmonalis → Ductus arteriosus Botalli → Aorta

- Die **V. cava superior** bringt das sauerstoffarme Blut aus der oberen Körperhälfte in den rechten Vorhof. Aus strömungstechnischen Gründen wird es am Foramen ovale vorbei in die rechte Kammer und zum Truncus pulmonalis geleitet. Die Lungen sind noch nicht entfaltet und der Druck in den Lungenarterien ist größer als der Druck in der Aorta. Daher strömt das meiste Blut über einen weiteren Kurzschlussweg, den **Ductus arteriosus Botalli,** direkt vom Truncus pulmonalis in die Aorta. Weil die Arterien, die das Herz, den Kopf und die obere Extremität versorgen, bereits vor der Einmündung des Ductus arteriosus Botalli abzweigen, wird diesen Körperpartien das relativ sauerstoffreiche Blut aus der V. cava inferior zugeleitet

Aorta → A. iliaca communis A. iliaca interna → A. umbilicalis → Placenta

- Die Aorta teilt sich in die beiden Aa. iliacae communes, diese wiederum in die A. iliaca externa und interna. Über die **Nabelarterien,** die von den beiden Aa. iliacae internae abgehen, strömen etwa 60 % des Aortenblutes zur **Plazenta** zurück, während 40 % über die untere Körperhälfte wieder in die untere Hohlvene gelangen. Damit hat sich der fetale Kreislauf geschlossen.

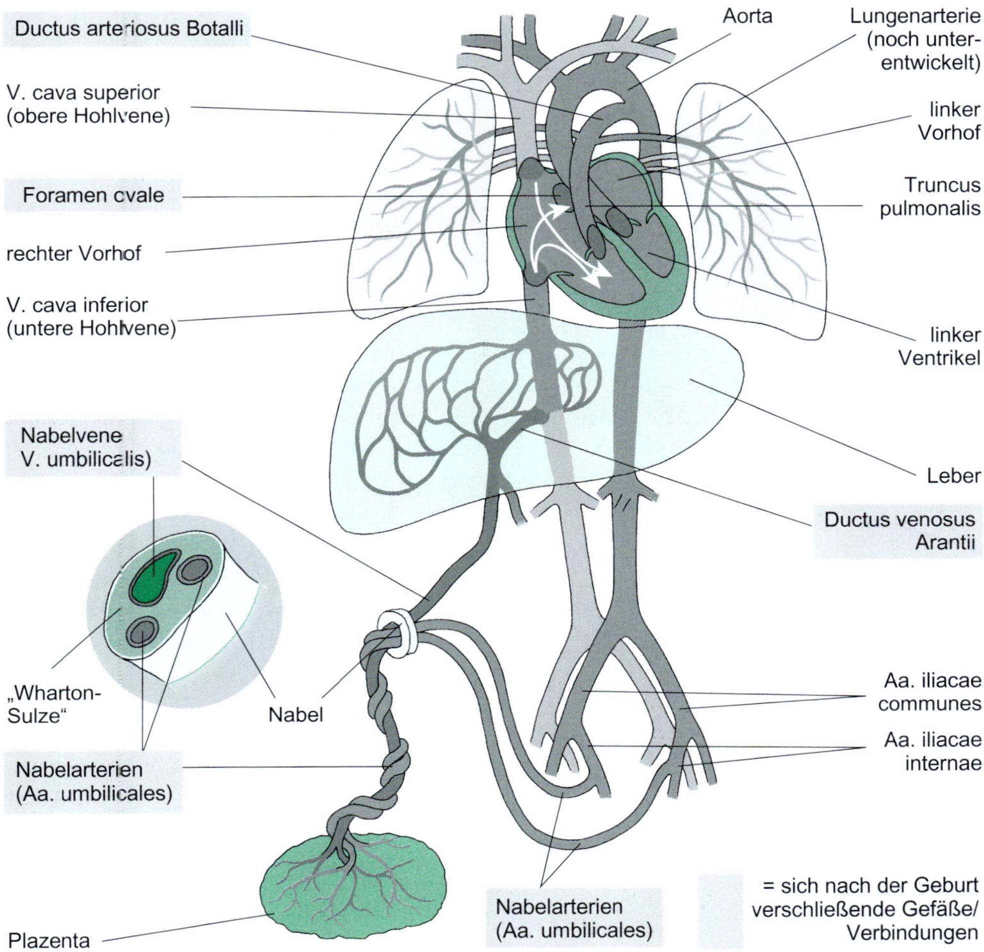

Abb. 3.3 Fetaler Kreislauf. [L190]

Umstellung nach der Geburt

Atmung

Nachdem die Plazenta als Ort des Gasaustausches ausgefallen ist, sinkt der O_2-Partialdruck des kindlichen Blutes und der CO_2-Partialdruck steigt an. Chemorezeptoren vermitteln dem Atemzentrum die veränderten Blutgase, der Atemreiz wird mit dem ersten Atemzug beantwortet.

Die Alveolen können sich entfalten, da sie nach der 35. SSW mit ausreichend Surfactant ausgekleidet sind. Surfactant wird von spezialisierten Alveolarzellen gebildet, setzt die Oberflächenspannung der Lungenbläschen herab und verhindert so, dass diese kollabieren.

Die anfängliche Schnappatmung geht nach dem ersten Schrei in eine rhythmische Atmung über, wobei die Frequenz zwischen 40 und 50 Atemzügen pro Minute liegt und bei Belastung auf 120 ansteigen kann. Bei fast horizontal

- $PO_2\downarrow$, $PCO_2\uparrow$ → Atemreiz
- Surfactant verhindert, dass Alveolen kollabieren

Atemfrequenz: 40–50/min bis 120/min

stehenden Rippen zeigt das Neugeborene überwiegend eine Zwerchfellatmung. Die Atemfrequenzen bis zum 14. Lebensjahr sind in ➤ Tab. 4.1 aufgeführt.

Herz-Kreislauf

Atemantrieb → Lungenentfaltung → Anstieg der Lungendurchblutung → Volumen- und Druckanstieg im linken Vorhof → Verschluss des Foramen ovale

Durch die einsetzende Atmung nimmt der O_2-Partialdruck im Blut zu und der Gefäßwiderstand in den Lungengefäßen sinkt. Die Lungen werden nun vermehrt durchblutet und der Druck und das Volumen im linken Vorhof und in der linken Herzkammer nehmen zu. Dadurch kommt es zum klappenartigen Verschluss des Foramen ovale, in den ersten Lebensmonaten verwachsen die Wandstrukturen. Der Ductus arteriosus und venosus verschließen sich innerhalb der ersten Lebensstunden, indem sich die Wandmuskulatur kontrahiert. Mit der Lungenfunktion erfolgt nun die Sauerstoffversorgung des Körperkreislaufs über das linke Herz. Bleiben das Foramen ovale oder der Ductus arteriosus offen, resultieren herzbelastende Kurzschlusskreisläufe (➤ 5.2.2).

Herzfrequenz 120–160/min; RR 80/50 mmHg

Die normale Herzfrequenz des Neugeborenen schwankt zwischen 120 und 160 Schlägen in der Minute. Vorübergehende Arrhythmien, z. B. bei Erregung, werden mit der Unreife des vegetativen Nervensystems erklärt und toleriert. Akzidentelle (zufällige) Herzgeräusche sind häufig und verschwinden nach einigen Tagen. In Ruhe beträgt der arterielle Blutdruck etwa 80/50 mmHg. Die physiologische Herzfrequenz und die Blutdruckwerte bis zum 15. Lebensjahr sind in den ➤ Tab. 5.2 und ➤ Tab. 5.3 aufgeführt.

Blut

Das Blutvolumen beträgt beim Neugeborenen ca. 90 ml/kg Körpergewicht. Das **Blutbild** weist folgende Besonderheiten auf:

- Hämatokrit: 47–60 %
- Hämoglobin: 14,9–22 g/dl
- Leukozyten: 10 000–26 000/μl, v. a. Lymphozyten
- Thrombozyten: 100 000–250 000/mm^3.

HbF → HbA
Dauer: 3–4 Monate

Der Blutfarbstoff des Neugeborenen enthält zu etwa 70 % fetales Hämoglobin (HbF), das durch seinen Aufbau eine höhere O_2-Affinität hat als adultes Hämoglobin (HbA). Dadurch kann in der Schwangerschaft O_2 vom mütterlichen Hämoglobin auf das fetale Hämoglobin übertragen werden. Postnatal ist jedoch wegen der höheren O_2-Affinität die O_2-Abgabe an das Gewebe erschwert, sodass HbF durch HbA ersetzt werden muss. Dieser Vorgang ist nach 3–4 Monaten abgeschlossen.

Leber

Die funktionelle Unreife der Leber bedingt bei einigen Neugeborenen:

- Mangel an Gerinnungsfaktoren; um einer Blutungsneigung vorzubeugen wird die Vitamin K-Prophylaxe (➤ 3.1.4) durchgeführt
- Eingeschränkte Entgiftungsfunktion, sodass Medikamente leicht überdosiert werden können und Nebenwirkungen häufiger sind
- Hyperbilirubinämie und Neugeborenenikterus (➤ 3.5).

Temperaturhaushalt

Hypothermie

Nach der Geburt ist das Neugeborene einem Temperaturgefälle von etwa 15 °C ausgesetzt. Intrauterin war es vor Wärmeverlusten geschützt, jetzt muss es selber Wärme produzieren. Dazu wird Fett aus dem Fettgewebe verbrannt. Eigens dafür besteht bei Neugeborenen und jungen Säuglingen das sog. „braune" Fettgewebe (im Gegensatz zum „weißen" Fettgewebe, welches das Speicher- und Baufett enthält). Da dieser Prozess sauerstoffabhängig ist, können hypoxische Neugeborene und Kinder mit vermindertem subkutanem Fettgewebe wie Frühgeborene (➤ 3.7) und dystrophe Neugeborene (➤ 3.2) ihre Körpertemperatur nicht aufrechterhalten.
Auch durch den hohen Wärmeverlust über die verhältnismäßig große Körperoberfläche wird eine Unterkühlung (Hypothermie) begünstigt, die nicht ohne Folgen bleibt:

- Periphere Minderdurchblutung, die zu einer Azidose führt
- Hypoglykämie (Unterzuckerung)
- Surfactantinaktivierung
- Erhöhte Mortalität (Sterblichkeit).

MERKE
Um den Gefahren einer Hypothermie vorzubeugen, sind Neugeborene unter einer Wärmelampe zu untersuchen bzw. zu behandeln!

Hyperthermie

Umgekehrt kann sich bei starkem Wasserverlust, z. B. durch hohe Außentemperatur oder geringe Nahrungszufuhr, zwischen dem 2. und 4. Lebenstag das sog. **Durstfieber** (auch: Dehydrationshyperthermie) entwickeln. Der Anstieg der Körpertemperatur ist verbunden mit starker Unruhe, eingesunkener Fontanelle, reduziertem Hautturgor und verringerter Harnmenge.

Magen-Darm-Trakt

Mekoniumabgang

Innerhalb von 12–24 Stunden wird ein grün-schwarzer, zäher Stuhl, das Mekonium („Kindspech") entleert. Es besteht v. a. aus Darmepithelien, Verdauungssekreten und Lanugohaaren (Flaumhaar des Fetus). Diese gelangen mit dem Fruchtwasser, das der Fetus in der zweiten Schwangerschaftshälfte in großer Menge schluckt, in den Darm. Bis zum 7. Lebenstag werden grünbraune Übergangsstühle abgesetzt, danach bekommt der Stuhl eine gelbbraune Farbe. Die Zahl der Stuhlentleerungen ist abhängig von der Nahrungsaufnahme und beträgt am Ende der ersten Lebenswoche durchschnittlich 3–5 Stühle pro Tag.

Nieren

Die erste Urinentleerung erfolgt häufig direkt nach der Geburt, spätestens aber innerhalb von 12 Stunden. Die Urinmenge steigert sich von 15 ml am ersten Tag auf 300 ml am 10. Tag. Die funktionelle Unreife der Nieren erklärt die Ödemneigung und die verzögerte Ausscheidung von Medikamenten bei Neugeborenen.

3.1.3 Untersuchungen des Neugeborenen

Untersuchung unmittelbar nach der Geburt

U1: direkt nach der Geburt

Die U1-Vorsorgeuntersuchung des Neugeborenen wird in der Regel vom Geburtshelfer durchgeführt (➤ 1.8). Dieser achtet auf Hinweise für einen perinatalen Sauerstoffmangel, auf Geburtsverletzungen oder Fehlbildungen. Er bestimmt die Reife des Kindes.

APGAR-Schema

Beurteilung 1, 5 und 10 Min. nach der Geburt

Mit diesem Schema, das nach der Ärztin Virginia Apgar benannt wurde, wird die Vitalität des Neugeborenen beurteilt. 1, 5 und 10 Minuten nach der Geburt werden Atmung, Herzfrequenz, Muskeltonus, Hautfarbe und Reflexe mit je 0–2 Punkten bewertet (➤ Tab. 3.1). Durch Addition der Punkte ermittelt man den APGAR-Index, der maximal 10 Punkte beträgt.
Die erhobenen Werte werden folgendermaßen interpretiert:

8–10 Punkte	Lebensfrisches Neugeborenes
6–7 Punkte	Leichte Adaptationsstörung
3–5 Punkte	Mittelschwere Adaptationsstörung, Betreuung auf einer Intensivstation
0–2 Punkte	Schwerste Adaptationsstörung, Reanimation

Niedrige Gesamtnoten lassen den Rückschluss auf einen perinatalen Sauerstoffmangel, eine Asphyxie (➤ 3.3) zu. Prognostisch wichtiger als der APGAR-Index nach 1 Minute sind die Werte nach 5 und 10 Minuten.

Blut-pH-Wert der Nabelarterie

Azidose bei perinatalem Sauerstoffmangel

Nach jeder Abnabelung wird routinemäßig der Blut-pH-Wert der Nabelarterie und der Nabelvene bestimmt, da ein perinataler Sauerstoffmangel mit einer Azidose (Übersäuerung, pH-Wert ↓ ➤ 8.2.1) einhergehen kann.

- Normwert: 7,26–7,42
- Werte unter 7,0 zeigen eine schwerste Störung an.

Tab. 3.1 APGAR-Schema.

Kriterien	Beurteilung		
	0 Punkte	1 Punkt	2 Punkte
Atmung	Keine	Langsam und unregelmäßig	Regelmäßig, kräftiges Schreien
Puls	Keiner	< 100/min	> 100/min
Grundtonus (Muskeltonus)	Keine Spontanbewegung	Geringe Flexion der Extremitäten	Aktive Bewegungen
Aussehen (Hautfarbe)	Blass, blau	Stamm rosig, Extremitäten blau	Rosig
Reflexe	Keine	Grimassieren	Schreien, Husten, Niesen

Reifezeichen

Anhand der Reifezeichen lässt sich ermitteln, ob das Neugeborene der Schwangerschaftsdauer entsprechend entwickelt ist:

- Körperlänge mindestens 48 cm
- Körpergewicht mindestens 2.500 g
- Schulterumfang größer als Kopfumfang
- Pralles subkutanes Fettpolster
- Lanugobehaarung nur noch im Bereich der Schultern, Oberarme und des oberen Rückens
- Kopfhaare kräftig, seidig
- Knorpel der Ohren und Nase sind fest
- Nägel überragen die Fingerkuppen und bedecken die Zehenkuppen
- Fußsohlenfalten bedecken die ganze Sohle
- Genitale:
  - Beim Mädchen bedecken die großen Schamlippen die kleinen
  - Beim Jungen liegen die Hoden im Skrotum.

Reifezeichen zeigen angemessenen Entwicklungsstand

Pulsoxymetrie

In vielen Kliniken wird mittlerweile eine pulsoxymetrische Messung der Sauerstoffsättigung bei allen Neugeborenen durchgeführt. Dadurch können Kinder mit einem schweren Herzfehler (➤ 5.2) erkannt werden. Die Messung kann vor Verlegung des Neugeborenen mit der Mutter auf die Wochenstation ca. 2–6 Stunden nach der Geburt erfolgen, um Hinweise auf angeborene Herzfehler, Anpassungsstörungen oder Infektionen zu bekommen. Das pulsoxymetrische Screening auf angeborene Herzfehler im engeren Sinne erfolgt am 2. Lebenstag am Fuß. Als auffällig gilt eine Sauerstoffsättigung < 95 %. Eine weitere kinderkardiologische Abklärung mit einer Echokardiografie muss dann zeitnah erfolgen.

Sauerstoffsättigung < 95 % auffällig

Die genaue Neugeborenenuntersuchung

Wurden direkt nach der Geburt keine pathologischen Befunde erhoben, findet die erste gründliche Untersuchung des Neugeborenen zwischen dem 3. und 10. Lebenstag statt (➤ 1.8). Diese **U2-Vorsorgeuntersuchung** wird von einem neonatologisch erfahrenen Kinderarzt möglichst noch in der Klinik durchgeführt.

U2: 3. und 10. Lebenstag

Körperliche Untersuchung

- **Untersuchung der Haut:**
  - Reifezeichen wie Lanugobehaarung
  - Schwangerschaftsreaktionen
  - Farbabweichungen wie Blässe, Ikterus, Hämatome oder punktförmige Einblutungen
  - Ödeme oder verminderter Hautturgor etc.

- **Untersuchung des Schädels und des Halses:**
  - Geburtstraumen wie Caput succedaneum, Kephalhämatom, Torti collis oder Klaviculafraktur (➤ 3.4)
  - Auffälligkeiten im Bereich der Schädelnähte und Fontanellen
  - Fehlbildungen
- **Untersuchung der Thoraxorgane:**
  - Vitalparameter
  - Interkostale, sternale bzw. juguläre Einziehungen als Hinweis auf eine Dyspnoe (➤ 4.1.1)
  - Herzgeräusche und tastbares Schwirren als Hinweis auf einen angeborenen Herzfehler (➤ 5.2)
- **Untersuchung des Abdomens:**
  - Nabel
  - Lebergröße
  - Hernien etc.
- **Untersuchung der Anogenitalregion:**
  - Reifezeichen
  - Schwangerschaftsreaktionen
  - Fehlbildungen etc.
- **Untersuchung der Wirbelsäule und Extremitäten:**
  - Hinweise auf Spaltbildungen der Wirbelsäule (Spina bifida ➤ 9.1)
  - Hinweise auf angeborene Hüftgelenksdysplasie bzw. -luxation (➤ 13.4)
  - Sonstige Fehlbildungen
- **Untersuchung des zentralen Nervensystems:**
  - Vigilanz (Wachheit)
  - Spontanmotorik hinsichtlich Bewegungsarmut, Asymmetrien
  - Art und Tonfall des Schreiens, auffällig sind Wimmern oder schrilles Schreien
  - Neugeborenenreflexe.

Neugeborenenreflexe

Beim Neugeborenen ist die Hirnrinde noch nicht ausgereift. Da der Hirnstamm dominiert, lassen sich für einen Zeitraum noch sog. Primitiv- bzw. Neugeborenenreflexe nachweisen. Lassen sich diese bei einem Kind nicht bzw. über den in ➤ Tab. 3.2 angegebenen Zeitraum hinaus auslösen, so liegt ein abklärungsbedürftiger Befund vor.

Laboruntersuchungen

Stoffwechsel-Screening zwischen 36. und 72. Lebensstunde

Bei allen Neugeborenen wird die kapilläre Blutabnahme aus der Ferse zur Durchführung des erweiterten Stoffwechsel-Screening am 3. Lebenstag nach der 36. Lebensstunde nach Aufklärung und Einwilligung der Eltern durchgeführt. Beim Stoffwechsel-Screening werden sehr seltene, aber sehr gut behandelbare Erkrankungen im Blut untersucht. In Deutschland wird derzeit ein laborchemisches Screening übereinstimmend für die folgenden Krankheiten empfohlen:

Tab. 3.2 Wesentliche Reflexe, Reaktionen und motorische Verhaltenszeiten im 1. Lebensjahr nach dem Zeitraum des Auftretens.

Reflex	Auslösung	Antwort	Zeitraum des Auftretens
Glabellareflex	Beklopfen der Glabella[1] mit dem Mittelfinger	Lidschluss	bis 2. Lebensmonat
Puppenaugen-phänomen	Langsame Drehung des Kopfes	Augenbewegung entgegen der Drehrichtung	bis 2. Lebensmonat
Schreitphänomen	Kind wird aufrecht gehalten, Füße berühren abwechselnd die Unterlage	Streckung des berührenden Beines, Beugung des anderen Beines	bis 2. Lebensmonat
Babkin-Reflex	Gleichzeitiger Druck in beide Handinnenflächen	Mundöffnung	bis 2. Lebensmonat
Saugreflex	Finger wird zwischen die Lippen gelegt	Rhythmische Saug- und Zungenbewegung	ab 2. Lebensmonat variabel
Moro-Reaktion	Ruckartige Änderung der Kopfposition, laute Geräusche o. ä.	1. Abduzieren der gestreckten Arme, Handöffnung 2. Umklammerung	bis 4. Lebensmonat bis 2. Lebensmonat
Gekreuzter Streckreflex	Beugung eines Beines in Rückenlage	Streckung des anderen Beines	bis 4. Lebensmonat
Galant-Reaktion	Bestreichen des Rückens seitlich der Dornfortsätze von kranial nach kaudal	Gleichseitige Lateralflexion	bis 4. Lebensmonat
STNR	1. HWS-Flexion2. HWS-Extension in Rückenlage	1. Armbeugung und Beinstreckung2. Armstreckung und Beinbeugung	bis 5. Lebensmonat
ATNR	Langsame Drehung des Kopfes	Fechterstellung mit Streckung der Extremitäten auf der Gesichtsseite und Beugung auf der Gegenseite	bis 6. Lebensmonat
Handgreifreflex	Berühren der Handinnenfläche	Faustschluss	bis 6. Lebensmonat
Fußgreifreflex	Berühren des Fußballens	Krallen der Zehen	bis 9. Lebensmonat

STNR = symmetrischer tonischer Nackenreflex
ATNR = asymmetrischer tonischer Nackenreflex
[1] Glabella: die unbehaarte Stelle zwischen den Augenbrauen

- Hypothyreose (➤ 17.1.1)
- Klassische Galaktosämie (➤ 16.1.2)
- Adrenogenitales Syndrom (Störung der Nebennierenfunktion ➤ 17.3.1)
- Biotinidase-Mangel. Biotinidase ist das Enzym, das zur Aufbereitung von Biotin benötigt wird. Beim Mangel an Enzym entstehen die Symptome des Biotinmangels mit Hautveränderungen, Haarausfall und Krampfanfällen. Die Therapie besteht aus der täglichen lebenslangen Gabe von Biotin oral
- Störungen des Aminosäurestoffwechsels, z. B. Phenylketonurie (➤ 16.3)
- Störungen der Fettsäureoxidation und des Carnithinzyklus
- Störungen des Stoffwechsels der organischen Säuren.

Diese Untersuchungen erfolgen in spezialisierten Zentren. Dort erfolgen auch die weitere Betreuung der Patienten und deren Familien bei einem auffälligen Ergebnis.

Hörscreening

Hörscreening bis zum 3. Lebenstag

Bei jedem Neugeborenen wird ein Hörscreening durchgeführt. Die Durchführung sollte möglichst noch in der Geburtsklinik bis zum 3. Lebenstag beim ruhigen oder schlafenden Kind erfolgen. Eine Durchführung am ersten Lebenstag sollte vermieden werden, da sie zu einer hohen Rate an kontrollbedürftigen Befunden führt. Das Hörscreening erfolgt durch Messung der TEOAE (transitorisch evozierte otoakustische Emissionen) oder AABR (Automated Acoustic Brainstem Response) für jedes Ohr getrennt. Kontrollbedürftige oder erfolglose Messung sollten bis zum Zeitpunkt der U3 (4.–6. Lebenswoche) wiederholt werden, ggf. in einem pädaudiologischen Zentrum. Der Befund wird ins gelbe Untersuchungsheft eingetragen und die Eltern werden darüber informiert. Durch das Hörscreening können angeborene Hörstörungen erfasst und die Kinder frühzeitig einer Behandlung zugeführt werden, um Hörvermögen, Sprach- und mentale Entwicklung schwerhöriger Säuglinge zu verbessern.

3.1.4 Prophylaxen

Rachitisprophylaxe

Rachitisprophylaxe

Um einer Vitamin D-Mangelrachitis vorzubeugen (➤ 13.2), sollten alle Säuglinge ab der zweiten Lebenswoche im ersten und im zweiten Lebensjahr täglich 500 IE Vitamin D erhalten. Die Gabe von Vitamin D wird üblicherweise mit der Fluoridprophylaxe kombiniert.

Kariesprophylaxe

Kariesprophylaxe

Durch die prophylaktische Gabe von Fluorid wird der Zahnschmelz gehärtet und die Karieshäufigkeit zweifelsfrei verringert. Die empfohlene Dosis beträgt in Abhängigkeit vom Fluoridgehalt des Trinkwassers (bis 0,3 mg/l) 0,25 mg/d bis zum 3. Lebensjahr.
Ab dem 3. Lebensjahr wird die Anwendung von fluoridhaltiger Zahnpasta oder fluoridhaltigem Speisesalz empfohlen.

Vitamin K-Prophylaxe

Vitamin K-Prophylaxe

Einige Gerinnungsfaktoren werden in der Leber unter Einfluss von Vitamin K gebildet. Da Vitamin K mit der Muttermilch nur unzureichend zugeführt wird und die Leber des Neugeborenen noch unreif ist, kann es zu einem Mangel an Gerinnungsfaktoren kommen. Um einer Blutungsneigung vorzubeugen, werden am 1. (U1), 2.–7. Lebenstag (U2) und mit 4–6 Wochen (U3) 2 mg Vitamin K-Tropfen oral verabreicht.

Pflege

Pflegende vermitteln den Eltern, wie wichtig es ist, gemeinsame Zeit mit dem Neugeboren zu verbringen, um sich gegenseitig kennen zu lernen. Durch Körpernähe und über die Stimme wird der Eltern-Kind-Kontakt gefördert. Neben dem Stillen wird dies auch durch das „Rooming-In“ (Mutter/Eltern und Kind teilen sich ein Zimmer, im Gegensatz zum Aufenthalt des Kindes im Kinderzimmer) erreicht. Den Eltern werden alle Pflegemaßnahmen erklärt und sie werden in der Säuglingspflege angeleitet. Gerade im Fall des ersten Kindes sind die Eltern oft besonders verunsichert und nervös. Viele Mütter verlassen heute bereits wenige Tage nach der Geburt die Klinik mit ihrem Kind. Daher ist eine gezielte und genaue Anleitung in der Pflege des Neugeborenen besonders wichtig. Dazu gehören Körperpflege, Nabelversorgung und Nahrungsverabreichung. Ebenso erfolgt eine Aufklärung über den Plötzlichen Kindstod.

3.2 Dystrophe Neugeborene

Dystrophe Neugeborene werden auch als Mangelgeborene oder als „small-for-gestational age“-Säuglinge bezeichnet. Bei den betroffenen Kindern liegt das Geburtsgewicht unter der 3. Perzentile (➤ 1.4.2).

Mangelgeborene oder „small-for-gestational age“

Ursachen

Das intrauterine Wachstum wird beeinflusst von folgenden Störungen:

Pränatale Störungen

- Chromosomenaberrationen (➤ 2.1)
- Infektionskrankheiten in der Schwangerschaft (➤ 1.3.1)
- Suchterkrankungen der Mutter
- Plazentainsuffizienz, z. B. bei
  - Nikotinabusus
  - Arterieller Hypertonie, z. B. im Rahmen einer EPH-Gestose
  - Diabetes mellitus der Mutter (➤ 1.3.2)
  - Übertragung, d. h. über die 41. SSW hinaus verlängerte Tragzeit
- Mehrlingsschwangerschaften.

Klinik

Dystrophe Neugeborene fallen durch einen Mangel an subkutanem Fettgewebe, geringer Körperlänge und geringem Kopfumfang auf. Wegen spärlicher Glykogenvorräte neigen sie zu Hypoglykämien, die Symptome wie übermäßige Reizbarkeit bis hin zu zerebralen Krampfanfällen und muskulären Dystonien bedingen. Selten resultieren zerebrale Spätschäden und Atemnotsyndrome.

Gefahr der Hypoglykämie

Prognose

Abhängig von der Ursache

Die Prognose ist abhängig von der Ursache. Die perinatale Mortalität (Sterblichkeit) ist erhöht. Bei komplikationslosem Verlauf holen Mangelgeborene ihren Wachstumsrückstand im 1. bis 2. Lebensjahr auf.

3.3 Asphyxie

Sauerstoffmangel vor, während oder nach Geburt

Unter Asphyxie versteht man eine perinatale Hypoxie, also einen Sauerstoffmangel vor, während oder nach der Geburt.

Ursachen

Ursachen der **intrauterinen Asphyxie** können auf Seiten der Mutter, des Feten oder der Plazenta liegen.

- Mütterliche Ursachen:
  - Diabetes mellitus
  - Arterielle Hypertonie
  - Präeklampsie, Eklampsie und EPH-Gestose
  - Blutungen in der Spätschwangerschaft
  - Uterusruptur
  - Terminüberschreitung
- Kindliche Ursachen:
  - Frühgeburt (➤ 3.7)
  - Nabelschnurumschlingung, Nabelschnurknoten
  - Fetale Wachstumsretardierung
- Plazentaveränderungen:
  - Vorzeitige Plazentalösung
  - Akute oder chronische Plazentainsuffizienz

Jeder Geburtsstillstand kann zu einer Hypoxie während der Geburt führen.
Folgende Ursachen können eine **postnatale Asphyxie** bedingen:

- Verlegung der Atemwege
- Direkte Schädigung des Atemzentrums, z. B. durch intrauterine Asphyxie oder Geburtstrauma (➤ 3.4)
- Schwere Anämie, z. B. bei Rhesusunverträglichkeit (➤ 1.3.3)
- Intrauterin erworbene Pneumonie (➤ 4.5)
- Fehlbildungen, z. B. angeborene Herzfehler (➤ 5.2)
- Atemnotsyndrom, insbesondere bei Frühgeborenen (➤ 3.8.2).

Warnhinweise für einen Sauerstoffmangel

- Abnehmende Kindsbewegungen
- Abnehmende Herzfrequenz im Kardiotokogramm (CTG)
- Verfärbung des Fruchtwassers durch z. B. vorzeitigen Mekoniumabgang
- Veränderungen der Blutgasanalyse (➤ 3.1.3).

Folgen

Infantile Zerebralparese

Auf den perinatalen Sauerstoffmangel reagiert das kindliche Gehirn besonders empfindlich. Es kommt zu einer Depression des Atemzentrums. Durch den abgeschwächten oder fehlenden Atemantrieb verstärkt sich der Sauerstoffmangel, das Kind gerät in einen Teufelskreis. Überlebt das Kind, kann sich infolge der frühkindlichen hypoxischen Hirnschädigung eine infantile Zerebralparese entwickeln (➤ 9.2).

Therapie

Die schwerwiegenden Folgen einer Asphyxie zwingen zu sofortigem Eingreifen. Bei Hinweisen auf eine intrauterine Asphyxie ist die Schwangerschaft sofort durch Schnittentbindung zu beenden und das Neugeborene entsprechend zu versorgen. Häufig erfolgt dann die Verlegung des Neugeborenen auf eine neonatologische Intensivstation.

3.4 Geburtstraumatische Schäden

Auch bei einer unkomplizierten Geburt ist das Kind beträchtlichen Druckeinwirkungen, Zerrungs- und Abscherkräften ausgesetzt, durch die geburtstraumatische Schäden entstehen können.

Caput succedaneum

Geburtsgeschwulst = Ödem der Kopfhaut

Dieses harmlose Geburtstrauma wird auch als Geburtsgeschwulst bezeichnet. Es handelt sich um ein livide verfärbtes Ödem der Kopfhaut, das keiner Therapie bedarf, weil es innerhalb der ersten Lebenstage resorbiert wird (➤ Abb. 3.4).

Kephalhämatom

Hämatom zwischen Periost und Schädelknochen

Ein Kephalhämatom wird verursacht durch eine Verletzung der subperiostalen Blutgefäße (➤ Abb. 3.4). Die Blutung zwischen Periost und Schädelknochen bedingt eine Schwellung, die in der ersten Lebenswoche noch zunehmen kann. Das subperiostale Hämatom ist auf einen Schädelknochen begrenzt und kann so vom Caput succedaneum unterschieden werden. Diagnostisch wird eine begleitende Hirnblutung ausgeschlossen. Innerhalb von 16 Wochen wird das Hämatom resorbiert, sodass eine besondere Therapie nicht erforderlich ist.

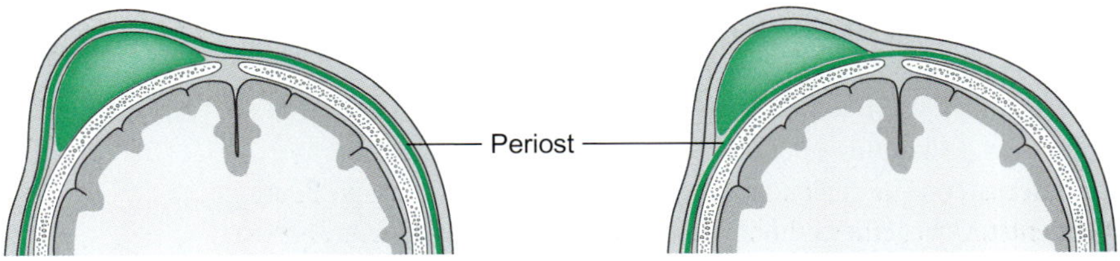

Kephalhämatom
Hämatombildung mit Abhebung des Periosts (= subperiostales Hämatom). Häufigkeit ca. 0,5% aller Geburten. Schädelnähte sind immer Begrenzung des Kephalhämatoms.
Entwicklung innerhalb der ersten Lebenstage, Rückbildung innerhalb von 8–16 Wochen.

Geburtsgeschwulst (Caput succedaneum)
Teigige Anschwellung des lockeren Bindegewebes zwischen Kopfhaut und Periost unter der Geburt (= supraperiostales Ödem bzw. Sero-Hämatom), reicht über die Schädelnähte hinaus.
Bildet sich innerhalb von 1–2 Tagen zurück.

Abb. 3.4 Caput succedaneum und Kephalhämatom. [L157]

Klavikulafrakturen

Zufallsbefund

Klavikulafrakturen, die bei schätzungsweise 3 % aller Neugeborenen auftreten, werden bei der Erstuntersuchung häufig übersehen. Mögliche Hinweise auf eine Klavikulafraktur sind eine druckschmerzhafte Schwellung der Bruchstelle, Knochenreiben (Crepitation) sowie eine Schonhaltung mit Innenrotation des entsprechenden Armes. Häufig fällt jedoch erst die ab dem 8. Tag tastbare Kallusbildung auf. Die Behandlung der frischen Klavikulafraktur besteht in schonender Pflege, spezielle Maßnahmen sind nicht erforderlich.

Organverletzungen

Im Rahmen eines schweren Geburtstraumas kann es zu **Leber- bzw. Milzrupturen** kommen, die durch innere Blutungen zum Schock führen können. Die Prognose ist von einer frühzeitigen sonografischen Diagnose abhängig. **Nebennierenrindenblutungen** verlaufen häufig asymptomatisch.

Verletzungen des Nervensystems

Verletzungen des zentralen Nervensystems wie Hirnblutungen und Hirnkontusionen sind verhältnismäßig selten.
Bei den **Verletzungen peripherer Nerven** stehen Armplexusparesen und Fazialisparesen im Vordergrund. Letztere sind meistens Komplikation einer Zangengeburt und bilden sich ohne Therapie zurück.

3.5 Icterus neonatorum und Hyperbilirubinämie

Bei einem Ikterus handelt es sich um eine Gelbfärbung der Haut und Bindehaut. Diese entsteht bei einer erhöhten Konzentration von Bilirubin im Blut (Hyperbilirubinämie). Bilirubin ist das wasserunlösliche Abbauprodukt des Hämoglobins, das in der Leber mittels des Enzyms Glukuronyltransferase konjugiert wird. Diese wasserlösliche Form kann dann mit der Galle über den Darm ausgeschieden werden.

Klinik

Intrauterin gelangt das fetale Bilirubin über die Plazenta ins mütterliche Blut und wird von der mütterlichen Leber verstoffwechselt. Nach der Geburt kann die kindliche Leber diese Funktion zunächst nur unzureichend übernehmen, da ein Glukuronyltransferasemangel besteht.
Zusätzlich fällt vermehrt Bilirubin beim Abbau der fetalen Erythrozyten mit dem Hämoglobin F an. Des Weiteren wird Bilirubin im Darm durch Enzyme wieder dekonjugiert und dann über den enterohepatischen Kreislauf wieder aufgenommen.
Die Bilirubinkonzentration steigt an und ca. 50 % aller gesunden Neugeborenen entwickeln zwischen dem 4. und 6. Lebenstag einen **physiologischen Icterus neonatorum** (Neugeborenenikterus). Dieser kann bei gestillten Kindern besonders deutlich ausgeprägt sein. Proteine aus der Muttermilch konkurrieren mit dem Bilirubin um die Glukuronyltransferase und der Ikterus hält länger an. Der Neugeborenenikterus verschwindet üblicherweise vor dem 10. Lebenstag.

- Physiologischer Icterus neonatorum bei 50 % aller Neugeborenen
- Beginn 4. Lebenstag, Ende 10. Lebenstag

Vom physiologischen Icterus neonatorum unterscheiden sich die **pathologischen Formen:**

- Tritt der Ikterus vor dem 4. Lebenstag auf, handelt es sich um einen abklärungsbedürftigen **Icterus praecox.** Dieser ist meistens Ausdruck einer gesteigerten Hämolyse infolge einer Blutgruppenunverträglichkeit (➤ 1.3.3)
- Ein Ikterus, der über den 10. Lebenstag hinaus besteht, wird als **Icterus prolongatus** bezeichnet. Dieser kann z. B. die Folge einer angeborenen Schilddrüsenunterfunktion (➤ 17.1.1) sein.

Pathologisch:
- Icterus praecox
- Icterus prolongatus

Eine **Hyperbilirubinämie** kann zu einer irreversiblen Schädigung im Bereich der Basalganglien im Gehirn führen. Folge ist die Bilirubinenzephalopathie (auch: Kernikterus):

- Frühsymptome wie Apathie, muskuläre Hypotonie, abgeschwächte Neugeborenenreflexe, Trinkschwäche, Erbrechen, schrilles Schreien
- Vorgewölbte Fontanelle, muskuläre Hypertonie mit Opisthotonus, zerebrale Krampfanfälle
- Überlebende zeigen eine mentale und motorische Entwicklungsstörung sowie Taubheit.

Bilirubinenzephalopathie

Diagnostik

Die Bilirubinkonzentration in der Haut kann mittels transcutaner Bilirubinmessung (TcB) über dem Sternum des Neugeborenen bestimmt werden. Bei der blutigen Bilirubinmessung erfolgt die Bestimmung des Gesamtbilirubins (GBS) im Labor aus der Blutprobe.
Bei ikterischen Neugeborenen sollte eine Blutentnahme zur Bestimmung des Bilirubins gleichzeitig mit dem Stoffwechselscreening (➤ 3.1.3) erfolgen. Gleichzeitig erfolgt eine transcutane Bilirubinmessung. Diese beiden Werte werden in einem Nomogramm vermerkt. Entsprechend der altersabhängigen Normwerte werden anschließend die Kontrollintervalle bzw. die Therapie festgelegt.

Therapie

Fototherapie oder Austauschtransfusion in Abhängigkeit vom Bilirubinwert

Die meisten Kinder mit physiologischem Ikterus bedürfen keiner spezifischen Therapie. Eine ausreichende Flüssigkeitszufuhr ist wichtig. Bei Neugeborenen mit einem Icterus praecox oder prolongatus wird die Ursache geklärt und eine entsprechende kausale Therapie eingeleitet.
Bei Überstreiten der Grenzwerte des Bilirubinwertes wird eine Fototherapie eingeleitet. Durch blaues Licht wird das in der Haut vorhandene Bilirubin direkt in eine wasserlösliche Form überführt, die über die Nieren ausgeschieden wird. Zur Unterbrechung des enterohepatischen Kreislaufs ist eine konsequente enterale Ernährung mit Muttermilch oder Formelmilch notwendig. Die Peptide aus der Milch hemmen die Enzyme im Darm, die zur Dekonjugation des Bilirubins und der erneuten Aufnahme über den enterohepatischen Kreislauf führen. Bei schweren Verläufen mit hohen Bilirubinwerten kann eine Austauschtransfusion notwendig werden.

Pflege

Kinder, die eine Fototherapie bekommen, werden ausschließlich mit einer kleinen Windel bekleidet in den Inkubator oder eine andere geeignete Pflegeeinheit gelegt. Die Augen der Kinder werden mit einem speziellen Augenschutz bedeckt, um Netzhautschäden zu verhindern. Es erfolgt eine regelmäßige Umlagerung der Kinder abwechselnd in Rücken- und Bauchlage, wenn sie nur von oben bestrahlt werden. In Bauchlage werden dann die Kinder zur Verhinderung des plötzlichen Kindstodes (➤ 21.4) mit einem Monitor überwacht. Bei der Verwendung einer zusätzlichen fiberoptischen Leuchtmatte kann das Umlagern unterbleiben. Wichtig ist die ausreichende Flüssigkeitszufuhr, da die Neugeborenen häufig aufgrund des Ikterus eine Trinkschwäche haben, unter der Fototherapie häufig vermehrt schwitzen und das durch die Fototherapie umgewandelte Bilirubin über die Nieren ausgeschieden wird. Bei Bedarf erhalten die Neugeborenen zusätzlich zur Milchnahrung Flüssigkeit über eine Magensonde oder einen intravenösen Zugang. Zur Pflege und zum Kontakt mit den Eltern wird die Fototherapie unterbrochen und der Augenschutz entfernt. Regelmäßig sollte die Temperatur kontrolliert werden. Bei der Körperpflege dürfen keine fetthaltigen Cremes verwendet werden, weil diese zu einem Wärmestau führen könnten.

3.6 Neugeboreneninfektion

Neugeborene sind besonders gefährdet, an einer bakteriellen Infektion zu erkranken, da das Immunsystem noch nicht vollständig ausgebildet ist. Schwere Infektionen mit Erregernachweis in der Blutkultur werden Sepsis genannt. Neben B-Streptokokken können auch andere Bakterien wie E. coli, Staphylokokken oder Enterokokken Auslöser der Erkrankung sein.

- Infektionen durch Bakterien
- Unreife des Immunsystems

Ursachen

Folgende Ursachen bzw. Risikofaktoren können zu einer Neugeborenen-infektion führen:
- Vorzeitiger Blasensprung > 18 Stunden
- Grünes Fruchtwasser
- Nachweis von B-Streptokokken bei der Mutter
- Infektion der Mutter mit Fieber und Entzündungszeichen im Labor unter der Geburt
- Frühgeburt.

Klinik

Die Neugeborenen können verschiedene Symptome zeigen. Der Eindruck vom Kind im Sinne „Das Kind gefällt mir heute gar nicht“ sollte Anlass zu weiteren Untersuchungen sein.

„Das Kind gefällt mir heute gar nicht!“

- Unspezifische Symptome wie Trinkschwäche, Nahrungsverweigerung, Berührungsempfindlichkeit und reduzierter Allgemeinzustand
- Fieber oder Hypothermie
- Blass-zyanotisches Hautkolorit, kalte Extremitäten und verlängerte Rekapillarisierungszeit, ggf. Petechien, Ikterus
- Tachykardie um 180/min
- Apnoe, Dyspnoe, Tachypnoe (➤ 4.1.1)
- Geblähtes Abdomen, Erbrechen, Durchfall, Obstipation
- Lethargie, muskuläre Hyper-oder Hypotonie, Krampfanfälle, gespannte Fontanelle.

Unspezifische Symptome

Diagnostik

- Labor:
  - Entzündungsparameter wie Leukozyten, CRP, Interleukin 6 (IL-6)
  - BGA
  - Erregernachweis in der Blutkultur
  - Urinstatus
  - Liquoruntersuchung bei V. a. Meningitis (➤ 9.6)
  - Ggf. Ohrabstrich kurz nach der Geburt zum Erregernachweis
- Bildgebende Diagnostik:
  - Rö-Thorax bei V. a. Pneumonie (➤ 4.5)
  - Sonografie und Rö-Abdomen bei V. a. NEC (➤ 3.9).

Therapie

Antibiotische Kombinationstherapie

Bereits bei begründetem Verdacht auf eine schwere systemische Entzündungsreaktion wird nach Durchführung der Diagnostik mit der antibiotischen Therapie begonnen. Diese wird ggf. nach Erregernachweis angepasst. Typischerweise erfolgt eine i. v.-antibiotische Kombinationstherapie z. B. mit Ampicillin und Cefotaxim. Bei Verdacht auf eine Meningitis wird ein weiteres Antibiotikum z. B. ein Aminoglykosid ergänzt.
Die Therapiedauer ist abhängig von der Schwere der Erkrankung und beträgt 5–14 Tage.
In Abhängigkeit vom klinischen Zustand des Neugeborenen sind weitere therapeutische Maßnahmen wie Infusionstherapie, Beatmung, kreislaufunterstützende Therapie oder Transfusionen notwendig.

Prognose

Bei rechtzeitigem Beginn der antibiotischen Therapie klingen die Symptome meist rasch ab. Bei verspätetem Therapiebeginn kann es jedoch zu schweren Verläufen und zum Versterben des Neugeborenen kommen.

3.7 Frühgeborene

Geburt vor Ende der 37. SSW

Ein Frühgeborenes (kurz: FG) ist ein Kind, das vor der vollendeten 37. SSW geboren wurde. In Europa beträgt die Frühgeborenenrate etwa 6 %.

Ursachen

- Mütterlich
- Kindlich
- Schwangerschaftsbedingt
- Meist idiopathisch

Nur bei einem Teil der Patienten ist die Ursache der Frühgeburtlichkeit bekannt:

- Mütterliche Ursachen:
  - Generalisierte oder lokale Infektionen, z. B. Aminioninfektion (Entzündung des Fruchtwassers ➤ 3.6)
  - Uterusfehlbildungen oder Myome
  - Zervixinsuffizienz
  - Alter der Mutter < 18 oder > 40 Jahre
- Fetale Ursachen:
  - Fehlbildungen
  - Pränatale Infektionen (➤ 1.3.1)
  - M. hämolyticus fetalis (➤ 1.3.1)
- Schwangerschaftsbedingte Störungen:
  - Mehrlingsschwangerschaften
  - Plazentainsuffizienz
  - EPH-Gestose
  - Vorzeitige Wehen
  - Vorzeitiger Blasensprung.

Klinik

- Geburtsgewicht unter 2.500 g
- Fehlende Reifezeichen
- Muskuläre Hypotonie
- Evtl. Leistenhernie

Die Reife des Frühgeborenen ist abhängig vom Gestationsalter. Mit verkürzter Tragzeit verringern sich Körpergewicht, Körperlänge und Kopfumfang. Bei einem Geburtsgewicht unter 1.500 g spricht man von einem „very low birth weight infant". Außerdem fehlen körperliche Reifezeichen (➤ 3.1.3), sodass sich folgende Befunde ergeben:

- Dünne Haut mit reichlich Lanugobehaarung und spärlichem oder fehlendem subkutanen Fettgewebe
- Brustwarzen im Hautniveau, Warzenhof noch nicht pigmentiert
- Kurze oder fehlende Fingernägel
- Fehlendes Fußlinienmuster
- Mangelnde Knorpeleinlagerung der Ohrmuscheln
- Genitale:
  - Männliches Frühgeborenes: Fehlender Hodendeszensus, d. h. Hoden liegen noch nicht im Skrotum
  - Weibliches Frühgeborenes: Klaffende Vulva, d. h. große Schamlippen überdecken noch nicht die kleinen.

Insbesondere bei geringem Gestationsalter fällt eine muskuläre Hypotonie auf. Schlaffe Bauchdecken und offene Leistenkanäle begünstigen die Entstehung von Leistenhernien, die bei jedem zweiten männlichen und bei jedem zwanzigsten weiblichen Frühgeborenen unter 1.000 g diagnostiziert werden.

Komplikationen

Bei den Komplikationen ist zwischen Frühkomplikationen, die aus der funktionellen Unreife des Frühgeborenen resultieren, und Spätkomplikationen zu unterscheiden. Bei letzteren handelt es sich um Beatmungsfolgen.

Frühkomplikationen

Zu den Frühkomplikationen zählen folgende Krankheitsbilder:

- Hypoglykämie bei unzureichender Glykogenreserve der unreifen Leber
- Hypothermie: Da das subkutane Fettgewebe nicht oder nur spärlich ausgebildet ist, neigen Frühgeborene zur Unterkühlung (Hypothermie), die außerdem durch die im Verhältnis zum Körpergewicht große Körperoberfläche begünstigt wird.
- Apnoe-Bradykardie-Syndrom (➤ 3.8.1)
- Atemnotsyndrom (auch: hyalines Membransyndrom oder respiratory distress syndrome, RDS ➤ 3.8.2)
- Persistierender Ductus arteriosus (➤ 5.2.2)
- Hyperbilirubinämie (➤ 3.5)
- Neugeboreneninfektion und Sepsis (➤ 3.6)
- Nekrotisierende Enterokolitis (NEC ➤ 3.9)
- Hirnblutung (➤ 3.10).

Spätkomplikationen

Die typischen Spätkomplikationen bei Frühgeborenen sind die **Frühgeborenen-Retinopathie** (➤ 10.6) und die **bronchopulmonale Dysplasie** (BPD ➤ 3.8.3).

Therapie

Perinatalzentren

Risikoschwangere und Frühgeborene sollten nur in personell und technisch optimal ausgestatteten **Perinatalzentren** betreut werden. Bei einer drohenden Geburt vor der 34. SSW kann die Lungenreifung durch die Gabe von Betamethason (Kortisonpräparat) an die Mutter beschleunigt werden. Bei Zeichen der kindlichen Gefährdung im CTG wird die Schwangerschaft in der Regel durch eine Sectio caesarea (Kaiserschnitt) beendet.

- Inkubatorpflege
- Beatmung
- Ernährung über Magensonde
- Körperkontakt zu Eltern
- Therapie der Komplikationen

Die Erstversorgung des Frühgeborenen erfolgt noch im Kreißsaal, bevor es auf eine **neonatologische Intensivstation** verlegt wird. Hier wird es unter permanenter Kontrolle der Vitalparameter und Laborwerte wie Blutbild, Bilirubin und Blutzucker im Inkubator („Brutkasten") gepflegt. Der Inkubator garantiert eine optimale Temperatur, Luftfeuchtigkeit und ein keimarmes Milieu und ermöglicht die Beobachtung des Kindes. In Abhängigkeit vom O_2- und CO_2-Partialdruck des Blutes wird die Indikation zur maschinellen Beatmung gestellt. Initial werden Glukose-Infusionen verabreicht, um eine Hypoglykämie zu vermeiden. Bis der Saug- und Schluckreflex in der 34. Gestationswoche einsetzt, wird das Kind parenteral bzw. mit Hilfe einer Magensonde ernährt. Als Sondennahrung wird bevorzugt abgepumpte Muttermilch gegeben. So früh wie möglich soll durch engen Körperkontakt die Bindung zwischen dem Kind und den Eltern gefördert werden. Weitere therapeutische Maßnahmen richten sich nach den auftretenden Komplikationen.
Nach Entlassung aus dem Krankenhaus sind regelmäßige Nachuntersuchungen notwendig, bei denen insbesondere auf die psychomotorische Entwicklung geachtet wird.

Prognose

Die Prognose ist abhängig vom Gestationsalter und vom Geburtsgewicht (➤ Tab. 3.3) sowie von der Qualität der perinatalen Versorgung. Durch Einsatz sämtlicher intensivmedizinischer Maßnahmen überleben derzeit Kinder, die in der 22.–23. SSW geboren wurden, wobei die Spätfolgen noch nicht abzusehen sind. Schon jetzt sind 30 % der Zerebralparesen (➤ 9.2) durch die Folgen der Frühgeburtlichkeit bedingt.

Pflege

Frühgeborene benötigen eine sehr sensible und einfühlsame Pflege durch speziell ausgebildete Pflegekräfte. Die Pflegenden achten auf Veränderungen der Vitalparameter und das Wohlbefinden des Kindes. Besonders die Stressparameter Licht, Lärm und Schmerzen müssen reguliert werden, damit

Tab. 3.3 Geburtsgewicht und Prognose in Abhängigkeit von der Schwangerschaftsdauer.

Schwangerschaftsdauer	Geburtsgewicht	Letalität	Behinderung
Ende 37. SSW	2.500 g	< 5 %	2 %
Ende 30. SSW	1.500 g	10–20 %	10 %
Ende 26. SSW	1.000 g	30 %	15 %

das Frühgeborene sich unter den veränderten Bedingungen gut entwickeln kann. Die Versorgung der Kinder wird an den individuellen Rhythmus angepasst. Verschiedene Konzepte, wie Kinaethetics®, Basale Stimulation® und Minimal handling sollten in der Pflege Anwendung finden. Zur Unterstützung der Familie werden die Kinder regelmäßig zum sog. Känguruhen herausgegeben und die Eltern eng mit in die Pflege einbezogen. Die Frühgeburtlichkeit stellt für das Kind und die Eltern eine enorme Belastung dar. Durch interdisziplinäres Arbeiten und Familienorientierung können diese Belastungen reduziert werden.

3.8 Erkrankungen der Atemwege

3.8.1 Apnoe-Bradykardie-Hypoxämie-Syndrom

Klinik

- Apnoe
- Bradykardie < 80/min
- Hypoxämie < 85 %

Apnoen sind Atemaussetzer, die als Zeichen der Unreife der Atmungskontrolle und -mechanik bei Frühgeborenen auftreten. Bedeutung erlangen Apnoen dann, wenn es in der Folge der Apnoe auch zu einer Bradykardie und/oder Hypoxämie kommt. Bradykardien bei Frühgeborenen werden definiert als Herzfrequenz < 80/min. Hypoxämien zeigen eine Sauerstoffsättigung ($Sa0_2$) unter 85 %. Neben der Unreife des Frühgeborenen können Apnoen auch als Hinweis auf andere Erkrankungen, z. B. Infektionen (➤ 3.6) oder Hirnblutungen (➤ 3.10) auftreten.

Diagnostik

- Klinische Beobachtung
- Monitorüberwachung

Das Apnoe-Bradykardie-Hypoxämie-Syndrom wird durch die klinische Beobachtung und die kontinuierliche Monitorüberwachung diagnostiziert.

Therapie

Ziel der Therapie ist es, Apnoen und deren Folgen zu verhindern oder zu behandeln:

- Bauchlage mit 15° Oberkörperhochlagerung
- Kontrollierte Sauerstoffgabe mit O_2-Werten im oberen Zielbereich
- Atemstimulierende Medikamente wie Koffein
- Nasale Atemhilfe als binasaler CPAP (continouse positive airway pressure)
- Beatmung

3.8.2 Atemnotsyndrom

- Surfactantmangel
- Unreife Lungenstruktur

Durch den Mangel an Surfactant, der oberflächenaktiven Substanz der Lungenzellen, und die unreife Lungenstruktur kommt es bei Frühgeborenen zum Atemnotsyndrom (ANS). Ca. 60 % der Frühgeborenen < 30 SSW erkranken. Surfactant wird von den Lungenzellen ab der 35. SSW gebildet und setzt die Oberflächenspannung der Alveolen bei der Ausatmung herab, sodass diese nicht kollabieren. Beim Surfactantmangel der Frühgeborenen entstehen Atelektasen aufgrund des Kollapses der Alveolen. Daraus resultieren eine Minderbelüftung und eine Hypoxie. Aufgrund der Vasokonstriktion der Gefäße entsteht weiterhin eine Minderdurchblutung der Lungengefäße.

3

Klinik

Die klinischen Symptome treten direkt nach der Geburt oder innerhalb der ersten Stunden auf:

- Tachypnoe und Dyspnoe (➤ 4.1.1) mit
  - Exspiratorischem Stöhnen
  - Sternalen und intercostalen Einziehungen
  - Nasenflügeln
- Abgeschwächtes Atemgeräusch
- Mikrozirkulationsstörung mit blassem Hautkolorit, Temperaturinstabilität, Zyanose.

Diagnostik

- Typische klinische Symptome
- BGA mit metabolischer Azidose (➤ 8.2.1)
- Rö-Thorax.

Prävention

- Lungenreifebehandlung intrauterin: Bei drohender Frühgeburt erhält die Mutter eine Behandlung mit Glukokortikoiden möglichst 48 Stunden vor der Geburt, diese Behandlung wird ggf. wiederholt
- Schonende Geburt, gute Primärversorgung möglichst in einem Perinatalzentrum.

Therapie

- „Minimal handling" (Soviel wie nötig – so wenig wie möglich)
- Gezielte Sauerstoffzufuhr mittels CPAP bei leichten Formen
- Intubation und Beatmung bei schwereren Formen oder Verschlechterung
- Surfactantgabe intratracheal über eine Sonde oder einen doppellumigen Tubus.

Komplikationen

Bronchopulmonale Dysplasie

Extrapulmonale Luftansammlungen wie ein Pneumothorax, Luft im Mediastinum (Pneumomediastinum) oder Perikard (Pneumoperikard) können als Komplikation des ANS auftreten. Ca. 15–30 % der Frühgeborenen mit einem Geburtsgewicht < 1.000 g oder < 28. SSW erkranken an einer bronchopulmonalen Dysplasie (➤ 3.8.3).

3.8.3 Bronchopulmonale Dysplasie (BPD)

Die bronchopulmonale Dysplasie (BPD) ist eine chronische potenziell reversible Erkrankung der Atemwege kleiner Frühgeborener nach einem Atemnotsyndrom und maschineller Beatmung. Eine BPD liegt vor, wenn eine Sauerstoffbehandlung über mehr als 28 Tage notwendig ist. Die BPD wird entsprechend der Höhe des Sauerstoffbedarfs in eine milde, moderate oder schwere Form eingeteilt. Das Röntgenbild ergänzt die Diagnostik.

Ursachen

- Unreife der Lunge
- Postnatale Schädigungen durch Beatmung und Sauerstoff
- Anhaltende Entzündungsreaktion der unreifen Lunge.

Klinik

- Kontinuierliche Sauerstoffabhängigkeit
- Beatmung > 4. Lebenswoche
- Klinische Zeichen der Atemnot

Die Patienten zeigen die typischen Zeichen der Atemnot mit Tachypnoe und Dyspnoe, Sättigungsabfällen, Zyanose und Apnoen. Sie sind dauerhaft abhängig von einer Sauerstofftherapie. Einige Patienten werden länger als 4 Wochen beatmet.

Diagnostik

- Klinische Symptome
- Rö-Thorax

Ergänzend zur den klinischen Symptomen wird die Diagnose mittels der typischen Befunde im Röntgenbild gestellt.

Therapie

- Sauerstofftherapie: Sauerstoff ist das wichtigste Medikament zur Behandlung der Hypoxämie bei der BPD. Eine Sauerstoffsättigung von 93 %–98 % wird angestrebt.
- Systemische Kortisontherapie: rasche Besserung der Lungenfunktion
- Diuretika: Reduktion des pulmonalen Ödems
- Antibiotika: Behandlung von bakteriellen Infektionen zur Reduktion der Entzündungsreaktion
- Therapie eines persistierenden Ductus arteriosus (➤ 5.2.2) zur Reduktion der pulmonalen Belastung beim Links-Rechts-Shunt
- Physiotherapie.

Prävention

Folgende Maßnahmen senken das Risiko für eine BPD:

- Verhinderung des ANS durch Lungenreifebehandlung
- Therapie des ANS durch Surfactantgabe
- Therapie des Apnoe-Bradykardie-Hypoxämie-Syndroms durch Koffein
- Beatmung mit niedrigeren Drücken, zeitige Extubation und CPAP

3.9 Nekrotisierende Enterokolitis (NEC)

- Hämorrhagisch-nekrotisierende Entzündung
- Pneumatosis intestinales

Bei der nekrotisierenden Enterokolitis handelt es um eine hämorrhagisch-nekrotisierende entzündliche Erkrankung des Dünn- und Dickdarms. Dabei kommt es im Verlauf der Entzündung zum Auftreten von intramuraler Luft (Pneumatosis intestinales) im Darm. Besonders betroffen sind sehr kleine und untergewichtige Frühgeborene oder dystrophe Neugeborene.

Ursachen

- Minderperfusion mesenterialer Gefäße führt zum O_2-Mangel des Darmes
- Durch die Ischämie können pathogenen Keime leicht in die Darmwand eindringen und diese schädigen
- Mechanische Schädigung der Darmwand durch Nahrung, Medikamente
- Immunologische Unreife.

Klinik

Neugeborene erkranken eher in den ersten Lebenstagen, Frühgeborene häufig innerhalb der ersten Lebenswoche. Die Erkrankung kann akut oder schleichend beginnen.

- Allgemeinsymptome:
  - Temperaturinstabilität, Apnoen, Bradykardien, Tachypnoe
  - Azidose
  - Gerinnungsstörung, Schock (➢ 21.1)
- Gastrointestinale Symptome:
  - Nahrungsverweigerung, galliges Erbrechen
  - Nahrungsretention
  - Schleimig-blutige Stühle
  - Geblähtes, berührungsempfindliches Abdomen
  - Ödem und Erythem der prall gespannten, schmerzhaften Bauchhaut.
- Komplikationen mit Perforationen und Peritonitis möglich.

Diagnostik

- Labor: Entzündungszeichen wie Leukozytose, Erhöhung von CRP und Interleukin 6 (IL-6)

- Sonografie des Abdomens: intramurale Luft und verdickte Darmwände
- Abdomen-Röntgen: geblähter Darm und intramurale Luft
- Blut- und Stuhlkulturen zum Erregernachweis.

Therapie

Bereits bei dem Verdacht auf NEC erfolgt eine sofortige Nahrungskarenz. Die Patienten erhalten eine geöffnete nasogastrale (Magen)sonde, damit Mageninhalt ablaufen kann. Es erfolgt dann eine parenterale Ernährung und eine systemische intravenöse, ggf. auch zusätzlich eine orale Antibiotikatherapie. Bei respiratorischer Insuffizienz erfolgt eine Beatmung. Nekrotische oder perforierte Darmabschnitte werden operativ entfernt, ggf. erfolgt die Anlage eines Stomas. Bei 10–30 % der Patienten kommt es im weiteren Verlauf zu Strikturen, die eine erneute operative Behandlung nötig machen.

- Nahrungskarenz
- Parenterale Ernährung
- Antibiotische Behandlung
- Ggf. Beatmung
- Operation

Komplikation

- Kurzdarmsyndrom mit Malabsorption nach ausgedehnter Resektion
- Cholestase durch parenterale Langzeiternährung.

Prognose

Die Letalität ist trotz Therapie hoch und liegt bei 10 %, nach Darmperforation bei ca. 30 %.

Hohe Letalität

3.10 Hirnblutung

Ursachen

Vor der 32. SSW gibt es sehr vulnerable Gefäße in der stark durchbluteten Bildungszone des Gehirns um den Thalamus und 4. Ventrikel, die sich in der 32.–36. SSW wieder rückbilden. Daher haben Frühgeborene ein sehr hohes Risiko, dass es bei Blutdruckschwankungen, Ischämien, Hypoxien, Azidosen und Gerinnungsstörung zu Hirnblutungen in diesem Bereich kommt. Dabei kann es zu Ventrikeleinblutungen kommen, die zu einem Hydrozephalus (➤ 9.3) und durch Kompression des benachbarten Gewebes zu Minderdurchblutung und Hirnatrophie führen können. Das Risiko für eine Hirnblutung als auch der Schweregrad nehmen mit dem Unreifegrad des FG zu. FG der 25. SSW erleiden zu 50 % eine Hirnblutung, in der 28. SSW geborene Kinder nur noch zu 20 %. Hirnblutungen treten typischerweise in den ersten Lebenstagen auf.

- Vulnerable Gefäße
- Weiche Hirnkonsistenz
- Blutungsneigung

Klinik und Diagnostik

Zerebrale Sonografie

Die Diagnose wird anhand der Befunde der zerebralen Sonografie gestellt. Diese wird bei allen FG am 1., 3. und 7. LT durchgeführt, da die Frühgeborenen häufig keine akuten klinischen Symptome zeigen.

Therapie

Ausschöpfung konservativer Maßnahmen:
- „Minimal handling“
- Blutdruck stabilisieren
- Stabile Atmungssituation, Beatmung mit normaler Oxygenierung, keine Hypo- und Hyperkapnien
- Gerinnung beachten
- Hypoglykämien vermeiden
- Einsatz von Medikamenten bei V. a. Krampfanfällen.

Übungsfragen

1. Nennen Sie mögliche Schwangerschaftsreaktionen beim Neugeborenen!
2. Nennen Sie die Bestandteile des APGAR-Schemas!
3. Benennen Sie die Reifezeichen des Neugeborenen!
4. Beschreiben Sie folgende Neugeborenenreflexe: Handgreifreflex, Mororeaktion, ATNR?
5. Welche Erkrankungen werden mit dem Stoffwechsel-Screening erfasst?
6. Wie ist Frühgeburtlichkeit definiert?
7. Nennen Sie mögliche Ursachen einer Frühgeburt!
8. Nennen Sie 5 typische Zeichen der anatomischen Unreife des Frühgeborenen!
9. Welche Ursachen einer Dystrophie kennen Sie?
10. Was ist eine Asphyxie?
11. Beschreiben Sie die Entstehung des Icterus neonatorum!
12. Wie wird ein Atemnotsyndrom behandelt?
13. Nennen Sie typische gastrointestinale Symptome der NEC!
14. Erklären Sie die Ursachen der Hirnblutung bei Frühgeborenen!

KAPITEL

4 Krankheiten der Atemwege

4.1 Leitsymptome der Atemwegserkrankungen

Zu den Leitsymptomen der Atemwegserkrankungen zählen Dyspnoe und Tachypnoe, Zyanose, Husten und Auswurf sowie Veränderungen der Atemgeräusche.

4.1.1 Dyspnoe

Erschwerte Atmung

Als Dyspnoe wird die erschwerte Atmung verbunden mit dem Gefühl der Atemnot bezeichnet. Häufig tritt bei einer Dyspnoe auch eine beschleunigte Atmung (➢ 4.1.2) auf. Daher wird eine erschwerte Atmung häufig auch als Tachydyspnoe beschrieben. Das subjektive Gefühl der Atemnot geht einher mit Zeichen der erschwerten Atmung, die je nach Alter des Kindes unterschiedlich sein können:

- Dyspnoe bei Neugeborenen und Säuglingen zeigt ➢ Abb. 4.1
- Dyspnoezeichen bei älteren Kindern:
  - Juguläre und epigastrische Einziehungen
  - Einsatz der Atemhilfsmuskulatur bei aufrechter Körperhaltung (Orthopnoe)
  - Erhöhte Atemfrequenz (Tachypnoe).

Ursachen

Auch das Ursachenspektrum unterscheidet sich bei den verschiedenen Altersgruppen. Folgende Faktoren können bei Kindern eine Dyspnoe auslösen:

- Atemwegserkrankungen wie obstruktive Bronchitis (➢ 4.4), Asthma bronchiale (➢ 4.6), Pneumonie (➢ 4.5), Mukoviszidose (➢ 4.8), Pneumothorax
- Fremdkörperaspiration
- Thoraxdeformitäten bei ausgeprägter Skoliose (➢ 13.6.1) und Trichterbrust (➢ 13.6.3)
- Neuromuskuläre Erkrankungen, die die Atemmuskulatur betreffen (➢ 9.5.4)
- Störungen des Atemzentrums, z. B. bei Enzephalitis oder Hirntumoren
- Herzerkrankungen, z. B. angeborene Herzfehler (➢ 5.2)
- Anämie (➢ 15.2.1).

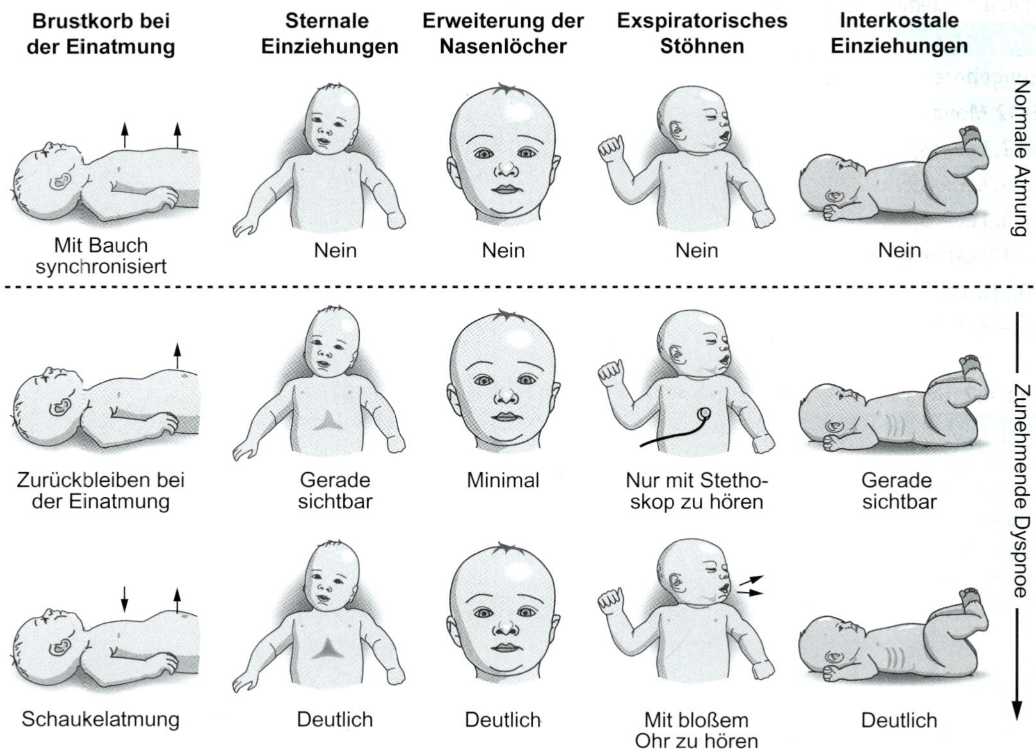

Abb. 4.1 Sichtbare und hörbare Dyspnoe-Zeichen beim Neugeborenen und Säugling. [L157]

Beim Neugeborenen müssen zusätzlich folgende Differenzialdiagnosen in Erwägung gezogen werden:

- Fruchtwasser- oder Mekoniumaspiration
- Atemnotsyndrom (➤ 3.8.2)
- Fehlbildungen wie Choanalatresien (➤ 11.2.1), bronchopulmonale Fehlbildungen (➤ 4.2) und Zwerchfellhernien.

4.1.2 Veränderte Atemfrequenz

Tachypnoe und Bradypnoe

Aus ➤ Tab. 4.1 gehen die altersabhängigen Normwerte hervor. Die Ursachen einer erhöhten Atemfrequenz (Tachypnoe) und einer verlangsamten Atmung (Bradypnoe) sind in ➤ Tab. 4.2 aufgeführt.

4.1.3 Zyanose

Die blau-rote Färbung von Haut und Schleimhäuten ist Ausdruck eines verringerten Sauerstoffgehalts im Blut. Eine Zyanose zeigt sich zunächst im Bereich der Finger bzw. Zehen, Nasen, Ohren und Lippen (Akrozyanose).

Tab. 4.1 Atemfrequenz im Wachzustand bei körperlicher Ruhe und im Schlaf.

Alter	Wachzustand (Atemzüge/min)	Schlaf (Atemzüge/min)
Neugeborenes	50–60	40–50
6–12 Monate	58–75	22–31
1.–2. Lebensjahr	30–40	17–23
2.–4. Lebensjahr	23–42	16–25
4.–6. Lebensjahr	19–36	14–23
6.–10. Lebensjahr	15–30	13–23
10.–12. Lebensjahr	15–28	13–19
12.–14. Lebensjahr	18–26	15–18

Tab. 4.2 Ursachen einer erhöhten und einer erniedrigten Atemfrequenz.

Tachypnoe	Bradypnoe
• Atemnotsyndrom bei Neugeborenen • Atemwegserkrankungen • Herzerkrankungen • Anämie • Psychisch bedingte Hyperventilation	• Beeinträchtigung des Atemzentrums, z. B. durch Hirnblutungen, Entzündungen, Tumoren, bei Neugeborenen außerdem durch mütterliche Narkose • Neuromuskuläre Erkrankungen • Vergiftungen

4

Einteilung und Ursachen

Zentrale Zyanose: Pulmonale und kardiale Ursachen

Eine **zentrale Zyanose** liegt vor, wenn in der Lunge das Hämoglobin in den Erythrozyten nur unzureichend mit Sauerstoff beladen wird. Weitere Ursache können Kurzschlussverbindungen (Shunts) zwischen venösem und arteriellem Blut sein, wie sie z. B. bei angeborenen Herzfehlern (➤ 5.2) vorkommen.

Periphere Zyanose: Erhöhter O_2-Verbrauch, verlangsamte Zirkulation

Bei einer **peripheren Zyanose** ist die arteriovenöse Sauerstoffdifferenz erhöht, d. h. dass dem Blut wird im Gewebe mehr Sauerstoff entzogen, während die Sauerstoffsättigung normal ist. Eine periphere Zyanose kommt bei Kindern mit erhöhtem Sauerstoffverbrauch oder einer verlangsamten Blutzirkulation vor.

4.1.4 Husten und Auswurf

- Produktiver Husten: mit Auswurf
- Reizhusten: ohne Auswurf

Die heftige Ausatmung gegen die zunächst geschlossene, dann plötzlich geöffnete Stimmritze dient der Freihaltung der Atemwege von schädigenden Reizen. Husten ist also ein physiologischer Schutzmechanismus, er kann aber auch Ausdruck einer Lungenerkrankung sein. Dabei werden folgende Formen unterschieden: Husten mit Auswurf, der **produktive Husten,** und Husten ohne Auswurf, der trockene Husten oder **Reizhusten.**

Ursachen

- Aspiration
- Infekte der oberen Atemwege (➤ 4.3)

- Bronchitis (➤ 4.4)
- Asthma bronchiale (➤ 4.6)
- Pneumonie (➤ 4.5)
- Mukoviszidose (➤ 4.8).

MERKE
Tritt bei Kindern ohne Anamnese plötzlicher Husten auf, so ist an eine Fremdkörperaspiration zu denken!

Sputum

Abgehustetes Bronchialsekret wird als **Sputum** oder **Auswurf** bezeichnet. Es ist abgesehen von geringen Mengen gelegentlichen, glasigen Sputums immer pathologisch und potenziell infektiös. Man unterscheidet seröses Sekret bei viralen Infektionen und gelblich-eitriges Sekret bei bakteriellen Primär- oder Superinfektionen.

4.1.5 Veränderungen der Atemgeräusche

Häufige pathologische Atemgeräusche sind Stridor und Giemen.

Stridor

Inspiratorisch, exspiratorisch

Ein Stridor ist ein auf Distanz hörbares pfeifendes Atemgeräusch, das bei verengten Atemwegen oft kombiniert mit einer Dyspnoe (➤ 4.1.1) auftritt.

- Entsteht das Geräusch bei der Einatmung, spricht man von einem **inspiratorischen Stridor.** Dieser ist Ausdruck einer Verengung oder Verlegung der oberen Atemwege, z. B. durch Entzündungen (Krupp ➤ 11.5.2), Fremdkörper oder Fehlbildungen
- Ein **exspiratorischer Stridor** resultiert aus einer Einengung der Bronchien wie beim Asthma bronchiale (➤ 4.6) oder einer Bronchitis (➤ 4.4).

MERKE
Tritt ein Stridor kombiniert mit Dyspnoe auf, handelt es sich um ein Notfallzeichen!

Giemen

Giemen ist ein sehr wechselndes, pfeifendes, quietschendes Atemnebengeräusch, das beim Abhören der Lunge mit dem Stethoskop, evtl. aber auch auf Distanz wahrnehmbar ist. Es kommt durch schwingende Sekretfäden bzw. durch Obstruktion (Verengung) zustande.

4.2 Angeborene Fehlbildungen

Fehlbildungen der Atemwegsorgane sind relativ selten. Sie manifestieren sich meistens im Neugeborenen- oder frühen Säuglingsalter. Fehlbildungen mit klinischer Bedeutung sind in ➤ Tab. 4.3 zusammengefasst.

Tab. 4.3 Fehlbildungen der Atemwegsorgane.

Fehlbildung	Symptome, Folgen	Therapie
Tracheomalazie: Weichheit der Luftröhre	• Inspiratorischer bzw. exspiratorischer Stridor • Verschlechtert sich bei Infekten der oberen Luftwege	Meist nicht erforderlich, da die Trachealwand sich im 1. Lebensjahr festigt
Ösophago-tracheale Fisteln: Verbindungsgänge zwischen Speise- und Luftröhre	• Aspirationspneumonien	Fisteln werden operativ unterbunden
Lungenaplasie: Fehlen einer oder beider Lungen	• Einseitiges Fehlen mit dem Leben vereinbar • Leistungsminderung	Keine therapeutischen Möglichkeiten
Lungensequester: Areale, die nicht an das Bronchialsystem angeschlossen sind	• Rezidivierende Pneumonien	Lungensequester werden operativ entfernt
Wabenlunge: Lungengewebe durch dünnwandige Hohlräume (Zysten) ersetzt	• Rezidivierende Pneumonien • Respiratorische Insuffizienz	Behandlung der Komplikationen

4.3 Akute Infektionen der oberen Atemwege

Akute Infektionen der oberen Atemwege treten bei ansonsten gesunden Kindern durchschnittlich 5 bis 6-mal im Jahr auf. Es sind meist komplikationslose und selbstlimitierend verlaufende Erkrankungen.
Zu den Infektionen der oberen Atemwege gehören die akute Rhinitis, die Rhinosinusitis und der Krupp. Diese Krankheitsbilder werden bei den Erkrankungen der Nase und der Nasennebenhöhlen (➤ 11.2) und des Kehlkopfes (➤ 11.5) ausführlich dargestellt.

4.4 Bronchitis

4.4.1 Akute Bronchitis

Ausweitung eines Infektes der oberen Luftwege auf die unteren Atemwege

Die häufigste Erkrankung der Atemwege bei Kleinkindern entsteht meist im Zusammenhang mit einem akuten Infekt der oberen Luftwege. Folglich wird die Entzündung der Bronchien in mehr als 90 % durch Viren, z. B. Rhinoviren, Respiratory-syncytial-Viren (RS-Viren) sowie Influenzaviren, seltener durch Bakterien hervorgerufen.

Klinik

- Reizhusten → produktiver Husten
- Fieber
- Bei obstruktiver Bronchitis verlängerte Ausatmung, exspiratorischer Stridor

Einer Bronchitis geht häufig ein Schnupfen voraus. Der typische Husten ist in den ersten Tagen ein trockener Reizhusten, der mit zunehmender Schleimsekretion lockerer wird. Das Sputum ist anfangs farblos, später gelblich. Wird es grünlich-eitrig, deutet dies auf eine bakterielle Superinfektion hin. Fieber kann auftreten. Bei einer **obstruktiven Bronchitis** kommt es zu einer deutlichen Verengung der Atemwege. Dabei ist zusätzlich die Ausatmung verlängert und ein exspiratorischer Stridor ist hörbar. Dyspnoe und Tachypnoe können als Zeichen der Atemnot auftreten. Die Symptomatik klingt gewöhnlich nach 14 Tagen ab.
In den Herbst- und Wintermonaten erkranken Kleinkinder mit älteren Geschwistern und auch Kindergartenkinder gehäuft an akuten Bronchitiden im Sinne einer **rezidivierenden Bronchitis.** Die Episoden sind meist klar voneinander abgrenzbar, folgen aber rasch aufeinander.

4

Komplikationen

- Bronchopneumonie
- Atelektasen
- Bronchiolitis im 1./2. Lebensjahr

Als Komplikation kann es vor allem bei kleinen Kindern mit starker Schleimproduktion zur Atelektasenbildung und Bronchopneumonie kommen. In den ersten beiden Lebensjahren kann sich eine lebensbedrohliche Bronchiolitis entwickeln (➤ 4.4.2).

Therapie

- Sekretolyse:
  - Atemluft anfeuchten
  - Inhalation mit Kochsalzlösung und bei Obstruktion mit Bronchodilatatoren, z. B. Salbutamol
  - Ausreichende Flüssigkeitszufuhr
  - Häufiger Lagewechsel bei Säuglingen
  - Physiotherapie
- Hustendämpfende Medikamente bei quälendem Reizhusten
- Antibiotika nur bei bakterieller (Super-)Infektion.

4.4.2 Bronchiolitis

Lebensbedrohliches Krankheitsbild im 1./2. Lebensjahr

Bei der Bronchiolitis wird meistens durch RS-Viren eine Entzündung der kleinen Bronchien und Bronchiolen hervorrufen. Die Erkrankung tritt in den ersten beiden Lebensjahren auf.

Klinik

- Unruhe
- Schwere exspiratorische Dyspnoe
- Nasenflügeln, Einziehungen und blass-zyanotisches Hautkolorit
- Leichtes Fieber
- Zeichen der Überblähung

- Unfähigkeit zur Nahrungsaufnahme
- Apnoen und Bradykardien unabhängig von der pulmonalen Situation.

Therapie

Stationäre Behandlung

Kinder mit einer Bronchiolitis müssen in einem Krankenhaus stationär behandelt werden:
- O_2-Gabe, evtl. Beatmung
- Inhalation mit Bronchodilatatoren
- Gabe von Glukokortikosteroiden
- Ausgleich des Flüssigkeitsdefizits, Unterstützung der Nahrungsaufnahme ggf. durch nasogastrale Sondennahrung
- Monitoring bei Kindern mit Apnoen.

Prognose

Kinder mit atopischer Familienanamnese stellen nach Bronchiolitis eine besondere Risikogruppe für die Entwicklung rezidivierender Bronchitiden oder eines Asthma bronchiale dar.

4.4.3 Chronische Bronchitis

Eine chronische Bronchitis ist im Kindesalter eine reine Ausschlussdiagnose. Ein chronischer Husten, d. h. ein Husten, der länger als 3 Wochen anhält, muss abgeklärt werden.
Zu den wichtigsten Differenzialdiagnosen der chronischen Bronchitis im Kindesalter gehören:
- Mukoviszidose (➤ 4.8)
- Asthma bronchiale (➤ 4.6)
- Immundefekte, z. B. IgA-Mangel (➤ 18.2)
- Fremdkörperaspiration
- Aspirationssyndrome, z. B. bei gastroösophagealem Reflux (➤ 6.2.2), Fehlbildungen (➤ 4.2)
- Primär ziliäre Dyskinesie (➤ 4.7).

4.5 Pneumonie

Die Pneumonie ist eine Entzündung des Lungengewebes und gehört neben der Bronchitis zu den häufigsten Atemwegserkrankungen bei Kindern.

Primäre und sekundäre Pneumonien

Als **primäre** Pneumonien werden infektiöse Lungenentzündungen bezeichnet, die ohne vorausgehende Erkrankungen oder Vorschädigungen der Lunge auftreten. **Sekundäre** Pneumonien treten infolge einer anderen Lungenerkrankung auf, die bereits die unteren Atemwege oder die Lunge geschädigt hat, wie z. B. eine Bronchitis (➤ 4.4)

Einteilung nach Ursachen

Nicht-infektiöse Ursachen: allergische, chemische oder physikalische Reize

Erreger infektiöser Pneumonien:
- Häufig Viren
- Bakterien
- Selten Pilze

Hier werden infektiöse von nicht-infektiösen Pneumonien unterschieden.
Als **nicht-infektiöse** Ursache kommen allergische, chemische und physikalische Reize infrage.
Bei den **infektiösen** Pneumonien muss an folgende Erreger gedacht werden:
- Viren als häufigste Pneumonieerreger, z. B. RS-Viren bei Säuglingen, Influenzaviren, Parainfluenzaviren, Adenoviren. Eine bakterielle Superinfektion ist möglich
- Bakterien wie Streptokokken, Pneumokokken, Haemophilus influenzae, Mykoplasmen; Pseudomonas aeruginosa als Problemkeim z. B. bei Patienten mit Mukoviszidose (➤ 4.8)
- Pilzpneumonien sind selten, betroffen sind Patienten mit Immundefekten oder Tumoren.

Einteilung nach Lokalisation

Bronchopneumonien am häufigsten

- **Bronchopneumonie:** Eine Bronchitis kann sich zu einer Pneumonie ausweiten. Bei der resultierenden Bronchopneumonie sind die kleinen Bronchien und die umgebenden Alveolen betroffen. Anfangs diffus verteilte, kleine Herde können zu größeren Arealen zusammenfließen. Bronchopneumonien sind in allen Altersgruppen mit Abstand am häufigsten
- **Lobärpneumonie:** Bei einer Lobärpneumonie ist ein ganzer Lungenlappen betroffen
- **Interstitielle Pneumonie:** Bei der interstitiellen Pneumonie ist das die Lungenbläschen umgebende Bindegewebe, das Interstitium, weniger die Alveolen selbst entzündet. Häufig handelt es sich um einen nicht-infektiösen Prozess.

Einteilung nach Lebensalter

Infektionsmodus und Symptomatik unterscheiden sich je nach Altersgruppe.
Pneumonien bei **Neugeborenen** können schon intrauterin durch diaplazentare Infektion, während der Geburt durch Aspiration von infiziertem Fruchtwasser bzw. Sekret der Geburtswege oder als nosokomiale, d. h. im Krankenhaus erworbene Infektion entstehen. Das klinische Bild ist oft uncharakteristisch.
Pneumonien bei **Säuglingen** und jungen Kleinkindern entstehen, indem sich virale Infekte der oberen Luftwege ausweiten. Bakterielle Superinfektionen sind möglich.
Bei **Kindern jenseits des 5. Lebensjahres** verursachen insbesondere Mykoplasmen aber auch Viren Lungenentzündungen, die sich in dieser Altersgruppe durch die typische Symptomatik bemerkbar machen.

Klinik

Das klinische Bild ist abhängig vom Lebensalter der Patienten. Typische Symptome, wie sie ab dem Kleinkindalter auftreten, sind:

- Husten, Fieber, starkes Krankheitsgefühl, Blässe
- Tachydyspnoe (➤ 4.1.2) mit Einziehungen, Nasenflügelatmen und Zyanose.

Neugeborene und Säuglinge zeigen häufig neben den typischen Symptomen auch unspezifische Beschwerden wie Fieber, Husten, Schnupfen, Trinkschwäche und Apnoen.

Diagnostik

- Körperliche Untersuchung: Bei Neugeborenen und Säuglingen stützt sich die Diagnose auf den Inspektions- und Auskultationsbefund
- Labor:
  - Entzündungsparameter wie Leukozyten, BSG und CRP
  - BGA
  - Sputumuntersuchung nur wenig aussagekräftig, Erregernachweis evtl. in Blutkultur
- Ggf. Röntgenaufnahme des Thorax.

Therapie

- Sauerstoffgabe über Nasensonde bei Sauerstoffsättigung < 92 %
- Mukolyse: ausreichende Flüssigkeitszufuhr, Inhalation, Physiotherapie
- Inhalation mit physiologischer Kochsalzlösung und/oder Bronchodilatatoren
- Fiebersenkende Maßnahmen (physikalische Maßnahmen und Medikamente wie z. B. Paracetamol, Ibuprofen)
- Antibiotikatherapie bei V. a. eine bakterielle Pneumonie.

4.6 Asthma bronchiale

Beim Asthma bronchiale (kurz: Asthma) handelt es sich um eine anfallsweise auftretende Atemwegsobstruktion, die mit einer Hyperreagibilität des Bronchialsystems einhergeht.

Häufigkeit

Ca. 10 % aller Kinder betroffen

Das Asthma bronchiale (➤ Abb. 4.2) ist die häufigste chronische Erkrankung im Kindesalter. Schätzungsweise 8–10 % aller Kinder sind betroffen. Asthma kann in jedem Alter beginnen, meist aber manifestiert es sich zwischen dem 2. und 5. Lebensjahr. Nach der Pubertät wird etwa die Hälfte der Patienten asymptomatisch.

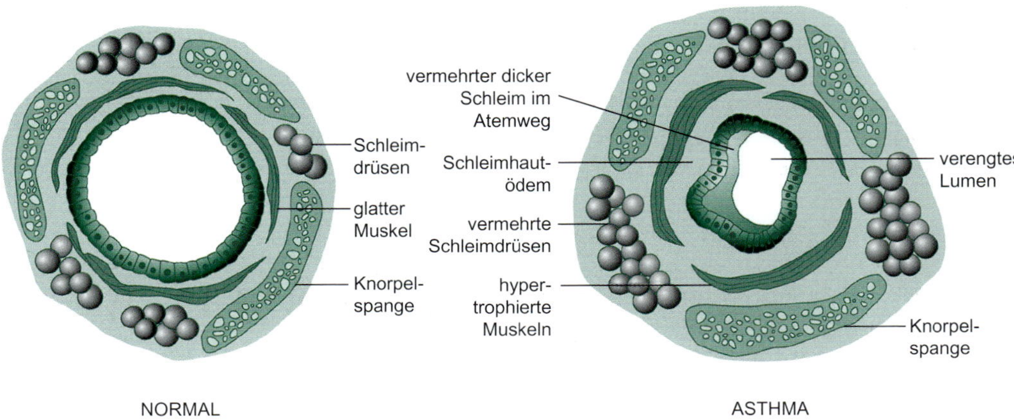

Abb. 4.2 Veränderungen der Atemwege beim Asthma bronchiale. [G290]

Ursachen

- Allergien
- Infektionen
- Unspezifische Reize

Die bronchiale Obstruktion resultiert aus den Faktoren:
- Bronchospasmus
- Ödematöse Schwellung der Bronchialschleimhaut
- Vermehrte Produktion eines zähen Schleims (Hyperkrinie, Dyskrinie).

Diese Veränderungen werden häufig durch Allergien oder durch nichtallergische Ursachen wie Infektionen oder unspezifische Reize hervorgerufen.

Allergie

Bei 85 % der betroffenen Kinder kann eine allergische Sensibilisierung nachgewiesen werden, wobei nur etwa 20 % aller Patienten ein rein allergisches Asthma haben. Häufig finden sich weitere allergische Erkrankungen aus dem atopischen Formenkreis (Atopie ➤ 19.2), bei denen genetische Einflüsse eine Rolle spielen können.

Typ-I-Allergie

Dem allergischen Asthma liegt eine Typ-I-Reaktion (➤ 19.1.1) zugrunde. Allergenkontakt bewirkt über Antikörper aus der Gruppe der Immunglobuline E (IgE) die Freisetzung von Mediatorsubstanzen wie Histamin aus den Mastzellen. Diese führen innerhalb weniger Minuten zu einem Bronchospasmus und nach einigen Stunden zu einer entzündlichen Reaktion der Bronchialschleimhaut mit Ödem und Schleimbildung.

Die wichtigsten Allergene sind **Inhalationsallergene:**
- Pollen von Gräsern, Getreide, Bäumen und Kräutern
- Hausstaubmilben
- Tierhaare und tierische Ausscheidungen
- Schimmelpilze.

Nahrungsmittelallergien (➤ 19.2.1), besonders gegen Nüsse, Hülsenfrüchte, Fisch-, Hühner- und Milcheiweiß spielen v. a. bei jüngeren Kindern als Auslöser eine Rolle.

Bronchiale Hyperreagibilität

Das nichtallergische Asthma ist gekennzeichnet durch ein instabiles Bronchialsystem. Bei 15 % der asthmatischen Kinder besteht eine Hyperreagibilität der Bronchien, ohne dass sich Allergien finden. Auf dem Boden dieser Hyperreagibilität können unspezifische Faktoren (Luftverschmutzung, Tabakrauch) einen Asthmaanfall auslösen.

Umwelt- und Umgebungsfaktoren

Neben den Allergenen als häufigster Ursache des Asthma bronchiale, sind verschiedene Umwelt- und Umgebungsfaktoren oft Auslöser eine Asthmaerkrankung:

- Respiratorische Virusinfektionen (➤ 4.3, ➤ 4.4, ➤ 4.5)
- Klimafaktoren, z. B. Kälte, Ozon
- Passive Tabakrauchexposition
- Gastroösophagealer Reflux (➤ 6.2.2)
- Körperliche Anstrengung
- Psychische Faktoren.

4

Klinik

- Anfallsweise auftretende Dyspnoe
- Pfeifendes Atemgeräusch
- Einziehungen
- Tachykardie
- Zyanose

Die anfallsweise auftretende Dyspnoe mit erschwerter und verlängerter Ausatmung ist begleitet von einem exspiratorischen Stridor (pfeifendes Atemgeräusch) und Erstickungsangst. Durch die erschwerte Atmung kann es zu jugulären und inter- oder subcostalen Einziehungen kommen. Bei einem schweren Asthmaanfall sitzen größere Kinder aufrecht und stützen die Arme ab, um die Atemhilfsmuskulatur besser einsetzen zu können. Außerdem treten häufig eine Tachykardie und evtl. eine Zyanose auf.

Status asthmaticus

Ein schwerer Asthmaanfall, der nicht auf therapeutische Maßnahmen reagiert, wird als **Status asthmaticus** bezeichnet.

Diagnostik

Die Diagnosestellung erfolgt nach der klinischen Untersuchung. Weiterhin ist die Erhebung einer ausführlichen Anamnese erforderlich. Weitere Untersuchungen sind:

- Blutuntersuchung:
  - Blutgasanalyse
  - Hinweise auf Ursachen, z. B. erhöhte Leukozyten und BSG bei Infekten, erhöhtes IgE bei Allergien
- Allergentestung (➤ 19.1.2):
  - Prick-Test zum Nachweis von Typ-I-Allergenen
  - Nachweis spezifischer IgE z. B. gegen Inhalationsallergene wie Gräser, Roggen, Tierhaare oder Nahrungsmittel im Blut
- Röntgen-Thorax:
  - Zeichen der Überblähung, Zwerchfelltiefstand
- Lungenfunktionsdiagnostik, die ab einem Alter von 4–6 Jahren durchgeführt werden kann. Dabei zeigen sich ein erhöhter Atemwegswiderstand

und eine verminderte Einsekundenkapazität. Inhalative Allergenprovokationstests können ab einem Alter von 8 Jahren durchgeführt werden
- Untersuchungen zum Ausschluss anderer Krankheitsursachen, z. B. Schweißtest (CF ➤ 4.8), pH-Metrie (GÖR ➤ 6.2.2), Bronchoskopie (Fehlbildungen ➤ 4.2), Fremdkörperaspiration.

Im beschwerdefreien Intervall können die Ergebnisse Normalwerte zeigen.

Therapie

Therapieziel ist es, die volle körperliche Belastungsfähigkeit zu erreichen. Die medikamentöse Behandlung setzt sich aus Dauertherapie und Notfalltherapie zusammen. Daneben stellen altersgerechte Asthmaschulung, Information und Anleitung der Eltern, Umgebungssanierung, psychosoziale Unterstützung, Physiotherapie und Sport wichtige Säulen in der Behandlung des Asthmas dar.

Dauertherapie

- Allergenausschaltung
- Hyposensibilisierung
- Medikamentöse Therapie

Bei nachgewiesener allergischer Sensibilisierung sollten Allergene möglichst aus dem Lebensbereich des Kindes eliminiert werden. So sollte z. B. bei einer Tierhaarallergie kein Haustier gehalten werden. Bei einer Hausstaubmilbenallergie wird eine Sanierung des häuslichen Milieus empfohlen. Eine Hyposensibilisierung (➤ 19.1.3) ist bei 70 % der Pollenallergiker erfolgversprechend, während nur jeder zweite Patient mit Hausstaubmilben- oder Schimmelpilzallergie hiervon profitiert. In der **medikamentösen Therapie** werden folgende Wirkstoffe eingesetzt:
- **β_2-Sympathomimetika** (kurz: β-Mimetika) verstärken den Einfluss des Sympathikus und bewirken eine Bronchodilatation
- **Parasympatholytika** hemmen die bronchokonstriktorische Wirkung des Parasympathikus
- **Theophyllin** führt zu einer zentralen Atemstimulation und zur Bronchospasmolyse
- **Glukokortikosteroide** (auch: Kortison oder Steroide) haben antiallergische sowie antientzündliche Eigenschaften und erhöhen außerdem die Empfindlichkeit der β-Rezeptoren, sodass β-Sympathomimetika besser wirken können
- **Antileukotriene:** Leukotriene sind Entzündungsmediatoren mit bronchokonstriktorischer Wirkung und Förderung der Schleimsekretion. Antileukotriene hemmen die Synthese der Leukotriene oder deren Wirkung an den entsprechenden Rezeptoren
- **Antihistaminika** verhindern, dass aus Mastzellen freigesetzes Histamin einen Bronchospasmus und eine entzündliche Reaktion auslösen kann
- **Dinatrium-Cromoglycinsäure (DNCG)** stabilisiert die Mastzellen und erschwert so die Ausschüttung von Histamin und anderen Mediatorsubstanzen.

Die Wahl der Medikamente, der Dosierung und der Darreichungsform erfolgt nach einem Stufenplan in Abhängigkeit vom Schweregrad (➤ Tab. 4.4).

Tab. 4.4 Medikamentöse Asthmatherapie in Abhängigkeit vom Schweregrad in Anlehnung an die Empfehlung der Deutschen Atemwegsliga 2006.

Grad	Definition	Häufigkeit der Anfälle	Bedarfsmedikation	Dauermedikation
I	Intermittierendes Asthma	< 5/Jahr	Inhalatives kurzwirksames β-Mimetikum	Keine
II	Leichtes persistierendes Asthma	> 6×/Jahr	Inhalatives kurzwirksames β-Mimetikum	• Inhalatives Steroid • Evtl. DNCG oder Antileukotrien
III	Mittelschweres Asthma	Mehrmals wöchentlich	Inhalatives kurzwirksames β-Mimetikum	• Inhalatives Steroid • Inhalatives langwirksames β-Mimetikum • Evtl. zusätzl. Antileukorien, Theophyllin ret.
IV	Schweres Asthma	Täglich, auch nachts	Inhalatives kurzwirksames β-Mimetikum	• Inhalatives Steroid • Inhalatives langwirksames β-Mimetikum • Zusätzlich Theophyllin, Antileukotrien und evtl. orales Steroid

Notfalltherapie

- Beruhigung des Patienten, evtl. Oberkörperhochlagerung
- Zeitige zusätzlichen Sauerstoffgabe über Maske oder Nasensonde bei Sauerstoffsättigung < 92 %
- Medikamente
  - Inhalatives β-Sympathomimetikum, ggf. in Kombination mit Parasympatolytikum
  - Steroide i. v.
  - Ggf. Theophyllin i. v.
- Rehydratation mittels Infusionstherapie.

Pflege

Die Pflegemaßnahmen bei einem Kind mit Asthma bronchiale umfassen in erster Linie die Beobachtung der Vitalfunktionen und die Unterstützung bei den therapeutischen Maßnahmen, wie Inhalation und Physiotherapie.

4.7 Primär ziliäre Dyskinesie

Verminderte Beweglichkeit der Flimmerhärchen

Bei einem von 16.000 Kindern kann eine verminderte Beweglichkeit der Flimmerhärchen in den Atemwegen nachgewiesen werden. Dieser Defekt wird autosomal-rezessiv vererbt (➤ 2.2.1) und kann mit einem Situs inversus (Umkehrung der Lage der Eingeweide) einhergehen. Die herabgesetzte mukoziliäre Clearance begünstigt die Entstehung rezidivierender Bronchitiden und Pneumonien.

Therapie

- Kinder werden in kinderpneumologischen Zentren oder Mukoviszidose-Ambulanzen betreut
- Physiotherapie ähnlich wie bei Mukoviszidose (➤ 4.8) zur Sekretolyse
- Inhalation mit Bronchodilatatoren
- Antibiotische Therapie bei bakteriellen Infekten.

4.8 Mukoviszidose

Häufigste erbliche Stoffwechselerkrankung

Die Mukoviszidose (auch: Cystische Fibrose, CF) ist in Mitteleuropa mit einer Häufigkeit von 1 : 2.500 die häufigste erbliche Stoffwechselerkrankung. 5 % der Bevölkerung sind gesunde Merkmalsträger.

Ursachen

Autosomal-rezessiv vererbter Gendefekt
→ gestörter Chloridtransport
→ zähe Drüsensekrete
→ pulmonale und intestinale Erkrankungen

Der Mukoviszidose liegt ein Gendefekt auf Chromosom 7 zugrunde, der autosomal-rezessiv vererbt wird (➤ 2.2.1). Zurzeit sind mehr als 1.000 verschiedenen Mutationen im CF-Gen bekannt. Das defekte Gen führt zu einem gestörten Chloridtransport durch die Zellmembranen sämtlicher exokriner Drüsen, sodass diese vermehrt abnorm zusammengesetztes Sekret mit erhöhter Viskosität produzieren. Betroffen sind Tracheal- und Bronchialschleimhaut, Pankreas, Gallenwege, Darmschleimhaut, Speichel-, Schweiß- und Keimdrüsen. Die Erkrankungsfolgen aber manifestieren sich insbesondere im Respirations- und Gastrointestinaltrakt.

Klinik und Therapie

Pulmonale und intestinale Erkrankungsfolgen sind als Übersicht in ➤ Tab. 4.5 zusammengestellt und werden anschließend einzeln erläutert.

Pulmonale Veränderungen

- Rez. bronchopulmonale Infekte
- Bronchiektasen

Das zähe Tracheal- und Bronchialsekret führt zu bronchialer Obstruktion und ist ein idealer Nährboden für Bakterien. Die Folge sind rezidivierende

Tab. 4.5 Klinische Manifestationsformen der Mukoviszidose.

Pulmonal	Intestinal
• Rezidivierende Bronchitiden • Rezidivierende Pneumonien • Obstruktives Lungenemphysem • Atelektasen • Bronchiektasen • Spontanpneumothorax • Pulmonale Hypertonie mit Cor pulmonale	• 10 % Mekoniumileus • Maldigestion durch exokrine Pankreasinsuffizienz • Obstipation • 10–20 % Diabetes mellitus durch endogene Pankreasinsuffizienz • 2–10 % Leberzirrhose durch Gallestau

Bronchitiden und **Pneumonien.** Diese werden v.a. durch Staphylococcus aureus, Haemophilus influenzae und den Problemkeim Pseudomonas aeruginosa hervorgerufen. Bakterientoxine können zur Entstehung von **Bronchiektasen** führen. Dabei handelt es sich um irreversible Bronchialerweiterungen, die durch das Zusammenspiel chronisch-entzündlicher Veränderungen und mechanischer Faktoren zustande kommen. In den sackförmigen Erweiterungen der Bronchien sammelt sich Sekret, das besonders morgens oder nach Lagewechsel abgehustet werden kann, aber auch erneut einen idealen Nährboden für Keime darstellt. Wiederkehrende bronchopulmonale Infekte sind die Folge.

- Atelektasen
- Lungenemphysem
- Pneumothorax

Durch die Verlegung der Atemwege mit dem zähen Bronchialsekret entstehen **Atelektasen** und kann es zum **Lungenemphysem** kommen. Atelektasen sind minder belüftete Lungenabschnitte. Da die Wände der luftleeren Alveolen aneinander liegen und verkleben können, findet in diesen Bereichen kein Gasaustausch mehr statt. Beim Lungenemphysem sind die Alveolen irreversibel erweitert und nehmen ebenfalls nicht mehr am Gasaustausch teil. Periphere Bronchiektasen und platzende Emphysemblasen können Anschluss an den Pleuraspalt finden und so einen **Pneumothorax** verursachen. Dabei gelangt Luft in den Pleuraspalt und der dort herrschende Unterdruck wird aufgehoben. Daraufhin fällt die Lunge in sich zusammen. Diese Veränderungen führen zu einer Einschränkung der Atemfähigkeit.

- Cor pulmonale
- Respiratorische Insuffizienz

Diese Lungenveränderungen führen langfristig zu einer schlechteren Durchblutung der Lungengefäße aufgrund des erhöhten Drucks, der in ihnen herrscht **(pulmonale Hypertonie).** Es kommt zu einer vermehrten Belastung des rechten Herzventrikels. Die aus einer Lungenerkrankung resultierende Rechtsherzinsuffizienz wird als **Cor pulmonale** bezeichnet. Die pulmonalen Veränderungen können in einer respiratorischen Insuffizienz enden.

MERKE

Wiederkehrende Bronchitiden und Pneumonien auf dem Boden von Bronchialsekret sind die häufigsten Todesursachen bei CF-Patienten. Daher muss die Sekretmobilisation in der Behandlung oberste Priorität haben!

Behandlung der pulmonalen Veränderungen

- Physiotherapie und Sport als grundlegender Bestandteil der Therapie
- Antibiotikatherapie bei Infekten entsprechend dem Erregerspektrum, evtl. auch inhalativ mit Tobramycin bei Pseudomonasbesiedlung
- Medikamente zur Mukolyse und Sekretolyse
- Inhalation mit z. B. Dornase-α, hypertoner Kochsalzlösung, Bronchodilatatoren und Glukokortikoiden
- Flüssigkeitszufuhr entsprechend dem Tagesbedarf des Patienten
- Sauerstofftherapie und Beatmung
- Lungentransplantation als letztes Mittel
- Impfungen entsprechend der STIKO-Empfehlungen (➤ 14.4.3).

Intestinale Veränderungen

Ileus

Ein **Mekoniumileus** tritt bei 15–20 % der Neugeborenen mit CF auf. Durch die abnorme Zusammensetzung der Drüsensekrete des Dünndarms ist das Mekonium von kittartiger Konsistenz und haftet fest an der Darmwand. Es tritt ein Ileus mit einem akuten Abdomen (➤ 6.1.4) auf. Im weiteren Verlauf der Erkrankung können **mechanische Darmobstruktionen** durch den hochviskösen Stuhl auftreten. Die Patienten klagen über Bauchschmerzen und fehlenden Stuhlgang. Im Unterbauch sind Stuhlmassen tastbar.

Maldigestion und Gedeihstörung

Das zähe Drüsensekret verlegt die Ausführungsgänge von Leber und Pankreas. Daher werden kaum noch Verdauungsenzyme in den Dünndarm ausgeschüttet. Normalerweise spalten die Verdauungsenzyme der Bauchspeicheldrüse Kohlenhydrate, Eiweiße und Fette in ihre resorbierbaren Bestandteile (➤ Tab. 6.2). Beim CF-Patienten werden die Nahrungsbestandteile – insbesondere Fette – nur noch unzureichend zerlegt und können von der Darmschleimhaut nicht aufgenommen werden (**Maldigestion** ➤ 6.4.2). So kommt es zu Durchfällen mit massigen, übelriechenden und fettglänzenden Stühlen und geblähtem Abdomen. Es entwickelt sich eine **Gedeihstörung** mit Minderwuchs, die zu Eiweißmangel, Anämie und Ödemen führen kann.

- Sekundärer Diabetes mellitus
- Leberzirrhose

Im Adoleszenz-/Erwachsenenalter stellt bei 10–20 % der Betroffenen das chronisch-entzündete Pankreasgewebe auch die hormonbildende Funktion ein. Die endokrine Pankreasinsuffizienz führt zu einem insulinpflichtigen **Diabetes mellitus.** (➤ 16.1.1). Im 2. Lebensjahrzehnt entwickeln 2–10 % der CF-Patienten eine **Leberzirrhose** infolge des Sekretstaus in den Gallengängen.

Behandlung der intestinalen Veränderungen

Es gibt keine kausale Therapie, die Gentherapie ist noch im experimentellen Stadium. Eine frühzeitig einsetzende symptomatische Therapie verbessert die Prognose deutlich.

- Behandlung der exokrinen Pankreasinsuffizienz durch orale Substitution von Pankreasenzymen bei der Nahrungsaufnahme
- Hochdosierte Gabe fettlöslicher Vitamine (Vitamin A, D, E, K)
- Behandlung mit einer stuhlweichhaltenden Therapie mit Macrogolelektrolytlösung und Einläufen
- Hochkalorische, eiweißreiche Ernährung
- Therapie der Komplikationen, z. B. OP bei Ileus, Insulintherapie bei sekundärem Diabetes mellitus, in Einzelfällen isolierte Lebertransplantation.

Diagnostik

- Pränatale Diagnostik nach Amniozentese
- Heterozygotentestung von Familienmitgliedern

- Bei familiärer Belastung ist die pränatale Diagnose der Mukoviszidose (DNA-Analyse nach Amniozentese 16. SSW) möglich. Bisher gesunde Familienmitglieder können getestet werden, ob sie Merkmalsträger sind

- Postnatal besteht die Möglichkeit, im erweiterten Neugeborenenscreening (➤ 3.1.3) das immunreaktive Trypsinogen zu bestimmen. Eine Erhöhung weist auf eine Pankreasbeteiligung hin
- Diagnose über Schweißtest: Elektrolytzusammensetzung im Schweiß
- Stuhluntersuchung: humane Pankreaselastase, Nachweis der exokrinen Pankreasinsuffizienz
- Nachweis der Genmutation zur Diagnosesicherung.

- Neugeborenenscreening
- Schweißtest
- DNA-Analyse

Prognose

80 % der CF-Patienten erreichen das Erwachsenenalter und werden in Deutschland durchschnittlich ca. 37 Jahre alt. Die meisten Patienten versterben an unbehandelbaren Pneumonien und zunehmender respiratorischer Insuffizienz.

Fast alle Patienten erreichen das junge Erwachsenenalter

Pflege

Hauptziele der pflegerischen Versorgung der Kinder mit einer Mukoviszidose sind die Verbesserung der Atmungssituation und die Gewährleistung der altersentsprechenden Ernährung. Dabei steht die Beibehaltung der Selbstständigkeit der Patienten bzw. die Förderung der Selbstständigkeit im Vordergrund.
Die Kinder müssen in ihren regelmäßigen Atemübungen unterstützt werden. Hierbei unterscheidet man zwischen passiven und aktiven Atemtechniken. Während bei Säuglingen und schwerkranken Patienten hauptsächlich passive Atemtechniken angewendet werden, finden die aktiven Techniken bei allen anderen Patienten Anwendung. Das Erlernen der aktiven Techniken ermöglicht den Patienten eine Unabhängigkeit von der Pflege und der Physiotherapie. Die aktiven Atemtechniken tragen dazu bei, neben der Reinigung der Lunge (z. B. durch die autogene Drainage) auch das Selbstbewusstsein der Patienten zu fördern.
Die **autogene Drainage** ist in drei Phasen unterteilt. Das Sekret wird in der ersten Phase zunächst erspürt, in der zweiten Phase gesammelt und langsam nach oben befördert und in der dritten Phase schließlich hinaus gehustet.
Zusätzlich wird auf die regelmäßige Inhalation geachtet. Besonderes Augenmerk im Krankenhaus verdient die richtige hygienische Handhabung aller Materialien, damit den Patienten größte mögliche Sicherheit vor nosokomialen Infektionen gewährt wird.
Von Beginn an wird bei den Kindern auf eine ausreichende Nährstoffzufuhr geachtet. Das Gewicht und dessen Verlauf werden kontrolliert. Bei Mangelerscheinungen wird die Nahrung angereichert oder über eine Sonde verabreicht. Das Kind sowie die Eltern werden durch ein professionelles Team begleitet. Erstrebenswerte Ziele für die Patienten sind ein regelmäßiger Schulbesuch, ein intakter Freundeskreis und die Teilnahme an sportlichen Aktivitäten. Eine Unterstützung durch die Anbindung an Selbsthilfegruppen wird allen Patienten angeboten. Die Patienten lernen, ihre Erkrankung zu akzeptieren.

Übungsfragen

1. Nennen Sie die typischen Zeichen einer Dyspnoe bei Kindern!
2. Was ist eine Zyanose?
3. Erklären Sie die beiden Formen des Stridors?
4. Was ist eine Bronchiolitis?
5. Erklären Sie die Einteilungsmöglichkeiten der Pneumonien!
6. Welche typischen Symptome treten bei einer Pneumonie auf?
7. Nennen Sie die Ursachen der bronchialen Obstruktion beim Asthma bronchiale!
8. Nennen Sie die typischen klinischen Zeichen des Asthma bronchiale!
9. Welche Medikamente gehören zur Notfalltherapie bei einem Asthmaanfall?
10. Wie häufig tritt eine primäre zilliäre Dyskinesie bei Kindern auf?
11. Nennen Sie die pulmonalen und intestinalen Folgen einer CF!
12. Wie wird eine CF diagnostiziert?

KAPITEL

5 Krankheiten des Herz- und Kreislaufsystems

5.1 Leitsymptom Herzinsuffizienz

Bei einer Herzinsuffizienz ist das Herz nicht in der Lage, das vom Organismus benötigte Blutvolumen zu fördern. Die Herzinsuffizienz ist ein Symptomkomplex, dem unterschiedliche Herzerkrankungen zugrunde liegen können.

Klinik

Linksherzinsuffizienz:
- Folgen des verminderten Auswurfs
- Folgen des Rückstaus

Die Symptomatik ist abhängig davon, inwieweit die linke bzw. die rechte Herzkammer in ihrer Funktion eingeschränkt ist. Bei einer **Linksherzinsuffizienz** kann der linke Ventrikel nicht mehr ausreichend Blut in den Körperkreislauf pumpen, sodass die allgemeine Leistungsfähigkeit reduziert ist. Resultierende Symptome beim Neugeborenen sind v. a.
- Trinkschwäche
- Schwaches Schreien
- Vermehrtes Schwitzen, insbesondere am Hinterkopf
- Kalte marmorierte Extremitäten
- Gedeihstörung.

Zudem staut sich das Blut vor dem linken Herzen in den Lungenkreislauf zurück. Dadurch wird Flüssigkeit aus den Blutgefäßen ins Interstitium und in die Alveolen abgepresst. Es entwickelt sich ein **Lungenödem** mit den Zeichen:
- Dyspnoe (➤ 4.1.1), die lageabhängig ist (Orthopnoe); in flacher Rückenlage ist die Luftnot stärker ausgeprägt als in aufgerichteter Position
- Tachypnoe (➤ 4.1.2)
- Husten mit schaumigem Auswurf
- Rezidivierende bronchopulmonale Infekte
- Evtl. zentrale Zyanose als Ausdruck unzureichender Sauerstoffsättigung (➤ 4.1.3)
- Trommelschlegelfinger mit Uhrglasnägeln bei chronischem Sauerstoffmangel (➤ Abb. 5.1).

Rechtsherzinsuffizienz:
- Folgen des Rückstaus im Körperkreislauf
- Zeichen der Kompensation

Bei einer **Rechtsherzinsuffizienz** staut sich das Blut in den Venen des Körperkreislaufs und es kommt zu folgenden Symptomen:
- Anschwellen der Halsvenen
- Ödembildung, beim Säugling insbesondere Lidödeme
- Gewichtszunahme durch Ödeme
- Leber- und Milzvergrößerung
- Stauungsniere
- Evtl. Funktionsminderung der betroffenen Organe

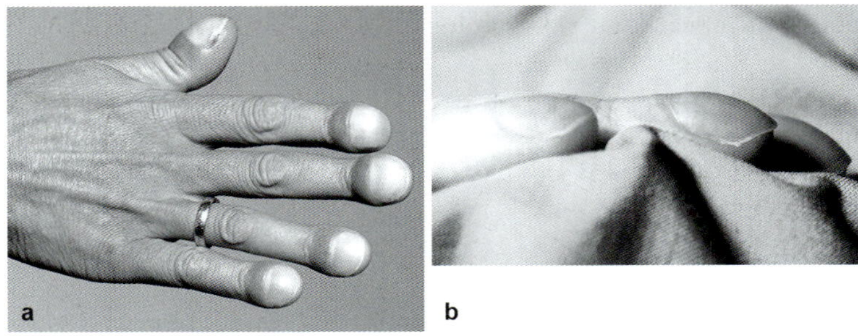

Abb. 5.1 Trommelschlegelfinger und Uhrglasnägel. [K183]

- Evtl. periphere Zyanose infolge verlangsamter Zirkulation mit erhöhter arteriovenöser O_2-Differenz (➤ 4.1.3).

Der Organismus versucht eine Herzinsuffizienz v. a. durch eine Tachykardie sowie durch eine Myokardhypertrophie zu kompensieren.

Beim Säugling meist globale Herzinsuffizienz

Je jünger der Patient ist, umso schwieriger ist es, eine Rechts- von einer Linksherzinsuffizienz zu unterscheiden. Meistens liegt eine **globale Herzinsuffizienz** vor. Dabei sind die Folgen einer Linksherzinsuffizienz mit denen einer Rechtsherzinsuffizienz kombiniert.

Ursachen

Folgende Erkrankungen können bei Kindern eine Herzinsuffizienz auslösen:

- Säuglinge:
  - Angeborene Herzfehler (➤ 5.2)
  - Entzündliche Herzerkrankungen (➤ 5.3.1)
- Ältere Kinder:
  - Entzündliche Herzerkrankungen (➤ 5.3.1)
  - Rheumatisches Fieber (➤ 5.3.2)
  - Renale Hypertonie (Bluthochdruck infolge einer Nierenerkrankung).

Pflege

Kinder mit einer Herzinsuffizienz sind schwerkranke Kinder. Die Pflegenden müssen die Zeichen der Herzinsuffizienz kennen, damit sie bei Veränderungen direkt den Arzt informieren können. Die Kinder brauchen sehr viel Ruhe und werden entsprechend ihrer körperlichen Belastbarkeit gepflegt. Evtl. wird nur das Minimal Handling durchgeführt. Die Vitalzeichen werden in regelmäßigen Abständen zusätzlich zum kontinuierlichen Monitoring kontrolliert. Durch eine gute Flüssigkeitsbilanzierung kann die Gefahr einer Volumenüberbelastung rechtzeitig erkannt werden. Wenn möglich, sollte der Ernährungsplan gemeinsam mit dem Kind abgesprochen werden, da die Kinder ohnehin oft appetitlos sind. Die Ernährung sollte eher ballaststoffreich sein, da es durch die Flüssigkeitseinschränkung leicht zu einer Obstipation kommen kann. Die Haut ist feuchtkalt und schwitzig. Die Extremitäten sind kühl bis kalt. Entsprechend soll die Haut abgewaschen und die Extremitäten warm gehalten werden. Ödeme können, besonders bei Berührung, sehr schmerzhaft sein. Da die Haut durch das Ödem sehr gespannt ist, sollte sie gut eingecremt werden. Die Kinder werden je nach Zustand 1 bis 2-mal täglich gewogen. Oft fallen die Patienten durch schnellere Ermüdbarkeit und Spielunlust auf. Die Kinder, aber auch Eltern und Angehörige benötigen eine gute psychologische Unterstützung, da sie verunsichert und ängstlich sind. Durch die langen Krankenhausaufenthalte sind die sozialen Kontakte eingeschränkt.

5.2 Angeborene Herzfehler

5.2.1 Übersicht

Häufigkeit und Ursachen

0,8 % aller Neugeborenen haben einen kongenitalen, d. h. angeborenen Herzfehler (auch: kongenitales Vitium cordis; lat. Vitium = Fehler), sodass in Deutschland jährlich etwa 5.000 Kinder mit einem Vitium cordis geboren werden. In der Pädiatrie stellen die angeborenen Herzfehler mit 90 % die wichtigste Gruppe der Erkrankungen des Herz-Kreislauf-Systems dar.

Meist unbekannte Störung in der Embryonalperiode

Meistens bleibt unklar, welche Faktoren die Herzentwicklung in der Embryonalperiode (➤ 1.1.2) gestört haben. Ein gesicherter Zusammenhang besteht zwischen

- Chromosomenaberrationen, z. B. Trisomie 21 (➤ 2.1.1) und Turner-Syndrom (➤ 2.1.1)
- Infektionskrankheiten der Mutter im ersten Trimenon der Schwangerschaft, insbesondere Röteln (➤ 14.2.3)
- Medikamente, z. B. Thalidomid (Contergan®), und Noxen, z. B. Alkohol.

Bei positiver Familienanamnese erhöht sich das Erkrankungsrisiko auf 2–5 %, wenn ein Geschwisterkind bereits einen Herzfehler hat und auf 3–6 %, wenn ein Elternteil ein kongenitales Vitium cordis hat.

Einteilung

Die angeborenen Herzfehler lassen sich nach anatomischen bzw. nach klinischen Gesichtspunkten einteilen. Folgende Formen lassen sich voneinander unterscheiden, wenn man die **anatomischen** Abweichungen von den normalen Kreislaufverhältnissen betrachtet:

- **Shunt.** Bei einem Shunt (Kurzschluss) handelt es sich um eine Querverbindung zwischen arteriellem und venösem System. Strömt dabei aufgrund der Druck- und Widerstandsverhältnisse im Kreislauf Blut vom arteriellen ins venöse System, so liegt ein Links-Rechts-Shunt vor. Umgekehrt handelt es sich um einen Rechts-Links-Shunt. Da bei einem Rechts-Links-Shunt ein Teil des Blutes ohne Sauerstoffanreicherung in den Körperkreislauf gelangt, liegt hier eine zentrale Zyanose vor (➤ 4.1.3)
- **Stenosen.** Bei Stenosen liegen Ein- oder Ausflusshindernisse vor, z. B. Pulmonal- bzw. Aortenstenose

- **Fehleinmündungen von Gefäßen** lassen sich am besten an der Transposition der großen Arterien (kurz: TGA ➤ 5.2.3) veranschaulichen, bei der die Aorta dem rechten Ventrikel und der Truncus pulmonalis dem linken Ventrikel entspringt.

Bei der Einteilung nach **klinischen** Gesichtspunkten sind Herzfehler mit und ohne primäre Zyanose zu unterscheiden. Die in ➤ Tab. 5.1 aufgeführten wichtigsten Vitien können isoliert oder kombiniert auftreten.

Eisenmenger-Reaktion

Shuntumkehr: Links-Rechts-Shunt ohne Zyanose → pulmonale Hypertonie → Rechtsherzhypertrophie → Druckausgleich → Shuntumkehr → Rechts-Links-Shunt mit Zyanose

Die Eisenmenger-Reaktion beschreibt, wie ein Kind mit primär azyanotischem Herzfehler durch Shuntumkehr eine sekundäre Zyanose entwickeln kann. Bei einem Links-Rechts-Shunt wird der Lungenkreislauf vermehrt durchblutet. In der Folgezeit steigt der Druck im Lungenkreislauf an. Auf die pulmonale Hypertonie muss der rechte Ventrikel mit Druckanstieg reagieren. Wird der Druck der rechten Kammer dabei größer als der in der linken, kommt es zu einer **Shuntumkehr.** Der resultierende Rechts-Links-Shunt geht mit einer Zyanose einher. Herzfehler mit einem Links-Rechts-Shunt müssen behandelt werden, bevor es zu einer pulmonalen Hypertonie kommt.

Klinik und Komplikationen

- Asymptomatische Vitien
- Herzinsuffizienz
- Evtl. Herzrhythmusstörungen
- Endokarditis

Der Beginn und die Ausprägung der Symptomatik sind abhängig von der Schwere des angeborenen Herzfehlers. Leichtere Vitien können asymptomatisch verlaufen und nur als Zufallsbefund bei einer körperlichen Untersuchung auffallen. Kinder mit einem hämodynamisch bedeutsamen Herzfehler entwickeln in der Regel im ersten Lebensjahr die Symptome einer Herzinsuffizienz (➤ 5.1). Das Krankheitsbild kann durch Herzrhythmusstörungen oder eine Endokarditis, d. h. eine Entzündung des vorgeschädigten Endokards, insbesondere der Herzklappen, kompliziert werden (➤ 5.3.1).

Diagnostik

Körperliche Untersuchung

Die körperliche Untersuchung kann bei der Diagnose eines angeborenen Herzfehlers wegweisend sein:

Tab. 5.1 Die wichtigsten angeborenen Herzfehler und ihre Häufigkeit.

Herzfehler ohne primäre Zyanose	Herzfehler mit primärer Zyanose
Mit Links-Rechts-Shunt: • Ventrikelseptumdefekt (25 %) • Vorhofseptumdefekt (10 %) • Persistierender Ductus arteriosus (Botalli) (10 %) Ohne Shunt: • Pulmonalstenose (10 %) • Aortenstenose (5 %) • Aortenisthmusstenose (5 %)	Mit Rechts-Links-Shunt: • Fallot-Tetralogie (10 %) • Transposition der großen Arterien (5 %)

Tab. 5.2 Physiologische Herzfrequenz in Abhängigkeit vom Lebensalter.

Lebensalter	Mittelwert (Schläge/min)	Minimum (Schläge/min)	Maximum (Schläge/min)
Neugeborenes	120	80	160
Säuglinge	130	120	150
Kleinkinder	120	100	180
5 Jahre	105	70	150
8 Jahre	90	65	120
12 Jahre	85	60	110

Tab. 5.3 Normwerte des Blutdrucks in Abhängigkeit vom Lebensalter.

Lebensalter	Mittelwert (mmHg)
Säugling	90/60
3.–6. Lebensjahr	95/65
6.–9. Lebensjahr	105/60
9.–12. Lebensjahr	110/70
13.–15. Lebensjahr	120/80

- Schon bei der **Inspektion** fallen möglicherweise die Zeichen einer Herzinsuffizienz auf
- Bei der **Palpation** werden zunächst Radialis- und Femoralispulse erfasst, denn sie geben Hinweise auf Herzfrequenz (➤ Tab. 5.2), Rhythmus und verschiedene Funktionszustände des Herzens. Einige Herzfehler sind bereits durch die Palpation erkennbar, so verursachen z. B. die Pulmonal- und Aortenstenose ein auf dem Sternum zu tastendes Schwirren
- Weitere Hinweise ergeben sich aus der **Blutdruckmessung.** Sie erfolgt ein Abhängigkeit vom Alter des Kindes mit geeigneten Geräten und Manschetten. Die altersabhängigen Normwerte gehen aus ➤ Tab. 5.3 hervor. Bei einer Aortenisthmusstenose (➤ 5.2.4) kann es Blutdruckdifferenzen zwischen beiden Armen bzw. zwischen Armen und Beinen geben
- Die **Auskultation,** d. h. das Abhören mit dem Stethoskop, ist eine der wichtigsten Untersuchungsmethoden. Bei Herzfehlern mit Shunt und Stenosen treten neben den physiologischen Herztönen noch pathologische Herzgeräusche auf. Doch nicht jedes Herzgeräusch muss Ausdruck eines Vitiums sein: 50–70 % aller Kinder haben ein unbedeutendes Herzgeräusch, das durch harmlose Wirbelbildungen des Blutstroms verursacht wird und bei Lagewechsel die Lautstärke ändert.

Ergibt sich im Rahmen der körperlichen Untersuchung ein Hinweis auf einen angeborenen Herzfehler, sind weitere Untersuchungen durchzuführen:

- **Echokardiografie** (kurz: Echo). Die Ultraschalluntersuchung des Herzens ist heute die wichtigste Untersuchungsmethode in der Kinderkardiologie. Mit relativ geringem Aufwand und ohne Risiko gelingt es in fast allen Fällen, Art und Schweregrad der Herzerkrankung zu erkennen
- **Röntgen-Thorax.** Anhand des Röntgenbildes lassen sich Größe, Form und Lage des Herzens sowie die Lungen beurteilen

- **Elektrokardiografie** (EKG). Mittels EKG werden insbesondere Herzrhythmusstörungen abgeklärt, es kann aber auch Hinweise auf eine Rechts- bzw. Linksherzhypertrophie geben
- **Herzkatheteruntersuchung.** Mit diesem invasiven Verfahren können angeborene Herzfehler exakt abgeklärt werden. In vielen Fällen ist die Herzkatheteruntersuchung präoperativ unverzichtbar. Ergänzend zur Echokardiografie werden Drücke und Shuntvolumina bestimmt. Zusätzlich können durch Kontrastmittel fehleinmündende Gefäße dargestellt werden (Angiokardiografie).

Pflege

Für eine Herzkatheteruntersuchung werden die Kinder wie für eine Operation vorbereitet. Nach einer Herzkatheteruntersuchung werden die Vitalzeichen (Blutdruck, Herzfrequenz, Atemfrequenz, Sauerstoffsättigung), das Bewusstsein, die Hautfarbe und -temperatur der betroffenen Punktionsbeine und auch eine etwaige Infusionstherapie nach Anordnung überwacht. Beidseitig sollten die Pulse überprüft werden. Regelmäßig wird der Druckverband und die Punktionsstelle auf Nachblutungen kontrolliert. Ggf. kann der Druck auf die Punktionsstelle durch einen Sandsack verstärkt werden. Die punktierte Extremität wird flach gelagert und nur bei Verminderung des venösen Rückflusses ein wenig erhöht positioniert. Bei Kontrastmittelgabe wird die Ausscheidung kontrolliert und eine Bilanz geführt.

Therapie

Spontanheilung möglich

Etwa 20 % aller Kinder mit einem kongenitalen Vitium cordis bedürfen keiner Therapie, weil die Anomalie geringfügig ist oder weil es zu einer spontanen Heilung kommen kann. Bei den übrigen Patienten ist eine kausale Therapie von einer symptomatischen Therapie abzugrenzen.

Kausale Therapie:
- Operativ
- Interventionell

Im Rahmen der **kausalen Therapie** wird der zugrunde liegende Herzfehler durch einen operativen Eingriff oder eine interventionelle Therapie, d. h. ein Katheterverfahren, behoben. Relevante Details werden bei den einzelnen Krankheitsbildern besprochen.

Symptomatische Therapie:
- Allgemeinmaßnahmen
- Medikamentöse Therapie
- Endokarditisprophylaxe

Außerdem wird eine auftretende Herzinsuffizienz behandelt. Bei der symptomatischen Therapie werden neben Medikamenten folgende **Allgemeinmaßnahmen** eingesetzt:
- Intensivüberwachung
- Sauerstoffzufuhr
- Evtl. Sedierung
- Häufige kleine Mahlzeiten, ggf. Ernährung über Magensonde
- Reduzierte Flüssigkeitszufuhr.

Die wichtigsten **Medikamente** zur Behandlung der Herzinsuffizienz:
- Digitalispräparate steigern die Pumpkraft des Herzens und erhöhen so das Schlagvolumen
- Diuretika sind harntreibende Medikamente, durch die Lungenödeme und periphere Ödeme ausgeschwemmt werden

- Nitropräparate erweitern v. a. die Venen. Damit befindet sich mehr Blut im venösen Kreislauf und weniger Blut im arteriellen System. Das Herz wird dadurch entlastet.

MERKE

Vor allen instrumentellen Eingriffen diagnostischer und therapeutischer Art ist ein Antibiotikum zur Endokarditisprophylaxe zu verabreichen (➤ 5.3.1).

Prognose

90 % der Kinder mit einem angeborenen Herzfehler haben dank der Fortschritte der Kinderkardiologie und der Kinderherzchirurgie eine normale Lebenserwartung.

90 % normale Lebenserwartung

Pflege

Wird Sauerstoff zur Behandlung eingesetzt, so bedarf dies einer detaillierten Verordnung. Neben der zu verabreichenden Menge (l/min) muss auch die Dauer sowie die Verabreichungsform festgelegt werden. In jedem Fall muss eine Sauerstofftherapie sorgfältig und kontinuierlich überwacht werden. Besonderes Augenmerk liegt dabei auf der Bewusstseinslage, der Atmung, der Hautfarbe, sowie dem Zustand der Nasen- und Mundschleimhaut.

5.2.2 Angeborene Herzfehler mit Links-Rechts-Shunt

Ventrikelseptumdefekt (VSD)

Der VSD (➤ Abb. 5.2) ist mit ca. 25 % der häufigste angeborene Herzfehler. Er tritt isoliert oder kombiniert wie bei der Fallot-Tetralogie (➤ 5.2.3) auf. Es besteht ein Loch in der Wand zwischen linker und rechter Herzkammer, sodass Blut aus dem kräftigen linken in den schwächeren rechten Ventrikel strömt. Es resultiert ein Links-Rechts-Shunt, durch den insbesondere der rechte Ventrikel und die Lungengefäße infolge des zusätzlich kreisenden Blutvolumens belastet werden. Die Symptomatik und die therapeutischen Konsequenzen sind abhängig vom Shuntvolumen und damit von der Größe des Defektes. Kleinere Defekte können sich spontan verschließen. Die übrigen werden idealerweise im 3. Lebensjahr operativ korrigiert. Überschreitet das Shuntvolumen jedoch 30 %, ist eine frühere OP, meistens im Säuglingsalter, angezeigt, um einer pulmonalen Hypertonie und einer Shuntumkehr vorzubeugen (➤ 5.2.1).

Loch in der Scheidewand zwischen linker und rechter Herzkammer

Vorhofseptumdefekt (ASD)

Beim ASD (Vorhof = Atrium; Atrium-Septum-Defekt ➤ Abb. 5.3) befindet sich ein Loch in der Scheidewand zwischen dem linken und dem rechten Vorhof. Verschiedene Formen können unterschieden werden:

Loch in der Scheidewand zwischen linkem und rechtem Vorhof

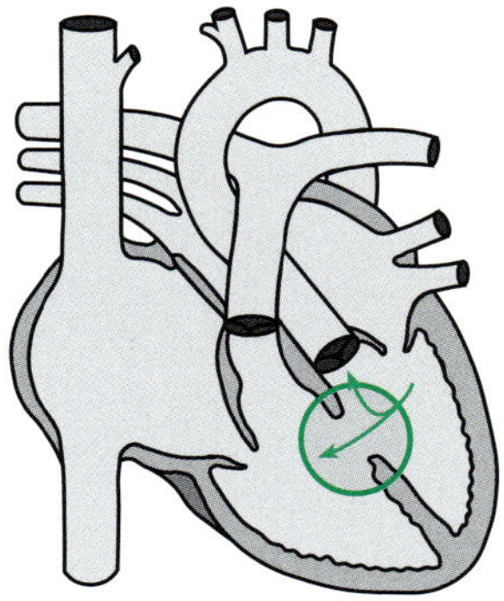

Abb. 5.2 Ventrikelseptumdefekt. [L157]

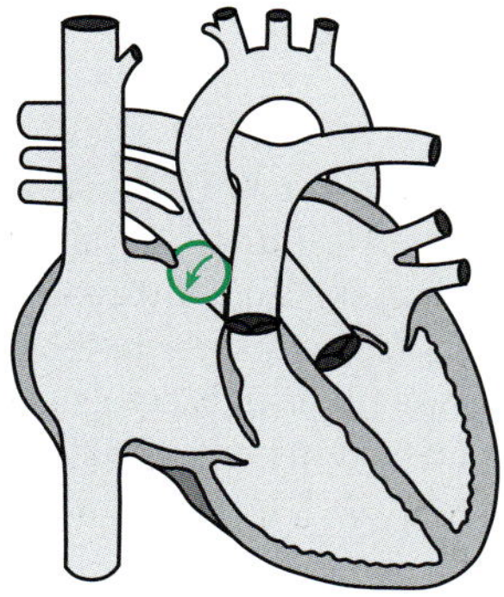

Abb. 5.3 Vorhofseptumdefekt. [L157]

- **Persistierendes Foramen ovale (PFO).** Durch das Foramen ovale fließt im fetalen Kreislauf das sauerstoffreiche Blut aus der Placenta in den linken Vorhof und damit in den kindlichen Körperkreislauf (➤ Abb. 3.3). Kurz nach der Geburt verschließt sich das Foramen klappenartig (➤ 3.1.2). Bleibt dieser Verschluss aus, spricht man vom persistierenden Foramen ovale.
- **ASD I.** Defekt im unteren Teil des Vorhofseptums, von dem die Mitralklappe und das Ventrikelseptum mit betroffen sein können; durch die resultierende Mitralinsuffizienz entwickelt ein Kind mit einem ASD I möglicherweise früher Symptome
- **ASD II.** Defekt im mittleren oder oberen Teil des Septums. Häufigster Typ des ASD.

Da das Druckgefälle zwischen den beiden Vorhöfen niedriger ist als zwischen den beiden Kammern, ist das Shuntvolumen beim ASD geringer als beim VSD. Die Patienten entwickeln in der Regel erst später Symptome. Auf die meist zufällige Diagnose eines ASD kann abwartend reagiert werden, da Spontanverschlüsse häufig sind. Bleibt der Spontanverschluss jedoch aus, sollte der Defekt im Vorschulalter interventionell (Verschluss durch ein mit dem Katheter eingeführtes Doppelschirmchen) oder operativ behoben werden.

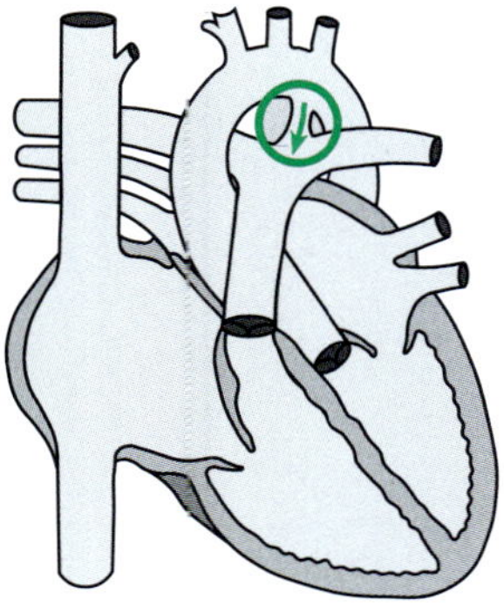

Abb. 5.4 Persistierender Ductus arteriosus. [L157]

Persistierender Ductus arteriosus (PDA)

Ductus arteriosus Botalli bleibt offen

Im fetalen Kreislauf führt der Ductus arteriosus Botalli Blut vom Truncus pulmonalis direkt in die Aorta (➤ Abb. 3.3). Wenn sich dieses Gefäß nicht wie üblich in den ersten Lebensstunden verschließt, spricht man von einem persistierenden Ductus arteriosus (➤ Abb. 5.4).

Nach der Geburt entfalten sich die Lungen und damit fällt der Druck im Lungenkreislauf unter den Aortendruck, sodass sich die Flussrichtung im Ductus arteriosus ändert. Da bei offenem Ductus arteriosus Blut von der Aorta in die Pulmonalarterien gelangt, liegt ein Links-Rechts-Shunt vor, der die Gefahr der Shuntumkehr birgt (➤ 5.2.1); Therapiemöglichkeiten:

- Bei Früh- und Neugeborenen kann ein medikamentöser Verschluss durch Gabe eines Prostaglandinsynthesehemmers Ibuprofen oder Indomethacin versucht werden, da Prostaglandine den Ductus arteriosus offen halten
- Versagt die medikamentöse Behandlung, muss der persistierende Ductus arteriosus bei Frühgeborenen zügig operativ verschlossen werden. Bei reif geborenen Kindern sollte der Ductus im 1. Lebensjahr interventionell oder operativ verschlossen werden.

5.2.3 Angeborene Herzfehler ohne Shunt

Pulmonalstenose (PS)

Ausstrom aus dem rechten Ventrikel ist behindert

Die angeborene Pulmonalstenose (➤ Abb. 5.5), bei der der Ausstrom aus dem rechten Ventrikel behindert ist, kommt isoliert und kombiniert, z. B. bei der Fallot-Tetralogie, sowie in allen Schweregraden vor. Eine leichte Verdickung und Verklebung der Klappensegel verursacht zwar ein Herzgeräusch, bleibt aber in der Regel asymptomatisch und erfordert keine Therapie. Bei einer kritischen PS mit minimaler Restöffnung ist die Rechtsherzbelastung enorm und die Lunge kann nur über einen offenen Ductus arteriosus durchblutet werden. Die Therapie besteht in der Gabe von Prostaglandin, um den Ductus arteriosus offen zu halten, und einer baldigen Ballondilatation. Das Katheterverfahren konnte die operative Korrektur fast vollständig ersetzen.

5

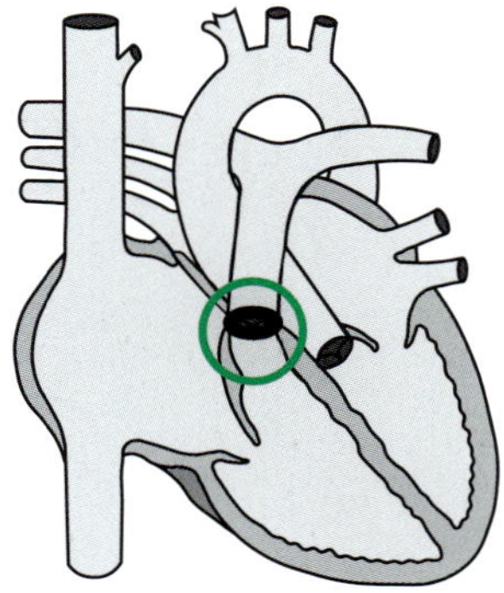

Abb. 5.5 Pulmonalstenose. [L157]

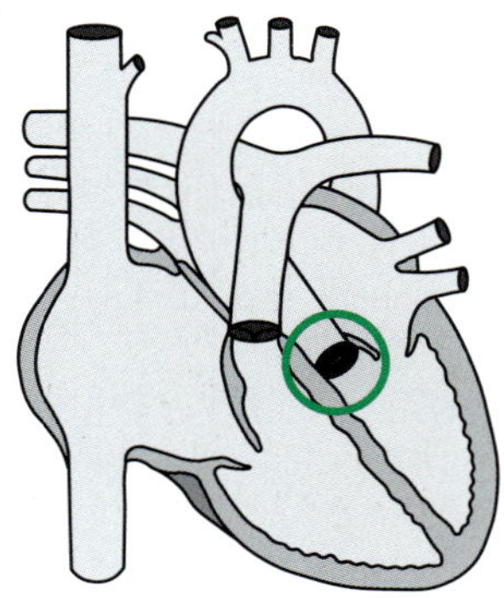

Abb. 5.6 Aortenstenose. [L157]

Aortenstenose (AS)

Ausstrom aus dem linken Ventrikel ist behindert

Bei der Aortenstenose (➤ Abb. 5.6) ist der Ausstrom aus dem linken Ventrikel behindert. Folgen dieses kongenitalen Herzfehlers, der unterschiedlich stark ausgeprägt sein kann, sind:

- Linksherzbelastung mit Linksherzhypertrophie
- Myokardischämie, da die Herzkranzgefäße nicht ausreichend durchblutet werden.

Bei der Herzkatheteruntersuchung des Säuglings wird die Druckdifferenz zwischen linkem Ventrikel und Aorta gemessen. Beträgt sie mehr als 50 mmHg, wird eine Ballondilatation notwendig. Bei mehr als 60 % der Patienten wird zusätzlich im Jugend- oder Erwachsenenalter der operative Aortenklappenersatz durchgeführt.

Aortenisthmusstenose (ISTA)

Der Aortenisthmus ist eine natürliche Enge am Übergang vom Aortenbogen zur absteigenden Aorta (➤ Abb. 5.7). Dieser Bereich ist bei einer ISTA übermäßig verengt. Es gibt zwei verschiedene Formen:

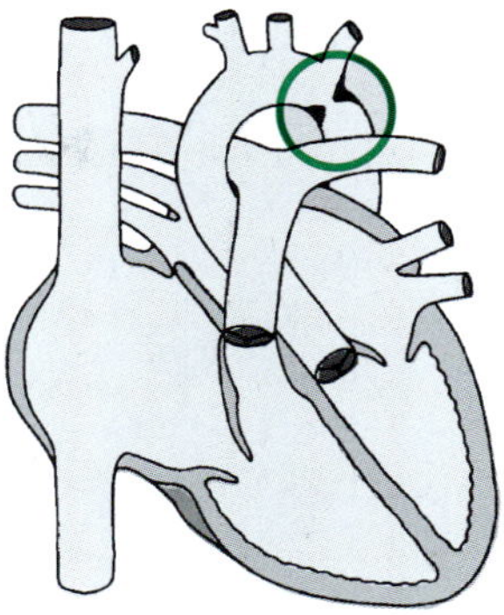

Abb. 5.7 Aortenisthmusstenose. [L157]

- **Präduktale Form:** Bei der selteneren präduktalen Form liegt die Engstelle vor der Einmündung des Ductus arteriosus und die untere Körperhälfte wird mit Mischblut versorgt. Dieses Mischblut setzt sich aus sauerstoffreichem Blut aus dem linken Ventrikel und dem sauerstoffarmen Blut, das aus der Pulmonalarterie über den Ductus arteriosus in die Aorta fließt, zusammen. Neugeborene mit der präduktalen Form fallen also durch eine Zyanose der unteren Körperhälfte sowie eine rasch einsetzende Herzinsuffizienz auf, denn die ISTA stellt für beide Ventrikel eine Belastung dar. Die primäre Behandlung mittels Ballondilatation ist umstritten, es besteht die Gefahr der Restenosierung. Die Therapie der Wahl ist die operative Resektion der Stenose

Präduktale Form

- **Postduktale Form:** Bei der häufigeren postduktalen Form befindet sich die Stenose hinter der Einmündung des Ductus arteriosus und die untere Körperhälfte wird über Kollateralgefäße versorgt. Dennoch gibt es eine deutliche Blutdruckdifferenz zwischen der oberen und der unteren Körperhälfte, die in der Regel erst jenseits des 10. Lebensjahres zu Symptomen führt. Aus der arteriellen Hypertonie der oberen Körperhälfte resultieren z. B. Kopfschmerzen und Nasenbluten, die Minderdurchblutung der Beine bedingt Wadenschmerzen nach längerem Gehen und die Fußpulse sind abgeschwächt oder fehlen. Bei den Patienten mit der postduktalen Form sind die Ballondilatation und die OP gleichwertige Behandlungsalternativen.

Postduktale Form

5.2.4 Angeborene Herzfehler mit primärem Rechts-Links-Shunt

Fallot-Tetralogie (TOF)

Bei der Fallot-Tetralogie (engl. tetralogy of fallot, TOF ➤ Abb. 5.8) handelt es sich um ein komplexes Vitium cordis bestehend aus den vier Komponenten:

Komplexes Vitium cordis

- **Pulmonalstenose** (➤ 5.2.3), die die Lungendurchblutung einschränkt und daher das Ausmaß der Symptomatik bestimmt
- **Ventrikelseptumdefekt** (➤ 5.2.2)

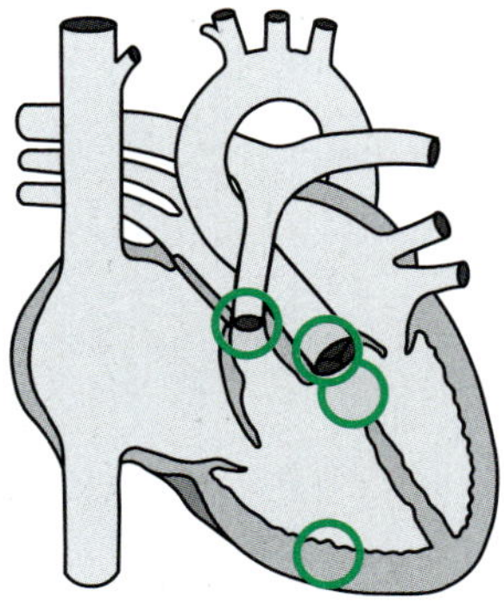

Abb. 5.8 Fallot-Tetralogie. [L157]

- Einer nach rechts verlagerten Aorta (auch: **reitende Aorta**), sodass der linke und der rechte Ventrikel Blut in den Körperkreislauf pumpen. Es resultiert ein Rechts-Links-Shunt und damit eine primäre Zyanose, deren Intensität vom Ausmaß der Pulmonalstenose abhängig ist
- **Rechtsherzhypertrophie** infolge der Pulmonalstenose.

Da das Kind durch einen permanenten Sauerstoffmangel bedroht ist, sollte bald nach der Diagnose die Korrektur-OP erfolgen. Evtl. wird aber zunächst eine Ballondilatation der Pulmonalklappe durchgeführt, um die Lungendurchblutung und damit die Gesamtsituation des Kindes zu verbessern.

Pflege

Kommt es durch einen akuten Spasmus der Pulmonalstenose zu einem hypoxämischen Anfall, sollten die Pflegenden den Kindern zügig Sauerstoff anbieten. Zusätzlich wird der Kreislauf „verkleinert", indem die Pflegenden bei Säuglingen die Beine anwinkeln und gegen den Bauch pressen. Größere Kinder werden dazu aufgefordert, sich hinzuhocken. Durch diese periphere Widerstandserhöhung wird der vorübergehende vermehrte Rechts-Links-Shunt wieder reduziert und die Lungendurchblutung verbessert. Sind die Kinder unruhig, können Medikamente zur Beruhigung verabreicht werden. Morphin kann den Spasmus der Pulmonalstenose lösen.

Transposition der großen Arterien (TGA)

Kinderkardiologischer Notfall: Lungenkreislauf und Körperkreislauf sind voneinander getrennt

Bei der TGA entspringt die Aorta dem rechten und der Truncus pulmonalis dem linken Ventrikel, sodass der Lungenkreislauf und der Körperkreislauf voneinander getrennt sind (➤ Abb. 5.9). Das betroffene Neugeborene ist nur lebensfähig, wenn die beiden Kreisläufe durch einen zusätzlichen Septumdefekt oder einen offenen Ductus arteriosus verbunden sind, damit sich das sauerstoffreiche Blut des linken Herzens mit dem sauerstoffarmen Blut des rechten Herzens mischen kann. Das Kind ist sofort nach der Geburt zyanotisch und der Zustand verschlechtert sich rasch, wenn sich der Ductus arteriosus als Querverbindung zwischen beiden Kreisläufen ver-

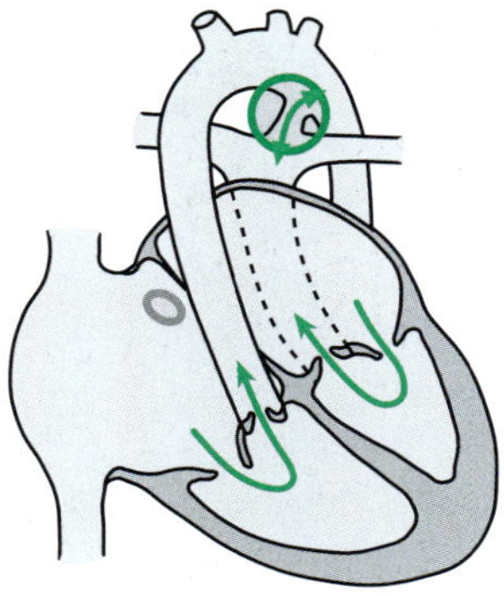

Abb. 5.9 Transposition der großen Arterien. [L157]

schließt. Bei entsprechendem Verdacht ist also der Ductus arteriosus medikamentös durch Prostaglandine offen zu halten und eine Herzkatheteruntersuchung durchzuführen. Lange Zeit wurde im Rahmen der Herzkatheteruntersuchung künstlich ein Vorhofseptumdefekt herbeigeführt, um so eine weitere Verbindung zwischen den Kreisläufen zu schaffen. Heute ist dies nur noch selten notwendig, da die Korrektur-OP in den ersten Lebenstagen erfolgt.

Pflege

Bei einer Therapie mit Prostaglandin muss mit vielen Nebenwirkungen gerechnet werden. Die Kinder fallen häufig mit Apnoen auf. Zusätzlich sind die Kinder geräusch- und berührungsempfindlich, entwickeln erhöhte Temperaturen und können mit Hypotonien auffallen. Daher sind diese Kinder kontinuierlich über einen Monitor (Atmung, EKG, Blutdruck, Sättigung) zu überwachen und nur sehr behutsam zu versorgen. In diesem Zusammenhang bietet sich das Minimal Handling an. Der Raum sollte abgedunkelt und vor lauten Geräuschen geschützt werden.

5.3 Erworbene Herzerkrankungen

5.3.1 Bakterielle Endokarditis

Als Endokarditis wird die Entzündung der gesamten Herzinnenwand (Endokard) inkl. der Herzklappen bezeichnet. Kinder mit angeborenem Herzfehler und nach Herzoperationen stellen dafür eine Risikogruppe dar, da deren Endokard vorgeschädigt ist. Insbesondere bei Operationen wie zahnärztlichen Eingriffen oder Entfernung der Mandeln sowie bei Entzündungen im Mund- und Rachenbereich, z. B. Mandelentzündungen (➤ 11.4.1), gelangen meistens Streptokokken oder Staphylokokken, seltener andere Bakterien oder Pilze in die Blutbahn. Diese können sich dann auf der vorgeschädigten Herzklappe ansiedeln und sie zerstören. Außerdem können septische Embolien

- Operationen
- Entzündungen im Mund- und Rachenraum

von den betroffenen Klappen ausgehen. Eine Endokarditis kann auch durch ein rheumatisches Fieber hervorgerufen werden (➤ 5.3.2).

Klinik

Der Krankheitsverlauf geht häufig einher mit:
- Hohem Fieber und Schüttelfrost
- Herzinsuffizienz
- Nierenbeteiligung
- Leber- und Milzvergrößerung
- Möglichen septischen Embolien im ZNS und der Haut.

Diagnostik

- Blutkultur zum Erregernachweis
- Echokardiografie, Darstellung der Auflagerungen auf der betroffenen Herzklappe und des Ausmaßes des Klappendefektes.

Therapie

Antibiotische Therapie

Die entscheidende Therapiemaßnahme ist die sofortige intravenöse Antibiotikatherapie über mindestens 4 Wochen, ein operativer Klappenersatz wird im Akutstadium soweit möglich vermieden. Die Prognose der bakteriellen Endokarditis ist bei adäquater antibiotischer Therapie gut.

Endokarditisprophylaxe

Prophylaxe bei vorgeschädigtem Endokard

Die Endokarditisprophylaxe wird entsprechend der Leitlinien bei Patienten mit vorgeschädigtem Endokard durchgeführt.
Bei diesen Risikopatienten muss vor jedem diagnostischen und therapeutischen Eingriff eine prophylaktische Antibiotikagabe erfolgen. Die Betroffenen erhalten einen Patientenausweis, den sie bei jedem Arztbesuch vorlegen müssen.

5.3.2 Rheumatisches Fieber

Poststreptokokkenerkrankung

Insbesondere wegen der Herzbeteiligung handelt es sich beim rheumatischen Fieber (RF) um eine gefürchtete Spätkomplikation nach einer Streptokokkeninfektion wie Angina tonsillaris oder Scharlach (➤ 14.3.1). Infolge der immunologischen Auseinandersetzung kann eine Poststreptokokkenerkrankung resultieren, wenn sich die gebildeten Antikörper nicht nur gegen den Erreger, sondern fälschlicherweise auch gegen körpereigene Strukturen richten. Das RF stellt in Entwicklungsländern auch heute noch die wichtigste Ursache für eine Herzerkrankung im Kindes- und Jugendalter dar. Aufgrund des konsequenten Einsatzes von Antibiotika ist es hierzulande sehr selten.

Tab. 5.4 Jones-Kriterien.

Hauptkriterien	Nebenkriterien
• Karditis • Polyarthritis • Chorea minor • Subkutane Rheumaknötchen • Erythema margiatum	• Fieber • Arthralgien • Frühere Rheumatische Karditis • Verlängertes PQ-Intervall im EKG • BSG- oder CRP-Erhöhung

Klinik

Fieber und Arthritis → „rheumatisches Fieber"

2–4 Wochen nach der Streptokokkeninfektion kommt es erneut zu:

- Fieber
- Polyarthritis, abwechselnd an den großen Gelenken der unteren Extremität
- Myokarditis mit Tachykardie, Herzrhythmusstörungen, EKG-Veränderungen und Herzinsuffizienz
- Endokarditis, die v.a. an der Mitral- und Aortenklappe eine Klappeninsuffizienz hinterlassen kann
- Chorea minor mit unwillkürlichen, ziellosen Bewegungen und Sprechstörungen: die Antikörper können bestimmte Basalganglien im ZNS schädigen
- Girlandenförmige Hautrötungen im Bereich des Rumpfes (Erythema anulare) und Knötchen unter der Haut (Noduli rheumatici).
- Nachweis einer Streptokokken-A-Infektion.

Diagnostik

- 2 Haupt- oder 1 Haupt- und 2 Nebenkriterien
- Nachweis Strep. A-Infektion

Die Diagnose wird anhand der Symptomatik nach den Jones-Kriterien gestellt (➤ Tab. 5.4). Dabei ist neben 2 Hauptkriterien oder 1 Haupt- und 2 Nebenkriterien der Nachweis der Streptokokken-A-Infektion erforderlich.

Therapie und Prognose

- Penicillinprophylaxe!
- Herzklappenfehler als Spätfolge

Maßnahmen im Rahmen der stationären Therapie sind Bettruhe, Penicillingabe zur Elimination noch vorhandener Streptokokken und antientzündliche Medikamente wie Acetylsalicylsäure und Kortison.

Die Rezidivprophylaxe erfolgt mindestens 5 Jahre, bei Herzbeteiligung über 10 Jahre nach der akuten Krankheitsphase mit Penicillin. Bei diagnostischen/operativen Eingriffen, z.B. Zahnarzt, wird die Endokarditisprophylaxe (➤ 5.3.1) durchgeführt. Die Prognose ist abhängig vom Ausmaß des Herzbefalls, da die Gelenk-, ZNS- und Hautbeteiligung restlos ausheilt. Es können jedoch noch Jahre nach einem RF Herzklappenfehler auftreten.

Übungsfragen

1. Woraus resultieren die Symptome der Linksherzinsuffizienz!
2. Nennen Sie die Symptome der Rechtsherzinsuffizienz!
3. Nach welchen anatomischen Gesichtspunkten können angeborene Herzfehler eingeteilt werden?

4. Welche sind die wichtigsten Herzfehler ohne primäre Zyanose!
5. Erklären Sie die Eisenmenger-Reaktion!
6. Wie werden angeborene Herzfehler diagnostiziert?
7. Nach welchen Prinzipien werden angeborene Herzfehler behandelt?
8. Was ist eine Endokarditisprophylaxe?
9. Wie kommt es zum rheumatischen Fieber?
10. Nennen Sie die Haupt- und Nebenkriterien der Jones-Kriterien bei der Diagnosestellung des rheumatischen Fiebers!

KAPITEL

6 Krankheiten des Verdauungstrakts und der Leber

6.1 Leitsymptome bei Erkrankungen des Verdauungstrakts

6.1.1 Erbrechen

Erbrechen (Emesis) ist eines der Leitsymptome gastrointestinaler Erkrankungen. Die Magen- und Bauchmuskulatur sowie das Zwerchfell ziehen sich zusammen und der Mageninhalt wird durch den Mund entleert. Dadurch treten insbesondere bei Säuglingen und Kleinkindern gefährliche Flüssigkeitsverluste (➤ 8.1.2) und Elektrolytverschiebungen (➤ 8.3) auf.

- Entleeren des Mageninhaltes durch den Mund
- Gefahr von Flüssigkeitsverlusten und Elektrolytverschiebungen

Ursachen

- Erkrankungen des Magen-Darm-Trakts
- Infektionen durch Viren und Bakterien
- Vergiftungen, z. B. Chemikalien, verdorbene Lebensmittel
- Nebenwirkungen von Medikamenten, z. B. Antibiotika
- Stoffwechselstörungen, z. B. Diabetes mellitus (➤ 16.1.1)
- Schwere Systemerkrankungen, z. B. Sepsis (➤ 21.1.3), Meningitis (➤ 9.6)
- Neurologische Erkrankungen mit Beeinträchtigung des Brechzentrums, z. B. durch erhöhten Hirndruck.

Pflege

Die Pflegenden erkennen die Vorboten des Erbrechens wie Übelkeit, vermehrte Speichelabsonderung, verlangsamte Atmung, Würgen unter koordinierten Atembewegungen, Schweißausbruch, Bauchschmerzen, Schwindel und Blässe. So können sie das Kind unterstützen und für entsprechende Schutzmaßnahmen sorgen. Nierenschale, Schutztuch und Zellstoff sollten in Reichweite des Kindes bereitliegen. Bei wiederholtem Erbrechen des Kindes wird die Haut gezielt auf Austrocknung beobachtet. Außerdem wird täglich das Gewicht kontrolliert. Bei Bedarf wird die Wäsche gewechselt, und das Kind gewaschen. Vor allem wird eine Mundpflege durchgeführt, damit sich das Kind anschließend wieder frisch fühlt. Nach dem Erbrechen wird der Raum gelüftet.

6.1.2 Diarrhö

- > 3 Stuhlentleerungen pro Tag
- Flüssiger Stuhl
- Erhöhte Stuhlmenge

Als Diarrhö (Durchfall) werden mehr als drei Stuhlentleerungen pro Tag bezeichnet, der Stuhl ist flüssig und die Stuhlmenge deutlich erhöht. Es kommt auch hier zu Flüssigkeitsverlusten (➤ 8.1.2) und Elektrolytverschiebungen (➤ 8.3), die für Kinder bedrohlich sein können. Unterschieden werden akute und chronische Diarrhöen.

Ursachen

- Infektionen des Magen-Darm-Trakts durch Bakterien oder Viren
- Nahrungsmittelallergien und -unverträglichkeiten
- Chronisch entzündliche Darmerkrankungen wie M. Crohn, Colitis ulcerosa (➤ 6.4.5)
- Nebenwirkungen von Medikamenten, z. B. Erythromycin.

6.1.3 Obstipation

- Geringe Stuhlfrequenz
- Harter Stuhl

Die Obstipation (Verstopfung) ist gekennzeichnet durch eine verzögerte Darmentleerung mit geringer Stuhlfrequenz und hartem Stuhl.

MERKE

Normale Stuhlfrequenz:
- Gestillte Säuglinge: 5–10 × tgl. bis zu 1 × pro Woche
- Säuglinge unter Formelnahrung: 1–4 × tgl.
- Kleinkinder und Schulkinder: 1 × jeden 2. Tag bis 3 × tgl.
- Jugendliche: 1 × jeden 2. Tag bis 2 × tgl.

Ursachen

- **Primäre Ursachen,** die zur chronisch habituellen Obstipation führen können
  - Ernährungsprobleme wie faserarme Kost, geringe Flüssigkeitsaufnahme
  - Bewegungsmangel, z. B. „Stubenhocker“, häufiges Fernsehen und Computerspiele
  - Unterdrückter Defäkationsreiz, falsche Sauberkeitserziehung, psychische Störungen
  - Analfissuren oder perianale Entzündungen
- **Sekundäre Ursachen**
  - Nebenwirkung von Medikamenten, z. B. Eisen
  - Neurologische Erkrankungen, z. B. Spina bifida (➤ 9.1)
  - Kuhmilchallergie bei Kleinkindern (➤ 19.2.1)
  - Bewegungsmangel, z. B. bei längerer Bettruhe
  - Geistige Retardierung.

Klinik

Neben der Obstipation zeigen die Kinder oft Bauchschmerzen, Übelkeit, Blähungen, verringerten Appetit und Abgeschlagenheit. Oft klagen die Kinder auch über Schmerzen bei der Defäkation. Es kann zum **Stuhlschmieren** und zur **Enkopresis** (Einkoten) kommen. Aufgrund der Zersetzung des zurückgehaltenen Stuhls verflüssigt sich dieser teilweise. Dieser weiche flüssige Stuhl läuft dann unkontrolliert nach außen, da der Darm und der Analsphinkter überdehnt sind.

- Bauchschmerzen
- Übelkeit
- Blähungen
- Appetit ↓
- Stuhlschmieren
- Enkopresis

Diagnostik

Ergänzend zur Anamnese sollte ein Stuhlprotokoll geführt werden. Darin sollten über 2–4 Wochen Stuhlfrequenz und -konsistenz sowie Beschwerden wie Bauchschmerzen oder Schmerzen bei der Defäkation dokumentiert werden. Die Diagnostik sollte sekundäre Ursachen abklären oder ausschließen.

Stuhlprotokoll, Abklärung sekundärer Ursachen

Therapie

Die oft längerfristige Therapie der Obstipation bedarf reichlicher Geduld durch das betroffene Kind, die Eltern und Therapeuten.

- Allgemeine Maßnahmen beinhalten **Veränderungen des Lebensstils:** ballaststoffreiche Ernähung, ausreichende Trinkmenge, Vermeiden stuhlfestigender Nahrungsmittel (z. B. Schokolade, Kakao), reichlich Bewegung und Sport, regelmäßiges Toilettentraining (z. B. nach jeder Mahlzeit)
- Die **medikamentöse Therapie** dient der Stuhlweichhaltung und der Unterbrechung des Teufelskreises zwischen Obstipation und schmerzhafter Defäkation mit z. B. Makrogol oder Lactulose. Makrogol (Movicol junior aromafrei®) bindet als komplexer Kohlenwasserstoff Wasser im Darmlumen und wird unverändert ausgeschieden
- Perianale Veränderungen und Krankheiten, die **sekundär** zur Obstipation führen, werden entsprechend der Ursache behandelt.

- Veränderungen des Lebensstils
- Medikamentös
- Behandlung der Ursachen

6.1.4 Akutes Abdomen

Dem akuten Abdomen (auch: „akuter Bauch") liegt oft eine lebensbedrohliche Erkrankung zugrunde (➤ Tab. 6.1), sodass eine sofortige diagnostische Abklärung und Therapie erforderlich ist. Auch Erkrankungen außerhalb des Magen-Darm-Trakts können zu einem akuten Abdomen führen. Beim Säugling ist anhaltendes Schreien bis zum Beweis des Gegenteils verdächtig auf ein akutes Abdomen. Andererseits können gerade bei lebensbedrohlichen Erkrankungen im Säuglingsalter wesentliche klinische Symptome auch fehlen. Neben akut auftretenden Bauchschmerzen äußert sich ein akutes Abdomen durch:

- Reduzierten Allgemeinzustand
- Abwehrspannung als Hinweis auf eine Bauchfellentzündung („brettharter Bauch")

„Brettharter Bauch"

Tab. 6.1 Häufige pädiatrische Ursachen eines akuten Abdomens.

Pathomechanismus	Häufige Krankheitsbilder
Entzündung von Bauchorganen	Akut: • Nekrotisierende Enterokolitis, v. a. bei Frühgeborenen (➤ 3.9) • Gastroenteritis (➤ 6.4.3) • Appendizitis (➤ 6.4.4) • Pankreatitis Chronisch: • M. Crohn (➤ 6.4.5) • Colitis ulcerosa (➤ 6.4.5)
Darmverschluss (Ileus)	• Fehlbildungen wie Duodenal- und Analatresie (➤ 6.4.1) • Mekoniumileus bei Mukoviszidose (➤ 4.8) • M. Hirschsprung (➤ 6.4.1)
Ileus mit zusätzlicher Beeinträchtigung der Darmdurchblutung	• Invagination (➤ 6.4.6) • Hernien, z. B. Leistenbruch und Nabelbruch, bei denen Darmanteile eingeklemmt sind • Volvulus, d. h. ein Organ verdreht sich um seine Achse oder seinen Gefäßstiel
Blutungen	• Posttraumatisch • Ulcus ventriculi (Magengeschwür) bzw. Ulcus duodeni (Zwölffingerdarmgeschwür) bei Kindern selten (➤ 6.3.1)
Extraintestinale Ursachen	• Lebensmittelvergiftung • Nahrungsmittelunverträglichkeit (➤ 19.2.1) • Pneumonien (➤ 4.5) • Ketoazidose bei Diabetes mellitus (➤ 16.1.1) • Urologische Erkrankungen wie Pyelonephritis (➤ 7.3) und Hodentorsion (➤ 7.7.5) • Gynäkologische Erkrankungen bei älteren Mädchen wie Adnexitis (Eileiterentzündung ➤ 7.8.4)

- Veränderte Darmgeräusche, z. B. beim Ileus sehr spärliche Darmgeräusche
- Evtl. Fieber, Übelkeit, Erbrechen, Diarrhö oder Obstipation.

6.2 Erkrankungen des Ösophagus

6.2.1 Ösophagusatresie

Kontinuitätsunterbrechung des Ösophagus
Komplikation: Aspirationspneumonie

Bei der Ösophagusatresie ist die Kontinuität der Speiseröhre unterbrochen (➤ Abb. 6.1). Verschiedene Formen dieser Fehlbildung sind bekannt. In 90 % der Fälle endet der obere Speiseröhrenstumpf blind und der untere Stumpf weist eine Fistel, d. h. einen Verbindungsgang zur Trachea auf. Über die untere Fistel kann Magensaft in die Atemwege gelangen und eine Aspirationspneumonie verursachen. Die Häufigkeit beträgt etwa 1 : 3.000, bei 30 % der betroffenen Kinder finden sich weitere Fehlbildungen.

Klinik

Die betroffenen Neugeborenen fallen spätestens bei der ersten Nahrungsaufnahme auf:

- Schaumiger Speichel vor Mund und Nase
- Nahrung läuft zurück
- Erstickungsanfall und Zyanose beim Trinken
- Vorgewölbtes Abdomen, da über die Fistel Luft in den Magen gelangt.

Diagnostik

In einigen Fällen kann schon in der Schwangerschaft die Verdachtsdiagnose geäußert werden. Sonografisch wird eine zu große Fruchtwassermenge (Polyhydramnion) nachgewiesen. Diese kommt zustande, weil der Fetus das Fruchtwasser nicht wie sonst üblich schlucken kann.

Magensondierung, Röntgen

Bei Verdacht auf eine Ösophagusatresie wird beim Neugeborenen unmittelbar nach der Geburt der Magen sondiert. Bei einem Kind mit einer Ösophagusatresie kann die Sonde nur wenige Zentimeter vorgeschoben werden. Die Röntgendarstellung mit Lufteingabe und Kontrastmittel sichert die Diagnose.

Therapie

Operation

Die OP sollte wegen der Aspirationsgefahr innerhalb von 24 Stunden erfolgen. Dabei werden Ösophagusenden durch Anastomosen verbunden sowie die Fistel verschlossen. Die Prognose ist für Kinder mit einem Geburtsgewicht > 1.500 g ohne Herzfehler sehr gut, sie überleben zu mehr als 90 %.

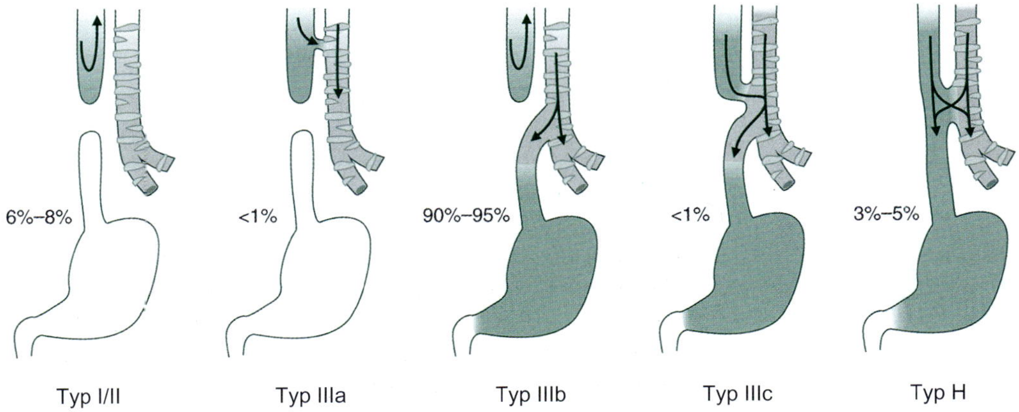

Abb. 6.1 Formen der Ösophagusatresie. [G291]

6.2.2 Gastroösophagealer Reflux (GÖR) und Refluxösophagitis

Das Zurückfließen (Reflux) von Mageninhalt in den Ösophagus ist ein physiologischer Vorgang. Es tritt bei Säuglingen häufiger auf als bei älteren Kindern und Erwachsenen. Treten Refluxepisoden im Vergleich zu gesunden gleichaltrigen Kindern zu häufig auf oder dauern deutlich länger an, bezeichnet man dies als pathologischen Reflux. Als Refluxösophagitis wird die entzündliche Veränderung der Speiseröhrenschleimhaut aufgrund eines pathologischen gastroösophagealen Refluxes bezeichnet.

Klinik

Altersabhängig und unspezifisch

Die klinischen Zeichen sind altersabhängig und unspezifisch. Säuglinge und behinderte Kinder fallen durch vermehrtes Spucken und Erbrechen, Schreien und Unruhezustände sowie Nahrungsverweigerung mit Gedeihstörung auf. Blutfäden im Erbrochenen weisen auf eine Schädigung der Schleimhaut hin. Ältere Kinder geben Sodbrennen und epigastrische Schmerzen an. Es können auch pulmonale Symptome wie Aspirationspneumonien, Heiserkeit, Reizhusten oder bei Säuglingen auch Apnoen auftreten.

Diagnostik

Langzeit-pH-Metrie
Endoskopie

In der Sonografie ist die Darstellung des Refluxes möglich. Die Langzeit-pH-Metrie ist eine verlässliche Methode zum Nachweis des pathologischen sauren Refluxes. Eine Refluxösophagitis kann nur durch eine Ösophagusskopie mit Entnahme von Gewebeproben (Biopsien) diagnostiziert werden.

Langzeit-pH-Metrie

Die pH-Messung im Ösophagus wird mittels einer speziellen nasogastralen Sonde über 24 Stunden durchgeführt. Die gespeicherten Daten werden anschließend ausgewertet und mit den altersentsprechenden Normwerten verglichen.

Endoskopie des Magen-Darm-Trakts

Als Endoskopie (Spiegelung) wird die Untersuchung von Hohlorganen und Hohlräumen mittels flexiblen oder starren Endoskopen bezeichnet, die u. a. eine Beurteilung der Schleimhaut ermöglichen. Zur pathologischen Beurteilung werden Biopsien (Gewebeproben) mittels einer Zange entnommen. Unterschieden werden:
- Ösophagogastroduodenoskopie (ÖGD): Spiegelung von Speiseröhre, Magen und Duodenum
- Koloskopie: Spiegelung des Dickdarms
- Rektoskopie: Spiegelung des Enddarms.

Therapie

- Positionierung auf schräger Ebene (30°) für junge Säuglinge und ältere kooperative Kinder
- Häufige kleine Mahlzeiten

- Bei Kindern mit Sondenernährung kann eine Dauersondierung mittels Pumpe über 24 Stunden den Reflux bessern, da sich kontinuierlich nur kleine Nahrungsmengen im Magen befinden
- Andicken flüssiger Nahrung (Milchmahlzeiten) z. B. mit Johannisbrotkernmehl oder Gabe von Anti-Reflux-Nahrung (AR-Nahrungen)
- Medikamente:
  - Protonenpumpenhemmer (verhindern die Bildung von Magensäure, z. B. Omperazol, Esomeprazol)
  - H_2-Rezeptorantagonisten (hemmen die Säureproduktion im Magen, z. B. Ranitidin)
- Operativ: Verengung des Mageneingangs (Fundoplikatio nach Nissen oder Thal) als Unterstützung des muskulären Verschlusses, um das Zurückfließen des Mageninhaltes in den Ösophagus zu verhindern.

MERKE

Da die Selbstheilungsrate im ersten Lebensjahr sehr hoch ist, sollte die Entscheidung über eine Operation nicht vor dem 2. Lebensjahr gestellt werden.

6.3 Erkrankungen des Magens

6.3.1 Gastritis und Ulkusleiden

Entzündung der Magenschleimhaut

Eine **Gastritis** ist eine Entzündung der Magenschleimhaut unterschiedlicher Ursache, die akut oder chronisch verlaufen kann. Als **Ulkus** (Geschwür) wird ein Schleimhautdefekt von mehreren Millimetern Größe bezeichnet. Es wird das Magenulkus (Ulcus ventriculi) vom Zwölffingerdarmulkus (Ulcus duodeni) unterschieden.

Ursachen

Akute Gastritis

- Medikamente, z. B. nichtsteroidale Antiphlogistika, Kortikosteroide
- Infektionen im Rahmen einer Gastroenteritis durch Bakterien oder Viren
- Reflux von Gallensäuren in den Magen
- Stresssituationen wie Trauma, Schock, Operationen.

Chronische Gastritis

Helicobacter pylori

Die häufigste Form der chronischen Gastritis im Kindesalter wird durch die Infektion der Magenschleimhaut mit dem Bakterium Helicobacter pylori ausgelöst. Jede akute Gastritis kann in eine chronische Gastritis übergehen.

Ulkuskrankheit

Ungleichgewicht schleimhautschützender und schleimhautschädigender Faktoren

Ein Ulkus entsteht bei einem Ungleichgewicht schleimhautschützender und schleimhautschädigender Faktoren. Aus jeder Gastritis kann sich ein Ulkusleiden entwickeln.

Klinik

Die Kinder können sowohl völlig beschwerdefrei sein als auch über epigastrische Schmerzen, Völlegefühl, Übelkeit und Druckschmerz bis hin zu Zeichen des akuten Abdomens klagen. Kinder mit einer Ulkuskrankheit, die beschwerdefrei sind, können im weiteren Verlauf durch Blässe und Teerstühle aufgrund einer Ulkusblutung auffallen.

Diagnostik

Ösophagogastroduodenoskopie und Nachweis von Helicobacter pylori

Die Diagnose wird in der Ösophagogastroduodenoskopie mit Biopsieentnahme gesichert. Es erfolgt eine gezielte Untersuchung auf Helicobacter pylori. Der Nachweis einer Helicobacter pylori Infektion kann auch durch den Antigentests im Stuhl geführt werden. Eine Antibiotikaresistenztestung kann nur an Biopsiematerial erfolgen.

Therapie

Säurehemmende Medikamente, Eradikationstherapie

Nach Beseitigung der Ursache kommt es zur spontanen Abheilung der Gastritis. In Stresssituationen werden säurehemmende Medikamente wie H_2-Blocker oder Protonenpumpenhemmer prophylaktisch eingesetzt. Die Therapie der Helicobacter pylori assoziierten Gastritis erfolgt in einer zweiwöchigen Behandlung (Eradikationstherapie) mittels einer Dreierkombination. Diese besteht aus einem Protonenpumpenhemmer und zwei der drei Antibiotika Amoxicillin, Clarithromycin und Metronidazol. Zur Behandlung der Ulkuskrankheit ohne Nachweis von Helicobacter pylori werden ebenfalls säurehemmende Medikamente eingesetzt.

6.3.2 Pylorushypertrophie

Magenpförtnerkrampf

Von der infantilen Pylorushypertrophie, die auch als Magenpförtnerkrampf bezeichnet wird, sind ca. 1 ‰ aller Kinder, bevorzugt Jungen betroffen. Die Hypertrophie der Ringmuskulatur des Pylorus kommt zwar familiär gehäuft vor, jedoch ist die genaue Ursache unklar.

Klinik

Zwischen der 2. und 12. Lebenswoche zeigen die Patienten die charakteristischen Krankheitszeichen:

- Schwallartiges Erbrechen nach der Nahrungsaufnahme
- Sichtbare Magenperistaltik
- Seltener Stuhlgang (Pseudoobstipation)
- Gewichtsverlust und Gedeihstörung
- Exsikkose (➤ 8.1.2) und Elektrolytverschiebung (➤ 8.3) mit Unruhe, eingesunkener Fontanelle und ggf. zerebralen Krampfanfällen
- Ggf. Aspiration von Mageninhalt und Entwicklung einer Pneumonie.

Diagnostik und Therapie

Die Diagnose wird sonografisch gestellt werden. Nach Ausgleich des Wasser- und Elektrolythaushalts wird die Pyloromyotomie nach Weber-Ramstedt durchgeführt. Bei diesem operativen Eingriff wird unter Schonung der Magenschleimhaut die Ringmuskulatur im Pylorusbereich längs gespalten. Die OP-Resultate sind hervorragend, die OP-Letalität ist sehr gering (unter 1 %).

Diagnose: Sonografie
Therapie: Pyloromyotomie

Pflege

Bei einem starken Verlust von Magensäure durch das häufige Erbrechen kann es zu einer metabolischen Alkalose (➤ 8.2.2) kommen, welche die Kinder durch Hypoventilation auszugleichen versuchen. Bei den oft hoch dosierten Elektrolytzusätzen ist die Infusionstherapie besonders sorgfältig zu beobachten, um Reizungen des Venenverlaufs rechtzeitig zu erkennen. Postoperativ wird das Kind zunächst weiterhin mit einer Infusionstherapie behandelt. 6 Stunden postoperativ haben die Kinder Nahrungskarenz. Je nach Zustand und Operationsverlauf wird die Ernährung langsam wieder aufgebaut. Außerdem wird die Operationswunde täglich auf Rötung und Sekretionen überprüft.

6.4 Erkrankungen des Dünndarms, Dickdarms und Mastdarms

6.4.1 Fehlbildungen

Fehlbildungen des Magen-Darm-Trakts kommen nach Herzfehlern sowie Fehlbildungen der Nieren und ableitenden Harnwege am dritthäufigsten vor. Sie können isoliert, aber auch mit anderen Störungen kombiniert auftreten, z. B. bei Chromosomenaberrationen.

Duodenalatresie

Bei etwa 1 von 5.000 Neugeborenen ist im Bereich des Zwölffingerdarms das Lumen verschlossen. Dieser Verschluss wird Duodenalatresie genannt. Atresien im weiteren Verlauf des Dünndarms sind deutlich seltener. Bei 20 % der Kinder mit Trisomie 21 (➤ 2.1.1) wird eine Duodenalatresie als begleitende Organfehlbildung diagnostiziert. Die Erkrankung manifestiert sich später als die Ösophagusatresie. In den ersten Lebenstagen fallen die Kinder durch galliges Erbrechen, einen aufgetriebenen, gespannten Bauch und einen fehlenden Mekoniumabgang auf. Die Verdachtsdiagnose wird durch eine Röntgenübersichtsaufnahme des Abdomens gesichert. Dabei sind Flüssigkeitsspiegel und Luftblasen im Magen und Duodenum („double bubble"-Phänomen) zu sehen. Die operative Korrektur ist unumgänglich. Liegen keine weiteren schwerwiegenden Fehlbildungen vor, ist die Prognose sehr gut.

Insbesondere bei Trisomie 21

Analatresie

Angeborener Verschluss des Enddarms

Der angeborene Verschluss des Enddarms kommt mit einer Häufigkeit von 1 : 3.500 Geburten vor. Die Analatresie ist oft kombiniert mit urologischen Fehlbildungen und Fistelbildungen. Beim Mädchen können neben der Analatresie Verbindungsgänge zwischen Enddarm und Vagina auftreten, beim Jungen zwischen Enddarm und Harnröhre bzw. Harnblase. Die Fehlbildung fällt entweder bereits bei der körperlichen Untersuchung des Neugeborenen auf oder manifestiert sich in den ersten Lebenstagen durch einen Mekoniumileus. Die Therapie ist chirurgisch.

M. Hirschsprung

Pathomechanismus und Häufigkeit

Aplasie des Plexus Auerbach → Kontraktion der Ringmuskulatur → sekundäres Megakolon

Beim M. Hirschsprung (auch: kongenitales Megakolon) ist in der Wand des Dickdarms der Plexus Auerbach, bei dem es sich um Ganglien des Parasympathikus handelt, nicht angelegt. Der Defekt beginnt am Anus und betrifft mundwärts unterschiedlich lange Kolonsegmente. In dem betroffenen Abschnitt kontrahiert die Ringmuskulatur permanent, da die relaxierende Wirkung des Parasympathikus fehlt. Infolge der Engstellung staut sich der Stuhl im vorgeschalteten Dickdarm. Dieser erweitert sich kompensatorisch und es kommt sekundär zu einem Megakolon.

1 : 5.000, häufiger Jungen

Am kongenitalen Megakolon leidet etwa 1 von 5.000 Neugeborenen. Jungen sind 4-mal so häufig betroffen wie Mädchen. Die Erkrankung kann mit Fehlbildungen der Harnwege kombiniert sein.

Klinik und Komplikationen

Ileus, evtl. Darmperforation, Enterokolitis

Der M. Hirschsprung manifestiert sich in den ersten Lebenstagen mit den Zeichen eines Ileus (Darmverschluss):

- Verspäteter Mekoniumabgang und Stuhlverhalt
- Aufgetriebenes Abdomen
- Erbrechen
- Hyperperistaltik, um das Passagehindernis zu überwinden.

Eine Darmperforation sowie eine schwere Enterokolitis können das Krankheitsbild komplizieren.

Diagnostik

Körperliche Untersuchung, Rektumschleimhautbiopsie

Schon die körperliche Untersuchung lenkt den Verdacht auf ein kongenitales Megakolon. Neben den typischen Krankheitszeichen fällt auf, dass sich bei der vorsichtigen rektalen Untersuchung explosionsartig Stuhl und Luft entleeren. Durch eine Rektumschleimhautbiopsie wird die Diagnose gesichert. Als zusätzliche Untersuchungen kommen die Röntgenkontrastuntersuchung und die Rektum-Manometrie (Druckmessung mittels Sonde im Rektum) infrage.

Therapie und Prognose

Verschiedene Operationsverfahren stehen zur Verfügung. Das betroffene Kolonsegment wird entfernt und die Darmpassage durch eine End-zu-End-Anastomose wiederhergestellt. In einigen Fällen wird übergangsweise ein Anus praeter, d.h. ein künstlicher Darmausgang angelegt. Die Prognose ist abhängig von einer guten postoperativen Nachsorge. Bei vielen Kindern bleibt eine Entleerungsstörung noch über Jahre bestehen.

Operation

6.4.2 Erkrankungen mit Maldigestion und Malabsorption

Die Nährstoffe werden mit Hilfe von Enzymen im Mund, Magen und Duodenum in die kleinsten Bestandteile gespalten. Diese werden über die Dünndarmschleimhaut resorbiert und über die Blut- und Lymphbahn abtransportiert (➤ Tab. 6.2).

- Bei der **Maldigestion** werden die Nahrungsbestandteile nur unzureichend aufgespalten. Häufigste Ursache ist ein Mangel an Verdauungsenzymen, z.B. bei Mukoviszidose (➤ 4.8), Pankreasinsuffizienz, Gallensekretions- oder Galleabflussstörung und nach Magenresektion
- Bei der **Malabsorption** können die Nahrungsspaltprodukte nicht aus dem Darmlumen resorbiert werden. Ursächlich kommen v.a. Dünndarmerkrankungen wie Zöliakie und M. Crohn (➤ 6.4.5) infrage.

Unterscheide Maldigestion und Malabsorption!

Klinik und Komplikationen

Patienten mit Maldigestion bzw. Malabsorption leiden an chronischen Durchfällen und evtl. an grau-glänzenden Fettstühlen (Steatorrhö). Da im Darm Gärungsprozesse ablaufen, ist das Abdomen aufgetrieben. Man bemerkt Gedeihstörungen bzw. Gewichtsverlust sowie andere Mangelsyndrome, z.B. Anämie (➤ 15.2.1), relativ niedrige Blutzuckerwerte, Abgeschlagenheit und Neigung zu Proteinmangelödemen. Da auch die Aufnahme fettlöslicher Vitamine reduziert ist, resultieren sog. Avitaminosen:

- Vitamin A-Mangel, der zu Nachtblindheit führen kann
- Vitamin D-Mangel, der zu Rachitis führen kann (➤ 13.2)
- Vitamin K-Mangel, der zu Blutungsneigung führen kann, da einige Gerinnungsfaktoren Vitamin K-abhängig sind (➤ 15.4.4).

- Chronische Diarrhö, evtl. Steatorrhö
- Aufgetriebenes Abdomen
- Mangelsyndrome
- Avitaminosen

Tab. 6.2 Verdauung der Nahrungsbestandteile.

Nährstoffe	Kohlenhydrate	Eiweiße	Fette
Enzyme im Mund	Amylase		–
Enzyme im Magen	–	Pepsin Salzsäure	–
Enzyme im Duodenum aus Pankreas und Leber	Amylase	Chymotrypsin	Gallensäure Lipase
Spaltprodukte	Einfachzucker, z.B. Glukose	Aminosäuren	Triglyzeride, Fettsäuren

Zöliakie

Pathomechanismus

Gluten → immunologische Reaktion gegen Dünndarmepithel → reversible Zottenatrophie → Malabsorption

Die Zöliakie ist mit einer Häufigkeit von ca. 1 : 1.500 Menschen in Deutschland eine relativ häufige Malabsorptionskrankheit. Sie wird durch Gluten und das darin enthaltene Gliadin hervorgerufen. Gluten ist als Kleberprotein Bestandteil des Getreides und ruft bei der Zöliakie eine immunologische Reaktion gegen Dünndarmepithel hervor. Folge dieser Reaktion ist eine reversible Atrophie der Dünndarmzotten, sodass sich die Resorptionsfläche des Darms erheblich verringert. Manifestiert sich die Erkrankung erst im Erwachsenenalter, spricht man von der glutensensitiven Enteropathie oder einheimischen Sprue.

Klinik und Komplikationen

- Zeichen der Malabsorption
- Verhaltensauffälligkeiten
- Gefahr der Entwicklung eines Darmlymphoms

Die Erkrankung manifestiert sich meistens in den ersten zwei Lebensjahren nach Beginn der Breinahrung. Die Kinder fallen durch die Symptome der Malabsorption und der seelischen Verstimmung auf, was an einem traurigen Gesichtsausdruck und einer Reizbarkeit erkennbar ist. Bei älteren Kindern und Jugendlichen treten oft nur einzelne Symptome auf. Unbehandelte Erwachsene haben ein hohes Risiko, an einem malignen Lymphom (➤ 15.5.4) des Gastrointestinaltrakts zu erkranken.

Diagnostik

Dünndarmbiopsie, Antikörper

Die Diagnose wird durch eine Dünndarmbiopsie gesichert. Mikroskopisch ist die Zottenatrophie deutlich zu erkennen. Im Blut lassen sich Gliadin-, Endomysium- und Transglutaminaseantikörper als Ausdruck des Immunprozesses nachweisen.

Therapie

Lebenslange glutenfreie Diät

Die Betroffenen müssen eine lebenslange glutenfreie Diät einhalten, unter der die Dünndarmzotten regenerieren und die Symptome verschwinden. Verboten sind alle Weizen-, Roggen-, Hafer-, Gerste- und Dinkelprodukte, die durch Mais-, Kartoffel-, Reis- und Sojamehl ersetzt werden können. Diätfehler können ein schweres Rezidiv auslösen und erhöhen die Wahrscheinlichkeit, dass sich ein malignes Lymphom im Gastrointestinaltrakt entwickelt.

6.4.3 Gastroenteritis

Meist Virusinfektion

Die Gastroenteritis (Brechdurchfall) zählt neben den Atemwegsinfektionen zu den häufigsten pädiatrischen Erkrankungen. Sie ist meistens die Folge einer viralen Infektion mit Rotaviren, Noroviren bzw. Adenoviren. Bakterielle Gastroenteritiden, z. B. durch Salmonellen, sind im Kindesalter deutlich seltener.

Klinik und Komplikationen

Typische Symptome einer Gastroenteritis sind:
- Bauchschmerzen
- Fieber
- Erbrechen (➤ 6.1.1), Durchfälle (➤ 6.1.2).

Erbrechen, Diarrhö und mangelnde Nahrungsaufnahme führen insbesondere bei Säuglingen zu einer Dehydratation (➤ 8.1.2) mit Elektrolytverschiebung. Häufige Gastroenteritiden können zu einer Gedeihstörung des Kindes führen.

Therapie und Prävention

Ausgleich des Wasser- und Elektrolythaushalts

Die Therapie einer Gastroenteritis ist in der Regel symptomatisch. Dabei ist v.a. der Wasser- und Elektrolytverlust durch Gabe von oralen Rehydratationslösungen auszugleichen. In schweren Fällen ist die intravenöse Rehydratation unumgänglich. Die normale Nahrungszufuhr sollte rasch wieder erreicht werden. Eine Antibiotikatherapie ist selbst bei bakteriellen Infekten nur in seltenen Ausnahmefällen notwendig.

Impfung gegen Rotaviren

Mittlerweile gibt es eine Schluckimpfung gegen Rotaviren für Säuglinge, die zwischen der 6. und 30. Lebenswoche 2- oder 3-mal verabreicht wird (➤ 14.4). Die Impfung ist gut verträglich und schützt die Kinder vor Rotaviren-Gastroenteritiden in den ersten beiden Lebensjahren.

Pflege

Zur Sicherheit der anderen Patienten sollen Patienten mit einer Gastroenteritis isoliert werden. Die Pflegenden tragen Schutzkittel und Handschuhe. Die Eltern werden über die Hygiene- und Isolationsmaßnahmen aufgeklärt.

6.4.4 Appendizitis

Entzündung des Wurmfortsatzes

Eine Appendizitis ist eine Entzündung des Wurmfortsatzes, die fälschlicherweise oft als Blinddarmentzündung bezeichnet wird. Alle Altersgruppen können betroffen sein, bevorzugt ist das Alter zwischen 10 und 15 Jahren. Bei Kindern unter 2 Jahren ist die Diagnose selten. Bei verschlossenem Appendixlumen, z.B. durch Schleimhautschwellung, Darminhalt bzw. Fremdkörper, finden Darmkeime einen idealen Nährboden und verursachen eine Entzündung. Abszess, Perforation (Durchbruch) und Peritonitis (Bauchfellentzündung) können lebensbedrohliche Folgen sein.

Klinik

Symptome nur in 50 % charakteristisch

Nur etwa 50 % der Patienten zeigen die typischen Symptome:
- Appetitlosigkeit, Übelkeit, Erbrechen
- Mäßiges Fieber
- Bauchschmerzen, die im Oberbauch oder periumbilikal, d.h. im Bereich des Bauchnabels beginnen; später im rechten Unterbauch.

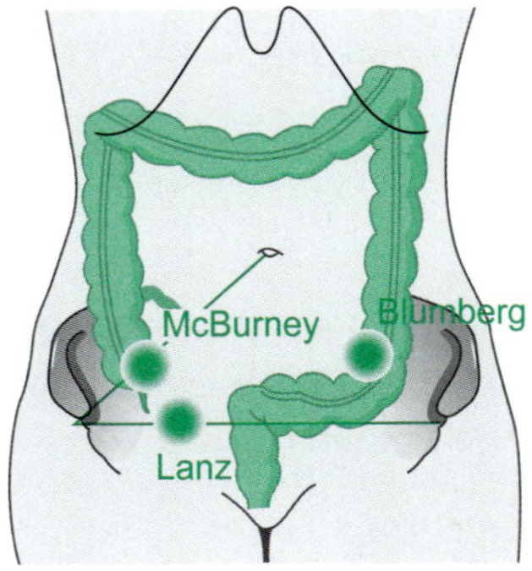

Abb. 6.2 Druckpunkte bei der Appendizitis.[L138]

Diagnostik

Körperliche Untersuchung

Die Diagnose einer Appendizitis ist schwierig. Grundsätzlich müssen alle Ursachen eines akuten Abdomens in Erwägung gezogen werden (➤ Tab. 6.1). Bei der körperlichen Untersuchung können häufig folgende Befunde erhoben werden:

- Abwehrspannung
- Druck- und Loslassschmerz im rechten Unterbauch am Mc Burney- und Lanz-Punkt (➤ Abb. 6.2)
- Schmerzen im rechten Unterbauch bei plötzlichem Loslassen des eingedrückten Bauchs auf der linken Seite (Blumberg-Zeichen ➤ Abb. 6.2)
- Temperaturdifferenz zwischen axillar und rektal gemessenem Wert von > 1 °C
- Im Blutbild fällt häufig eine Leukozytose auf. Der Anstieg der Leukozytenzahl kann jedoch auch fehlen oder andere Ursachen haben.

6

Therapie

Appendektomie

Die Appendektomie kann als Operation mit Eröffnung der Bauchhöhle oder laparoskopisch, d. h. im Rahmen einer Bauchspiegelung durchgeführt werden.

6.4.5 Chronisch-entzündliche Darmerkrankungen

Colitis ulcerosa, M. Crohn

Die wichtigsten chronisch-entzündlichen Darmerkrankungen sind Colitis ulcerosa und M. Crohn (Ileitis terminalis). Die beiden Krankheitsbilder unterscheiden sich hinsichtlich der Lokalisation im Magen-Darm-Trakt, der Klinik und der Komplikationen, die lokal und extraintestinal auftreten können (➤ Tab. 6.3). Chronisch-entzündliche Darmerkrankungen entstehen durch eine Aktivierung des Immunsystems in der Darmwand durch den Einfluss von genetischen und umweltbedingten Faktoren. Durch die Aktivierung des Immunsystems werden Entzündungsmediatoren freigesetzt werden, die die Darmwand schädigen. Beide Erkrankungen manifestieren sich meistens zwischen dem 15. und 25. Lebensjahr, bei ca. 30 % aber bereits vor dem 18. Lebensjahr. Sie zeigen einen chronisch-rezidivierenden Verlauf und schränken die Lebensqualität der Betroffenen oft erheblich ein.

Tab. 6.3 Gegenüberstellung von Colitis ulcerosa und M. Crohn.

Erkrankung	Colitis ulcerosa	M. Crohn (auch: Ileitis terminalis)
Lokalisation	• Kolon (daher die Bezeichnung) • Vom Rektum kontinuierlich aufsteigend • Bei 30 % ist der ganze Dickdarm betroffen • Nur oberflächliche Schleimhaut betroffen	• Gesamter Darmbereich kann betroffen sein • 75 % terminales Ileum und proximales Kolon (daher die synonyme Bezeichnung) • Diskontinuierlicher, d. h. abschnittsweiser Befall • Alle Wandschichten betroffen
Klinik	• Chronisch-rezidivierend • Bauchschmerzen, Übelkeit, Erbrechen, z. T. Fieber • Blutige Diarrhö, bis zu 30 Stuhlentleerungen pro Tag • Gewichtsverlust	• Chronisch-rezidivierend • Bauchschmerzen, Übelkeit, Erbrechen, z. T. Fieber • Meist unblutige Diarrhö, bis zu 6 Stuhlentleerungen pro Tag • Dünndarmbefall führt zu Malabsorption mit den entsprechenden Folgen (➤ 6.4.2)
Mögliche Komplikationen	Lokale Komplikationen: • Massive Blutungen • Toxisches Megakolon • Kolonkarzinom nach etwa 20 Erkrankungsjahren • Selten extraintestinale Komplikationen	Lokale Komplikationen: • Darmstenosen (Ileus) • Fisteln zwischen verschiedenen Darmabschnitten oder zwischen Darm und Harnblase bzw. Haut • Nur selten maligne Entartung Extraintestinale Komplikationen: • Arthritis • Augenbeteiligung • Hautbeteiligung • Leberbeteiligung

Diagnostik

Erhöhte Entzündungswerte im Blut (Leukozytose, CRP, BSG) zeigen bereits Hinweise auf eine chronische Entzündung. Der Entzündungswert im Stuhl (Lactoferrin oder Calprotectin) weist auf die Entzündung im Darm hin. Die Diagnose wird durch eine Koloskopie mit Biopsie gesichert. Beim M. Crohn werden durch eine obere Endoskopie und ein MRT des Dünn- und Dickdarms der Befall des gesamten Magen-Darm-Trakts nachgewiesen.

Entzündungszeichen im Blut und Stuhl
Obere und untere Endoskopie, ggf. MRT

Therapie

Zur **konservativen Therapie** im akuten Schub gehören:

Konservativ

- Antientzündliche Therapie mit Steroiden
- Ernährungstherapie mit einer entsprechenden Trinkfertignahrung beim M. Crohn

Die **Dauertherapie** setzt sich aus folgenden Bestandteilen zusammen:

- Therapie mit Steroiden und/oder Aminosalizylaten
- Antibiotische Therapie, z. B. Metronidazol
- Immunsuppressive Therapie, z. B. Azathioprin
- Therapie mit Biologicals wie Infliximab oder Adalimumab
- Ernährungstherapie und Substitution von Nahrungsbestandteilen
- Psychologische Unterstützung zur Krankheitsakzeptanz und -bewältigung.

Bei lokalen Komplikationen wie Darmstenosen, Fistelbildung oder Entartung können operative Eingriffe notwendig werden.

Operativ bei Komplikationen

Pflege

- Bei den chronisch-entzündlichen Darmerkrankungen gibt es keine Diätvorschriften. Auch für diese Patienten gelten die Empfehlungen zur optimierten Mischkost für Kinder- und Jugendliche (➤ 1.7.3) Die Kinder und ihre Eltern werden beraten, um Ernährungsdefizite ausgleichen zu können. Mehrere kleine Mahlzeiten sollten über den Tag verteilt eingenommen werden. Spezielle Nährstoffe und Spurenelemente können bei Bedarf in Form von bilanzierten Trink- und Sondenernährungen (z. B. Trinkpäckchen) eingenommen werden. Die Kinder sollen nach Möglichkeit ihren Speiseplan mitgestalten
- Der Stuhl wird auf Farbe, Menge, Häufigkeit, Konsistenz, Geruch und Beimengungen überprüft. Ggf. wird der Stuhl auf occultes Blut kontrolliert. Darüber hinaus muss das Körpergewicht der Patienten einmal täglich ermittelt werden
- Durch die Therapie kann es zu Hautveränderungen und Veränderungen der Körperwahrnehmung kommen. Daher ist es eine besonders wichtige Aufgabe der Pflegenden, den Kindern durch eine gute Körperpflege ein positives Körpergefühl zu erhalten
- Für die Kinder und die Eltern bedeutet die chronische Erkrankung eine hohe psychische Belastung. Die häufigen Krankenhausaufenthalte stellen darüber hinaus auch noch eine zusätzliche soziale Belastung dar. Die Pflegenden berücksichtigen dies in der täglichen Pflege und stehen ihnen durch weitergehende Unterstützung und Beratung zur Seite
- Besonders Mädchen haben durch die Cortisoneinnahme ein Problem mit dem veränderten körperlichen Aussehen. Die körperliche Entwicklung ist nicht altersentsprechend. Die Pflegenden achten darauf, dass die Intimsphäre und das Schamgefühl berücksichtigt werden; wenn möglich schon während des Klinikaufenthalts Kontakt zu anderen Betroffenen oder Selbsthilfegruppen herstellen
- Defizite in der schulischen und sozialen Entwicklung können durch das Einschalten von Krankenhauslehrern und die Entwicklung förderndes Spielen aufgefangen werden.

6.4.6 Invagination

Teleskopartiges Einstülpen von Darmanteilen, meist ileokolische Form

Bei der Invagination (➤ Abb. 6.3) stülpt sich ein proximaler Darmabschnitt, meistens das terminale Ileum, in einen distalen Darmabschnitt, meist das Kolon. Bevorzugt sind Kinder im Alter von 3–24 Monaten betroffen. Häufige Ursachen sind mesenteriale Lymphknotenschwellungen und Entzündungen der Darmwand.

Klinik und Komplikationen

Komplikationen:
- Ileus
- Nekrose der Darmwand
- Peritonitis

Die Patienten erkranken plötzlich mit:
- Krampfartigen Bauchschmerzen
- Erbrechen
- Blutigen Stühlen.

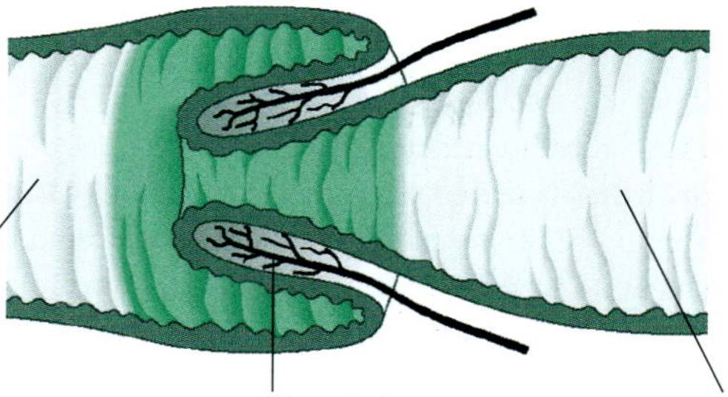

Abb. 6.3 Invagination. [G292]

Unbehandelt kommt es zum Ileus (Darmverschluss) und zur Nekrose der Darmwand, da die versorgenden Blutgefäße abgeschnürt sind. Des Weiteren kann es zu einer Peritonitis (Bauchfellentzündung) kommen.

Diagnostik und Therapie

Sonografie

Bei der körperlichen Untersuchung ist möglicherweise eine walzenförmige Verdickung im Mittel- oder Oberbauch zu tasten, die sich aber auf jeden Fall sonografisch darstellen lässt.

Reposition durch hydrostatischen Druck, nur selten OP

Therapeutisch wird unter sonografischer Kontrolle Flüssigkeit in den Dickdarm eingebracht, um über den hydrostatischen Druck ein Zurückführen (Reposition) der betroffenen Darmsegmente zu erzielen. Falls das Repositionsmanöver misslingt oder bereits Zeichen einer Perforation oder Peritonitis aufgetreten sind, wird ein operativer Eingriff notwendig.

6.5 Leitsymptom bei Erkrankungen der Leber: Ikterus

Gelbfärbung von Skleren und Haut bei erhöhtem Bilirubin

Das typische Leitsymptom der Lebererkrankungen ist der Ikterus (Gelbsucht; die Gelbfärbung der Skleren und der Haut). Sie tritt bei einer erhöhten Konzentration von Bilirubin im Blut auf. Bilirubin (unkonjugiert) entsteht als Abbauprodukt des Hämoglobins (roter Blutfarbstoff) und wird im Blut an Albumin gebunden. In der Leber entsteht aus unkonjugiertem Bilirubin durch Bindung (Konjugation) an Glukuronsäure konjugiertes Bilirubin, das mit der Galle in den Darm ausgeschieden werden kann.

Ursachen

Einteilung in prähepatisch, hepatisch und posthepatisch

Die Einteilung des Ikterus erfolgt entsprechend der Störung im oben beschriebenen Stoffwechselweg des Bilirubins:

- Eine **prähepatische Störung** führt zur Erhöhung des unkonjugierten Bilirubins bei
  - Hämolytischer Anämie (➤ 15.2.1)
  - Störungen der Bilirubinkonjugation in der Leber
- Bei einer **hepatischen Störung** zeigt sich eine gemischte Hyperbilirubinämie mit Erhöhung des unkonjugierten und konjugierten Bilirubins:
  - Infektionen der Leber durch Viren (➤ 6.6.2)
  - Hepatitis im Rahmen einer Sepsis (➤ 21.1.3)
  - Autoimmunhepatitis
  - Stoffwechselstörungen, z. B. α1-Antitrypsin-Mangel, Mukoviszidose (➤ 4.8), Fruktoseintoleranz, M. Wilson
  - Intoxikationen, z. B. Pilzvergiftung (➤ 21.2.4), Paracetamolvergiftung (➤ 21.2.2)
  - Leberzirrhose
- Die **posthepatische Störung** führt zu einer Erhöhung des konjugierten Bilirubins:
  - Cholestase (Gallestau), z. B. bei Gallengangsatresie (➤ 6.6.1)
  - Entzündung der Gallenwege im Sinne einer Cholangitis, z. B. primär sklerosierende Cholangitis
  - Gallensteine.

6.6 Erkrankungen der Leber

6.6.1 Extrahepatische Gallengangsatresie

Fibröse Umwandlung der extrahepatischen Gallenwege

Als Gallengangsatresie wird die fibröse Umwandlung der extrahepatischen Gallenwege bezeichnet. Die in der Leber gebildete Galle verbleibt in den intrahepatischen Gallenwegen. Durch den Gallestau kommt es zur raschen Schädigung der Leberzellen. Die extrahepatische Gallengangsatresie ist der häufigste Grund für einen Gallestau (Cholestase) im Neugeborenen und Säuglingsalter. Sie tritt mit einer Häufigkeit von 1 : 16.000 Geburten auf. Die Ursache der Gallengangsatresie ist bisher unklar, wahrscheinlich ist eine entzündliche Genese.

Klinik

Ikterus mit hellen Stühlen und dunklem Urin

Leitsymptom ist der Ikterus mit hellen Stühlen und dunklem Urin. Der Säugling ist in seinem Allgemeinbefinden oft unbeeinträchtigt.

Diagnostik und Therapie

MERKE

Jeder Neugeborenenikterus, der länger als 14 Tage anhält, muss abgeklärt werden. Zu den Differenzialdiagnosen zählt dann auch die Gallengangsatresie.

Beweisend für eine Gallengangsatresie ist die Cholangiografie (Kontrastdarstellung der Gallengänge), die häufig im Rahmen einer Laparotomie (Eröffnung der Bauchhöhle) durchgeführt wird. In derselben Operation wird dann die Korrektur nach Kasai durchgeführt (➤ Abb. 6.4), bei der eine Verbindung für den Galleabfluss aus der Leber direkt in den Dünndarm hergestellt wird. Die Diagnose einer Gallengangsatresie muss bis zur 6. Lebenswoche gestellt werden. Bei späterer Diagnosestellung hat aufgrund der bereits begonnenen leberzirrhotischen Veränderungen eine operative Korrektur wenig Aussicht auf Erfolg.

Cholangiografie, Operation nach Kasai

Prognose

Die Prognose ist auch bei anfänglich erfolgreich operierten Kindern, die keinen Ikterus mehr zeigen, schlecht, da sich oft eine Leberzirrhose entwickelt. Dies stellt eine Indikation zur Lebertransplantation dar.

Eher schlecht, Lebertransplantation

6.6.2 Hepatitis

Als Hepatitis wird die Entzündung der Leber bezeichnet. Die **infektiöse** Hepatitis ist von der **nicht-infektiösen** Hepatitis (z. B. Autoimmunhepatitis) zu

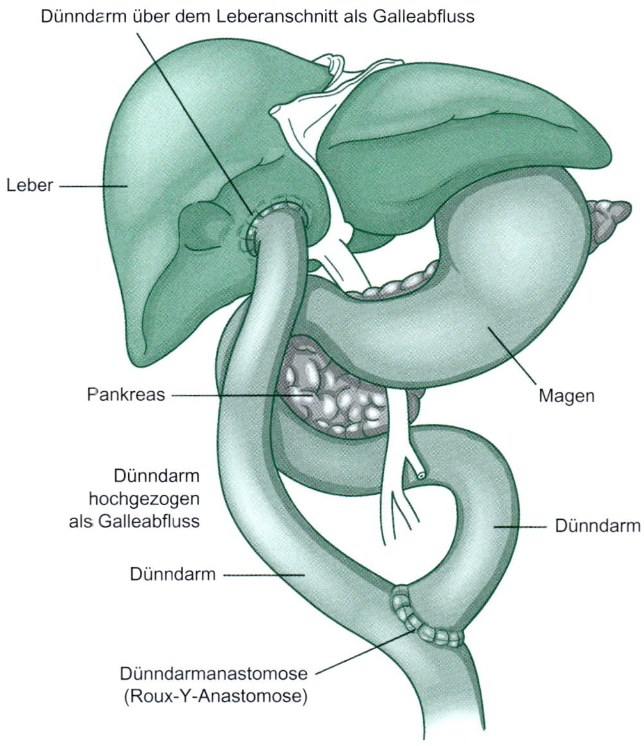

Abb. 6.4 Operation nach Kasai. [E582]

unterscheiden. Eine **akute** Hepatitis ist eine Leberentzündung, die innerhalb von 6 Monaten ausgeheilt ist. Länger andauernde Entzündungen der Leber werden als **chronische** Hepatitis bezeichnet. Größte Bedeutung in der Kinderheilkunde haben die akuten und chronischen Virushepatitiden A–C.

Klinik

- Allgemein-Symptome
- Ikterus
- Hepatosplenomegalie

Häufig verlaufen akute infektiöse Hepatitiden symptomlos. Das akute Stadium der Erkrankung beginnt mit Allgemeinsymptomen wie Erbrechen und Übelkeit, Durchfall, Bauchschmerzen und Müdigkeit. Bei einem Teil der Patienten kommt es dann zum Ikterus mit Juckreiz. Weiterhin kann eine Vergrößerung von Leber und Milz (Hepatosplenomegalie) auftreten.

Diagnostik

Neben dem Anstieg der Leberenzyme im Blut kommt es zum Bilirubinanstieg. Bei schwerem Verlauf fallen die Lebersyntheseparameter (Albumin, Cholinesterase, Gerinnungsfaktoren) ab. Die Bestimmung der viralen Antigene und Antikörper führt zur Diagnosestellung.

Hepatitis A

Übertragung

Fäkal-oral

Die Übertragung des Hepatitis-A-Virus (HAV) erfolgt fäkal-oral durch verunreinigtes Trinkwasser oder Nahrungsmittel.

Diagnostik

Anti-HAV-IgM, Anti-HAV-IgG-Antikörper

- Anti-HAV-IgM-Antikörper: Anstieg bei frischer Infektion oder kürzlich durchgemachter Infektion
- Anti-HAV-IgG-Antikörper: Lebenslang nachweisbar, Immunität vorhanden.

Therapie

Impfung

Eine kausale Therapie der Hepatitis A gibt es nicht. Die Erkrankung heilt in den allermeisten Fällen folgenlos aus. Als Präventionsmaßnahme kann gegen Hepatitis A geimpft werden.

Hepatitis B

Übertragung

Parenteral, sexuell, perinatal

Die Übertragung des Hepatitis-B-Virus (HBV) erfolgt parenteral (z. B. Nadelstichverletzung) über Blut und Blutbestandteile (z. B. Plasma, Gerinnungsfaktoren), sexuell und von der infizierten Mutter auf das Kind (perinatal, vertikale Übertragung).

Diagnostik

Die wichtigsten viralen Antigene und Antikörper zur Diagnose einer HBV-Infektion sind HBs-Antigen, Anti-HBs-Antikörper, HBe-Antigen und Anti-HBe-Antikörper. Im akuten Stadium kann auch die Viruslast mittels HBV-DNA bestimmt werden.

HBs-AG, Anti-HBs, HBe-AG, Anti-HBe; HBV-DNA

Therapie

Eine akute HBV-Infektion wird selten diagnostiziert, da sie meist subklinisch oder unspezifisch verläuft.

Neugeborene HBs-AG-positiver Mütter erhalten in den ersten 12 Stunden nach der Geburt eine Simultanimpfung (aktiv Impfung und Gabe von Antikörpern), um das Kind vor einer Erkrankung zu schützen. Alle anderen Säuglinge werden im Rahmen der Grundimmunisierung geimpft (➢ 14.4.3).

Simultanimpfung bei Neugeborenen infizierter Mütter

Impfung

In ca. 40 % der Fälle (Vorschulkinder) geht die akute Infektion in eine chronische Hepatitis über. Zur Reduktion des Ansteckungsrisikos, der entzündlichen Aktivität in der Leber, des Risikos einer Leberzirrhose und eines Leberzellkarzinoms erfolgt eine Therapie mit α-Interferon.

α-Interferon-Therapie bei chronischem Verlauf

Hepatitis C

Übertragung

Die Übertragung des Hepatitis-C-Virus (HCV) erfolgt am häufigsten perinatal, eine parenterale Infektion durch Blut und Blutbestandteile tritt aufgrund der Untersuchung der Spender kaum noch auf.

Parenteral, perinatal

Diagnostik

Nachweis der Viruslast mittels HCV-RNA und Nachweis der Anti-HCV-Antikörper im Blut.

HCV-RNA, Anti-HCV

Therapie

Sowohl die akute als auch die wesentlich häufiger auftretende chronische HCV-Infektion, kann mit α-Interferon in Kombination mit Ribavirin behandelt werden. Das Ansprechen auf diese Therapie ist sehr gut. Die Heilungschancen werden mit ca. 45–90 % je nach Genotyp angegeben.

α-Interferon in Kombination mit Ribavirin

Pflege

Bei der Pflege von Kindern mit einer Hepatitis müssen spezielle Hygienemaßnahmen beachtet werden. Das Kind wird aufgrund der hohen Infektionsgefahr für die gesamte Dauer des Krankenhausaufenthaltes isoliert. Alle Kontaktpersonen tragen einen Schutzkittel. Zum Schutz trägt die Pflegende Handschuhe beim Kontakt mit Blut, Stuhl, Körperflüssigkeiten oder mit kontaminierten Gegenständen. Laborgefäße werden mit dem Hinweis „infektiös" gekennzeichnet. Infektiöses Einmalmaterial wird in einem meist schwarzen Sonderbehälter (mit deutlicher Kennzeichnung „infektiös") entsorgt. Kommen die Pflegenden nicht mit Ausscheidungen oder Körperflüssigkeiten in Kontakt, sollten auch keine Handschuhe getragen werden. Dieses ist beson-

ders im allgemeinen Umgang und bei der Körperpflege zu beachten. Der Hautkontakt ist nicht ansteckend.
Aufgrund von Übelkeit, Appetitlosigkeit und Bauchschmerzen sollten eher häufige, kleine Mahlzeiten angeboten werden. Dabei ist darauf zu achten, dass zu Beginn der Erkrankung zunächst relativ eiweißarme Kost verabreicht wird und erst bei normalen Leberwerten im Blut Normalkost angeboten werden kann. Zur Behandlung der Bauchschmerzen bieten sich feuchtwarme Bauchwickel oder Leberwickel an. Der auftretende Juckreiz kann sehr quälend sein. Auch hier eigenen sich kühle Waschungen und Umschläge. Die Fingernägel sollten kurz und rund geschnitten sein, um ein Aufkratzen der Haut und einer Superinfektion zu vermeiden.

6.6.3 Leberinsuffizienz

Diffuser Umbauprozess
Verlust der Leberfunktion

Alle schweren Lebererkrankungen, z. B. extrahepatische Gallengangsatresie (➤ 6.6.1), chronische Hepatitis (➤ 6.6.2) und auch Stoffwechselerkrankungen (➤ Kap. 16), münden unbehandelt in einer **Leberzirrhose.** Bei der Leberzirrhose kommt es zu einem diffusen bindegewebigen Umbauprozess der Leber und zum Verlust der Leberstruktur. Gleichzeitig finden Nekrose, Fibrose und Umbau statt. Dabei kommt es zur Verdrängung und Komprimierung der Gefäße und Gallengänge. Die Leberfunktion wird dadurch erheblich beeinträchtigt, es entsteht eine **Leberinsuffizienz.**

Pathophysiologie und Klinik

Leberinsuffizienz:
- Kompensierte
- Dekompensierte

Eine kompensierte Leberinsuffizienz mit noch ausreichender Leberfunktion wird von der dekompensierten Leberinsuffizienz unterschieden.
Folgende **Symptome** können auftreten:

- Allgemeinsymptome
  - Müdigkeit, Schwäche
  - Gewichtsverlust, Wachstumsstillstand
  - Übelkeit, Erbrechen und Bauchschmerzen
- Reduzierte Lebersyntheseleistung
  - Gerinnungsfaktoren ↓ → Blutungen
  - Proteine ↓ → Aszitesbildung und Ödeme
  - Immunglobuline ↓ → bakterielle Infektionen, häufig Peritonitis
- Reduzierte Entgiftungsfunktion: Anhäufung von neurotoxischen Stoffen (Hyperammonämie) mit den Folgen einer Enzephalopathie
  - Psychomotorische Verlangsamung bis Lethargie oder Koma
  - Orientierungsverlust, Verhaltensänderung, Verwirrtheit
- Verminderte Sekretion von Galle: Cholestase mit Juckreiz und Ikterus, Steatorrhö
- Portale Hypertension: Splenomegalie, Ösophagusvarizen, -blutung, Stauungsgastritis.

Therapie

- Therapie der Grundkrankheit
- Unterstützende Maßnahmen bei Leberinsuffizienz
- Lebertransplantation

Die Behandlung der Grunderkrankung, die zur Leberzirrhose geführt hat, wird fortgesetzt. Folgende weitere Maßnahmen werden bei einer Leberinsuffizienz durchgeführt:

- Ernährung: MCT-Fette, Substitution der fettlöslichen Vitamine (A, E, D und K), eiweißreduzierte Kost erst bei Enzephalitis
- Förderung des Galleflusses mit Ursodeoxycholsäure
- Substitution von Albumin und Immunglobulinen
- Antibiotische Therapie bei Infektionen

Alle Patienten mit Leberinsuffizienz sollen für eine Lebertransplantation vorbereitet und gelistet werden. Die Mortalität auf der Warteliste ist niedrig.

Pflege

Eine gute Krankenbeobachtung bzgl. Blutungen, Hautfarbe und -beschaffenheit, Ödemen und Vigilanzveränderungen muss durchgeführt werden. Eine Aszitesbildung kann die Atemtätigkeit behindern. Die Patienten sollten sitzend im Bett positioniert werden. Die Beine sind dabei unter den Knien zu unterstützen, damit ein Herunterrutschen verhindert wird.

Lebertransplantation

Folgende **Transplantationsmodalitäten** stehen zur Verfügung:

- Leberlebendspende als Segmentspende des linken Leberlappens eines Elternteils
- Split-Lebertransplantation: anatomische Aufteilung einer Transplantatleber in einen Erwachsenenteil und einen kindlichen Teil (Segmente 2/3)
- Vollorganlebertransplantation

Nach der Lebertransplantation erhalten alle Patienten eine **immunsuppressive Therapie.** Dabei werden u. a. Glukokortikosteroide, Ciclosporin A, Tacrolimus und andere Medikamente verwendet. Patienten nach Lebertransplantation benötigen eine deutlich geringere Immunsuppression als bei anderen soliden Organen, wie z. B. nach Nierentransplantation (➤ 7.5.5). Ebenso benötigen Säuglinge eine niedrigere Immunsuppression als ältere Kinder, da das Immunsystem noch unreifer und damit anpassungsfähiger ist.

Chirurgische und medizinische Komplikationen

Nach einer Lebertransplantation werden chirurgische und medizinische **Komplikationen** unterschieden.

Chirurgische Komplikationen

- Primäres Transplantatversagen
- Nahtinsuffizienzen
- Thrombosen der Pfortader und A. hepatica

Medizinische Komplikationen

- Infektionen (75 % bakteriell)
- CMV-Infektionen (CMV-negative Säuglinge erhalten ein CMV-positives Transplantat)
- EBV-Infektionen (Bildung von Lymphomen)
- Akute Abstoßungsreaktion
- Chronische Abstoßungsreaktion.

Übungsfragen

1. Welche Erkrankungen können zu einem akuten Abdomen führen?
2. Nennen Sie die Symptome einer Ösophagusatresie!
3. Wie unterscheidet sich der gastroösophageale Reflux von der Refluxösophagitis?
4. Nennen Sie die charakteristischen Zeichen einer Pylorushypertrophie!
5. Erklären Sie den Pathomechanismus beim M. Hirschsprung!
6. Was verstehen Sie unter Maldigestion und Malabsorption?
7. Wie kommt es bei der Zöliakie zur Malabsorption?
8. Wie unterscheiden sich die Colitis ulcerosa und der M. Crohn?
9. Nennen Sie die unterschiedlichen Ikterusformen!
10. Wodurch ist eine Gallengangsatresie gekennzeichnet?
11. Beschreiben Sie das Krankheitsbild der Hepatitis B!
12. Welche klinischen Symptome treten bei einer Leberinsuffizienz auf?
13. Nennen Sie die Komplikationen bei einer Lebertransplantation!

KAPITEL

7 Krankheiten der Niere, der ableitenden Harnwege und des äußeren Genitales

7.1 Leitsymptome

Neben den klinischen Zeichen, die auf eine Erkrankung der Nieren und ableitenden Harnwege hinweisen, hat die Untersuchung des Urins große Bedeutung.

7.1.1 Klinische Befunde

- **Polyurie:** gesteigerte Harnproduktion
- **Oligurie:** verminderte Harnproduktion, z. B. bei Dehydratation (➤ 8.1.2)
- **Anurie:** ausbleibende Harnproduktion, z. B. bei akutem Nierenversagen (➤ 7.5.4)
- **Harnverhalt:** trotz gefüllter Blase geht der Urin nicht ab, z. B. bei Balanitis (➤ 7.7.3) oder Blasenentleerungsstörung
- **Pollakisurie:** häufiger Harndrang mit nur kleinen Mengen Urin, z. B. bei Harnwegsinfektionen (➤ 7.3)
- **Dysurie:** schmerzhafte erschwerte Entleerung der Blase, häufig mit Pollakisurie gemeinsam auftretend, z. B. bei Harnwegsinfektionen (➤ 7.3)
- **Nierenlagerklopfschmerz:** Schmerz über dem Nierenlager, z. B. bei Pyelonephritis (➤ 7.3).

7.1.2 Untersuchung des Urins

Uringewinnung

Säuglinge und Kleinkinder bekommen einen **Urinbeutel** ans Genitale geklebt, in dem der Urin aufgefangen wird. Von älteren Kindern gewinnt man einen **Mittelstrahlurin.** Beutelurine sind oft durchs Genitale verunreinigt. **Katheterurine** werden durch transurethrale Einmalkatheterisierung oder durch suprapubische Blasenpunktion gewonnen.

Pflege

Gewinnen von Mittelstrahlurin

Durch das Auffangen des mittleren Strahls (also das Auffangen von Urin nicht unmittelbar zu Beginn des Wasserlassens, sondern erst nach einer Anfangsphase) wird gewährleistet, dass die in der Urethra vorhandenen Keime weitgehend entfernt wurden. Größere Kinder können nach einer ausführlichen Aufklärung den Mittelstrahlurin selbst auffangen. Bei kleineren Kindern müssen die Pflegenden oder die Eltern den Urin auffangen. Hierzu ist eine entsprechende Einweisung der Eltern notwendig. Zuvor wird der Intimbereich gereinigt. Bei Mädchen werden die Labien gespreizt und von der Symphyse zum Anus gereinigt. Bei Jungen ab dem 2. Lebensjahr wird die Vorhaut vorsichtig zurückgeschoben und nach gründlicher Reinigung wieder vorgezogen, um die Entstehung einer Paraphimose zu vermeiden. Die erste und die letzte Urinportion lässt das Kind in die WC-Schüssel laufen. Nur die mittlere Portion wird im sterilen Gefäß aufgefangen und das Gefäß wird umgehend verschlossen. Der Mittelstrahlurin wird ohne Unterbrechung des Miktionsstrahles gewonnen.

Untersuchungsmethoden

- **Schnelltest:** Teststreifen (U-Stix), der in den Urin getaucht wird. Der Befund wird mit Hilfe einer Farbskala abgelesen
- **Sediment** und **mikroskopische Untersuchung:** Der Urin wird im Labor abzentrifugiert. Das Sediment wird mikroskopisch auf die einzelnen Bestandteile untersucht
- **Urinkultur:** Bakterien werden in einer Kultur (einem Nährboden) nachgewiesen.

Urinbefunde

- **Leukozyturie:** Ausscheidung von Leukozyten im Urin, z. B. bei Harnwegsinfektionen (➤ 7.3)
- **Hämaturie:** Ausscheidung von Erythrozyten im Urin, z. B. bei Harnsteinen (➤ 7.4), Glomerulonephritis (➤ 7.5.1)
- **Proteinurie:** Ausscheidung von ≥ 150 mg Eiweiß/ml Urin, z. B. bei Glomerulonephritis (➤ 7.5.1), nephrotischem Syndrom (➤ 7.5.2)
- **Ketonurie:** Nachweis von Ketonen im Urin, z. B. bei Dehydratation (➤ 8.1.2), Diabetes mellitus (➤ 16.1.1)
- **Glukosurie:** Ausscheidung von Glukose, z. B. beim Diabetes mellitus
- **Bakteriurie:** ≥ 50.000 Bakterien/ml Urin bei Mittelstrahlurin/Beutelurin, ≥ 10.000 Bakterien/ml Urin aus Katheterurin, z. B. bei Harnwegsinfektionen (➤ 7.3).

7.2 Angeborene Fehlbildungen

7.2.1 Nierenfehlbildungen

Die wichtigsten angeborenen Nierenfehlbildungen sind in ➤ Tab. 7.1 zusammengefasst.

Tab. 7.1 Angeborene Nierenfehlbildungen.

Nierenfehlbildung	Beschreibung
Ektopie	Verlagerung der Nierenanlage z. B. in das kleine Becken (Beckenniere)
Hufeisenniere	Verschmelzung der unteren beiden Nierenpole, häufigste Fusionsanomalie
Einzelniere	Fehlen einer Niere, die vorhandene Niere ist dann kompensatorisch vergrößert
Nierenhypoplasie	Kleine, anatomisch aber korrekt angelegte Niere mit verminderter Anzahl an Glomeruli und Nephronen sowie Nierenkelchen
Doppelniere	Häufigste allgemeine Fehlbildung (1 : 150 Menschen) mit Verdopplung der Harnleiter und getrennter (Ureter duplex) oder gemeinsamer Mündung (Ureter fissus) in die Blase

7.2.2 Harntransportstörungen

Hydronephrose mit Ureterabgangsstenose

Ursachen

Die Verbindung zwischen Nierenbecken und Harnleiter ist durch eine Fibrose behindert. Der ungenügende Harnabfluss aus dem Nierenbecken in den Harnleiter führt zum Aufstau des Urins im Nierenbecken. Es entsteht eine Vergrößerung des Nierenbeckens und der Nierenkelche und damit eine Schädigung des Nierenparenchyms. Diese Veränderung wird als Hydronephrose bezeichnet.

Ungenügender Harnabfluss vom Nierenbecken in die Harnleiter → Harnstau

Diagnostik

Die Hydronephrose wird meistens bereits pränatal erkannt. Postnatal wird die Diagnose mittels Sonografie bestätigt. Es folgt bei Befundzunahme eine szintigrafische Funktionsuntersuchung. Radioaktives Material (z. B. MAG-III) wird intravenös appliziert, reichert sich in den Nieren an und wird anschließend mit dem Urin ausgeschieden. Damit werden sowohl die gesamte Funktionseinschränkung als auch die seitengetrennte Funktion jeder Niere und das Ausmaß der Harnabflussstörung sichtbar.

- Sonografie
- Szintigrafie

Therapie

Bei guter Funktion und Ausscheidung wird der Befund regelmäßig sonografisch kontrolliert. Bei relevanter Funktions- und Ausscheidungseinschränkung wird die operative Korrektur empfohlen. Dabei wird das Nierenbecken verkleinert und der Ureterabgang neu angelegt.

Operation

Vesikoureteraler Reflux (VUR)

Ursachen

Die Mündung des Ureters in die Blase wurde in der Embryonalzeit falsch angelegt. Der Verschlussmechanismus ist dadurch ungenügend. Urin kann aus der Blase zurück in den Ureter fließen.

Diagnostik

- Sonografie
- Miktionszystourethrogramm (MZU)

Der Verdacht auf einen vesikoureteralen Reflux wird im Rahmen der Abklärung von Harnwegsinfektionen oder Fehlbildungen sonografisch gestellt. Mittels Miktionszystourethrogramm (MZU) wird der Verdacht bestätigt. Dabei handelt es sich um eine radiologische Untersuchung. Nach Füllung der Blase mit Kontrastmittel wird der Rückfluss des Kontrastmittels mit dem Urin in die Harnleiter und ggf. ins Nierenbecken dargestellt. Die Einteilung des VUR erfolgt in 5 Grade, die die Höhe des Refluxes und die Aufweitung von Nierenbecken und Nierenkelchen beschreiben (➤ Abb. 7.1).

Therapie

- Niedriger Reflux: Abwarten
- Hoher Reflux: Operation

Bei niedrigem Reflux kann oft abgewartet werden. Bei höherem Refluxgrad und häufigen Harnwegsinfektionen (➤ 7.3) besteht die Möglichkeit einer Nierenparenchymschädigung. Dann sollte operativ der Harnleiter neu in die Blase eingepflanzt werden. Bei abwartender Haltung bzw. bis zur Operation erhalten die Kinder eine antibiotische Prophylaxe.

7

Urethralklappen

Urethralklappen im hinteren Teil der Harnröhre beim Jungen sind die schwerste Form der Harntransportstörung. Aufgrund des Urinaufstaus in die Ureteren und Nieren wird die Diagnose meist schon pränatal gestellt. Nach der Geburt des Kindes sollte eine suprapubische Harnableitung erfolgen. Die Urethralklappen werden dann operativ entfernt.

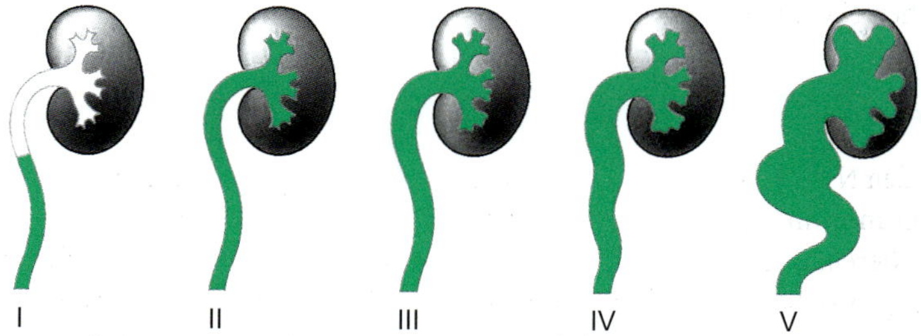

Abb. 7.1 Vesikoureteraler Reflux, Einteilung. [G293]

7.2.3 Zystische Nierenerkrankungen

Unter den polyzystischen Nierenerkrankungen wird neben selteneren Erscheinungsformen auch eine autosomal-rezessive von einer autosomal-dominant vererbten Form unterschieden.

Autosomal-rezessive polyzystische Nierenerkrankung

Zystennieren und Leberfibrose

Verantwortlich für diese Erkrankung ist ein Gendefekt, der auf dem Chromosom 6 lokalisiert ist. Neben den Nieren ist immer die Leber mit betroffen. Die zystische Umbildung der Sammelrohre führt zu stark vergrößerten Nieren.

Klinik

Perinatale Form:
- Niereninsuffizienz
- Oligohydramnion
- Lungenhypoplasie

Die Erkrankung kann sich sowohl perinatal als auch im Säuglings-, Kleinkind oder Adoleszentenalter manifestieren. Bei der **schweren perinatalen Verlaufsform** kommt es bereits intrauterin zur Niereninsuffizienz. Es entsteht ein Oligohydramnion, in dessen Folge es zur Lungenhypoplasie kommt. Die Schwere der Lungenerkrankung entscheidet beim Neugeborenen über die Prognose. Patienten mit weniger schweren Verlaufsformen fallen durch folgende Befunde auf:

- „Tastbare" Nieren
- Arterieller Bluthochdruck
- Harnwegsinfektionen
- Lebererkrankung
- Wachstumsverzögerung.

Diagnostik

Sonografie, MRT, Leber- und Nierenbiopsie

Neben den klinischen Befunden führen die Sonografie und die Magnetresonanztomografie (MRT) von Nieren und Leber zur Verdachtsdiagnose. Diese wird durch die genetische Untersuchung und durch die Leber- und Nierenbiopsie gesichert. Durch die unauffällige Sonografie der Nieren beider Eltern lässt sich die Erkrankung von der autosomal-dominanten Form der polyzystischen Nierenerkrankung abgrenzen.

Therapie

- Behandlung der arteriellen Hypertonie
- Dialyse
- Transplantation

Bei den Neugeborenen steht die Behandlung der Lungenerkrankung im Vordergrund. Im weiteren Verlauf müssen der arterielle Bluthochdruck sowie die Niereninsuffizienz (➤ 7.5.4) behandelt werden. Im terminalen Nierenversagen stehen die Dialysebehandlung (➤ 7.5.5) und die Transplantation (➤ 7.5.5), z. T. als kombinierte Leber- und Nierentransplantation, zur Verfügung.

Autosomal-dominante polyzystische Nierenerkrankung

- Adulte Form → Nierenversagen 50. und 60. Lebensjahr
- Neonatale Form

Die adulte Form der autosomal-dominanten polyzystischen Nierenerkrankung ist die häufigste autosomal-dominant vererbte Erkrankung. Eine Manifestation der Erkrankung im Neugeborenenalter ist möglich. Häufiger beginnt das terminale Nierenversagen jedoch zwischen dem 50. und 60. Lebensjahr.

Klinik

Zysten in Nieren, Leber, Pankreas, Ovar, Lunge

Es zeigen sich in beiden Nieren Zysten, das Vorliegen von mehr als 3 Zysten lenkt den Verdacht auf eine polyzystische Nierenerkrankung. Ein Elternteil ist jeweils betroffen. Es besteht aber im Gegensatz zur rezessiv vererbten Form keine Leberfibrose. Weitere Zysten können in der Leber, im Pankreas, dem Ovar oder in der Lunge vorkommen. Die Hälfte der Patienten entwickelt im Verlauf der Erkrankung einen arteriellen Bluthochdruck.

Diagnostik

Sonografie, CT, MRT, Stammbaum

Die klinischen als auch die bildgebenden Befunde (Sonografie, CT, MRT) ergeben gemeinsam mit dem Vererbungsmodus im Stammbaum die Diagnose. Eine Nierenbiopsie ist dann nicht erforderlich.

Therapie

Behandlung der arteriellen Hypertonie, Dialyse, Transplantation

Neben der Behandlung der arteriellen Hypertonie steht im Erwachsenenalter die Behandlung der terminalen Niereninsuffizienz durch Dialyse (➤ 7.5.5) und ggf. Transplantation (➤ 7.5.5) im Vordergrund. Eine genetische Beratung sollte den Eltern empfohlen werden.

7.3 Harnwegsinfektionen

Untere und obere HWI

Bei den Harnwegsinfektionen (HWI) handelt es sich um eine entzündliche Reaktion des Nierenbeckens, der Harnleiter, der Blase und der Harnröhre. Eine *untere* Harnwegsinfektion mit Beteiligung von Blase und Harnröhre wird von einer *oberen* Harnwegsinfektion (Pyelonephritis) mit zusätzlicher Beteiligung des Harnleiters und des Nierenbeckens bzw. der Niere selbst unterschieden. Harnwegsinfektionen können *akut* oder *chronisch* auftreten.

Ursachen

- Meist Darmkeime wie E. coli und Enterokokken
- Aufsteigend oder hämatogen

Auslösende Bakterien sind meistens Darmkeime wie E. coli und Enterokokken, die über die Harnröhre aufsteigen. Im Neugeborenen- und jungen Säuglingsalter entsteht eine Harnwegsinfektion häufig hämatogen, d. h. die Bakterien gelangen über die Blutbahn in die Niere und ableitenden Harnwege.

Klinik

Bei Neugeborenen und jungen Säuglingen überwiegen oft unspezifische Zeichen wie Trinkschwäche, Irritabilität, Erbrechen und Fieber. Kleinkinder und ältere Kinder zeigen spezifische Symptome wie Dysurie (➤ 7.1.1), Pollakisurie (➤ 7.1.1), Harnträufeln und sekundäre Enuresis (➤ 7.6). Flankenschmerzen bei Nierenbeteiligung geben Kinder eher selten an. Unspezifische Bauchschmerzen können dagegen ein Hinweis auf einen oberen Harnwegsinfekt sein. Aus einer Harnwegsinfektion kann sich ein septisches Krankheitsbild mit Bakteriämie, hohem Fieber, schlechtem Allgemeinzustand, Leber- und Milzvergrößerung sowie Schädigung an weiteren inneren Organen entwickeln (➤ 21.1.3).

- Neugeborene: Unspezifisch mit Fieber, Trinkschwäche, Erbrechen
- Klein- und Schulkinder: Typische spezifische Symptome wie Dysurie, Pollakisurie

Diagnostik

Die klinischen Befunde lenken den Hinweis auf eine Harnwegsinfektion. Die Diagnose wird durch den charakteristischen Urinbefund mit einer Leukozyturie und Bakteriurie sowie durch den mikrobiologischen Nachweis der Bakterien in der Urinkultur gestellt (➤ 7.1.2). Deutlich erhöhte Entzündungszeichen sowie eine Leukozytose mit Linksverschiebung sprechen für eine Mitbeteiligung der oberen Harnwege. In der Sonografie wird eine Pyelonephritis bestätigt. Bei Verdacht auf eine Sepsis müssen Blutkulturen abgenommen werden. Besteht bei rezidivierenden Harnwegsinfektionen der Verdacht auf einen vesikoureteralen Reflux (➤ 7.2.2), wird 2–4 Wochen nach der akuten Infektion ein MZU (➤ 7.2.2) durchgeführt.

- Urinkultur
- Entzündungszeichen
- Sonografie

Therapie

Die antibiotische Therapie wird in Abhängigkeit vom Alter des Kindes und von der Schwere der Erkrankung oral oder parenteral durchgeführt. Dabei werden Säuglinge in den ersten 4–6 Monaten und Kinder jeden Alters mit einer komplizierten Pyelonephritis oder Urosepsis parenteral behandelt. Unkomplizierte Harnwegsinfekte jenseits des jungen Säuglingsalters können oral, z. B. mit Cephalosporinen behandelt werden. Eine erfolgreiche Therapie führt zu einer sterilen Urinkultur.

Antibiotika

7.4 Nephrolithiasis

Als Nephrolithiasis wird die Steinbildung in der Niere und den ableitenden Harnwegen bezeichnet.

Steinbildung in der Niere und den ableitenden Harnwegen

Ursachen

Harnwegsinfektionen (➤ 7.3) mit Bakterien wie Proteus, Klebsiellen oder Pseudomonas führen zur Verschiebung des Urin-pH-Wertes in den alkalischen Bereich, d. h. ≥ 6. Bei gleichzeitigem Auftreten einer Harntransportstö-

- Harnwegsinfektionen und Harntransportstörungen
- Anhäufung von steinbildenden Substanzen

rung (➤ 7.2.2) können sich Harnsteine bilden. Weiterhin kann es im Rahmen von verschiedenen anderen Erkrankungen, wie beim Cushing-Syndrom (➤ 17.3.2), beim M. Crohn (➤ 6.4.5) oder im Rahmen von tubulären Rückresorptionsstörungen zur Bildung von Harnsteinen kommen. Dabei werden steinbildende Substanzen ungenügend ausgeschieden oder vermehrt resorbiert. Harnsteine unterscheiden sich in ihrer Zusammensetzung.

Klinik

Hämaturie

Eine Steinerkrankung zeigt sich häufig durch eine Hämaturie (➤ 7.1.2). Selten zeigen Kinder die akuten Symptome des kolikartigen Schmerzes bei der akuten Steinbewegung im ableitenden Harnsystem. Weiterhin können Harnwegsinfektionen, Harntransportstörungen und dumpfe Bauchschmerzen hinweisend sein.

Diagnostik

- Sonografie zur Darstellung des Steins, der Harntransportstörung und ggf. der Harnwegsinfektion
- Darstellung von kalziumhaltigen Steinen in der abdominalen Röntgenübersichtsaufnahme
- Urinuntersuchungen auf steinbildene Substanzen
- Siebung des Urins zur Steingewinnung und chemischen Analyse.

Therapie

- Symptomatische Therapie:
  - Ausreichende Analgesie bei akuten Beschwerden
  - Abgangsfähiger Stein und Patient ohne akute Beschwerden: reichlich Flüssigkeitsaufnahme und z. B. Hüpfen und Treppensteigen
  - Harnwegsinfektion: Antibiose
- Kausale Therapie in Abhängigkeit vom Alter des Kindes und der Größe des Steins:
  - Stoßwellenlithotrypsie (Steinzertrümmerung mittels Stoßwellen)
  - Transurethrale endoskopische Steinentfernung mittels Schlinge oder Zange
  - Operative Steinentfernung.

7.5 Erkrankungen des Nierenparenchyms

7.5.1 Glomerulonephritis

Entzündungsreaktion an den Glomeruli

Bei der Glomerulonephritis (GN) handelt es sich um eine akute oder chronische Entzündungsreaktion an den Glomeruli im Nierenparenchym.

Ursachen und Einteilung

Die verschiedenen Formen der GN werden nach ihren Ursachen eingeteilt:
- Akute postinfektiöse GN, z. B. Poststreptokokken-GN
- Idiopathische, chronische GN
- Familiäre GN, z. B. familiäre benigne Hämaturie
- GN bei Systemerkrankungen, z. B. Purpura Schönlein-Henoch (➢ 18.3.1), Lupus erythematodes (➢ 18.4.2), Hämolytisch-urämisches Syndrom (➢ 7.5.3).

Klinik

Häufig zeigen sich deutliche Symptome erst im weiteren Verlauf der Erkrankung. Den verschiedenen Formen sind folgenden Symptome gemeinsam:
- Ödeme, als Lidödeme oder prätibial
- Hämaturie (➢ 7.1.2), z. B. als bierbrauner Urin (Makrohämaturie) oder als Nachweis im Schnelltest und Sediment (Mikrohämaturie)
- Oligo- und Anurie (➢ 7.1.2)
- Arterielle Hypertonie.

Diagnostik

Klinik, Urin- und Blutuntersuchungen

Die Diagnose setzt sich aus den klinischen Symptomen, den Urin- und Blutergebnissen sowie weiteren **speziellen zusätzlichen Befunden** zur Abklärung oder im Rahmen von Systemerkrankungen zusammen.
- Poststreptokokken-GN: Rachenabstrich, Streptokokken-Titer, Serumkreatinin und Harnstoff ↑, C_3-Komplement ↓, BSG ↑
- IgA-Nephritis: Proteinurie, Nierenbiopsie
- Familiäre benigne Hämaturie: Nachweis der Mikrohämaturie oft über mehrere Generationen, keine chronische Niereninsuffizienz in der Familienanamnese.

Therapie

- Bei einer Nierenfunktionseinschränkung muss beachtet werden:
  - Flüssigkeitseinschränkung bei Ödemen, Gabe von Diuretika z. B. Furosemid
  - Antihypertensive Therapie bei arterieller Hypertonie, z. B. mit Nifidepin oder Clonidin
  - Bettruhe bei schlechtem Allgemeinzustand, Ödemen und Hypertonie
- Die weiteren therapeutischen Entscheidungen richten sich nach der Form und Ursache der GN:
  - Poststreptokokken-GN: ggf. antibiotische Therapie mit Penicillin
  - Idiopathische, chronischen GN: ggf. medikamentöse Therapie mit Steroiden und Immunsuppresiva wie Cyclosporin A.

Prognose

Eine Poststreptokokken-GN heilt in 80 % der Fälle aus. Die GN bei Systemerkrankungen als auch die idiopathischen, chronischen GN haben sehr unterschiedliche Heilungstendenzen. Es sind sowohl unkomplizierte Verläufe als auch Übergänge in die chronische Niereninsuffizienz (➤ 7.5.4) möglich. Die familiäre benigne Hämaturie zeigt trotz anhaltender Hämaturie über viele Jahre eine normale Nierenfunktion.

7.5.2 Nephrotisches Syndrom

- Proteinurie
- Hypoalbuminämie
- Ödeme

Die Symptomtrias aus Proteinurie, Hypoalbuminämie und Ödemen wird als nephrotisches Syndrom (NS) bezeichnet. Durch den Eiweißverlust über den Urin (Proteinurie) kommt es zur Verminderung des Serumeiweißes (Hypoalbuminämie) und zur Ausbildung von Ödemen und Aszites.

Ursachen

Primäre und sekundäre Formen

In 90 % der Fälle liegt ein **primäres** NS (Minimal-change-Glomerulopathie) vor. **Sekundäre** nephrotische Syndrome sind möglich bei:

- Glomerulonephritiden (➤ 7.5.1)
- Systemerkrankungen wie Purpura Schönlein-Henoch (➤ 18.3.1), Lupus erythematodes (➤ 18.4.2)
- Medikamenteninduziert, z. B. Goldtherapie oder D-Penicillamin
- Infektionskrankheiten, z. B. Hepatitis B (➤ 6.6.2).

Weiterhin gibt es ein **kongenitales nephrotisches Syndrom.** Dieses wird autosomal-rezessiv vererbt. Eine pränatale Diagnostik ist möglich. Die Kinder gedeihen oft sehr schlecht. Die Überlebenszeit kann durch eine frühzeitige beidseitige Nierenentfernung, anschließende Dialyse (➤ 7.5.5) und Nierentransplantation (➤ 7.5.5) deutlich verlängert werden.

Minimal-change-Glomerulopathie

- Kinder 1.–5. Lebensjahr
- Jungen : Mädchen 2 : 1

Die Minimal-change-Glomerulopathie tritt bevorzugt bei Kindern zwischen 1 und 5 Jahren auf, dabei sind Jungen doppelt so häufig betroffen wie Mädchen.

Klinik

- Lidödeme, besonders morgens nach dem Schlaf, und prätibiale Ödeme
- Verminderte Harnproduktion (➤ 7.1.1)
- Gewichtszunahme durch Flüssigkeitseinlagerung und verminderte Harnproduktion.

Oft gehen einer Minimal-change-Glomerulopathie Virusinfekte voraus.

Diagnostik

- Urinuntersuchungen: Proteinurie, Albuminurie, Mikrohämaturie
- Blutuntersuchungen: Hypoalbuminämie, Hypoproteinämie, Hyperlipidämie, Hypercholesterinämie, Kreatinin normal bis erhöht
- Eine Nierenbiospie ist bei der typischen Minimal-change-Glomerulopathie nicht nötig.

Therapie

In 90 % der Fälle wird durch eine orale Steroidtherapie eine Remission erreicht. Eine Proteinurie ist dann nicht mehr nachweisbar. Steroidresistente Formen (trotz Steroidtherapie ist die Proteinurie weiter nachweisbar) werden nierenbiopsiert und immunsuppressiv, z. B. mit Cyclosporin A behandelt. Kinder mit einem Rezidiv werden erneut mit Steroiden und ggf. auch mit Cyclosporin A behandelt.

Steroidbehandlung, ggf. Immunsuppressiva

Prognose

Ein Drittel der Patienten sind nach einem Ereignis gesund, ein weiteres Drittel hat selten Rezidive. Ein Drittel der Kinder ist steriodabhängig oder hat häufige Rezidive und wird dann immunsuppressiv behandelt.

- ⅓ gesund
- ⅓ seltene Rezidive
- ⅓ steroidabhängig

7.5.3 Hämolytisch-urämisches Syndrom

Das gemeinsame Auftreten von Hämolyse, Thrombopenie, Kreatinin- und Harnstoffanstieg im Serum, verbunden mit einer Oligurie oder Anurie wird als hämolytisch-urämisches Syndrom (HUS) bezeichnet. Das HUS ist die häufigste Ursache des akuten Nierenversagens (➤ 7.5.4) im Kindesalter. Der Häufigkeitsgipfel liegt bei Kindern im Alter von 1–4 Jahren, die Erkrankung kann jedoch in jedem Alter vorkommen. Der häufigsten Variante, dem infektassoziierten HUS, geht eine Durchfallerkrankung voraus.

- Hämolyse
- Thrombopenie
- Kreatinin- und Harnstoffanstieg
- Oligurie oder Anurie

Ursachen

Eine Infektion mit enterohämorrhagischen E. coli (EHEC) ist die häufigste Ursache des HUS. Weitere seltene Ursachen sind z. B. systemische Erkrankungen (Tumoren, Glomerulonephritiden, Transplantatabstoßungensreaktionen), Medikamenteneinnahme oder eine vererbte Form.

Häufig Infektion mit EHEC

Klinik

- Wässriger und/oder blutiger Durchfall
- Ggf. Infekt der oberen Luftwege
- Fieber, Erbrechen, Bauchschmerzen und neurologische Symptome wie Schläfrigkeit oder Krampfanfälle.

Diagnostik

- Hämolyse: Niedriger Hämoglobinwert, im Blutausstrich (➤ 15.1.2) Fragmentozyten (Bruchstücke von Erythrozyten), LDH erhöht
- Thrombopenie
- Kreatininanstieg.

Therapie

Symptomatisch

Eine kausale Therapie gibt es bisher nicht. Die symptomatische Therapie umfasst:
- Flüssigkeitsbilanzierung
- Diuretikum zur Steigerung der Diurese bei Oligurie
- Transfusion bei Hb-Werten ≤ 5 g/dl
- Nierenersatztherapie bei akutem Nierenversagen (in ca. 65 % der Fälle notwendig).

7.5.4 Niereninsuffizienz

Akutes Nierenversagen

- Anstieg der Retensionswerte
- Oligo- bzw. Anurie

Das akute Nierenversagen ist definiert als der Anstieg der Retensionswerte (Kreatinin und Harnstoff im Serum). Häufig ist es verbunden mit einer Oligo- bzw. Anurie. Es gibt jedoch auch ein polyurisches Nierenversagen.

Ursachen

- Prärenal
- Renal
- Postrenal

Bei den Ursachen werden unterschieden:
- **Prärenal:** Verminderte Durchblutung der Nieren bei Volumenmangel
  - Akute Blutung, z. B. Blutverlust bei einem Unfall
  - Dehydratation, z. B. bei Gastroenteritis (➤ 6.4.3)
  - Hypoproteinämie, z. B. beim nephrotischen Syndrom (➤ 7.5.2)
  - Schock (➤ 21.1)
- **Renal:** Schädigung des Nierenparenchyms
  - Prolongiertes prärenales Nierenversagen
  - Akute Glomerulonephritis (➤ 7.5.1)
  - Hämolytisch-urämisches Syndrom (➤ 7.5.3)
  - Toxische Schädigung der Niere z. B. durch Medikamente (Paracetamol, ➤ 21.2.2), Röntgenkontrastmittel, organische Lösungsmittel
  - Schwere Infektionen und septischer Schock (➤ 21.1.3)
- **Postrenal:** Behinderung des Harnabflusses
  - Harntransportstörungen (➤ 7.2.2) wie Ureterabgangstenose, Urethralklappen
  - Harnsteine (➤ 7.4)
  - Verletzungen und Hämatome.

Klinik

Die Symptome des akuten Nierenversagens gehen mit Überwässerung und der Ausbildung von Ödemen und Aszites einher. Die Patienten klagen über Übelkeit, Erbrechen und Kopfschmerzen. Häufig tritt eine arterielle Hypertonie oder Zeichen der Herzinsuffizienz, ein Lungen- oder Hirnödem, ggf. auch Krampfanfälle oder ein urämisches Koma auf.

- Ödeme, Überwässerung
- Übelkeit, Erbrechen und Kopfschmerzen
- Komplikationen

Diagnostik

- Anstieg von Kreatinin und Harnstoff
- Metabolische Azidose (➢ 8.2.1) und möglicherweise bereits Hyperkaliämie (➢ 8.3.1).

Therapie

Die Therapie besteht in der Beseitigung der Ursachen des akuten Nierenversagens:

- Beseitigung der Harntransportstörung bei postrenalem Nierenversagen
- Beseitigung des Volumenmangels bei prärenalem Nierenversagen
- Flüssigkeitsbilanzierung mittels Ein- und Ausfuhrkontrolle und tgl. Gewichtskontrolle
- Senkung des Kaliumspiegels mit Resonium (Ionenaustauscherharz) oder Glukose-Insulin-Infusionen
- Dialyse.

Pflege

Kinder mit einer akuten Niereninsuffizienz werden häufig auf einer Intensivstation betreut. Neben der sonst intensiven Überwachung und Pflege liegen bei der akuten Niereninsuffizienz die Schwerpunkte der Pflege in der Flüssigkeitsbilanzierung (inkl. Gewichtskontrolle), Infusionspflege und Beobachtung der Bewusstseinslage. Der Blutdruck muss mehrmals täglich kontrolliert werden. Daneben ist auf eine kalorienreiche, eiweiß-, kalium- und natriumarme Diät zu achten. Besteht eine Oligurie, so darf den Patienten nur so viel Flüssigkeit zugeführt werden, wie auch über den Harn abgeführt wird.

Chronische Niereninsuffizienz

Als chronische Niereninsuffizienz wird der irreversible Verlust an Nierenfunktion, gemessen an der glomerulären Filtrationsrate, bezeichnet.

Verlust an Nierenfunktion

Glomeruläre Filtrationsrate (GFR) und Kreatinin-Clearence

Die GFR wird durch die Kreatinin-Clearence bestimmt. Sie kann aus dem Urin-Kreatinin, der Urinminutenmenge und dem Serumkreatinin berechnet werden. Dafür ist neben einer Blutabnahme ein 24 h-Sammelurin erforderlich. Die GFR wird im Verhältnis zur Körperoberfläche des Kindes angegeben. Die GFR kann auch nach der Schwartz-Formel berechnet werden. Dabei werden Serumkreatinin, der Faktor 0,55 und die Körpergröße verwendet.

Einteilung

4 Stadien

- **Milde** Niereninsuffizienz mit leichter Einschränkung der Funktion ohne Anstieg der Retentionswerte (GFR 50–80 % der Altersnorm)
- **Moderate** Niereninsuffizienz oder Stadium der kompensierten Niereninsuffizienz, noch keine klinischen Zeichen einer Urämie (GFR 30–50 % der Altersnorm)
- **Präterminales** Nierenversagen mit klinischen Zeichen der Urämie (GFR 20–30 % der Altersnorm)
- **Terminales** Nierenversagen (GFR ≤ 20 % der Altersnorm).

Ursachen

Fehlbildungen, chronische GN, HUS

- Säuglingsalter: angeborenen Fehlbildungen der Nieren und der ableitenden Harnwege (➤ 7.2)
- Kleinkinder und Schulkinder: chronische GN (➤ 7.5.1), HUS (➤ 7.5.3), Nierenversagen durch toxische Schädigung.

Klinik

Abhängig von Grundkrankheit und Alter

Die klinischen Symptome sind abhängig von der Grundkrankheit und dem Alter der Kinder.

- Zeichen der Urämie:
  - Oligo-/Anurie und Anstieg der Retentionswerte
  - Störungen des Wasser-, Elektrolyt- und Säure-Basen-Haushalts (➤ Kap. 8)
- Endokrinologische Störungen:
  - Verminderung der Erythropoetinsynthese, z. B. renale Anämie
  - Störungen des Knochenstoffwechsels durch Abfall des Vitamin-D und Anstieg des Parathormons (➤ 17.2.2)
  - Störungen der Pubertätsentwicklung und des Wachstums (➤ 17.4)
- Schädigung anderer Organe durch die Urämietoxine.

Therapie

- Behandlung der Grundkrankheit und der Komplikationen
- Vorbereitung auf die Nierenersatztherapie

Neben der Behandlung der Grundkrankheit stehen der längst mögliche Erhalt der Nierenfunktion und die Behandlung der Komplikationen der Niereninsuffizienz im Vordergrund. Die Patienten und die Eltern werden ausführlich auf die ggf. nötige Nierenersatztherapie (➤ 7.5.5) vorbereitet.

- Bilanzierung und Diuretika zur Wasserausscheidung, natrium- und kaliumarme Kost, Ausgleich der Azidose
- Erythropoetingaben, Eisensubstitution
- Substitution mit Vitamin D und Kontrolle der Parameter des Knochenstoffwechsels
- Medikamentöse Therapie der arteriellen Hypertonie
- Wachstumshormontherapie bei Wachstumsstörungen.

7.5.5 Nierenersatztherapie

Als Nierenersatztherapie stehen die beiden Formen der Dialyse, die Hämodialyse und die Peritonealdialyse, sowie die Nierentransplantation zur Verfügung.

Hämodialyse

Blutreinigung durch Hämofilter

Die Blutreinigung erfolgt durch einen Hämofilter, in den das Blut des Patienten mittels eines Schlauchsystems gelangt. Die harnpflichtigen Substanzen werden durch eine semipermeable (halbdurchlässige) Membran durch Diffusion mit einem Konzentrationsgefälle entfernt. Das gereinigte Blut gelangt zurück zum Patienten. Für die Hämodialyse ist ein adäquater Gefäßzugang notwendig. Dafür wird den Kindern eine arteriovenöse Fistel (Shunt) chirurgisch angelegt oder ein entsprechender Gefäßkatheter implantiert.

Pflege

Wird ein Shunt angelegt, so benötigt dieser höchste Aufmerksamkeit in der Pflege und bei der Punktion. Dies gilt bereits unmittelbar nach der Shuntanlage. So darf z. B. kein Verband angelegt werden, der den Shunt komprimieren würde. Die entsprechende Extremität muss hoch gelagert werden und wird ruhig gestellt. Als Wundschutz wird ein gut schließender Deckverband angelegt, damit es nicht zu einer Infektion kommen kann. Typischerweise wird für die Dauer einer Woche ein Antibiotikum eingesetzt. Antikoagulanzien und Analgetika werden nach ärztlicher Anordnung ggf. noch zusätzlich verabreicht. Die Durchgängigkeit des Shunts wird durch Palpation und Auskultation mittels eines Stethoskops überprüft. Im weiteren Verlauf muss der Patient auf einen korrekten Umgang mit dem Shunt achten: Der Patient kann den Shunt-Arm fast uneingeschränkt benutzen. Tätigkeiten mit erhöhter Verletzungsgefahr sollten aber unterbleiben, da es zu Shuntblutungen kommen könnte. Der Shunt soll vom Patienten regelmäßig selbst untersucht werden. Die Patienten achten auf die Funktion (Schwirren beim Abtasten, Rauschen beim Abhören) und Besonderheiten wie Rötungen, Verhärtungen, Hämatome und Schmerzen. Blutdruckmessungen und Gefäßpunktionen dürfen nicht am Shunt-Arm erfolgen.

Peritonealdialyse

Peritoneum als Austauschmembran

Bei dieser Form der Dialyse wird das Peritoneum (Bauchfell) als Austauschmembran genutzt. Die Patienten erhalten einen Katheter, um die Dialyseflüssigkeit in den Bauchraum einbringen zu können. Nach Austausch der harnpflichtigen Substanzen wird die Flüssigkeit wieder aus dem Bauchraum entleert. Häufig wird eine nächtliche Form der Peritonealdialyse gewählt, da die Kinder- und Jugendlichen dann tagsüber nur wenig in ihren Aktivitäten eingeschränkt sind.

Nierentransplantation

- Bestmögliche Gewebeverträglichkeit
- Abstoßungsprophylaxe durch Immunsuppressiva

Das Ziel einer Langzeitdialysebehandlung im Kindesalter ist die Nierentransplantation. Der Erfolg eine Nierentransplantation ist abhängig von der

- Art der Spende (Lebendspende besser)
- Vorbereitung: Gewebeverträglichkeit, Impfstatus
- Durchführung in einem speziellen Transplantationszentrum
- Nachsorge in einer nephrologischen Spezialambulanz.

Eine Abstoßungsprophylaxe wird durch die Gabe von immunsuppressiven Medikamenten wie Cyclosporin A, Tacrolimus und Cortisonpräparaten lebenslang durchgeführt. Die Lebensqualität der Kinder nach Nierentransplantation ist im Vergleich zur Dialyse im Regelfall deutlich besser.

7.6 Enuresis

- Unkontrollierte Harnentleerung nach dem 4. Lebensjahr
- E. diurna – E. nocturna
- Primär – sekundär

Eine kontrollierte Harnentleerung wird ab einem Alter von 4–5 Jahren erwartet. Besteht Einnässen darüber hinaus, wird von einer Enuresis gesprochen. Die **Enuresis diurna** (am Tage) wird von der **Enuresis nocturna** (nachts) unterschieden. War das Kind bereits 6 Monate „trocken“, spricht man von einer **sekundären** Enuresis im Gegensatz zur **primären** Enuresis.

Ursachen

- Funktionelle Blasenentleerungsstörungen
- Organische Ursachen

Funktionelle Blasenentleerungsstörungen, z. B. bei der Überfunktion der Blasenentleerungsmuskulatur, sind von Entleerungsstörungen mit organischen Ursachen (z. B. bei Spina bifida ➤ 9.1, Fehlbildungen der unteren Harnwege ➤ 7.2.2) zu unterscheiden.

Diagnostik

- Ausführliche Anamnese
- Enuresiskalender
- Sonografie und Funktionsuntersuchungen

Eine genaue Anamnese bzgl. der familiären Situation (z. B. Geschwisterrivalität), des sozioökonomischen Status, Hinweisen auf andere Erkrankungen und der psychomotorischen Entwicklung ist erforderlich. Neben der Auswertung eines Enuresiskalenders gehören die orientierende Untersuchung der

Nieren und ableitenden Harnwege mittels Sonografie, die Beobachtung der Harnentleerung und die Funktionsprüfung mit Hilfe der Urodynamik und der Uroflowmetrie zur Diagnosestellung.

Therapie

Die Therapie der **organischen** und insbesondere der neurogenen Blasenentleerungsstörungen ist schwierig. Die frühe Anwendung der mehrmals täglichen Blasenkatheterisierungen durch die Eltern oder durch ältere Kinder selbst wird empfohlen. Das wichtigste Ziel ist die Vermeidung von Harnwegsinfektionen (➤ 7.3). Die Behandlung der **funktionellen** Blasenentleerungsstörungen beinhaltet folgendes:

- Enuresiskalender mit Belohnungen
- Regelmäßige willkürliche Harnentleerungen ca. 4–6 × tgl.
- Ggf. Therapie mit Desmopressin intranasal oder oral abends
- Ggf. Verhaltenstherapie, Klingelhose (die Kinder werden durch einen Klingelton geweckt, sobald die Hose feucht wird).

- Blasenkatheterisierungen bei organischer Störung
- „Verhaltensregeln" bei funktioneller Störung
- Medikamentös ggf. Desmopressin

7.7 Erkrankungen des männlichen Genitales

7.7.1 Hypospadie

Die Hypospadie ist eine Sonderform des intersexuellen Genitales (➤ 17.5). Die Öffnung der Harnröhre befindet sich auf der Ventralseite des Penis.

Öffnung der Harnröhre auf der Ventralseite des Penis

Ursachen und Formen

Bei den leichten Formen befindet sich die Öffnung auf der Glans des Penis oder auf dem Penisschaft. Die schweren Formen mit der Öffnung der Harnröhre im Skrotum oder perineal (im Bereich des Damms) sind häufig auf eine Störung der Hodenentwicklung oder auf Hormonstörungen zurückzuführen (➤ Abb. 7.2).

Diagnostik

Bei den schweren Formen sollte eine umfassende Diagnostik mit Familienanamnese, Untersuchung der Gonaden, ggf. weiterer Fehlbildungen, Chromosomenanalyse und Hormonanalyse durchgeführt werden.

Umfassende Diagnostik bei schweren Formen

Therapie

Eine operative Korrektur in den beiden ersten Lebensjahren wird empfohlen. Dabei wird der fehlende Harnröhrenanteil aus Penisschafthaut oder aus Schleimhaut der Vorhaut, des Mundes oder der Harnblase gebildet. Ziel ist eine Begradigung des Penisschaftes, ein kräftiger Harnstrahl und ein gutes kosmetisches Ergebnis.

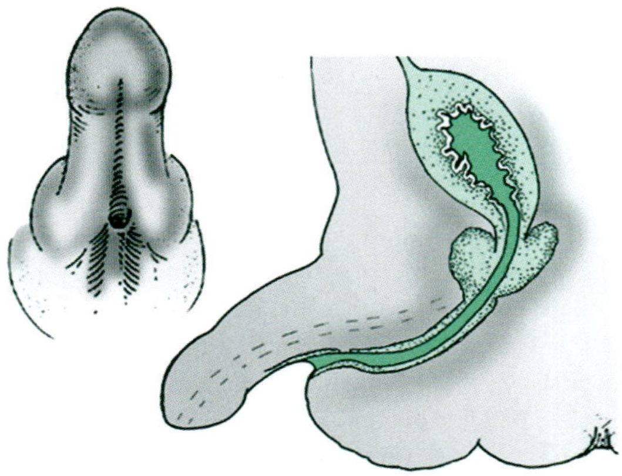

Abb. 7.2 Hypospadie-Formen. [E336]

7.7.2 Präputialverklebung und Phimose

- Physiologische Verklebung
- Vorhautverengung → Zirkumcision

Die Verklebung der Vorhaut ist beim Neugeborenen und Säugling physiologisch und löst sich in den ersten Lebensjahren spontan. Als Phimose wird eine deutliche Vorhautverengung bezeichnet. Bei der Miktion kommt es zur Ballonbildung. Eine Narbenphimose kann nach vorzeitiger Manipulation entstehen. Eine operative Zirkumcision (Beschneidung) sollte bei Miktionsstörungen, vermehrten Entzündungen wie Harnwegsinfektionen (➤ 7.3) oder Balanitiden (➤ 7.7.3) oder bei dem Vorliegen einer Narbenphimose erfolgen.

7.7.3 Balanitis und Orchitis

Entzündung der Vorhaut und des Hodens

Die Entzündung der Vorhaut entsteht meist bei Jungen mit einer Phimose. Der distale Teil des Penis ist geschwollen und gerötet. Die Entzündung des Hodens kann durch Viren (z. B. Mumps ➤ 14.2.2) oder selten auch durch Bakterien (z. B. Salmonellen) ausgelöst werden. Der Hoden ist schmerzhaft geschwollen und gerötet, Fieber kann auftreten.

Therapie

Lokal, ggf. systemisch antibiotisch

Sitzbäder und Umschläge sind die Therapie der Wahl; ggf. sollte anschließend die Phimose operativ beseitigt werden. Besteht V. a. bakterielle Orchitis, sollte eine systemische antibiotische Therapie erfolgen.

7.7.4 Hydrozele und Varikozele

- Als **Hydrozele** (Wasserbruch) wird die Flüssigkeitsansammlung in den Hodenhüllen bezeichnet. Das Skrotum ist prall-elastisch schmerzlos geschwollen. Mittels Diaphanoskopie, der Durchleuchtung des Hodens mit

Licht, wird die Diagnose gestellt. Besteht die Hydrozele über das 1. Lebensjahr hinaus, sollte sie operativ entfernt werden
- Die **Varikozele** ist eine Erweiterung des Venengeflechtes der Hodenhüllen. Ursache ist ein Rückfluss des Blutes, da die Venenklappen nicht exakt schließen. Eine operative Korrektur ist möglich.

7.7.5 Hodentorsion

Eine Verdrehung des Samenstranges führt zu diesem hochakuten Krankheitsbild. Innerhalb kurzer Zeit kommt es durch den Stau des venösen Blutes zu einer Minderdurchblutung von Hoden und Nebenhoden, die innerhalb weniger Stunden zum Verlust der Funktion führen kann. Der Hoden ist extrem schmerzhaft und die Kinder schreien. Eine sofortige Operation ist durchzuführen, um Hoden und Nebenhoden zu erhalten.

- Hochakutes, sehr schmerzhaftes Krankheitsbild
- Sofortige Operation notwendig

7.7.6 Hodenhochstand

Der Hodenhochstand (Maldescensus testis) ist die häufigste angeborene Anomalie des Urogenitaltrakts. Er tritt bei 0,7 bis 3 % der reifgeborenen Jungen auf. Bei Frühgeborenen liegt die Häufigkeit bei ca. 30 %. Ein spontanes postnatales Herabwandern des Hodens in das Scrotum (Descensus) wird bei 7 % bis zum Ende des ersten Lebensjahres beobachtet.

Formen

- Kryptorchismus: „verborgene" Hoden, z. B. Bauchhoden
- Leistenhoden: Hoden liegt im Leistenkanal
- Gleithoden: Hoden liegt inguinal vor dem Scrotum, kann ins Scrotum gezogen werden, gleitet jedoch aufgrund des zu kurzen Samenstrangs zurück

MERKE

Der Pendelhoden ist eine physiologische Normvariante und kein Hodenhochstand. Der Hoden wird durch den überschießenden Kremasterreflex nach oben gezogen.

Klinik und Diagnostik

Bei der Untersuchung erfolgt die Palpation der Leiste und des Scrotums auf beiden Seiten in warmer Umgebung. Wenn der Hoden nicht tastbar ist, erfolgt eine Sonografie oder ggf. MRT-Untersuchung zur Darstellung der Lage des Hodens.

- Klinische Untersuchung
- Sonografie, ggf. MRT
- Hormonbestimmung

Therapie

Die Behandlung des Maldescensus testis sollte bis zum 12. Lebensmonat abgeschlossen werden. Dadurch kann eine Schädigung des Hodens durch die zu warme Umgebungstemperatur verhindert und das Karzinomrisiko vermindert werden.

- Abwarten des Spontandescensus in den ersten 6 Lebensmonaten
- Hormontherapie mit Nasenspray oder i. m.-Injektionen
- Operation mit Orchidopexie beider Hoden im Scrotum.

7.7.7 Blasenexstrophie

Komplexe Fehlbildung → Operation

Bei dieser komplexen Fehlbildung ist die Bauchwand offen. Die Harnblase und die Harnröhre liegen offen, da die Verschlussmuskulatur des Blasenbodens und die Symphyse fehlen. Bei der operativen Korrektur muss die Blase verschlossen und die Harnröhre und der Penis rekonstruiert werden. Weiterhin sollte eine Harnkontinenz erreicht werden. Die erfolgreiche Korrektur gelingt in ca. der Hälfte der Fälle. Im anderen Falle sollte die Nierenfunktion durch eine Harnableitung erhalten werden.

7.8 Erkrankungen des weiblichen Genitales

7.8.1 Labiensynechie

- Verklebung der Schamlippen
- Bei Komplikationen östrogenhaltige Cremes

Eine Verklebung der kleinen Schamlippen löst sich mit Zunahme des Alters des Mädchens, spätestens mit dem Beginn der Pubertät und zunehmend saurem pH-Wert der Scheide meist von selbst. Sollten wiederholt Vulvovaginitiden (➤ 7.8.3) und Harnwegsinfektionen (➤ 7.3) auftreten, kann durch das Auftragen östrogenhaltiger Cremes die Verklebung meist gelöst werden.

7.8.2 Hymenalatresie

- Stenose des Jungfernhäutchens
- Einschnitt oder teilweise Entfernung

Durch diese angeborene Stenose des Jungfernhäutchens kann das anfallende Sekret aus der Scheide nicht abfließen und staut sich an. Bei der ersten Menstruation staut sich dann auch das Menstruationsblut auf. Ein Einschnitt oder die teilweise Entfernung des Hymens ist die Therapie der Wahl.

7.8.3 Vulvovaginitis

Entzündung der Schamlippen und der Scheide

Die Entzündung der Schamlippen und der Scheide ist die häufigste Diagnose in der pädiatrischen Gynäkologie.

Ursachen

Eintritt von Darmbakterien oder Pilzen

Da die kleinen Schamlippen im Kleinkindalter noch offen stehen, kommt es zum Eintreten von Darmbakterien von der nahen Analöffnung. In der Pubertät senkt sich der pH-Wert der Scheide deutlich ab. Die Erkrankung tritt deutlich seltener auf.

Klinik und Diagnostik

Vaginaler Ausfluss, Juckreiz, Pollakisurie, Dysurie und ggf. auch Enuresis in Verbindung mit einer Rötung des äußeren Genitales lassen die Diagnose stellen.

Therapie

Lokal antimykotisch oder systemisch antibiotisch

Bei einer Infektion mit Candida albicans wird eine antimykotische Salbentherapie z. B. mit Nystatin durchgeführt. Diese kann durch Sitzbäder ergänzt werden und führt sehr schnell zum Erfolg. Bei V. a. bakterielle Infektion sollte neben einer lokalen Therapie eine systemische antibiotische Therapie durchgeführt werden.

7.8.4 Adnexitis

Entzündung der Eileiter und Eierstöcke

Die Entzündung der Eileiter und Eierstöcke tritt im Rahmen einer aufsteigenden Infektion bei sexuell aktiven jungen Mädchen auf.

Klinik und Diagnostik

- Unspezifische Symptome
- Untersuchung und Sonografie

Oft geben die Mädchen eher unspezifische Symptome wie Bauch- oder Flankenschmerzen an, ggf. sind diese bei der Menstruation verstärkt. Die Diagnose wird durch die pädiatrisch-gynäkologische Untersuchung und die sonografischen Befunde gestellt.

Therapie

Es erfolgt eine antibiotische Therapie.

Übungsfragen

1. Was ist Polyurie?
2. Nennen Sie die Methoden zur Uringewinnung bei Kindern!
3. Was ist eine Hufeisenniere?
4. Welche diagnostischen Methoden werden bei der Hydronephrose eingesetzt?
5. Erklären Sie den Pathomechanismus des vesikoureteralen Refluxes!
6. Nennen Sie die Ursachen von Harnwegsinfektionen!
7. Beschreiben Sie die Unterschiede in den Symptomen bei Neugeborenen im Vergleich zu älteren Kindern mit einer Harnwegsinfektion!
8. Was sind die Ursachen, die zur Entstehung von Harnsteinen führen können?
9. Erklären Sie die Therapie der Minimal-change-Glomerulopathie!
10. Wie ist das hämolytisch-urämische Syndrom definiert?
11. Wie ist das akute Nierenversagen definiert?
12. Nennen Sie die drei Formen der Nierenersatztherapie!
13. Warum muss eine Hodentorsion sofort operiert werden?

KAPITEL

8 Störungen des Wasser- und Elektrolythaushalts

8.1 Wasserhaushalt

8.1.1 Flüssigkeitstagesbedarf

Flüssigkeitsbedarf nach der Gewichtsformel berechnen

Der Flüssigkeitstagesbedarf kann berechnet werden:

- Alters- und gewichtsabhängig (➤ Tab. 1.6), wichtig bei Neugeborenen und Säuglingen
- Mittels Körperoberfläche (KOF) bei Kindern ≥ 10 kg Körpergewicht (KG): 1.800 ml/m^2KOF/d. Die Körperoberfläche kann berechnet oder einem Normogramm entnommen werden. Darin sind die Körperlängen und -gewichte als auch die KOF aufgetragen
- Mit der Gewichtsformel:

Für die ersten 10 kg	100 ml/kg KG/d
Für die zweiten 10 kg	50 ml/kg KG/d
Ab 20 kg	20 ml/kg KG/d

Beispiele für eine Berechnung nach der Gewichtsformel

Kind mit 27 kg: 1 000 ml + 500 ml + 140 ml = 1.640 ml/d

Der Flüssigkeitstagesbedarf erhöht sich bei Fieber ≥ 38 °C. Verluste durch Durchfall, Erbrechen oder Ablaufsonden (z. B. nach Operationen) müssen ersetzt werden. Bei Flüssigkeitsbilanzen (Ein- und Ausfuhr-Bilanzen) muss die Perspiratio insensibilis (die unmerklichen Flüssigkeitsverluste über die Haut und über die Atmung) mit 400 ml/m^2 KOF/d mit berechnet werden.

8.1.2 Dehydratation

Wasser- und Volumenmangel

Als Dehydratation wird der Wasser- und Volumenmangel des Körpers bezeichnet. Es wird die isotone (normale Osmolarität) von der hypertonen und der hypotonen Dehydratation unterschieden. Das Serum-Natrium (Na) ist der wichtigste Parameter für die Osmolarität.

Einteilung

- **Isotone** Dehydratation: Wasser- und Natriumverlust sind gleich groß, das Serum-Na befindet sich im Normbereich (135–144 mmol/l)

- **Hypertone** Dehydratation: Natriumverlust < Wasserverlust, Serum-Na ≥ 145 mmol/l
- **Hypotone** Dehydratation: Natriumverlust > Wasserverlust, Serum-Na ≤ 134 mmol/l.

Ursachen

- Flüssigkeitsverluste durch Erbrechen und Durchfall im Rahmen einer akuten Gastroenteritis (➤ 6.4.3)
- Nahrungsverweigerung mit unzureichender Flüssigkeitsaufnahme, z. B. bei anderen Infekten oder Schluckbeschwerden
- Azetonämisches Erbrechen (➤ 8.4)
- Manifestation des Diabetes mellitus (➤ 16.1.1).

Klinik

Abhängig vom Schweregrad

Je nach Schweregrad der Dehydratation:
- Trockene Haut und Schleimhäute
- Hautturgor vermindert, „stehende" Hautfalten
- Bei Säuglingen eingesunkene Fontanelle
- Verhalten unruhig, durstig, bei zunehmender Dehydratation verlangsamt bis zur Bewusstlosigkeit und Schock (➤ 21.1.1)
- Augen haloniert („verschattet"), seltener Lidschlag
- Abnahme der Urinproduktion
- Gewichtsverlust.

Diagnostik

Hb ↑, Hk ↑, Gesamteiweiß ↑, Na, BGA

In der Blutuntersuchung zeigt sich der Flüssigkeitsverlust am Anstieg von Hämoglobin, Hämatokrit und Gesamteiweiß. Das Serum-Na ist entsprechend der Form der Dehydratation verändert. In der Blutgasanalyse zeigen sich die Veränderungen des Säure-Basen-Haushalts (➤ 8.2).

Therapie

Orale oder intravenöse Rehydratation

In Abhängigkeit vom Schweregrad der Dehydratation erfolgt eine orale oder intravenöse Rehydratation. Wenn möglich, sollte die Ursache der Dehydratation beseitigt werden. Vor allem bei der hypertonen Dehydratation ist ein langsamer Ausgleich wichtig, um die Entstehung eines Hirnödems zu verhindern.

8.1.3 Hyperhydratation

Wasser- und Volumenüberschuss

Die Hyperhydratation bezeichnet einen Wasser- und Volumenüberschuss des Körpers. In Abhängigkeit vom Natrium-Gehalt im Serum wird eine isotone Hyperhydratation von der hypertonen und der hypotonen Form unterschieden.

Einteilung

- **Isotone** Hyperhydratation: Wasser- und Natriumüberschuss sind gleich groß, das Serum-Na befindet sich im Normbereich (135–144 mmol/l)
- **Hypertone** Hyperhydratation: Natriumüberschuss > Wasserüberschuss, Serum-Na ≥ 145 mmol/l
- **Hypotone** Hyperhydratation: Wasserüberschuss > Natriumüberschuss, Serum-Na ≤ 134 mmol/l.

Ursachen

- Herzinsuffizienz (➤ 5.1)
- Niereninsuffizienz (➤ 7.5.4)
- Überinfusion
- Nebennierenrindenüberfunktion.

Klinik

- Gewichtszunahme
- Ödeme
- Zentrale Symptome wie Erbrechen, Kopfschmerzen, Krampfanfälle, Bewusstseinsstörungen bei hypertoner und hypotoner Hyperhydratation.

Diagnostik

Hämoglobin, Hämatokrit und Gesamteiweiß sind durch die Verdünnung erniedrigt. Das Serum-Na ist entsprechend der Form der Hyperhydratation verändert.

Hb ↓, Hk ↓, Gesamteiweiß ↓, Na

Therapie

- Flüssigkeitsbeschränkung
- Langsamer Ausgleich des Natrium-Spiegels bei hypotoner Form durch Gabe von NaCl
- Bei hypertoner Form NaCl-Beschränkung
- Ggf. Diuretika.

8.2 Säure-Basen-Haushalt

Der pH-Wert beschreibt die H^+-Konzentration im Blut. Der physiologische Bereich liegt zwischen pH 7,36 und 7,44. Durch folgende Systeme wird der pH-Wert konstant gehalten:

- H^+-Konzentration im Blut
- Normalwert pH 7,36–7,44

- Abgabe von CO_2 über die Lunge: Bei einem Anstieg der H^+-Ionen oder des CO_2 kommt es zur Atemstimulation und Abatmung des überschüssigen

CO_2. Im Sinne der folgenden Gleichung wird H^+ in CO_2 umgewandelt: $H^+ + HCO_3^- \leftrightharpoons H_2CO_3 \leftrightharpoons CO_2 + H_2O$
- Ausscheidung von H^+ durch die Niere und Bildung von HCO_3 durch Umwandlung nach der selbigen Formel: $H^+ + HCO_3^- \leftrightharpoons H_2CO_3 \leftrightharpoons CO_2 + H_2O$
- Puffersysteme können H^+-Ionen aufnehmen bzw. abgeben, z. B. Kohlensäure/Bikarbonat-Puffer, Hämoglobin, Phosphatpuffer und Ammoniakpuffer. Die letzten beiden binden H^+-Ionen im Urin, daher schwankt der Urin-pH-Wert zwischen 4,5 und 8.

Zur Beurteilung des Säure-Basen-Haushalts sind neben dem pH-Wert folgende Normwerte wichtig:
- CO_2-Patialdruck (pCO_2): 32–47 mmHg
- Bikarbonat-Konzentration (HCO_3^-): 22–26 mmol/l
- Basenabweichung (Basenexzess, BE): –3 bis +3 mmol/l.

- Azidose pH ≤ 7,35
- Alkalose pH ≥ 7,45

Als **Azidose** wird der Abfall des pH-Wertes auf ≤ 7,35 bezeichnet. Bei der **Alkalose** steigt der pH-Wert auf ≥ 7,45 an. Sowohl bei der Azidose als auch bei der Alkalose wird eine **respiratorische** Form von der **metabolischen** Form unterschieden.

8.2.1 Azidose

Ursachen

- **Respiratorische Azidose:** Eine verminderte Abatmung von CO_2 führt zum Anstieg der H^+-Ionen
  - Lungenerkrankungen, z. B. Asthma bronchiale (➤ 4.6), Pneumonie (➤ 4.5), Mukoviszidose (➤ 4.8)
  - Störungen des Atemzentrums im ZNS, Paresen der Atemmuskulatur
  - Medikamente, wie Diazepam, Midazolam, Opiate
- **Metabolische Azidose:**
  - Verlust von Bikarbonat über den Darm, z. B. akute Gastroenteritis (➤ 6.4.3), chronisch entzündliche Darmerkrankungen (➤ 6.4.5)
  - Zunahme an Säuren durch z. B. Stoffwechseldefekte mit Laktatazidose, Diabetes mellitus mit Ketoazidose (➤ 16.1.1)
  - Verminderte Ausscheidung von Säuren über die Niere, z. B. bei akuter und chronischer Niereninsuffizienz (➤ 7.5.4).

Klinik

Kussmaul-Atmung, Tachykardie, Grunderkrankung

Es bestehen die Symptome der jeweiligen Grunderkrankung. Bei den **metabolischen** Azidosen liegt eine vertiefte und beschleunigte Atmung (sog. Kussmaul-Atmung) vor, oft sind die Kinder tachykard, und es können Bewusstseinsstörungen eintreten.

Pflege

Die Kussmaul- oder Azidoseatmung ist an den tiefen und beschleunigten Atemzügen ohne Pause nach der Exspiration erkennbar. Durch diese Atem-

8

züge versucht das Kind, Kohlendioxid (CO_2) abzuatmen und somit einer Übersäuerung des Körpers, d. h. dem niedrigen pH-Wert entgegenzuwirken. Sie tritt bei schweren Stoffwechselentgleisungen wie etwa dem diabetischen Koma oder dem urämischen Koma auf.

Diagnostik

Die Veränderungen der Blutgasanalyse bei Azidose zeigt ➤ Tab. 8.1.

Therapie

- **Respiratorische Azidose.** Die Therapie der pulmonalen Erkrankung mit ausreichender Ventilation führt zum Ausgleich des Säure-Basen-Gleichgewichts
- **Metabolische Azidose.** Die Ursache der Azidose muss behandelt werden. Bei ausgeprägter Azidose mit pH ≤ 7,15 wird Natriumbikarbonat in entsprechender Menge gegeben.

Therapie der pulmonalen Erkrankung

- Therapie der Ursache
- Ggf. Natriumbikarbonat i. v.

8.2.2 Alkalose

Ursachen

- **Respiratorische Alkalose:** Eine vermehrte Abatmung von CO_2 führt zur Abnahme der H^+-Ionen-Konzentration. Eine Hyperventilation erfolgt z. B. bei Angst und anderen psychischen Störungen oder durch eine Störung des ZNS z. B. im Rahmen einer Meningitis (➤ 9.6)
- **Metabolische Alkalose:**
  - Verlust an Säure durch Erbrechen, z. B. bei Pylorusstenose (➤ 6.3.2)
  - Vermehrte Ausscheidung von H^+-Ionen über die Niere, z. B. bei Störungen der Nebennierenfunktion
  - Verminderte Ausscheidung von Bikarbonat über die Niere bei eingeschränkter Nierenfunktion (➤ 7.5.4).

Respiratorisch: vermehrte Abatmung von CO_2

Metabolisch:
- Verlust an Säure
- Vermehrt Bikarbonat

Klinik

Die Symptome der jeweiligen Grunderkrankung stehen im Vordergrund. Bei der **respiratorischen** Alkalose kommt es zu einer vermehrten Bindung von Kalzium (➤ 8.3.2). Es kommt zu neurologischen Veränderungen im Sinne einer Hyperventilationstetanie. Bei der **metabolischen** Alkalose ist die Atmung meist flach und langsam. Die Veränderung im Säure-Basen-Haushalt führt weiterhin zur Hypokaliämie (➤ 8.3.1) und Hypokalzämie (➤ 8.3.2).

- Grunderkrankung
- Hypokaliämie
- Hypokalzämie

Tab. 8.1 Blutgasanalyse bei Azidose.

	pH-Wert	pCO_2	HCO_3^-	BE
Respiratorische Azidose	↓	↑	normal bzw. ↑	positiv
Metabolische Azidose	↓	normal bzw. ↓	↓	negativ

8

Tab. 8.2 Veränderungen der Blutgasanalyse bei Alkalose.

	pH-Wert	pCO_2	HCO_3^-	BE
Respiratorische Alkalose	↑	↓	normal bzw. ↓	negativ
Metabolische Alkalose	↑	normal bzw. ↑	↑	positiv

Diagnostik

Die Veränderungen der Blutgasanalyse bei Alkalose zeigt ➤ Tab. 8.2

Therapie

CO_2-Rückatmung, Ausgleich von Hypokaliämie und Hypokalzämie

- **Respiratorische Alkalose:** Bei der psychogenen Hyperventilation wird der Patient aufgefordert, langsam und ruhig zu atmen. Unterstützt wird diese Therapie, indem der Patient in eine Plastiktüte ausatmet und dann die CO_2-reiche Luft erneut einatmet
- **Metabolische Alkalose:** Die Ursache der Alkalose muss beseitigt werden. Weiterhin muss der Kalium- und ggf. Kalzium- und Chloridmangel durch eine entsprechende Elektrolytgabe ausgeglichen werden.

8.3 Elektrolyte

8.3.1 Kalium

Intrazellulär, Norm: 3,5–5,0 mmol/l

Kalium (K^+) ist der wichtigste intrazelluläre Elektrolyt. Der Normbereich liegt zwischen 3,5 und 5,0 mmol/l. Kalium ist wichtig für die neuromuskuläre Erregungsübertragung. Veränderungen des Kaliumspiegels können deshalb zu bedrohlichen Herzrhythmusstörungen führen.

- Azidose → Hyperkaliämie
- Alkalose → Hypokaliämie

Eine Azidose (➤ 8.2.1) führt zum Austritt des Kaliums aus den Zellen, daher kommt es zu einer Hyperkaliämie. Beim Azidoseausgleich reichert sich Kalium wieder in den Zellen an, dann entsteht bei ungenügender Zufuhr eine Hypokaliämie. Eine Alkalose (➤ 8.2.2) führt zur Hypokaliämie.

Klinik

Muskelschwäche, Obstipation, Herzrhythmusstörungen

Die Veränderungen des Kaliumspiegels führen zu Störungen der neuromuskulären Erregbarkeit. Die Kinder zeigen eine Muskelschwäche und können unter Obstipation leiden. Lebensbedrohliche Herzrhythmusstörungen können auftreten.

Diagnostik

- Blutgasanalyse und Elektrolyte
- EKG
- Ggf. weitere Diagnostik der Grunderkrankung.

8

Hypokaliämie

Ursachen

- Verlust von Kalium
  - Über den Darm bei Durchfällen (➤ 6.1.2), Erbrechen (➤ 6.1.1)
  - Über die Niere, z. B. bei Glomerulonephritis (➤ 7.5.1), Niereninsuffizienz (➤ 7.5.4) und Dialyse (➤ 7.5.5)
- Bei metabolischer Alkalose (➤ 8.2.2)
- Beim Ausgleich der Azidose (➤ 8.2.1) und ungenügender Kaliumzufuhr
- Unzureichende Zufuhr bei Nahrungsverweigerung.

Therapie

Kaliumsubstitution

Die Kaliumsubstitution ist der wichtigste Therapiebestandteil. Bei leichtem Mangel kann dies mittels K^+-haltiger Nahrungsmittel wie Bananen geschehen, sonst wird die medikamentöse Gabe von Kalium empfohlen. Ist bei ausgeprägtem Mangel und entsprechenden Symptomen eine intravenöse Substitution angebracht, erfolgt dies unter EKG-Kontrolle.

Hyperkaliämie

Ursachen

- „Hämolytische“ Blutabnahme: durch langen Stau kommt es zur Hämolyse der Erythrozyten und zum Kaliumanstieg im Serum
- Azidose (➤ 8.2.1)
- Verminderte Ausscheidung bei Niereninsuffizienz (➤ 7.5.4)
- Freisetzung von Kalium aus den Zellen bei Polytrauma, Verbrennung (➤ 21.3), Hämolyse.

Therapie

MERKE

Eine Hyperkaliämie ≥ 6,5 mmol/l ist wegen der möglichen Herzrhythmusstörungen immer ein Notfall und bedarf einer EKG-Monitor-Überwachung.

- Monitor
- Azidoseausgleich
- Ionenaustauscherharz
- Ggf. Dialyse

Eine Azidose muss ausgeglichen werden. Bei Niereninsuffizienz (➤ 7.5.4) erhalten die Patienten Resonium® als Ionenaustauscherharz oder Glukose-Insulin-Infusionen. Scheitern diese Maßnahmen, ist eine Dialyse (➤ 7.5.5) erforderlich.

8.3.2 Kalzium

Norm: 2,2–2,7 mmol/l

Kalzium ist wichtigster Bestandteil des Knochengewebes. Weitere Funktionen sind die Erregungsleitung im Nervensystem und in der Muskulatur. Kalzium ist eingebunden in den Regelkreislauf von Phosphat, Parathormon und Vitamin D (➢ 17.2). Nur 1 % des Kalziums befindet sich im Extrazellulärraum und liegt dort jeweils zur Hälfte in freier und in gebundener Form vor. Das Gesamtkalzium beträgt 2,2–2,7 mmol/l.

Hypokalzämie

Ca^{2+} ≤ 2,2 mmol/l

Eine Hypokalzämie liegt bei einem Gesamtkalzium ≤ 2,2 mmol/l vor.

Ursachen

Hypoparathyreoidismus, Vitamin-D-Mangel, Malabsorption

Störungen im Regelkreislauf wie Hypoparathyreoidismus (➢ 17.2.1), Vitamin-D-Mangel (➢ 13.2) und Kalziummangel, z. B. durch Malabsorption (➢ 6.4.2) führen zur Hypokalzämie.

Klinik

Tetanie

Die Kinder zeigen neben den Symptomen der Grunderkrankung, z. B. Rachitis (➢ 13.2), die typischen Symptome einer Tetanie:
- Schmerzhafte Muskelkrämpfe z. B. mit Pfötchenstellung der Hände, Spitzfußstellung
- Parästhesien
- Gliederschmerzen
- Laryngospasmus.

Diagnostik

Blut, EKG, EMG, ggf. Parathormon, Vitamin D

Bei der Blutuntersuchung zeigt sich der Kalziummangel. EKG und EMG (Elektromyogramm) sind typisch verändert. Weiterhin sollten Parameter entsprechend der Ursache wie Parathormon und Vitamin D bestimmt werden.

Therapie

Kalziumsubstitution

Es erfolgt die gezielte Therapie der Ursache. Kalzium wird entsprechend oral oder intravenös ersetzt.

Hyperkalzämie

Ca^{2+} > 2,7 mmol/l

Eine Erhöhung des Gesamtkalziums über 2,7 mmol/l wird als Hyperkalzämie bezeichnet.

Ursachen

Hyperparathyreoidismus (➢ 17.2.2) und Niereninsuffizienz (➢ 7.5.4) führen zur Hyperkalzämie. Weiterhin kann eine Hyperkalzämie ein Hinweis auf einen malignen Tumor sein. Dabei kann Ca^{2+} durch Knochenmetastasen freigesetzt werden oder durch eine parathormonähnliche Wirkung des Tumors erhöht sein.

- Hyperparathyreoidismus
- Niereninsuffizienz
- Maligner Tumor

Klinik

Die chronische Hyperkalzämie zeigt sich durch eine Einschränkung der Nierenfunktion. Sonst wird sie häufig zufällig diagnostiziert. Die Kinder zeigen Herzrhythmusstörungen, Polyurie, Polydipsie (vermehrter Durst) und Erbrechen.

- Einschränkung der Nierenfunktion
- Herzrhythmusstörungen
- Polyurie, Polydipsie
- Erbrechen

Diagnostik

Neben den Blutuntersuchungen zur Ursachenklärung sollte unbedingt eine Sonografie der Nieren durchgeführt werden.

Zusätzlich Sonografie der Nieren

Therapie

Neben der Behandlung der Grunderkrankung sollten die Kinder reichlich Flüssigkeit erhalten (oral oder intravenös). Die Gabe von Diuretika, z. B. Furosemid, führt zur Ausscheidung des vermehrten Kalziums.

Flüssigkeit und Diuretika

8.4 Azetonämisches Erbrechen

Klinik

Die Erkrankung zeigen meist schlanke Kinder im Alter von 3–8 Jahren, die im Rahmen von Infekten zur Bildung von Ketonkörpern neigen. Erbrechen verstärkt die Situation. Weitere Symptome sind verminderter Hautturgor, trockene Schleimhäute und ggf. Bauchschmerzen.

- Bildung von Ketonkörpern
- Erbrechen
- Dehydratation

Diagnostik

- Keton im Urin
- Blutgasanalyse
- Elektrolyte
- Blutzucker

Therapie

Durch intravenöse Glukosezufuhr und Rehydratation erfolgt meist eine schnelle Besserung und der Nahrungsaufbau am Folgetag gelingt leicht.

Glukose i. v., Rehydratation

Pflege

➢ 6.1.1

Übungsfragen

1. Berechnen Sie den Flüssigkeitstagesbedarf nach der Gewichtsformel für ein 16 kg schweres Kind!
2. Beschreiben Sie die klinischen Symptome der Dehydratation!
3. Nennen Sie die Ursachen der Hyperhydratation!
4. Welche Werte benötigen Sie zur Beurteilung des Säure-Basen-Haushalts neben dem pH-Wert?
5. Was sind die Ursachen der metabolischen Azidose?
6. Nennen Sie respiratorische und metabolische Ursachen der Alkalose?
7. Welche Ursachen der Hypokaliämie kennen Sie?
8. Beschreiben Sie die Veränderungen der Kaliumspiegel bei Azidose und Alkalose!
9. Beschreiben Sie die Symptome der Tetanie!
10. Erklären Sie die Therapie bei azetonämischen Erbrechen!

KAPITEL

9 Krankheiten des Nervensystems

9.1 Spina bifida

Bei der Spina bifida handelt es sich um eine angeborene Spaltbildung eines oder mehrerer aufeinander folgender Wirbelbögen, wenn die Vereinigung embryonaler Verwachsungslinien gestört ist. Die Spaltbildung ist oft kombiniert mit einer Ausstülpung der Rückenmarkshäute bzw. des Rückenmarks. Die Spina bifida zählt daher zu den Dysrhaphie-Syndromen (➢ 1.3.4).

Angeborene Spaltbildung von Wirbelbögen

Ursachen

Als Ursache für die Entstehung der Spina bifida kommen endogene und exogene Faktoren infrage, die verhindern, dass sich in der 3. und 4. Woche der Embryonalperiode das Neuralrohr, die embryonale Vorstufe des Zentralnervensystems, vollständig verschließt:

- Genetische Disposition: Das Wiederholungsrisiko für nachgeborene Geschwister ist mit 3–4 % deutlich über dem Risiko der Durchschnittsbevölkerung
- Chromosomenaberrationen
- Folsäuremangel
- Bestimmte Medikamente wie das Antiepileptikum Valproinsäure.

Der Neuralrohrdefekt tritt überwiegend im lumbosakralen Bereich auf, kann jedoch in jeder Höhe der Wirbelsäule auftreten.

Endogen und exogen

Formen und Häufigkeiten

Grundsätzlich ist zwischen zwei verschiedenen Formen zu unterscheiden:

- **Spina bifida occulta** (10 % der Kinder). Diese häufigste Form der Spina bifida bleibt entweder unbemerkt oder wird zufällig diagnostiziert und wird daher als Spina bifida occulta bezeichnet. Dabei sind nur die Wirbelbögen von der Spaltbildung betroffen (➢ Abb. 9.1). Die Kinder sind in der Regel symptomlos. Manchmal weisen Hautveränderungen wie ein Grübchen, ein subkutanes Lipom oder eine vermehrte Behaarung in dem betroffenen Bereich auf den Defekt hin
- Bei der **Spina bifida cystica** (1–2 % der Kinder) sind auch die Rückenmarkshäute betroffen, die sich durch die offenen Wirbelbögen blasenartig vorwölben. Der von außen sichtbare Bruchsack wird bei den folgenden Formen als Zele bezeichnet (➢ Abb. 9.1):

Spina bifida occulta:
- Etwa 10 % der Bevölkerung
- Nur Wirbelbögen betroffen
- Meist ohne Symptome

Spina bifida cystica:
- Meningozele
- Geschlossene oder offene Meningomyelozele

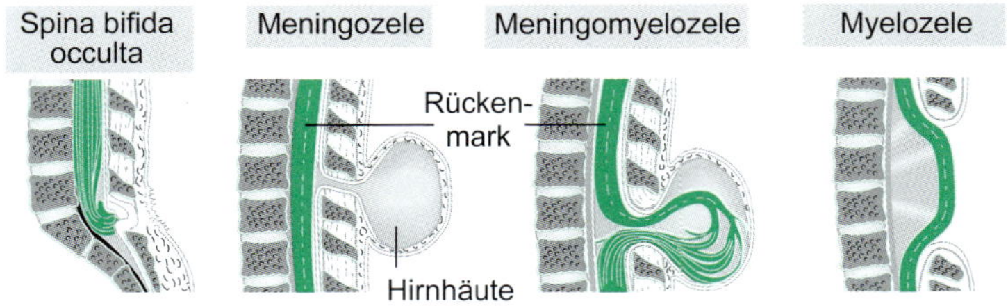

Abb. 9.1 Formen der Spina bifida. [L138]

- **Meningozele:** Zystische Vorwölbung der Rückenmarkshäute, die mit Liquor gefüllt sind. Da weder Rückenmark noch Spinalnerven betroffen sind, treten selten neurologische Ausfälle auf
- **Meningomyelozele** (auch: Myelomeningozele, MMC): Rückenmark und Nervenwurzeln sind in die Zyste verlagert. Die MMC kommt überhäutet oder mit freiliegendem Rückenmark (Myelozele) vor.

Meningomyelozele (MMC)

Die häufigste Variante der zystischen Formen ist die Meningomyelozele (kurz: MMC).

Klinik

- Meist distal betonte, schlaffe Paresen der unteren Extremität. Bei zerviko-thorakalen Defekten Para- oder Tetraparesen. Muskuläre Dysbalancen mit Klumpfüßen (➤ 13.5.2), Hüftgelenksluxationen (➤ 13.4) bzw. Skoliosen (➤ 13.6.1)
- Sensibilitätsstörung und trophische Störungen mit Ausbildung von Dekubitalulzera, die schlecht abheilen, ggf. pathologische Frakturen, die möglicherweise nicht erkannt werden, da kein Schmerz wahrgenommen wird
- Inkontinenz bzw. Entleerungsstörungen (➤ 7.6, ➤ 6.1.3) durch Beeinträchtigung der vegetativen Innervation von Harnblase und Mastdarm mit der Gefahr von chronischen Harnwegsinfektion sowie eines Harnaufstaus in die Nieren und einer Obstipation
- **Tethered-Cord-Syndrom** durch Verwachsungen des Rückenmarks im Spinalkanal
- **Arnold-Chiari-Syndrom:** Verlagerung von Teilen des Kleinhirns und der Medulla oblongata durch Zug in den Spinalkanal mit möglicher Komprimierung der abführenden Liquorwege und Ausbildung einer Liquorzirkulationsstörung mit Hydrozephalus internus (➤ 9.3)
- Gefahr einer aufsteigenden Meningitis (➤ 9.6) bei offener MMC
- Meist regelrechte mentale Entwicklung der Kinder. 30 % der Kinder zeigen jedoch eine Lernbehinderung, 7 % eine geistige Retardierung.

MERKE

Kinder mit einer MMC haben Sensibilitätsstörungen, deshalb
- Druck durch Schuhe, Orthesen, Lagerung etc. vermeiden
- Auf Druckschädigungen achten!

Diagnostik

Pränatal:
- Sonografie
- AFP

- *Pränatale* Hinweise auf das Vorliegen einer Spina bifida ergeben sich aus sonografischen Befunden. Bei den offenen Formen kann im Fruchtwasser bzw. im mütterlichen Serum alpha-Fetoprotein (AFP) nachgewiesen werden

Postnatal:
Bildgebende Verfahren

- *Postnatal* ergeben sich die Hinweise bei der körperlichen Untersuchung. Der fehlende Bogenschluss ist in der Röntgenaufnahme erkennbar. Bei Säuglingen und Kleinkindern wird eine Sonografie des Spinalkanals durchgeführt. Die Magnetresonanztomografie ist das wichtigste bildgebende Verfahren.

Therapie

- Operative Behandlung der Zele
- Lebenslange interdisziplinäre Therapie

Zelen werden innerhalb der ersten 24 Stunden nach der Geburt verschlossen. Bei der Operation wird das dünnwandige Hüllgewebe der Zele entfernt und das Nervengewebe in den Spinalkanal versenkt. Der Neuralrohrdefekt wird durch Faszienlappen von beiden Seiten türflügelförmig verschlossen, der Hautdefekt wird plastisch gedeckt. Durch den operativen Eingriff werden die neurologischen Ausfälle nicht korrigiert. Auch die Therapie der Komplikationen bedarf häufig einer lebenslangen, interdisziplinären Zusammenarbeit von Neuropädiatern, Neurochirurgen, Orthopäden, Nephrologen und Urologen als auch von Ergotherapeuten, Sozialarbeitern und Psychologen. Die interdisziplinäre Behandlung verfolgt das Ziel, das Kind trotz seiner Behinderung an ein selbstständiges Leben heranzuführen.

Prognose

Unbehandelt sterben 70–80 % der Kinder mit einer MMC in den ersten Lebensmonaten meistens an den Folgen einer bakteriellen Meningitis (➤ 9.6). Trotz konsequenter Therapie sterben ca. 15 % der Patienten bis zum 10. Lebensjahr an den Folgen der Komplikationen. 20 % der betroffenen Kinder erlangen eine volle körperliche Leistungsfähigkeit.

Pflege

Zur **Erstversorgung** werden die Neugeborenen in einen sterilen Foliensack gelegt. Somit wird einer Infektion und auch einer Ruptur der Zele vorgebeugt. Die Erstversorgung sollte in Seitenlage erfolgen, ohne dass Druck auf die Zele ausgeübt wird. Da Kinder mit einer MMC häufig (30–50 %) eine Latex-Allergie entwickeln, soll von Beginn an auf eine latexfreie Versorgung geachtet werden. Der Transport wiederum erfolgt in Bauchlage auf die Neugeborenen-Intensivstation. Neugeborene mit einer Meningomyelozele werden direkt im Inkubator versorgt. Die geschlossene Zele wird mit einer sterilen Kompresse abgedeckt. Offene Zelen werden mit sterilen, warmen und mit NaCl 0,9 % angefeuchteten Kompressen abgedeckt, um dem Austrocknen der Rückenmarkplatte entgegen zu wirken. Darüber hinaus verhindert die Feuchtigkeit ein Ankleben der Tupfer. Jede Verunreinigung durch Ausscheidungen muss vermieden werden. Die Kinder werden weiter in Bauchlage mit unterpolsterten Hüften (Becken also erhöht) gelagert, sodass die Zele am Rücken den höchsten Punkt bildet und Liquor nicht mehr abtropfen bzw. ausfließen kann. Dies verhindert gleichzeitig ein Zurückfließen des Urins und eine Verschmutzung mit Stuhl. Durch die Sensibilitätsstörungen und die konsequente Bauchlage muss besonders auf das Verhindern eines Dekubitus geachtet werden. Anschließend erfolgt die Verlegung zur Operation.

Aspekte der pflegerischen Langzeitproblematik

Eine wesentliche Aufgabe der Pflegenden ist die Anleitung der Eltern und Kinder bezüglich der notwendigen Langzeitbehandlungen. Dabei sollten die Pflegenden stets offen sein für Fragen und den Lernprozess der Eltern und Kinder unterstützend begleiten.

- **Bewegung und Mobilität:**
  - Das Ziel orthopädischer Maßnahmen ist das jeweilige Optimum an statomotorischen Funktionen, wie das Gehen, Stehen, freie Sitzen etc. zu erhalten und Fehlstellungen wie etwa Kontrakturen zu vermeiden
  - Eine der Lähmung angemessene, eigenständige Fortbewegung verhilft zu möglichst hoher Selbstständigkeit, Mobilität und Unabhängigkeit von fremder Hilfe
- **Ausscheidung:** Behandlungsziel der urogenitalen Problematik ist der Erhalt der Funktionsfähigkeit der Niere und der ableitenden Harnwege. Neben den pflegerischen Maßnahmen ist es besonders wichtig, die Patienten bei der Bewältigung von Inkontinenzproblemen zu unterstützen. Durch intermittierende transurethrale Katheterisierung und durch Beklopfen oder Ausdrücken der Harnblase ist eine optimale Entleerung des Restharns gewährleistet
- **Ernährung:**
  - Durch eine Umstellung der Ernährung auf ballaststoffreiche Kost, viel Flüssigkeit und medikamentöse Therapie kann ggf. ein regelmäßiger Stuhlgang mit kalkulierbaren Entleerungsterminen erreicht werden
  - Viele Patienten haben durch die verringerte körperliche Bewegung ein erhöhtes Übergewichtsrisiko. Es sollte deshalb früh auf eine entsprechende (kalorisch günstige) Ernährung geachtet werden
- **Hautpflege:** Die Schaffung und Erhaltung von intakten, reizlosen und belastungsfähigen Hautverhältnissen, vor allem unterhalb der Lähmungsgrenze, ist ein vorrangiges Ziel
- **Soziale Kontakte:** Bereits im Kindesalter sollten die Patienten zur eigenen Versorgung und Entwicklung von Selbstständigkeit motiviert werden. Besonders förderlich ist der Kontakt zu anderen Kindern sowie ggf. zu Selbsthilfeorganisationen mit deren Angeboten an Kinder-, Jugend- und jungen Erwachsenengruppen. Die oft verfügbaren speziellen Sport-, Frei-

zeit- und Reiseangebote helfen, Kontakte zu Patienten mit gleicher Problematik herzustellen
- Wichtig ist weiterhin das rechtzeitige Erkennen einer Hirndrucksymptomatik (➤ 9.3).

9.2 Infantile Zerebralparese

Motorische Störung durch Hirnschaden

Kinder mit einer infantilen Zerebralparese (kurz: ICP oder CP) weisen vor allem motorische Störungen unterschiedlicher Ausprägung auf. Ursächlich ist ein nicht progredienter Hirnschaden, der pränatal, perinatal oder in der Neugeborenenperiode entstanden ist. Die Häufigkeit ist in den letzten zwei Jahrzehnten wegen einer verbesserten Schwangerenvorsorge rückläufig und liegt bei 1 bis 2 von 1.000 Geburten.

Ursachen

Frühkindliche Hirnschädigung, v. a. Asphyxie

Wichtigste Ursache für die Entstehung einer ICP ist ein Sauerstoffmangel vor, während oder nach der Geburt. Neben der **Asphyxie** (➤ 3.3) führen folgende Faktoren zu einer frühkindlichen Hirnschädigung:
- Pränatale Infektionskrankheiten wie Röteln, Toxoplasmose und Zytomegalie (➤ 1.3.1)
- Menigoenzephalitis (➤ 9.6)
- Kernikterus (➤ 3.5)
- Hirnblutungen (➤ 3.10)
- Frühgeburtlichkeit: Vor der 32. SSW Geborene haben gegenüber Reifgeborenen ein mindestens 40-fach erhöhtes Risiko. 30 % aller ICP-Kinder sind ehemalige Frühgeborene (➤ 3.7).

Klinik

Manifestation der Haltungs- und Bewegungsstörung im 1.–2. Jahr

Der Hirnschaden bei einer ICP entsteht durch zeitlich begrenzte Ursachen und ist nicht progredient. Dennoch entwickelt sich die Symptomatik erst im Laufe der beiden ersten Lebensjahre. Da die physiologische Reifung des ZNS ausbleibt, entwickelt sich die Willkürmotorik nicht regelrecht, primitive Neugeborenenreflexe persistieren und pathologische Reflexe treten auf. Ein zentrales Problem der Patienten ist der inadäquate Muskeltonus. Infolge der muskulären Dysbalance kommt es zu einer gestörten Grob- und Feinmotorik, Gleichgewichtsstörungen, Kontrakturen sowie Fehlstellungen. Die ICP kann mit anderen Entwicklungsstörungen kombiniert sein, v. a. mit
- Wahrnehmungsstörungen
- Hör- und Sprachentwicklungsverzögerungen
- Sehstörungen, Schielen (➤ 10.2)
- Intelligenzminderung
- Verhaltensauffälligkeiten wie Apathie und Affektinkontinenz
- Zerebralen Anfällen (➤ 9.4).

Einteilung

Aufgrund der resultierenden Bewegungsstörungen ergibt sich die Einteilung in spastische, dyskinetische und ataktische Formen. Außerdem kommen Mischformen vor. Eine Einteilung in die Schweregrade I bis IV ist abhängig von den motorischen Möglichkeiten des Kindes.

Spastische Formen

Muskeltonus ↑ → Spastik

75 % der ICP-Kinder entwickeln eine spastische Form. Die Spastik zeichnet sich durch einen erhöhten muskulären Grundtonus aus, von dem Rumpf und Extremitäten betroffen sind (➤ Abb. 9.2). An der unteren Extremität ist v. a. der Tonus der Strecker und Adduktoren erhöht, an der oberen Extremität der der Beuger. Die muskuläre Hypertonie verstärkt sich bei körperlicher Anstrengung sowie emotionaler Erregung und birgt die Gefahr von Kontrakturen, gelegentlich auch von Luxationen. Bei der Spastik unterscheidet man anhand der Lokalisation der motorischen Störung zwischen

- **Diparese** (beinbetonte Tonuserhöhung mit Spitzfußhaltung und Überkreuzungsphänomenen)
- **Tetraparese** (Paresen von Armen, Beinen und Rumpfmuskulatur)
- **Hemiparese** (Parese einer Körperhälfte).

Dyskinetische Formen

Tonuswechsel der Muskulatur → Dyskinesie:
- Athetose
- Chorea
- Dystonie

Als Dyskinesie wird der ständige Wechsel des Muskeltonus der verschiedenen Muskelgruppen bezeichnet, der aufgrund einer Schädigung der Basalganglien auftritt. Da sich die Symptomatik bei Anstrengung verstärkt, ist die gezielte Willkürmotorik erheblich erschwert. Zeigen sich langsam ablaufende, wurmartige Bewegungen der Extremitäten, spricht man von einer **Athetose,** während eine ruckartige Bewegungsunruhe als **Chorea** bezeichnet wird.

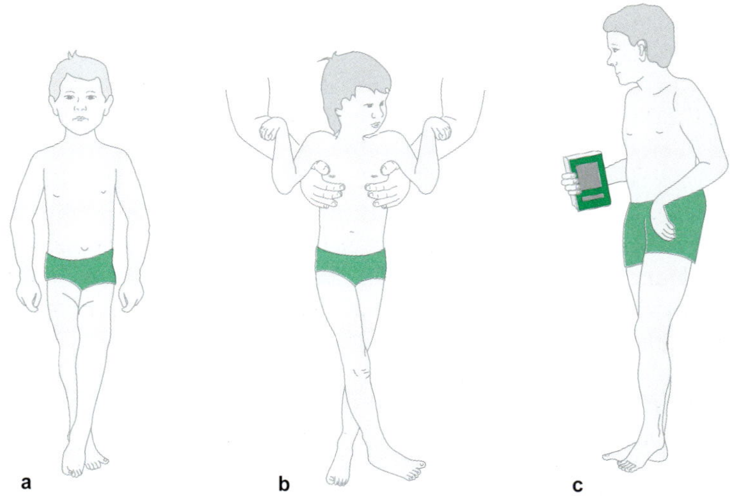

Abb. 9.2 Verschiedene Formen der ICP: a) spastische Diparese, b) spastische Tetraparese, c) spastische Hemiparese links. [L106]

Betrifft der ständige Tonuswechsel vor allem die Rumpfmuskulatur, liegt eine **Dystonie** vor. Patienten mit einer Dyskinesie zeigen häufig grimassierende Mimik. Neben der Willkürmotorik ist die Sprachentwicklung erheblich beeinträchtigt. Die Intelligenz ist meistens normal.

Ataktische Formen

Tonus ↓ und gestörte Tonusabstimmung → Ataxie

Bei der Ataxie ist der Grundtonus der Muskulatur herabgesetzt und die Tonusabstimmung der verschiedenen Muskelgruppen ist gestört. Bei gleichzeitig gesteigerten Muskeleigenreflexen sind Bewegungsabläufe ausfahrend und überschießend. Ein Intentionstremor kann auftreten.

Diagnostik

- Anamnese
- Neuropädiatrische Untersuchung
- Differenzialdiagnosen ausschließen

In der **Anamnese** werden mögliche Risikofaktoren erfasst:
- Schwangerschaftsanamnese: Infektionen, Rhesusunverträglichkeit, Hinweise auf Plazentainsuffizienz etc.
- Geburtsanamnese
- Hinweise auf Asphyxie, z. B. APGAR-Index (➤ Tab. 3.1).

Die Diagnosestellung erfolgt frühestens mit 3, üblicherweise mit 5 Jahren. Bei bekannter Ursache ist bei typischem klinischem Bild eine frühzeitigere Diagnosestellung möglich. Grundlage der Diagnose ist die klinische Untersuchung. Dabei wird die motorische Entwicklung inkl. Muskeltonus beurteilt und mit der Altersnorm verglichen (➤ 1.5). Bei dem Versuch einer Diagnosestellung im Säuglingsalter werden die Neugeborenenreflexe (➤ Tab. 3.2) und die 7 *Lagereaktionen* untersucht: verschiedene Untersuchungen, bei denen die Körperlage des Säuglings plötzlich verändert wird und die motorische Reaktion des Kindes beurteilt und mit definierten, altersspezifischen Reaktionen verglichen wird.
Bevor die Diagnose ICP endgültig gestellt werden kann, müssen Erkrankungen, die die motorische Entwicklung ebenfalls beeinträchtigen, ausgeschlossen werden. Differenzialdiagnostisch muss man z. B. an Hirnfehlbildungen, Hirntumoren (➤ 15.5.3), neurodegenerative und neuromuskuläre Erkrankungen denken (➤ 9.5) und diese durch bildgebende Verfahren, neurologische Zusatzdiagnostik, Genanalyse etc. ausschließen.

Therapie

Interdisziplinäre Therapie

Die Behandlung erfolgt idealerweise als Frühförderung in interdisziplinären Einrichtungen. An der Therapie beteiligt sind Pädiater, Physiotherapeuten, Orthopäden, Ergotherapeuten sowie Logopäden. Ziele der Therapie sind:
- Regulation des gestörten Muskeltonus
- Reduktion abnormer Bewegungsmuster
- Verbesserung der Grob- und Feinmotorik
- Förderung der normalen sensomotorischen Wahrnehmung
- Stimulation der gesamten körperlichen und damit indirekt auch der mentalen Mobilität und Aktivität
- Vorbeugung und Behandlung von Sekundärschäden.

9.3 Hydrozephalus

Der Hydrozephalus ist eine Erweiterung der inneren und/oder äußeren Liquorräume des Gehirns. Die Erweiterung der Liquorräume ist mit einem intrakraniellen Druckanstieg verbunden. Es handelt sich nicht um ein eigenständiges Krankheitsbild, sondern um ein Symptom, das bei verschiedenen Erkrankungen auftreten kann. Der angeborene Hydrozephalus tritt mit einer Häufigkeit von 3–4 pro 1.000 Lebendgeborenen auf.

Liquor cerebrospinalis

120–180 ml Liquor cerebrospinalis befinden sich in den inneren Liquorräumen im Ventrikelsystem und im äußeren Liquorraum, dem Subarachnoidalraum (➤ Abb. 9.3). Täglich werden etwa 500 ml Liquor im Plexus choroideus der beiden Seitenventrikel neu gebildet. Der Liquor fließt über den 3. Ventrikel in den 4. Ventrikel und von dort in den Subarachnoidalraum. Die Liquorresorption erfolgt im äußeren Liquorraum in den Arachnoidalzotten.

Einteilung

Hydrozephalus internus und externus

Die Einteilung der Formen des Hydrozephalus erfolgt nach der Lokalisation als **Hydrozephalus internus,** bei dem das Ventrikelsystem erweitert ist und als **Hydrozephalus externus,** bei dem der Subarachnoidalraum erweitert ist. Des Weiteren wird der **produktive Hydrozephalus** von einem **Hydrozephalus e vacuo** unterschieden.

Produktiver Hydrozephalus

Ursachen

- Blockade des Liquorabflusses in den Subarachnoidalraum, z. B. durch Fehlbildungen (z. B. Arnold-Chiari-Syndrom ➤ 9.1), Tumoren (➤ 15.5.3), Entzündungen (➤ 9.6) oder ein Blutgerinnsel (z. B. Ventrikelblutung bei Frühgeborenen)
- Liquorresorptionsstörung mit Verklebung der Arachnoidalzotten z. B. nach Meningitis (➤ 9.6) oder Hirnblutung
- Vermehrte Liquorbildung, z. B. bei einem liquorproduzierenden Hirntumor.

Klinik

Die klinischen Zeichen sind abhängig vom Alter. Beim Säugling sind Schädelnähte und Fontanellen noch offen. Der intrakranielle Druckanstieg führt zu vermehrtem Kopfwachstum. Bei älteren Kindern stehen Hirndruckzeichen im Vordergrund.

Säugling: Kopfwachstum ↑

Symptome beim Säugling sind:

- Allgemeinsymptome wie Trinkunlust, Erbrechen, schrilles Schreien
- Auffällige Größenzunahme des Kopfes, insbesondere des Gehirnschädels mit Balkonstirn, klaffenden Schädelnähten, vergrößerten, vorgewölbten,

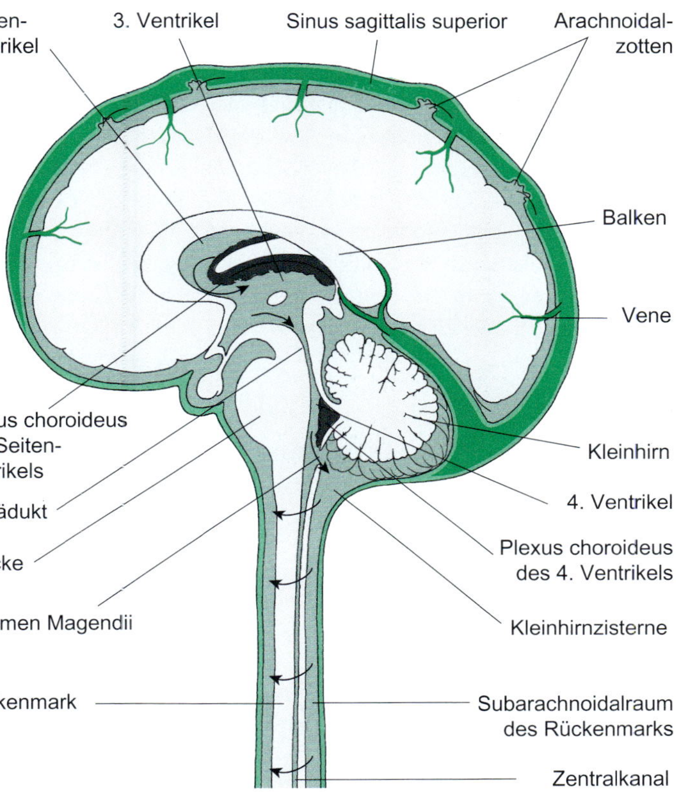

Abb. 9.3 Liquorräume. [L190]

pulsierenden Fontanellen und „Sonnenuntergangsphänomen": Der Augapfel wird nach unten verdrängt, sodass die Bindehaut über der Iris sichtbar wird
- Neurologische Symptome wie Spastik oder Ataxie treten erst sehr spät auf.

Bei älteren Kindern: Hirndruckzeichen

Bei Kleinkindern und älteren Kindern kann der erhöhte intrakranielle Druck nicht mehr durch Schädelwachstum kompensiert werden, es kommt zu **Hirndruckzeichen:**
- Dumpfe Kopfschmerzen
- Übelkeit, Erbrechen
- Zunehmende Bewusstseinstrübung
- Spastische Paresen, insbesondere der unteren Extremität
- Ataxie.

Diagnostik

Bildgebende Verfahren

Die erweiterten Liquorräume werden im MRT oder CT nachgewiesen. Beim Säugling ist durch die offene Fontanelle eine sonografische Darstellung möglich.

Therapie

Liquordrainagen:
- Ventrikuloperitonealer Shunt
- Ventrikulokardialer Shunt

Eine kausale Therapie, indem z. B. ein Zirkulationshindernis neurochirurgisch entfernt wird, ist nur selten möglich. In der Regel erfolgt eine operative Shuntanlage zur Liquordrainage (➤ Abb. 9.4). Der Liquor wird dabei über ein druckgesteuertes Ventil in die Bauchhöhle (ventrikuloperitonealer Shunt) oder in den rechten Vorhof (ventrikulokardialer Shunt) abgeleitet. Wegen der geringeren Komplikationsrate wird der ventrikuloperitoneale Shunt bevorzugt. Komplikationen wie Unterbrechung, Verlegung oder bakterielle Besiedlung machen Shuntrevisionen notwendig. Durch die Shuntanlage wird bei 70–80 % der Kinder eine anhaltende Besserung erzielt.

Pflege

Bis zur Shuntanlage muss der Kopfumfang in zwei Ebenen regelmäßig gemessen werden. Ebenso werden die Fontanelle und die Schädelnähte kontrolliert, um das Wachstum des Kopfes beurteilen zu können. Der Oberkörper wird zur Druckentlastung hoch gelagert. Zur Dekubitusprophylaxe wird der Kopf weich gelagert und in entsprechenden Zeiträumen neu positioniert.

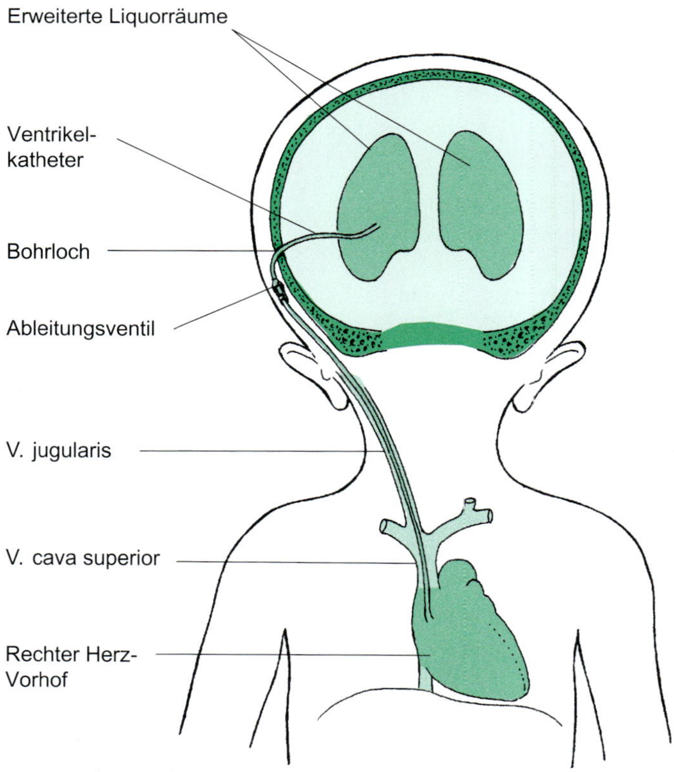

Abb. 9.4 Schematische Darstellung einer ventrikulokardialen Shunt-Anlage: Die Drainage verbindet den Seitenventrikel durch einen unter der Haut platzierten Silikon-Katheter mit dem rechten Vorhof. [L215]

Beim Hochnehmen des Kindes wird der Kopf gut unterstützt, da die Kopfhaltung durch die Größe und das Gewicht des Kopfes erschwert ist. Die Pflegenden führen die Pflegemaßnahmen sehr ruhig und behutsam durch. Dabei wird besonders auf das Verhalten des Kindes, auf Schmerzäußerungen oder auf Hinweise für Krampfanfälle geachtet. Die Pflegenden achten weiterhin auch auf die Augen und die Fontanelle des Kindes.
Kontrolle des Ventils: Der Ballon des Ventils muss sich leicht eindrücken lassen. Entleert sich das Ventil auf Druck leicht, so ist der abführende Katheter offen. Füllt sich das Ventil leicht wieder nach, so funktioniert der Ventrikelkatheter zum Ventil. Bei einem Stopp innerhalb des abführenden Katheters ist das Ventil nicht komprimierbar und hart. Ist der Ventrikelkatheter verstopft, so lässt sich das Ventil ausdrücken, füllt sich aber nicht mehr.

Hydrozephalus e vacuo

Beim Hydrozephalus e vacuo sind die Liquorräume infolge gestörter Hirnentwicklung oder Hirnatrophie kompensatorisch erweitert, d. h. der Raum, der nicht durch Hirnmasse eingenommen wird, ist mit Liquor gefüllt. Wegen des fehlenden Wachstumsdrucks auf die Schädelknochen kommt es zur Mikrozephalie.

9.4 Zerebrale Krampfanfälle

Zerebrale Krampfanfälle (auch: zerebrale Anfälle) sind Ausdruck einer Hirnfunktionsstörung, bei der sich zentrale Nervenzellen synchron entladen. Tritt ein Krampfereignis nur ein- oder zweimal auf, so handelt es sich um einen **Gelegenheitsanfall.** 4–5 % aller Kinder haben mindestens einen zerebralen Anfall.

Gelegenheitsanfall

Von einer **Epilepsie** spricht man bei chronisch-rezidivierend auftretenden Anfällen. 0,5–1 % der Bevölkerung leidet an einer Epilepsie, die in mehr als der Hälfte aller Fälle bereits in der Kindheit beginnt.

Epilepsie

Anfallsformen

Eine Übersicht über die wichtigsten Anfallsformen bietet ➤ Tab. 9.1.

Primär generalisierte Anfälle

Es kommt zu einem primär generalisierten Anfall, wenn sich sämtliche Neurone der Hirnrinde synchron entladen. Die bekannten primär generalisierten Anfälle unterscheiden sich hinsichtlich des Manifestationsalters, der Symptomatik und der Prognose.

Tab. 9.1 Anfallsformen.

Primär generalisierte Anfälle	Generalisierte Anfälle fokaler Genese	Fokale Anfälle
• Grand mal • Petit mal: Myoklonisch-astatischer Anfall, Absencen, Impulsiv-Petit mal	• Grand mal fokaler Genese • BNS-Anfall (West-Syndrom) • Myoklonisch-astatischer Anfall fokaler Genese (Lennox-Syndrom)	• Motorischer Herdanfall (Jackson-Anfall) • Sensibler Herdanfall • Sensorischer Herdanfall • Adversivkrampf • Psychomotorischer Anfall (komplexer Partialanfall)

Grand mal

Kleinkinder, Pubertierende

Große generalisierte Anfälle manifestieren sich meist im Kleinkindesalter sowie in der Pubertät und sind gekennzeichnet durch:

- Plötzlichen Beginn, fehlende Aura
- Bewusstlosigkeit
- Hinstürzen
- Tonisch-klonischen Anfall, d. h. dass einer Phase der generalisierten Muskelanspannung eine Phase der rhythmischen Muskelzuckungen folgt
- Atemstillstand mit Zyanose
- Schaum vor dem Mund durch vermehrten Speichelfluss und Zungenschlag
- Evtl. Stuhl- und Urinabgang
- Evtl. Verletzungen wie Zungenbiss.

Ein Grand mal dauert wenige Minuten und mündet in einen terminalen Schlaf. Treten große Anfälle in kurzen Abständen gehäuft auf, spricht man von einem Grand-mal-Status.

Petit mal

Das Bild der kleinen generalisierten Anfälle unterscheidet sich grundlegend von einem großen generalisierten Anfall. Im weiteren Verlauf der Erkrankung können Petit-mal-Anfälle in Grand-mal-Anfälle übergehen.

- Bei **myoklonisch-astatischen Anfällen** handelt es sich um eine relativ seltene Anfallsform, die sich mit 3–5 Jahren manifestiert und vorzugsweise Jungen betrifft. Hauptsymptome sind ein plötzlicher Tonusverlust mit blitzartigem Hinstürzen und Muskelzuckungen im Bereich des Schultergürtels und Gesichtes. Die Prognose ist ungünstig, da sie häufig in eine Grand mal-Epilepsie übergehen und die mentale Entwicklung der Patienten beeinträchtigt ist
- **Absencen** (frz. Abwesenheit) treten v a. bei Mädchen zwischen dem 5. und 10. Lebensjahr auf. Leitsymptom ist die unvermittelt einsetzende Bewusstseinspause für 5–30 Sekunden. In dieser Zeit behalten die Kinder die aufrechte Körperhaltung bei, unterbrechen ihre Tätigkeit und bekommen einen starren Blick. Außerdem können rhythmische Zuckungen der Arme, Automatismen wie Schlucken, Schmecken oder Nesteln mit den Händen sowie vegetative Symptome, z. B. Erröten oder Erblassen, auffallen. Absencen können in Serien bis zu 200-mal am Tag auftreten. Oft besteht

eine Häufung in den Morgenstunden. Bei sehr hoher Anfallssequenz ist es mitunter schwierig, die einzelnen Absencen voneinander zu unterscheiden. Nach der Pubertät treten Absencen tendenziell seltener auf, Spontanheilungen sind möglich. Etwa 30–50 % der Betroffenen entwickeln eine Grand mal-Epilepsie

- Ein **Impulsiv-Petit-mal** manifestiert sich zwischen dem 12. und 20. Lebensjahr. Insbesondere nach dem Aufwachen kommt es zu blitzartigen, symmetrischen Zuckungen im Bereich des Schultergürtels und der Arme. Die Prognose ist gut, Rezidive sind nach Schlafentzug möglich.

Generalisierte Anfälle fokaler Genese

Bei einem generalisieren Anfall fokaler Genese entsteht das Krampfpotenzial in einem umschriebenen Hirnbezirk. Das Gehirn des Säuglings bzw. des Kleinkindes ist jedoch noch nicht in der Lage, die fokal beginnende Erregung zentraler Neurone örtlich zu begrenzen. Sie breitet sich folglich auf benachbarte Regionen und oft auf die gesamte Hirnrinde aus, sodass Anfälle fokaler Genese häufig unter dem Bild eines generalisierten Krampfes verlaufen.

- Die typische Anfallsform des unreifen Gehirns ist der **BNS-Anfall** (Blitz-, Nick-, Salaam-Anfall; auch West-Syndrom), der überwiegend bei Säuglingen zwischen dem 2. und 8. Lebensmonat beobachtet wird. Jungen sind etwas häufiger betroffen als Mädchen und zeigen isoliert oder nebeneinander
  - Blitz-Krämpfe: Bei gleichzeitiger Rumpfbeugung werden die Extremitäten blitzartig nach vorne geworfen
  - Nick-Krämpfe: Die Beugebewegung beschränkt sich auf den Kopf
  - Salaam-Krämpfe: Das beschriebene Krampfmuster kann auch tonisch ablaufen, die langsam ablaufenden Bewegungen erwecken den Eindruck, dass sich das Kind zum Gruß verneigt
- In der Regel dauern die Krämpfe nur 1–4 Sekunden und treten in Serien auf, das Kind weint anschließend. Ursächlich ist meistens eine frühkindliche Hirnläsion, z. B. nach pränatalen Infektionen (➤ 1.3.1), nach Sauerstoffmangel (➤ 3.3) oder bei Fehlbildungen, sodass die Prognose bei BNS-Anfällen ungünstig ist. Nur 10 % der betroffenen Kinder entwickeln sich normal
- Die **myoklonisch-astatischen Anfälle fokaler Genese** (auch Lennox-Gaustaut-Syndrom) manifestieren sich meistens im Kleinkindesalter. Ihnen gehen oft BNS-Anfälle voraus. Somit ist die Prognose auch beim Lennox-Gastaut-Syndrom ungünstig. Hauptsymptome sind Sturzanfälle, Blitzkrämpfe sowie tonische oder tonisch-klonische Anfälle, bei denen auch fokale Zeichen wie Kopfwendung oder Streckung eines Armes auffallen können.

Fokale Anfälle

Ursache der Herdanfälle ist eine Funktionsstörung in einem umschriebenen Hirnbezirk, deren Lokalisation die Symptomatik bestimmt. Im Kindesalter sind fokale Anfälle selten, da sie meistens generalisieren. Die Anfälle werden nach der Symptomatik in **motorische** (Zuckungen des Armes), **sensible** (Kribbeln, Taubheitsgefühl), **sensorische** (optische, akustische Wahrnehmungen) und **psychomotorische Anfälle** (in Kombination mit Verhaltensauffälligkeiten oder Intelligenzminderung) unterschieden.

Ursachen und Auslöser

Krampfauslösende Momente meiden!

In ➤ Tab. 9.2 sind die häufigsten Ursachen von Gelegenheitskrämpfen und Epilepsien im Kindesalter zusammengetragen. Dabei ist zu beachten, dass nicht nur Störungen im Bereich des Gehirns, sondern auch Allgemeinerkrankungen die Krampfschwelle senken können.
Ein Epileptiker und seine Angehörigen sollten krampfauslösende Momente kennen und diese möglichst meiden. Als Auslöser kommen im Kindesalter infrage:

- Fieber
- Körperliche Anstrengung
- Psychische Erregung
- Hyperventilation
- Schlafentzug
- Aufwachen
- Bestimmte Sinnesreize wie Flackerlicht (fotosensible Epilepsie).

Diagnostik

- Anamnese
- Ursachenforschung
- EEG

In der Anamnese wird nach Krampfanfällen in der Familie und nach möglichen Ursachen gefahndet. Die Ursachenforschung beinhaltet eine körperliche Untersuchung sowie eine Laboruntersuchung von Blut und Urin. Besteht der Verdacht auf einen entzündlichen Prozess im Bereich des ZNS, wird eine

Tab. 9.2 Wichtige Ursachen zerebraler Anfälle im Kindesalter.

Gelegenheitskrämpfe	Epilepsien
• Extrazerebrale fieberhafte Infektionen (Infekt- oder Fieberkrämpfe *siehe* unten) • Akute Schädigung des ZNS, z. B. durch – Meningitis (➤ 9.6), Enzephalitis, Hirnabszess – Hirntumor (➤ 15.5.3) – Schädel-Hirn-Trauma (➤ 9.7) – Hirnblutung • Akute Stoffwechselentgleisungen wie – Elektrolytstörungen (➤ 8.3) – Hypoglykämie (Unterzuckerung) • Intoxikationen (➤ 21.2)	• Idiopathische oder genuine Form: – Ca. 50 % aller Epileptiker – Keine organische Ursache nachweisbar • Angeborene Hirnfehlbildungen bzw. Fehlbildungen der hirnversorgenden Blutgefäße • Angeborene Stoffwechselerkrankungen wie – Galaktosämie (➤ 16.1.2) – Phenylketonurie (➤ 16.3) • Irreversible Hirnschädigung, z. B. durch – Asphyxie (➤ 3.3), Hypoxie – Meningitis (➤ 9.6), Enzephalitis, Hirnabszess – Hirnblutung – Schädel-Hirn-Trauma (➤ 9.7) – Selten Hydrozephalus (➤ 9.3)

Liquoruntersuchung durchgeführt und bei Hinweisen auf Raumforderungen bzw. Fehlbildungen wird eine Schädel-MRT notwendig. Das EEG (Elektroenzephalogramm) ist ein diagnostisches Hilfsmittel und kann eine Epilepsie weder ausschließen noch beweisen. Es kann nur bei wiederholten Untersuchungen brauchbare Informationen liefern (als Langzeit-EEG bzw. bei Provokation durch Hyperventilation, Lichtreize oder Schlafentzug).

Therapie

Medikamentöse Therapie

Ein Grand mal oder ein Anfallstatus sollte medikamentös unterbrochen werden. Für die rektale Gabe wird Diazepam als Mikroklistier, sog. Rektiole, angeboten. Mit Midazolam Lösung und Lorazepam Plättchen stehen orale Anwendungen zur Verfügung.

Antikonvulsiva

Ziel der medikamentösen Langzeittherapie mit einem Antikonvulsivum (auch: Antiepileptikum) ist die Anfallsfreiheit, die in 70–80 % der Fälle erreicht wird. Je nach Epilepsieart liegen Erfahrungen mit den entsprechenden Medikamenten vor. Je früher mit der Behandlung begonnen wird und je konsequenter sie durchgeführt wird, desto besser sind die Erfolgsaussichten. Die Patienten müssen engmaschig überwacht werden, um den Therapieerfolg zu kontrollieren und mögliche Nebenwirkungen der Medikamente wie Blut-, Leber- bzw. Nierenschäden rechtzeitig zu erfassen. Nach 3–5-jähriger Anfallsfreiheit und bei entsprechendem EEG-Befund kann die Dosis zunächst reduziert und das Antikonvulsivum dann abgesetzt werden.

Allgemeinmaßnahmen

- Auslösende Faktoren meiden
- Sozialmedizinische Beratung

- Auslösende Momente sollten möglichst gemieden werden, das bedeutet z. B.:
  - Geregelten Schlaf-Wach-Rhythmus mit ausreichend Schlaf
  - Keine Drogen (inkl. Alkohol)
  - Bei fotosensibler Epilepsie Vorsicht beim Fernsehen und Computerspielen
- Die sozialmedizinische Beratung beinhaltet u. a. Fragen der Schul- und Berufswahl:
  - Die adäquate Schule sollte das Kind nicht unter- bzw. überfordern, die Lehrer müssen über die Erkrankung informiert sein
  - Gegen eine sportliche Betätigung bestehen keine grundsätzlichen Bedenken. Vorsicht ist geboten in Phasen großer Anfallsgefährdung und bei besonders gefährlichen Sportarten, z. B. Schwimmen und Klettern
  - Vorsicht ist geboten bei Berufen mit besonderer Unfallgefährdung sowie im Schichtdienst, da dieser keinen geregelten Schlaf-Wach-Rhythmus gewährleistet
  - Voraussetzung für den Erwerb eines Führerscheins ist eine mindestens 2-jährige Anfallsfreiheit bei unbedenklichem EEG-Befund.

Fieberkrämpfe

- Gelegenheitskrampf
- Fieber als Trigger
- Ausschlussdiagnose

Bei den Infekt- oder Fieberkrämpfen handelt es sich um die häufigste Form der Gelegenheitskrämpfe im Kindesalter. Etwa 3 % aller Kinder erleiden zwischen dem 1. und 4. Lebensjahr mindestens einen Fieberkrampf, ca. ein Drittel von ihnen wiederholt. Die Prognose ist relativ gut, denn nur 3 % der betroffenen Patienten entwickeln eine Epilepsie. Fieberhafte Infektionskrankheiten, von denen das Gehirn nicht unmittelbar betroffen ist, können insbesondere bei familiärer Disposition die Krampfschwelle senken und zu einem meist generalisierten tonisch-klonischen Anfall führen. Dieser dauert mit 5–10 Minuten relativ lang und lässt sich so von sonstigen Anfallsformen abgrenzen. Diagnostisch sind andere Ursachen für den zerebralen Anfall auszuschließen und die Ursache für das Fieber zu suchen.

Akuttherapie und Prophylaxe

Die Ersttherapie des Fieberkrampfes besteht, falls rechtzeitig möglich, in der Anfallsunterbrechung durch eine Diazepam-Rektiole und in der Fortführung der fiebersenkenden (antipyretischen) Maßnahmen. Erneuten Fieberkrämpfen wird durch die rechtzeitige und konsequente Durchführung von fiebersenkenden Maßnahmen vorgebeugt:

- Antipyretische Therapie mit Paracetamol und/oder Ibuprofen bei Fieber ≥ 38,5 °C in Kombination mit physikalischen Maßnahmen
- Diazepam-Gabe bei erhöhter Krampfschwelle und nicht ausreichender Fiebersenkung
- Antikonvulsive Dauerprophylaxe in Ausnahmefällen.

Pflege

Die Pflegekraft muss bei einem akuten Krampfanfall sofort adäquat reagieren können! Bei Vorankündigung des Anfalls ist das Kind auf den Boden oder ein flaches Bett zu legen. Ein Kind mit generalisierten Anfällen ist während des Anfalls bewusstlos, bei fokalen Anfällen kann es dagegen ansprechbar sein. Sollte sich der Anfall im Bett ereignen, sollte das Kind ganz aufgedeckt werden, damit auch die unteren Extremitäten beobachtet werden können. Harte Gegenstände und spitze Kanten müssen entfernt oder abgepolstert werden, damit sich das Kind nicht verletzen kann. Außerdem wird die Brille oder eine Zahnspange entfernt. Der Bewegungsablauf darf nicht durch Festhalten gebremst werden. Das Kind darf auf keinen Fall alleine gelassen werden. Ein Arzt sollte sofort verständigt werden. Die Dauer des Krampfanfalls muss mit Uhrzeit notiert werden, ebenfalls werden Art des Anfalls, Ablauf und Lokalisation dokumentiert. Die Pflegekraft sorgt für eine freie Atmung, beengende Kleidung wird geöffnet und Erbrochenes oder Schleim werden abgesaugt.
Eine häufige Folge der Anfälle kann ein Zungenbiss des Patienten sein. Der Kopf kann vorsichtig zur Seite gedreht werden, um eine Aspiration zu vermeiden. Wenn möglich das Kind in die stabile Seitenlage bringen, damit die Zunge durch die Schwerkraft nach vorne fallen kann. Die Pflegekraft sollte dem Kind und den Eltern Ruhe vermitteln.

MERKE

Ein epilepsiekrankes Kind darf in der Badewanne nie allein gelassen werden!

9.5 Neuromuskuläre Erkrankungen

9.5.1 Übersicht

Die wichtigsten Erkrankungen, bei denen es zu einer Funktionsstörung der neuromuskulären Einheit kommt, sind in ➤ Tab. 9.3 zusammengefasst. Ferner können primäre Muskelerkrankungen wie die Muskeldystrophie von den Erkrankungen unterschieden werden, bei denen die Muskulatur sekundär betroffen ist, z. B. spinale Muskelatrophie bzw. Neuropathie.

Gemeinsame Symptome aller neuromuskulären Erkrankungen sind:

Gemeinsame Symptome

- Muskelschwäche
- Muskuläre Hypotonie
- Veränderte Muskeltrophik
- Muskelschmerzen
- Muskelzittern
- Abgeschwächte oder erloschene Muskeleigenreflexe (MER).

9.5.2 Spinale Muskelatrophien

- Degeneration der motorischen Vorderhornzellen
- Symptomatische Therapie

Eine spinale Muskelatrophie (kurz: SMA) ist eine meist autosomal-rezessiv vererbte Erkrankung (➤ 2.2.1) und beruht auf einem degenerativen Prozess der motorischen Vorderhornzellen. Für die Pädiatrie sind drei bekannte Varianten der Erkrankung relevant, die sich insbesondere hinsichtlich des Manifestationsalters, der Progredienz und der damit verbundenen Prognose unterscheiden (➤ Tab. 9.4). Insgesamt leiden etwa 2 von 100.000 Einwohnern in Deutschland an einer SMA. Eine kausale Behandlung gibt es nicht. Die symptomatischen Maßnahmen dienen insbesondere der Prophylaxe und Therapie lebensbedrohlicher Pneumonien.

Klinik und Diagnostik

In der körperlichen Untersuchung fallen schlaffe beinbetonte Paresen, Muskelatrophien und Muskelfaszikulieren auf. Diagnostische Maßnahmen sind:

- EMG mit typischem neurogenen Schädigungsmuster
- Pränatale oder postnatale Diagnostik bei entsprechendem Verdacht durch den Nachweis der Genveränderungen. Bei positiver Genanalyse besteht keine Notwendigkeit für eine Muskelbiopsie.

Tab. 9.3 Einteilung neuromuskulärer Erkrankungen.

Lokalisation der Störung	Resultierende Erkrankung
Motorische Vorderhornzelle	Spinale Muskelatrophie
Motorischer peripherer Nerv	Neuropathie
Motorische Endplatte	Myasthenia gravis
Muskulatur	Muskeldystrophie

Tab. 9.4 Gegenüberstellung der verschiedenen Formen der SMA.

SMA	Typ I	Typ II	Typ III
Synonyme	• Werdnig-Hoffmann • Infantile Form	• Intermediärform	• Kugelberg-Welander • Juvenile Form
Manifestationsalter	Pränatal	> 3. Lebensmonat	> 2. Lebensjahr
Verlauf	Rasch progredient	Allmählich progredient	Allmählich progredient
Folgen	• Froschhaltung • „Floppy infant"* • Paradoxe Atmung • Trinkschwäche	• Kein Stehen bzw. Gehen • Kontrakturen • Skoliose	• Watschelgang • Probleme beim Rennen und Treppensteigen • Evtl. Skoliose
Prognose	Tod meist im 1. Lebensjahr	Tod meist im 2. Lebensjahrzehnt	Abhängig von respiratorischen Problemen

* Als „floppy infant" (engl. floppy = schlaff; infant = Kind) werden typischerweise Säuglinge mit deutlich vermindertem Muskeltonus bezeichnet.

9.5.3 Hereditäre motorische und sensorische Neuropathien

- HMSN oder neurale Muskelatrophie
- Degeneration peripherer Nerven

Den 7 verschiedenen Verlaufsformen der hereditären (erblichen) motorischen und sensorischen Neuropathien (kurz: HMSN) liegt eine Degeneration der peripheren Nerven zugrunde, die sekundär zu einer Muskelatrophie führt. Die HMSN wird daher auch als neurale Muskelatrophie bezeichnet. Die häufigste Variante ist die HMSN Typ I, die nach den Neurologen Charcot, Marie und Tooth benannt ist und meistens autosomal-dominant (➤ 2.2.1) vererbt wird.

Klinik

- Progrediente symmetrische Atrophie
- Steppergang
- Storchenbeine

Charakteristisches Symptom ist die progrediente symmetrische Atrophie der Fuß- und Wadenmuskulatur („Storchenbeine"), die zum Steppergang führt. Dabei muss der Patient die Knie extrem weit heben, um ein Schleifen der Zehen zu verhindern (*engl.* to stepp = schreiten, tanzen).

Diagnostik

- Genanalyse
- Nervenleitgeschwindigkeit
- Nervenbiopsie

Bei der Diagnostik stehen neben einer Genanalyse die deutlich abgeschwächte motorische Nervenleitgeschwindigkeit (NLG) und die typischen Veränderungen in der Nervenbiopsie zur Verfügung.

Therapie

Symptomatische Maßnahmen

Bei den rein symptomatischen Maßnahmen stehen Physiotherapie und Hilfsmittelversorgung mit z. B. Schienen oder Rollstuhl im Vordergrund.

9.5.4 Myasthenia gravis

Autoimmunerkrankung: Autoantikörper gegen Azetylcholinrezeptoren

Bei der Myasthenia gravis handelt es sich um eine Autoimmunerkrankung, die sich gegen die Azetylcholinrezeptoren im Bereich der motorischen Endplatte richtet. So wird die neuromuskuläre Übertragung reversibel beeinträchtigt und die Skelettmuskulatur ermüdet abnorm schnell. Die Erkrankung tritt mit einer Häufigkeit von 5–10 pro 100.000 Einwohner in Deutschland auf und bevorzugt das weibliche Geschlecht.

Klinik und Komplikationen

- Ptosis, Doppelbilder
- Sprach- u. Schluckstörungen
- Allgemeine Muskelschwäche → myasthenische Krise

Die Erkrankung kann schleichend oder plötzlich beginnen und betrifft häufig zunächst die Gesichts- insbesondere die Augenmuskulatur. Daher sind hängende Oberlider (Ptosis), Schielen und das Wahrnehmen von Doppelbildern frühe Krankheitszeichen. Später treten zudem Sprach- und Schluckstörungen sowie allgemeine Muskelschwäche, auf, die im Tagesverlauf zunehmen. Eine akute Verschlechterung kann zu einer Insuffizienz der Atemmuskulatur führen. In einer solchen *myasthenischen Krise* sind die Patienten dann beatmungspflichtig.

Diagnostik

- Beim **Tensilon-Test** wird ein kurzzeitig wirksamer Azetylcholinesterase-Hemmer verabreicht. Azetylcholin wird folglich nicht mehr gespalten, flutet im synaptischen Spalt an und verdrängt die Autoantikörper vom Azetylcholinrezeptor. So wird die Depolarisation der Muskelzelle wieder möglich und die Symptomatik bessert sich vorübergehend
- Die rasche Ermüdbarkeit der Skelettmuskulatur wird im **Elektromyogramm** (EMG) sichtbar
- Bei ca. 80 % der Patienten gelingt der **Nachweis von Antikörpern** gegen Azetylcholinrezeptoren im Plasma.

Therapie

Die medikamentöse Behandlung erfolgt mit:

- Azetylcholinesterase-Hemmern, deren Wirkmechanismus beim Tensilon-Test beschrieben ist
- Immunsuppressiva wie Azathioprin und Kortison.

In einigen Fällen konnten durch die operative Entfernung des Thymus (Thymektomie) gute Ergebnisse erzielt werden. Bei einer myasthenischen Krise werden mittels Plasmapherese die Autoantikörper entfernt.

9.5.5 Progressive Muskeldystrophien

Bei den progressiven Muskeldystrophien handelt es sich um eine Gruppe genetisch bedingter, degenerativer Erkrankungen der Skelettmuskulatur, die unterschiedlich rasch zur Körperbehinderung führen. Dabei sind das zentrale und periphere Nervensystem intakt. Die häufigsten Formen sind die Muskeldystrophie Duchenne und Becker-Kiener.

Muskeldystrophie Duchenne

- Häufigste primäre Myopathie
- X-chromosomal-rezessive Vererbung
- Lebenserwartung: 20 Jahre

Die Duchenne-Muskeldystrophie (DMD) ist die häufigste primäre Myopathie (1 : 3.500 Jungen). Da sie X-chromosomal-rezessiv vererbt wird (➤ 2.2.1) oder infolge einer Neumutation auf dem X-Chromosom auftritt, erkranken nur Jungen.
Die Muskulatur atrophiert und das interstitielle Binde- und Fettgewebe nimmt zu. Daraus resultiert eine scheinbare Größenzunahme des Muskels, die als Pseudohypertrophie bezeichnet wird. Initial spielen sich diese Prozesse symmetrisch an der Beckengürtelmuskulatur, später an der Schultergürtel- sowie Oberarmmuskulatur und dann generalisiert ab. Da keine kausale Therapie bekannt ist und im Verlauf die Atemmuskulatur und das Herz insuffizient werden, ist die durchschnittliche Lebenserwartung auf etwa 20 Jahre herabgesetzt.

Klinik und Komplikationen

- Zunehmende muskuläre Hypotonie
- Atemstörung
- Myokardbeteiligung

Die Symptomatik entwickelt sich schleichend. Betroffene Neugeborene fallen möglicherweise durch eine muskuläre Hypotonie und eine verzögerte motorische Entwicklung auf. Auch die Sprachentwicklung kann verlangsamt sein. Die zunehmende Kraftlosigkeit der Beine führt zum Watschelgang, raschem Ermüden und häufigen Hinstürzen. Es treten Kontrakturen und Veränderungen der Wirbelsäule infolge des muskulären Ungleichgewichts auf. Die Kinder können nicht frei aus der Hocke aufstehen, sondern klettern quasi an sich selbst empor, d. h. sie setzen langsam Stück für Stück die Hände auf den Oberschenkeln nach oben, um sich abzustützen und aufzustehen und schieben sich so langsam von den Knien in die Aufrechte (Gowers-Zeichen). Die meisten Jungen werden mit ca. 13 Jahren rollstuhlpflichtig. Verzögert greift der Prozess auch auf die Arme und den Rumpf über. Im Spätstadium können sich die Patienten kaum noch bewegen, die Lungen werden kaum noch belüftet und Pneumonien häufen sich. Da es sich beim Myokard auch um quergestreifte Muskulatur handelt, ist dieses ebenfalls betroffen, sodass eine Herzinsuffizienz resultieren kann.

Diagnostik

- Herabgesetzte oder fehlende Muskeleigenreflexe (MER)
- Deutlich erhöhte Serumkreatinkinase (CK) im Labor
- Pathologisches EMG bei normaler Nervenleitgeschwindigkeit (NLG)
- Genanalyse mit Nachweis der Mutation auf dem X-Chromosom.

Therapie

Symptomatisch

Eine kausale Therapie ist derzeit nicht bekannt. Insbesondere mit physiotherapeutischen Maßnahmen sollen Kontrakturen, Skoliose sowie Pneumonien verhindert und der Zeitpunkt des Gehverlustes hinausgezögert werden.

Muskeldystrophie Becker-Kiener

Unterschiede zur Muskeldystrophie Duchenne:
- Die Muskeldystrophie Becker-Kiener ist mit einer Häufigkeit von 1 : 20.000 Jungen deutlich seltener
- Die Erkrankung manifestiert sich meistens erst im 2. Lebensjahrzehnt und damit später als die DMD
- Diese Muskeldystrophie schreitet langsamer fort, sodass die Gehfähigkeit bis in das 3. Lebensjahrzehnt erhalten bleibt.
- Die Patienten versterben meist im 4. oder 5. Lebensjahrzehnt an den Folgen der Ateminsuffizienz.

9.6 Meningitis

Bei einer Meningitis handelt es sich um eine durch Mikroorganismen hervorgerufene Entzündung der Hirn- und Rückenmarkshäute, an der in Deutschland jährlich etwa 15 von 100.000 Einwohnern erkranken. Bis zu 80 % der Patienten sind Kinder, v. a. Säuglinge und Kleinkinder. Insbesondere die bakterielle Meningitis ist ein bedrohliches Krankheitsbild, das häufig Folgeschäden hinterlässt bzw. tödlich endet.

Entzündung der Hirn- und Rückenmarkshäute

Ursachen

Hirnhautentzündungen werden hauptsächlich durch Viren, z. B. Enteroviren, Herpesviren oder FSME-Viren hervorgerufen. Bakterielle Infektionen, die zu einer eitrigen Meningitis führen, sind deutlich seltener. Bakterien wie Streptokokken, Meningokokken, E. coli, Pneumokokken oder Haemophilus influenzae Typ B (HiB ➤ 14.3.4) können eine schwere Meningitis verursachen.
Die Keime gelangen als Tröpfcheninfektion in den Nasen-Rachen-Raum und von dort auf dem Blutweg zu den Hirnhäuten. Fortgeleitete Infektionen, z. B. im Rahmen einer eitrigen Nasennebenhöhlen- bzw. Mittelohrentzündung, oder direkte Infektionen, wie bei einem Schädel-Hirn-Trauma oder einer Liquorfistel, kommen seltener vor.

Virale und bakterielle Infektionen

Infektionswege:
- Meist hämatogen
- Selten fortgeleitet oder direkt

Klinik

Die Symptomatik ist abhängig vom Alter des Patienten.
- Ein *Neugeborenes* zeigt meist nur uncharakteristische Symptome wie:
  - Plötzliche Atemstörungen
  - Trinkschwäche
  - Erbrechen
  - Gespannte Fontanelle; im Falle einer Dehydratation (➤ 8.1.2) nach Erbrechen eher eingesunkene Fontanelle (➤ 3.1.1)
  - Lethargie oder Berührungsempfindlichkeit
  - Graue Hautverfärbung

- Uncharakteristisch bei Neugeborenen
- Typisch bei älteren Kindern und Erwachsenen

- Fieber und Krampfanfälle treten in diesem Alter nicht zwangsläufig auf und die bei älteren Kindern typischen meningealen Reizsymptome fehlen
- Bei *älteren Säuglingen, Kindern* und *Erwachsenen* beginnt die Erkrankung plötzlich mit
  - Hohem Fieber
  - Kopfschmerzen
  - Übelkeit und Erbrechen
  - Zeichen der meningealen Reizung wie Nackensteifigkeit und Opisthotonus (Überstreckung der Wirbelsäule)
  - Unruhe
  - Benommenheit bis zum Koma
  - Zerebralen Krampfanfällen (➤ 9.4).

Komplikationen

Akute Komplikationen

- Meningoenzephalitis
- Waterhouse-Friedrichsen-Syndrom

- Betrifft die Entzündung auch das Gehirn und weitet sich zu einer **Meningoenzephalitis** aus, fallen außer den genannten Krankheitszeichen Herdsymptome wie Paresen oder Sprachstörungen auf
- Einen stürmischen Krankheitsverlauf zeigt die **Meningokokkenmeningitis.** Besonders gefürchtet ist eine Meningokokkensepsis, das sog. Waterhouse-Friedrichsen-Syndrom. Dabei treten punktförmige und flächige Einblutungen in die Haut, Schockzeichen und eine zunehmende Bewusstseinseintrübung auf. Eine Meningokokkensepsis ist ein sehr schweres Krankheitsbild, bei dem es häufig auch zu Einblutungen in innere Organe v. a. in die Nebennieren kommt.

Folgeschäden

- Insbesondere nach einer eitrigen Meningitis können die äußeren Liquorräume verkleben. Folglich ist die Liquorresorption gestört. Es entwickelt sich ein Hydrozephalus (➤ 9.3)
- Hirnnervenausfälle, z. B. Hörstörungen
- Epilepsie (➤ 9.4)
- Entwicklungsverzögerung.

Diagnostik

Die wichtigste diagnostische Maßnahme ist die Lumbalpunktion, die bei dem geringsten Verdacht auf eine Meningitis durchgeführt werden muss. In der Liquoruntersuchung ist eine Unterscheidung in virale und bakterielle Ursachen möglich, ggf. gelingt auch ein Keimnachweis bzw. der Nachweis von Antikörpern auf bestimmte Erreger.

Pflege

Die richtige Lagerung und Fixierung des Kindes ist für den Erfolg einer Lumbalpunktion von großer Wichtigkeit. Dem Kind werden die bevorstehenden

Maßnahmen altersentsprechend erklärt. Dabei sollte sich viel Zeit genommen werden, damit möglichst viele Ängste abgebaut werden können. Auch während der Punktion muss dem Kind jeder Schritt angekündigt werden, damit es das Vertrauen nicht verliert. Die Vorbereitung der Materialien erfolgt am besten schon bevor das Kind im Behandlungsraum ist, damit die Punktion zügig ablaufen kann und das Kind nicht durch Papierrascheln usw. verunsichert wird. Eine Pflegende kümmert sich um das Kind und betreut es auch im Anschluss an die Punktion weiter.

Therapie und Prognose

- Entscheidend für die Prognose der bakteriellen Meningitis ist die sofortige intravenöse Gabe eines Antibiotikums. Bei schweren Verläufen wird zusätzlich Kortison verabreicht, da es antientzündlich wirkt. Eine virale Meningitis wird symptomatisch behandelt
- Durch zügige Diagnosestellung und sofortige antibiotische Therapie konnte die Letalität bei der bakteriellen Meningitis auf 1–8 % gesenkt werden. Bei 25 % der Patienten bleiben jedoch Folgeschäden zurück. Eine virale Meningitis hat eine gute Prognose.

- Bakterielle Meningitis: Antibiose, ggf. Kortison
- Virale Meningitis: Symptomatisch

Prävention

Als Präventionsmaßnahme stehen verschiedene Impfungen (➤ 14.4) zur Verfügung:

Impfungen

- Impfung gegen Hämophilus influenzae B in der 6-fach-Impfung im Säuglingsalter
- Impfung gegen Pneumokokken im Säuglingsalter
- Impfung gegen Meningokokken C ab dem 12. Lebensmonat
- Impfung gegen Meningokokken B im Säuglingsalter.

9.7 Schädel-Hirn-Trauma

Äußere Gewalteinwirkungen, die zu einem Funktionsverlust des Gehirns führen, werden als **Schädel-Hirn-Trauma** (SHT) bezeichnet. Davon abzugrenzen ist die **Schädelprellung,** bei der keine weiteren Allgemeinsymptome auftreten.

Einteilung und Diagnostik

Die Einteilung der Schädel-Hirn-Traumata erfolgt entsprechend dem Punktwert der modifizierten Glasgow-Coma-Scale (➤ Tab. 9.5) in leichte (17–19), mittelschwere (12–16) und schwere (< 12) Formen.

Klinik

Glasgow-Coma-Scale

Die klinischen Symptome sind abhängig von der Schwere der Schädigung.
- Erbrechen, Schwindel, Übelkeit und Kopfschmerzen
- Neurologische Auffälligkeiten, z. B. veränderte Pupillenreaktion, Muskeleigenreflexe oder pathologische Reflexe
- Bewusstseinsstörung
- Schwerwiegende Störungen des Atem- und Herz-Kreislauf-Systems beim schweren SHT
- Amnesie beim schweren SHT.

Tab. 9.5 Modifizierte Glasgow-Coma-Scale.

	Kriterium	Bewertung
Beste verbale Antwort: Kinder > 24 Mon.	Verständliche Laute – volle Orientierung	5
	Unverständliche Sprache – Verwirrtheit	4
	Inadäquate Antworten – Wortsalat	3
	Unverständliche Laute	2
	Keine verbale Äußerung	1
Beste verbale Antwort: Kinder < 24 Mon.	Fixiert – erkennt – verfolgt – lacht	5
	Fixiert kurz, inkonstant – erkennt nicht sicher	4
	Zeitweise erweckbar – trinkt/isst nicht mehr	3
	Motorische Unruhe – nicht erweckbar	2
	Keine Antwort auf visuelle, akustische, sensorische Reize	1
Beste motorische Antwort	Gezieltes Greifen nach Aufforderung	6
	Gezielte Abwehr auf Schmerzreize	5
	Ungezielte Beugebewegungen auf Schmerzreize	4
	Ungezielte Armbeugung/Beinstreckung auf Schmerzreize	3
	Streckung aller Extremitäten auf Schmerzreize	2
	Keine motorische Antwort auf Schmerzreize	1
Augenöffnen	Spontanes Augenöffnen	4
	Augenöffnen auf Zuruf	3
	Augenöffnen auf Schmerzreize	2
	Kein Augenöffnen auf jegliche Reize	1
Okulomotorik	Konjugierte Augenbewegungen, Pupillenreaktion auf Licht beidseits erhalten	4
	Konjugierte tonische Augenbewegungen bei der Prüfung der Augenmotilität (okulozephaler Reflex)	3
	Divergenzstellung beider Bulbi bei der Prüfung der Augenmotilität (okulozephaler Reflex)	2
	Keinerlei Reaktion bei der Prüfung der Augenmotilität (okulozephaler Reflex), Pupillenreaktion auf Licht erloschen	1

Therapie

Schädelprellung und leichtes SHT

Ist die klinische und neurologische Untersuchung unauffällig, können Kinder > 1 Jahr durch die ärztlich aufgeklärten Eltern auch zu Hause überwacht werden. Kinder ≤ 1 Jahr sollten 24 Stunden stationär überwacht werden und ggf. eine Schädelsonografie erhalten. Bei Symptomen eines SHT und dem Nachweis von ausgeprägten Galeahämatomen oder Schädelfrakturen erfolgt die stationäre Aufnahme und Überwachung für mindestens 24 Stunden und ggf. eine weitere bildgebende Diagnostik des Kopfes. Während der stationären Überwachung werden regelmäßig Puls, Atmung, Blutdruck und die Pupillenreaktion überprüft.

- Kinder > 1 Jahr → häusliche Überwachung nach Aufklärung der Eltern
- Kinder ≤ 1 Jahr und/oder Kinder mit Symptomen → stationäre Überwachung vom Puls, Atmung, Blutdruck, Pupillenreaktion

Mittelschweres bis schweres SHT

Kinder mit mittelschwerem und schwerem SHT werden primär im Rahmen der Schockbekämpfung (➤ 21.1) versorgt. Dabei erfolgt meist eine frühzeitige Intubation und Beatmung. Anschließend erfolgt die Diagnostik und Versorgung auf einer Intensivstation.

Schockbekämpfung → frühzeitige Beatmung → Intensivstation

Prognose

Die Hälfte der Kinder mit einer Glasgow-Coma-Scale von ≤ 8 und einer Dauer von mehr als 3 Tagen sind behindert oder versterben an den Folgen des SHT.

Übungsfragen

1. Nennen Sie Ursachen der Spina bifida!
2. Zu welchen Symptomen und Komplikationen kann es bei der MMC kommen?
3. Welche Ursachen können zu einer ICP führen?
4. Welche Formen der ICP gibt es?
5. Wie ist ein Hydrozephalus definiert?
6. Wie äußert sich ein Hydrozephalus typischerweise beim Säugling?
7. Welche Anfallsarten gehören zu den Petit mal-Anfällen?
8. Was ist ein BNS-Anfall?
9. Welche Symptome zeigt ein Patient mit einer spinalen Muskelatrophie?
10. Erklären Sie den Tensilon-Test, der bei der Diagnosestellung der Myasthenia gravis eingesetzt wird!
11. Welche Symptome zeigt ein Kind typischerweise mit einer Meningitis?
12. Erklären Sie die Einteilung der Schädel-Hirn-Traumata anhand der modifizierten Glasgow-Coma-Scale!

KAPITEL

10 Augenerkrankungen

10.1 Leitsymptome

10.1.1 Lidschwellung

Die Schwellung des Lides kann lokale und systemische Ursachen haben. In Abhängigkeit von der Ursache tritt sie ein- oder beidseitig auf. Lidschwellungen werden auch Lidödeme genannt.

Lokale und systemische Ursachen

- **Lokale Ursachen:**
  - Konjunktivitis (➢ 10.3.2)
  - Orbitalphlegmone (➢ 10.3.3)
  - Nach Insektenstich
  - Tränengangsstenose mit möglicher Entzündung (➢ 10.3.4)
  - Allergische Reaktion, z. B. bei Heuschnupfen (➢ 19.2.3)
  - Nach langem Weinen
  - Bei Verletzungen (➢ 10.7)
- **Systemische Ursachen:**
  - Nephrotisches Syndrom (➢ 7.5.2)
  - Myxödem bei Hypothyreose (➢ 17.1.1)
  - Infektionskrankheiten, z. B. Pfeiffer-Drüsenfieber (➢ 14.2.5).

10.1.2 Exophthalmus

Ein Exophthalmus bezeichnet das Hervortreten des Augapfels. Das ein- oder beidseitige Auftreten ist möglich.

Hervortreten des Augapfels

Ursachen

- Orbitalphlegmone (➢ 10.3.3)
- Entzündungen der Augenmuskeln
- Blutungen, z. B. nach Verletzungen (➢ 10.7), Hämangiome
- M. Basedow bei Hyperthyreose (➢ 17.1.2)
- Tumoren.

10.1.3 Leukokorie

Als Leukokorie wird die weißlich schimmernde Pupille bezeichnet. Sie ist ein Hinweis auf:

Weißlich schimmernde Pupille

- Trübungen von Linse (➢ 10.4) und Glaskörper
- Blutungen
- Fortgeschrittenes Stadium der Retinopathia praematorum (➢ 10.6)
- Retinoblastom (➢ 15.5.5).

Pflege

Vor jeglichem Eingriff bzw. jeglicher Pflegemaßnahme am Auge muss das Kind durch die Pflegenden in einer altersgerechten Art und Weise über die bevorstehende Maßnahme aufgeklärt werden. Die Gabe von Salbe oder Tropfen erfolgt ausschließlich nach ärztlicher Anordnung. Jedes Kind erhält eine eigene Flasche mit Tropfen oder seine eigene Tube mit Salbe. Diese werden mit Name und Datum beschriftet! Werden die Augentropfen oder die Salbe im Kühlschrank gelagert, müssen diese rechtzeitig vor der Applikation aus dem Kühlschrank gelegt werden, damit sie sich vor der Anwendung wieder auf Raumtemperatur erwärmen können. Bei Verabreichung von **Augentropfen** wird der Kopf etwas auf die Seite des zu tropfenden Auges gedreht, damit diese nicht in Richtung Nase/Tränenkanal fließen. Das Unterlid wird behutsam mit einem Finger nach unten gezogen und die Augentropfen werden in den Bindehautsack getropft, keinesfalls auf die Kornea, da diese sehr empfindlich ist und die Tropfen Schmerzen verursachen können. Das Kind soll danach das Auge langsam schließen und blinzeln, um die Verteilung der Augentropfen zu unterstützen. Überschüssige Augentropfen werden mit einem Tupfer entfernt. Bei der Verabreichung von **Augensalbe** ist zu beachten, dass die Salbe auf dem Auge einen Film hinterlässt und dieser das Sehen einschränkt. Darum ist es ratsam, die Salbe vor dem Schlafengehen zu applizieren. Der Salbenstrang wird auf die Innenseite des herabgezogenen Unterlids aufgetragen, beginnend von der Nase aus in Richtung äußerer Augenwinkel. Wenn möglich, sollte das Kind anschließend bei geschlossenen Lidern mit den Augen rollen, um eine möglichst gute Verteilung der Salbe zu erreichen.

10.2 Strabismus (Schielen)

Abweichen der Sehachsen von der Parallelstellung

Das Abweichen der Sehachsen von der Parallelstellung wird als Strabismus bezeichnet. Dabei treffen sich die Sehachsen nicht in dem fixierten Sehobjekt.

Einteilung und Ursachen

- *Stabismus paralyticus* (Lähmungsschielen): Durch Lähmungen der Augenmuskeln oder Nerven
- *Strabismus concomitans* (Begleitschielen, eigentliches Schielen). Vererbt oder Folge einer Amblyopie (➢ 10.5).

Klinik

Der Strabismus concomitans entwickelt sich fast immer im ersten Lebensjahr. Bei familiärer Belastung ist das Risiko für die Kinder, ein Schielen zu entwickeln, deutlich erhöht. Säuglinge haben eher einen großen Schielwinkel. Bei Kleinkindern liegt häufiger ein *Mikrostrabismus* mit einem Schielwinkel ≤ 5 vor, der häufig übersehen wird. Das Schielen kann unilateral (immer mit demselben Auge) oder abwechselnd mit beiden Augen auftreten.

- Entwicklung im 1. Lebensjahr
- Säuglinge: großer Schielwinkel
- Kleinkinder: kleiner Schielwinkel

Diagnostik

- **Beleuchtungstest.** Die Lichtquelle befindet sich unter dem zu untersuchenden Auge. Das Hornhautreflexbildchen muss direkt über der Pupillenmitte zu sehen sein
- **Abdecktest.** Beim Abdecken des einen Auges darf sich die Stellung des anderen Auges nicht verändern.

MERKE
Auffälligkeiten beim Beleuchtungstest und beim Abdecktest weisen auf einen Strabismus hin. Die gezielte Untersuchung sollte ein pädiatrisch erfahrener Augenarzt durchführen.

Therapie

Eine frühzeitige Therapie wird empfohlen. Die Sehschärfe wird bei Bedarf durch eine Brille korrigiert. Eine Amblyopie wird durch wechselseitiges Abdecken behandelt (➤ 10.5). Bei Bedarf erfolgt eine korrigierende Operation.

Frühzeitig wechselseitiges Abdecken

10.3 Erkrankungen des Lides und der Tränenwege

10.3.1 Ptosis

Das Herabhängen des Oberlides wird als Ptosis bezeichnet. Beim Gesunden liegt die Kante des Oberlides ungefähr im Bereich des Pupillenoberrandes. Eine Ptosis kann angeboren oder erworben sein. Häufigste Ursache ist eine Lähmung der Augenmuskeln oder deren Nerven. Eine Kopfschiefhaltung zeigt eine funktionelle Störung an. Dann sollte die Ptosis behandelt werden, um eine Amblyopie (➤ 10.5) zu verhindern. Dabei reicht oft das Abdecken des „besseren" Auges. Eine Operation kann dann ggf. im Vorschulalter erfolgen. Dabei wird der Muskel, der das Lid hebt, verkürzt.

Herabhängen des Oberlides

10.3.2 Konjunktivitis

Die Entzündung der Bindehaut wird als Konjunktivitis bezeichnet.

Ursachen

- Bakteriell, z. B. durch Staphylokokken, Hämophilus influenzae
- Viral, z. B. durch Adenoviren
- Allergische Reaktionen, z. B. beim Heuschnupfen (➤ 19.2.3)
- Chemische Reaktion, z. B. mit Laugen oder Säuren
- Bei systemischen Erkrankungen, z. B. Kawasaki-Syndrom (➤ 18.3.2).

Klinik

- Gerötete und geschwollene Bindehaut
- Wässriges oder eitriges Sekret
- Schmerzen und Juckreiz

Die Bindehaut ist gerötet und geschwollen. Je nach Erreger ist das Sekret wässrig (virale, allergische, chemische Konjunktivitis) oder eitrig (bakterielle Konjunktivitis). Eine Konjunktivitis kann sehr schmerzhaft sein, der Tränenfluss ist erhöht, z. T. besteht auch ein Juckreiz.

Therapie

Abhängig von der Ursache

Die Behandlung erfolgt in Abhängigkeit von der Ursache:
- Antibiotische Augensalbe und Augentropfen bei bakterieller Infektion, z. B. Erythromycin oder Gentamicin
- Kühlende Umschläge, abschwellende Augentropfen, Cromoglicinsäure, lokale Steroide bei allergischer Konjunktivitis
- Spülung und anästhesierende Augentropfen bei Verletzungen mit Chemikalien
- Bei systemischen Erkrankungen Therapie der Grunderkrankung.

10.3.3 Orbitalphlegmone

Bakterielle Entzündungen der Augenhöhle

Bakterielle Entzündungen der Augenhöhlen entstehen nach einem Lidtrauma, einer lokalen Lidinfektion oder im Rahmen von Infekten der oberen Luftwege. Typische Erreger sind Streptokokken und Hämophilus influenzae. Seltener geht die Erkrankung von einer Sinusitis (➤ 11.2.3) aus.

Klinik

- Geschwollene und gerötete Orbita
- Fieber, schlechter AZ

Die Orbita ist geschwollen und gerötet. Fieber und eine deutliche Beeinträchtigung des Allgemeinzustands können ebenfalls auftreten.

Therapie

Antibiotisch

In leichten Fällen ohne Hinweise auf ein septisches Geschehen erfolgt die Behandlung mit oralen Antibiotika. Säuglinge und schwer kranke Kinder werden stationär aufgenommen und initial intravenös antibiotisch behandelt. Bei Abszessen erfolgt eine chirurgische Eröffnung.

10.3.4 Dakryostenose

Die unvollständige Eröffnung des unteren Anteils des Tränen-Nasen-Ganges wird als Dakryostenose bezeichnet. Betroffen sind meist junge Säuglinge.

Unvollständige Eröffnung des Tränen-Nasen-Ganges

Klinik

- Unvollständiger Abfluss der Tränen
- Verklebte Lidränder, vor allem morgens
- Nur minimale Entzündung der Konjunktiva
- Bei einer bakteriellen Entzündung eitriges Sekret im nasalen Augenwinkel.

Therapie

Meistens kommt es in den ersten 12 Monaten zu einer spontanen Sprengung der Stenose. Diese kann durch die Massage des Tränensackes zur Nase hin unterstützt werden. Kurzfristig helfen abschwellende Augentropfen. Bei bakterieller Infektion sollte eine antibiotische Augensalbe/Augentropfen verwendet werden. Sollte die Stenose über das erste Lebensjahr hinaus Beschwerden verursachen, kann der Tränen-Nasen-Gang in Vollnarkose sondiert und gespült werden, ggf. erfolgt eine operative Eröffnung.

Meist spontane Sprengung

10.4 Katarakt

Die Trübung der Linse wird als Katarakt oder als „grauer Star" bezeichnet.

Trübung der Linse

Ursachen

- Stoffwechselerkrankungen, z. B. Galaktosämie (➤ 16.1.2)
- Genetische Erkrankungen, z. B. Trisomie 21, Turner-Syndrom (➤ 2.1.1)
- Pränatale Infektionen, z. B. Röteln (➤ 14.2.3), Toxoplasmose (➤ 1.3.1)
- Medikamente, z. B. Kortikosteroide
- Diabetes mellitus (➤ 16.1.1)
- Verletzungen
- Angeborene familiäre Form.

Klinik und Diagnostik

Die Trübung der Linse führt zu Sehbehinderung, Strabismus, Lichtscheu und im Endstadium zur Leukokorie. Eine Spaltlampenuntersuchung sollte durch einen pädiatrisch erfahrenen Augenarzt durchgeführt werden. Wichtig ist die Klärung der Ursache.

Sehbehinderung, Strabismus, Lichtscheu, Leukokorie

Therapie

Entfernung der getrübten Linse und Ersatz

Die getrübte Linse muss entfernt werden. Zum Ersatz erhalten die Kinder dann eine Brille oder Kontaktlinsen. Um eine Amblyopie zu verhindern, erfolgt zusätzlich ein abwechselndes Abdecken der Augen.

10.5 Amblyopie

Störung des zentralen Sehens, häufigste kindliche Sehstörung

Eine Störung des zentralen Sehens – vor allem in den ersten beiden Lebensjahren – wird als Amblyopie bezeichnet. Sie ist die häufigste kindliche Sehstörung und tritt in der Regel einseitig auf.

Ursachen

- Strabismus (➤ 10.2)
- Refraktionsanomalien (Kurzsichtigkeit, Weitsichtigkeit)
- Katarakt (➤ 10.4)
- Ptosis (➤ 10.3.1)
- Veränderungen des Sehnervs oder der Netzhaut.

Klinik

Bei Verdacht augenärztliche Untersuchung

Erste Hinweise auf eine Amblyopie sind:
- Säugling wehrt sich gegen das Abdecken eines Auges
- Strabismus
- Nystagmus (unwillkürliche Augenbewegungen)
- Visusverlust (Verlust der Sehschärfe, des „Sehens").

MERKE
Beim kleinsten Verdacht auf eine Amblyopie sollte eine augenärztliche Untersuchung durchgeführt werden.

Therapie

Zeitweiliges Abdecken des „guten" Auges

Es erfolgt die Behandlung der Ursache, z. B. Kataraktoperation oder Korrektur des Sehfehlers. Weiterhin entscheidend ist der Gebrauch des amblyopen Auges. Dies wird durch das zeitweilige Abdecken des „guten" Auges erreicht. Dabei steht die Brillenglasokklusion ebenso wie das Okklusionsplaster oder die Okklusionskontaktlinse zur Verfügung.

10.6 Frühgeborenenretinopathie

Die Frühgeborenenretinopathie (auch Retinopathia prämaturorum, Retinopathy of Prematurity, ROP) entsteht aufgrund der Unreife der Netzhautgefäße vor allem bei Frühgeborenen mit einem Geburtsgewicht ≤ 1.500 g und/oder < 32. SSW, die eine Sauerstofftherapie benötigten. Die Häufigkeit der ROP nimmt mit dem Unreifegrad der FG zu und liegt bei FG 24.–25. SSW bei ca. 75 %.

Unreife der Netzhautgefäße

Klinik

Die akute Phase tritt in den ersten Lebensmonaten auf. Dabei kann es zu einer raschen Befundverschlechterung kommen, die lebenslange Narben in der Retina hinterlässt.
In den meisten Fällen erfolgt eine spontane Rückbildung der Gefäßveränderungen. Bei ausgeprägten Befunden kann eine deutliche Funktionsminderung bis zur Erblindung auftreten.

Einteilung

Die Einteilung erfolgt in die Stadien I bis V entsprechend den Veränderungen der Netzhautgefäße bis zur Netzhautablösung (➢ Tab. 10.1).

Diagnostik

Untersuchung des Augenhintergrundes (Fundoskopie) bei Risikokindern ab der 5. Lebenswoche, bei Veränderungen regelmäßige Kontrollen.

Untersuchung des Augenhintergrundes

Therapie

Es erfolgt eine Behandlung der Netzhaut ab dem fortgeschrittenen Stadium III mittels Laser- oder Kältetherapie.

Prognose und Prävention

In über 80 % der Fälle kommt es im Stadium III zu einer spontanen Rückbildung. Die Therapie im Stadium IV und V ist schwierig. Die Erfolgsaussichten sind dann fraglich. Die Dosierung der Sauerstoffgabe bei Früh- und Neugeborenen erfordert eine sehr genaue Überwachung.

Überwachung der Sauerstoffgabe bei Früh- und Neugeborenen

Tab. 10.1 Einteilung der Retinopathie.

Stadium	Befund
I	Grau-weißliche Demarkationslinie zwischen normaler und unreifer Retina
II	Erhabener Grenzwall zwischen normaler und unreifer Retina
III	Bildung neuer Gefäße und weitere Wucherungen von Bindegewebe am Rand des Grenzwalls, neu gebildete Gefäße wachsen extraretinal (z. B. in das Corpus vitreum)
IV	Partielle Netzhautablösung
V	Komplette Netzhautablösung

10.7 Verletzungen

Eine Verletzung des Auges kann sehr schnell zu einem bleibenden Sehverlust führen. Daher erfordern Verletzungen, Verätzungen und das Eindringen von Fremdkörpern unverzüglich eine fachärztliche Untersuchung und Behandlung.

Übungsfragen

1. Nennen Sie lokale und systemische Ursachen einer Lidschwellung!
2. Was ist eine Leukokorie?
3. Erklären Sie den Unterschied zwischen Strabismus paralyticus und concomitans!
4. Erklären Sie die Therapie der Konjunktivitis in Abhängigkeit von der Ursache!
5. Was ist eine Orbitalphlegmone?
6. Nennen Sie die Ursachen für Linsentrübungen!
7. Beschreiben Sie die Behandlung der Amblyopie!
8. Nennen Sie typische Symptome bei einer Dakryostenose!
9. Nennen Sie Ursachen der Retinopathie des Frühgeborenen!
10. In welche Stadien wird die Frühgeborenenretinopathie eingeteilt?

KAPITEL

11 Hals-Nasen-Ohren-Erkrankungen

11.1 Ohr

11.1.1 Akute Otitis media

Die akute Mittelohrentzündung entsteht als schmerzhafte Entzündung der Schleimhäute des Mittelohrs häufig als fortgeleitete Infektion über die Tuben aus dem Nasen-Rachen-Raum (➤ 4.3 und ➤ 11.2). Die häufigsten Erreger sind Viren oder Bakterien wie z. B. Streptokokken, Staphylokokken oder Hämophilus influenzae. Fast die Hälfte aller Kinder erkrankt bis zum 10. Lebensjahr mindestens einmal an einer akuten Otitis media.

- Schmerzhafte Entzündung der Schleimhäute des Mittelohrs
- Fortgeleitete Infektion über die Tuben

Klinik

Die Kinder klagen über starke Ohrenschmerzen, Ohrenreiben und/oder Hörminderung, die häufig in Verbindung mit unspezifischen Atemwegssymptomen auftreten.

- Ohrenschmerzen
- Unspezifische Atemwegssymptome

Therapie

Unter symptomatischer Therapie heilen etwa 80 % aller Otitiden spontan ab. Diese setzt sich aus einer schmerzlindernden Therapie mit Paracetamol oder Ibuprofen und meist abschwellenden Nasentropfen oder -sprays zusammen. Der Einsatz von Antibiotika (z. B. Amoxicillin) kann in den ersten beiden Tagen abgewartet werden. Kommt es dann zu keiner ausreichenden Besserung oder zu einer Verschlechterung, sollte eine solche Therapie über 5 Tage durchgeführt werden.

Symptomatisch, evtl. Antibiotika

Pflege

Bei der Otitis media wird symptomatisch gepflegt. Im Vordergrund steht das beeinträchtigte Wohlbefinden, bedingt durch die starken Schmerzen, Fieber und das allgemeine Krankheitsgefühl. Die Kinder können in ihrer Kommunikation wegen einer Hörminderung beeinträchtigt sein. Der Schlaf ist, gerade bei Kleinkindern, infolge der starken Schmerzen gestört. Zudem tritt begleitend oft Appetitlosigkeit auf. Die Kinder benötigen eine aufmerksame Beobachtung und viel Einfühlungsvermögen.

11.1.2 Mastoiditis

Entzündung des Knochens des Warzenfortsatzes

Die Mastoiditis (Entzündung des Knochens des Warzenfortsatzes) ist eine mögliche Komplikation der akuten Otitis media.

Klinik

- Fieber
- Druckschmerz
- „Abstehendes" Ohr

Die Symptome der akuten Otitis media werden begleitet von hohem Fieber, Druckschmerz über dem Warzenfortsatz und auf dem „abstehenden" Ohr.

Therapie

- Antibiotisch
- Evtl. Operativ

Die antibiotische Therapie steht neben der Schmerzlinderung im Vordergrund. Tritt darunter keine ausreichende Besserung auf oder kommt es zu weiteren Komplikationen, besteht die Indikation zur operativen Therapie. Dabei werden die entzündlichen Anteile des Warzenfortsatzes entfernt.

11.2 Nase und Nasennebenhöhlen

11.2.1 Choanalatresie

Verschluss der hinteren Nasenöffnung

Der knöcherne oder membranöse Verschluss der hinteren Nasenöffnung wird als Choanalatresie bezeichnet.

Klinik

- Auffallende Atembehinderung beim Trinken
- Lebensbedrohlich bei beidseitigen Verschluss

Besonders beim Trinken zeigt sich eine auffallende Atembehinderung, da Säuglinge normalerweise gleichzeitig atmen und schlucken können. Der beidseitige Verschluss ist lebensbedrohlich.

Therapie

Operation

Der membranöse Verschluss wird von der Nase her durchstoßen, bei einem knöchernen Verschluss erfolgt meistens ein plastisch-chirurgischer Eingriff.

11.2.2 Rhinitis

Virale Infektion

Die akute infektiöse Rhinitis, der Schnupfen, wird typischerweise durch Viren, wie z. B. Rhino-, Respiratory Syncytial-, Parainfluenza- und Influenzaviren hervorgerufen. Gelegentlich kommt es zu einer bakteriellen Superinfektion. Die Entzündung bleibt nur selten auf die Nasenschleimhaut beschränkt, meist dehnt sie sich bis in den Rachen (Rhinopharyngitis) und v. a. beim Säugling rasch auch auf die übrigen Atemwege und die Ohren aus.

Klinik

Typische Symptome der akuten Rhinitis sind Schnupfen und behinderte Nasenatmung. Bei Säuglingen kann es durch die behinderte Nasenatmung zu Trinkschwierigkeiten und Atemstörungen kommen.

- Schnupfen und behinderte Nasenatmung
- Bei Säuglingen Trinkschwierigkeiten und Atemstörungen

Therapie

Symptomatisch:
- Abschwellende Nasentropfen oder Sprays für wenige Tage und in altersgerechter Konzentration
- Physiologische Kochsalzlösung
- Bei Säuglingen Muttermilch nasal.

11.2.3 Akute Rhinosinusitis

Die Entzündung der Nasennebenhöhlen stellt sich altersabhängig unterschiedlich dar, in Abhängigkeit von der Belüftung der Schädellufträume im Kindesalter (➤ Abb. 11.1). Kieferhöhle und Siebbeinzellen sind schon früh angelegt. Keilbein- und Stirnhöhle werden erst im Vorschul- oder Schulalter belüftet.
Im Zusammenhang mit einer viral bedingten Rhinitis kommt es meistens auch zu einer begleitenden akuten Rhinosinusitis, die in der Regel asymptomatisch bleibt. Die akute bakterielle Sinusitis als eigenständiges Krankheitsbild ist bei Kindern relativ selten.

Klinik

Die akute Sinusitis folgt meistens einer Erkältung. Sie wird typischerweise durch Bakterien wie Pneumokokken oder Hämophilus influenzae hervorgerufen.
Die Patienten klagen über Fieber, Kopfschmerzen und Druckschmerz über den Nasenebenhöhlen.

- Kopfschmerzen
- Fieber
- Druckschmerz

Therapie

Bei unkompliziertem Verlauf erfolgt ebenso wie bei der Rhinitis eine symptomatische Therapie mit abschwellenden Nasentropfen. Unterstützend können Nasenspülungen angewendet werden. Lokale Wärmeanwendungen wie Kamilledampfbad oder Rotlicht können die Symptome lindern. Bei anhaltenden Symptomen über 7 Tage, Fieber und eitrigem Sekret wird eine antibiotische Therapie z. B. mit Amoxicillin oder Cefuroxim durchgeführt.

Symptomatisch, ggf. antibiotisch

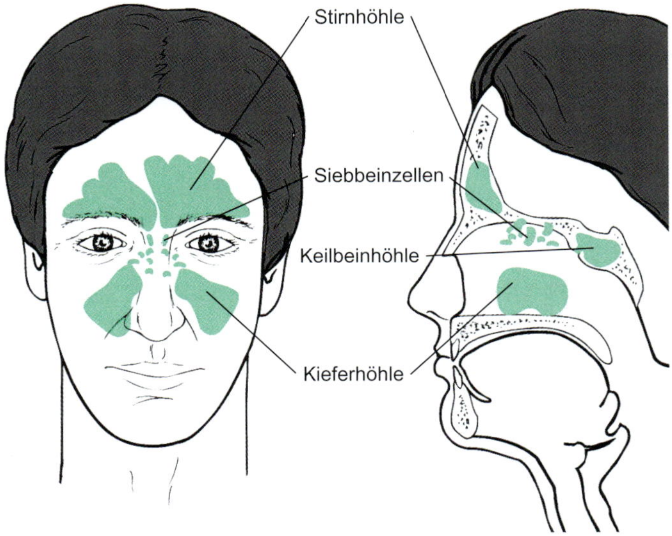

Abb. 11.1 Nasennebenhöhlen und deren Entzündung. [E967]

11.3 Mundhöhle

11.3.1 Lippen-Kiefer-Gaumen-Spalten

Häufigste Spaltbildungen:
- Lippen-Kiefer-Gaumen-Spalte (35 %)
- Isolierte Gaumenspalte (33 %)

Spaltbildungen des Mundes und des Gesichts sind häufig und treten in Mitteleuropa mit ca. 1 : 500 Lebendgeburten auf. Die Vererbung ist multifaktoriell. Das Wiederholungsrisiko bei einem Elternteil mit Spaltbildung liegt je nach Art der Spalte zwischen 2–4 %. Das Risiko bei einem Geschwisterkind mit Spaltbildung und leerer Elternanamnese ist deutlich höher und liegt zwischen 4–6 %. Sind ein Elternteil und ein Geschwisterkind erkrankt, steigt das Risiko auf 15–17 % je nach Spaltbildung.
Die häufigsten Spaltbildungen sind die einseitigen Lippen-Kiefer-Gaumen-Spalten (35 %) gefolgt von den isolierten Gaumenspalten (33 %). Alle anderen Formen treten deutlich seltener auf.

Klinik

- Beeinträchtigung der Kau- und Beißfunktion durch Veränderungen des Oberkiefers in Form und Zahnstellung
- Ausgeprägte Sprachstörungen durch Gaumenspalte
- Hörstörung bei eingeschränkte Belüftung des Mittelohrs über die Tuba auditiva
- Ästhetisches Problem mit möglichen sekundären psychischen Störungen.

Therapie

Die Therapiekonzepte einzelner Zentren unterscheiden sich z. T. erheblich. Entscheidend ist jedoch das Endresultat zur Lösung der oben genannten Probleme. Dafür ist eine gute Zusammenarbeit der unterschiedlichen Fachdisziplinen wichtig.

- 1. Lebenswoche: Anpassen einer Gaumenplatte zur Trennung von Mund- und Nasenhöhle zur Verbesserung der Trinkfunktion
- 4.–6. Lebensmonat: Verschluss der Lippespalte
- 9.–11. Lebensmonat: Verschluss von hartem und weichem Gaumen. Dies ist entscheidend für die Sprachentwicklung. Evtl. Anlage von Paukenröhrchen zur Verhinderung eine Hörstörung, ggf. logopädische Therapie
- Bei Bedarf: 4.–6. Lebensjahr: Lippenkorrektur
- 8.–11. Lebensjahr: Verschluss der Kieferspalte
- Ergänzend kieferorthopädische Maßnahmen zur Verbesserung von Kieferform und Zahnstellung, ggf. sprachverbessernde Operationen und Korrektur der Nase.

Pflege

Wurde der Verdacht auf eine Lippen-Kiefer-Gaumenspalte beim Kind schon im pränatalen Ultraschall gestellt, sind die Eltern auf die Gesichtsveränderung des Kindes bereits vorbereitet und meistens auch ausführlich informiert. Es besteht jedoch auch die Möglichkeit, dass die Lippen-Kiefer-Gaumenspalte erst bei der Geburt diagnostiziert wird. In beiden Fällen ist die Begleitung und Betreuung der Eltern im Umgang mit ihrem Kind eine sehr wichtige Aufgabe. Eltern und Kind benötigen Unterstützung beim Trinken des Kindes. Anzustreben ist das Stillen, hierbei ist zu beachten, dass das Kind in halb sitzender Position an die Brust gebracht wird. Kann das Stillen nicht gewährleitet werden, erhalten die Kinder eine Formelnahrung aus der Flasche. Hierzu empfehlen sich Spezialsauger. Die Eltern benötigen dabei Anleitung durch die Pflegenden. Aber auch beim Einsetzen der Gaumenplatte und bei der speziellen Mundpflege benötigen die Eltern Unterstützung. Vor dem Einsetzen der Gaumenplatte wird die Mundschleimhaut auf Druckstellen, entzündliche Veränderungen oder Beläge inspiziert.

11.3.2 Stomatitis aphthosa

Erstinfektion mit Herpes-simplex-Viren

Die Stomatitis aphthosa (auch „Mundfäule“ genannt) entsteht als Folge einer Erstinfektion mit dem Herpes-simplex-Virus (HSV). Die Herpes-Viren persistieren in den Ganglienzellen. Durch verschiedene Stimuli wie Stress oder andere Virusinfektionen, kann es zu einer Reaktivierung kommen, die sich dann als Herpes labialis manifestiert.

Klinik

- Auftreten in den ersten 4 Lebensjahren
- Zahlreichen Bläschen in Mund, Rachenraum und perioral
- Lymphknotenschwellung
- Nahrungsverweigerung

Die Erkrankung tritt meist in den ersten 4 Lebensjahren auf. Sie ist eine akute, hochfieberhafte Erkrankung, die durch das Auftreten von zahlreichen Bläschen im Mund und Rachenraum sowie perioral gekennzeichnet ist. Begleitend tritt häufig auch eine Lymphknotenschwellung der Halslymphknoten auf. Die Kinder verweigern oft aufgrund der Schmerzen die Nahrungsaufnahme.

Therapie

Analgetisch, lokal, evtl. Magensonde

Zur Schmerztherapie wird Ibuprofen oder Paracetamol eingesetzt. Dies sollte in den ersten Tagen regelmäßig, vor allem vor den Mahlzeiten, verabreicht werden. Zur lokalen Therapie können verschiedene Schleimhautanästhetika, z. B. in Kombination mit Kamilleextrakt, verabreicht werden. Sollte trotz der therapeutischen Maßnahmen eine orale Flüssigkeitsaufnahme nicht möglich sein, kann eine Flüssigkeitssubstitution über eine Magensonde oder als intravenöse Infusion durchgeführt werden.

11.4 Rachen

11.4.1 Tonsillitis

Ursachen

Entzündung der Gaumenmandeln durch Streptokokken

Eine Entzündung der Gaumenmandeln wird als Tonsillitis bezeichnet. Sie tritt meistens bei älteren Kindern oder Jugendlichen auf und wird in der Regel durch Streptokokken, aber auch durch andere Bakterien sowie durch Viren hervorgerufen. Außerdem kann eine Tonsillitis auch bei anderen Infektionskrankheiten auftreten, z. B. bei der infektiösen Mononukleose (➤ 14.2.5).

Klinik

- Angina
- Allgemeinsymptome

Bei der typischen Streptokokkenangina sind die Tonsillen geschwollen, gerötet und eitrig belegt. Die Betroffenen klagen über Allgemeinsymptome wie Fieber, Kopfschmerzen und Abgeschlagenheit sowie über Halsschmerzen, Schluckbeschwerden und stechende Ohrenschmerzen beim Schlucken.

Komplikationen

- Peritonsillarabszess
- Streptokokkenzweiterkrankung!

- Lokal kann ein **Peritonsillarabszess** entstehen. Dabei kommt es zu einer Abszessbildung im Gewebe, das die Tonsillen umgibt, mit den Gefahren einer systemischen Infektion. Ein Peritonsillarabszess bedarf häufig neben einer antibiotischen Therapie einer operativen Spaltung

- Besonders gefürchtet ist aber die **Streptokokkenzweiterkrankung,** bei der es in Folge der immunologischen Auseinandersetzung mit dem Erreger zum rheumatischen Fieber (➤ 5.3.2) bzw. zu einer Glomerulonephritis (➤ 7.5.1) kommen kann.

Therapie

Antibiose, ggf. OP

Die akute bakterielle Tonsillitis wird mit Penicillin V oder oralen Cephalosporinen behandelt. Die Indikation zur Tonsillektomie (operative Entfernung der Gaumenmandeln) muss vorsichtig gestellt werden. Sie ist gegeben:
- Bei mindestens 3 schwere Tonsillitiden innerhalb eines Jahres
- Beim Vorliegen eines Peritonsillarabszesses
- Beim Auftreten einer Streptokokkenzweiterkrankung
- Beim Vorliegen von vergrößerten Mandeln, die die Atmung, die Nahrungsaufnahme oder das Sprechen behindern.

11.4.2 Adenoide Vegetationen

Hyperplastische Rachenmandel

Als adenoide Vegetation oder auch als „Polypen" werden die hyperplastischen Rachenmandeln bezeichnet, die bei vielen Kindern im Alter von 4–6 Jahren vorliegen. Bei zusätzlichen Entzündungen im Rahmen von meist viralen Infekten kommt es zu einer Schwellung. Die Nasenatmung wird dadurch behindert und die Infektion kann sich auf das Ohr ausbreiten. Auch ohne Infektion kann es zu einer deutlichen Behinderung der Belüftung des Mittelohrs mit den Folgen einer Hör- und Sprachstörung kommen.

Therapie

Operation

Die operative Entfernung (Adenotomie) sollte bei rezidivierenden Infektionen des Ohrs und der Nase und Nasennebenhöhlen oder bei einer Hör- und/oder Sprachstörung durchgeführt werden.

11.5 Kehlkopf

11.5.1 Laryngomalazie

Weichheit des Kehlkopfes

Bei der Laryngomalazie handelt es sich um eine angeborene Weichheit des Kehlkopfes.

Klinik

Inspiratorischer Stridor

Typisches Symptom ist der hörbare inspiratorische Stridor, der sich bei Infekten der oberen Luftwege verschlechtert.

Therapie

Meist nicht erforderlich

Eine Therapie ist meist nicht erforderlich, da der Kehlkopf sich im 1. Lebensjahr festigt.

11.5.2 Krupp

Die Schwellung und Entzündung der oberen Atemwege wird auch als stenosierende Laryngitis oder Laryngotracheitis oder (Pseudo)Krupp bezeichnet. Sehr häufig liegen virale Infektionen mit Parainfluenza- oder Influenzaviren vor. Aber auch unspezifische Faktoren und Umwelteinflüsse (z. B. Smog, Ozon) können einen Krupp auslösen. Selten entsteht ein Krupp durch eine bakterielle Infektion.

Klinik

- Bellender Husten
- Heiserkeit
- Inspiratorischer Stridor

Die charakteristischen Zeichen des Krupps sind der bellende Husten und die Heiserkeit, häufig gefolgt von einem inspiratorischen Stridor und einer Dyspnoe. Fieber kann auftreten. Die Symptome treten häufiger abends oder nachts auf. Typischerweise erkranken Kindern im Alter von 6 Monaten bis 6 Jahren. Der Krupp wird in 3 Schweregrade eingeteilt (➤ Tab. 11.1).

Therapie

- Glukokortikoide
- Epinephrin

Die Kinder sollen in einer ruhigen und möglichst ungestörten Umgebung betreut werden. Die Behandlung erfolgt mit Glukokortikoiden und Epinephrin. Glukokordikoide können inhalativ, oral, rectal oder i. v. verabreicht werden. Am häufigsten wird Prednisolon verwendet. Epinephrin wird vernebelt. Die Erkrankung heilt innerhalb von einer Woche aus.
Die nasale Grippeschutzimpfung, die ab dem 2. Lebensjahr zugelassen ist, ist eine gute Präventionsmaßnahme.

Tab. 11.1 Klinische Einschätzung des Krupps und entsprechende Therapie.

Krupp	mild	mittelgradig	schwer
Klinik	• Vereinzelt bellender Husten • kein Stridor in Ruhe	• Häufig bellender Husten • Hörbarer Stridor • Dyspnoe	• Häufig bellender Husten • Deutlicher Stridor • Dyspnoe • Kind agitiert und ängstlich
Therapie	Glukokortikoide oral oder rectal	• Glukokortikoide oral oder rectal • Bei ausbleibender Besserung Therapie wie schwerer Krupp	• Glukokortikoide oral oder rectal • Epinephrin inhalativ • Ggf. Sauerstoff verabreichen

11

Übungsfragen

1. Beschreiben Sie die Entstehung einer akuten Otitis media!
2. Was sind die häufigsten Erreger einer Otitis media?
3. Nennen Sie die typischen Symptome einer Mastoiditis!
4. Beschreiben Sie die Entwicklung der Nasennebenhöhlen!
5. Welche ist die häufigste Spaltbildung des Mundes und Gesichtes?
6. Wie setzt sich die Therapie der Stomatitis aphthosa zusammen?
7. Welche typischen klinischen Zeichen einer Streptokokkenangina kennen Sie?
8. Erklären Sie den Begriff „Adenoide Vegetationen“!
9. Was ist eine Laryngomalazie?
10. Erklären Sie die Einteilung des Krupps und die davon abhängige Therapie?

KAPITEL

12 Hauterkrankungen

12.1 Leitsymptome

Beschreibung nach Art, Anzahl, Ausdehnung, Anordnung und Lokalisation

Die Leitsymptome der Hauterkrankungen werden **Effloreszenzen** genannt. Die wichtigsten Effloreszenzen sind Fleck, Quaddel, Bläschen, Pustel und Knötchen. Die Krankheitsbilder werden nach den vorhandenen Effloreszenzen, deren Anzahl, Ausdehnung, Anordnung und Lokalisation sowie weiterer Beschwerden beschrieben. **Exantheme** beschreiben Veränderungen der Haut. Als **Enanthem** wird die Veränderung der Schleimhaut bezeichnet.

Fleck

Der Fleck wird auch *Makula* bezeichnet. Er beschreibt eine Veränderung der Hautfarbe, die sich im Niveau der Haut befindet. Großflächige Rötungen werden *Erytheme* genannt.

Quaddel

Die Quaddel ist eine umschriebene Erhebung der Haut, die durch ein Ödem entsteht. Sie besteht oft nur kurzzeitig (Stunden) und kann mit Juckreiz einhergehen. Quaddeln treten z. B. im Rahmen von allergischen Reaktionen (➤ 19.2.4) auf.

Bläschen

Als Bläschen (auch *Vesicula*) wird ein mit Flüssigkeit gefüllter Hohlraum in der Haut bezeichnet. Der Herpes labialis (➤ 12.4.1) ist durch die flüssigkeitsgefüllten Bläschen gekennzeichnet.

Pustel

Die Pustel ist ein mit Eiter gefüllter Hohlraum der Haut. Bakterielle Hauterkrankungen wie z. B. die Impetigo contagiosa (➤ 12.3) gehen mit Pustelbildung einher.

Knötchen

Das Knötchen wird auch als *Papel* bezeichnet. Es entsteht durch die Zellvermehrung der Haut oder durch Ablagerung von festen Bestandteilen als bis zu 1 cm große Volumenzunahme der Haut.

12.2 Hautveränderungen des Neugeborenen

Die Haut des Neugeborenen kann in den ersten Tagen vielfältige Veränderungen erfahren. Gutartige physiologische Veränderungen sind von ernsthaften Erkrankungen, die einer entsprechenden Therapie bedürfen, zu unterscheiden.

12.2.1 Gutartige physiologische Veränderungen

- Milien
- Erythema neonatorum
- Neugeborenenakne

Milien

Diese treten als weißlich-gelbliche Papeln vor allem im Gesicht und am Rumpf auf. Im Regelfall kommt es zum spontanen Abheilen in der 3.–6. Lebenswoche. Eine Therapie ist nicht erforderlich.

Erythema neonatorum

Das Erythema (toxicum) neonatorum ist die häufigste gutartige Hautveränderung der Neugeborenenperiode. Ungefähr die Hälfte der Neugeborenen zeigt in den ersten Lebenstagen eine flächige Rötung mit Papeln und Pusteln vor allem am Rumpf und an den Extremitäten. Diese heilen spontan innerhalb der folgenden Tage ab.

Neugeborenenakne

Aufgrund der mütterlichen Hormone kann sich beim Neugeborenen im Sinne einer Schwangerschaftsreaktion (➤ 3.1.1) eine Talgdrüsenüberfunktion entwickeln. Die Neugeborenenakne zeigt sich mit rötlich-gelben Papeln vor allem im Gesicht und am Stamm. Diese heilen spontan wieder ab.

12.2.2 Staphylodermie beim Neugeborenen

Bakterielle Hautinfektion mit Blasenbildung

Eine bakterielle Hautinfektion mit Staphylokokken führt zur typischen Blasenbildung auf gerötetem Grund. Daraus können sich großflächige Hautablösungen bilden. Die Staphylodermie kann bereits am 2. Lebenstag auftreten.

Therapie

Antibiotisch

Kleinflächige Infektionen können lokal antiseptisch behandelt werden. Bei großflächiger Ausbreitung, ggf. auch unter lokaler Therapie, sollte eine systemische antibiotische Behandlung mit Cephalosporinen durchgeführt werden. Zur Verhinderung der Ausbreitung ist eine Handschuhpflege und Isolierung zu empfehlen.

12.3 Bakterielle Hauterkrankungen

Ursachen

Bakterielle Hautinfektionen werden hauptsächlich durch Staphylokokken und Streptokokken verursacht.

Staphylokokken, Streptokokken

Impetigo contagiosa

Häufig im Gesicht entstehen Bläschen und Pusteln, die sich rasch öffnen und honig-gelbe Krusten bilden. Die Erkrankung ist sehr ansteckend. Oft wird sie durch eine Schmierinfektion an andere Körperstellen weiter getragen.

Sehr ansteckend, Schmierinfektion

Furunkel

Als Furunkel wird die bakterielle Entzündung eines Haarfollikels bezeichnet. Anfangs zeigt sich häufig im Gesicht oder Perianalbereich eine gerötete Papel, die schnell an Größe zunimmt und schmerzhaft wird. Die Papeln schmelzen ein oder entleeren spontan ihren eitrigen Inhalt.

Gesicht, Perianalbereich

Erysipel

Das Erysipel ist eine oberflächliche Hautinfektion durch Streptokokken. Eintrittspforte sind kleine Verletzungen der Haut. Es zeigt sich dann eine scharf begrenzte Rötung mit Schwellung und Druckschmerz. Fieber kann begleitend auftreten. Vom Erysipel kann eine Entzündung der Lymphgefäße (Lymphangitis) ausgehen, die sich als roter Streifen auf der Haut zeigt. Weiterhin kann es zu einer Schwellung der Lymphknoten (Lymphadenitis) kommen.

Oberflächliche Hautinfektion durch Streptokokken

Therapie

Eine kleinflächige bakterielle Hautinfektion kann lokal antiseptisch oder antibiotisch behandelt werden. Bei weiterer Ausbreitung (u. a. auch bei Lymphangitis, Lymphadenitis) oder großflächigem Befall sollte eine antibiotische systemische Therapie, ggf. auch intravenös mit Penicillin oder Cephalosporinen durchgeführt werden.

Antiseptisch, antibiotisch

12.4 Virale Hauterkrankungen

Die häufigsten viralen Hauterkrankungen im Kindesalter sind Infektionen mit Herpes-Viren, Warzen und Dellwarzen.

12.4.1 Erkrankungen durch Herpes-simplex-Viren

Stomatitis aphthosa

Erstmanifestation einer Herpes-simplex-Erkrankung im Kindesalter (➤ 11.3.2).

Herpes labialis

Ursachen

Reaktivierung der Herpesinfektion

Die Reaktivierung der Herpesinfektion manifestiert sich als Herpes labialis. Stress, Infekte, Sonneneinstrahlung und hormonelle Veränderungen können auslösende Faktoren für eine Reinfektion sein.

Klinik

Bläschen am Übergang von Lippenschleimhaut zur Gesichtshaut

Nach Juckreiz und Missempfindungen entstehen Bläschen, meist am Übergang von Lippenschleimhaut zur Gesichtshaut. Der klare Bläscheninhalt ist hoch ansteckend.

Komplikationen

- Ekzema herpeticatum
- Enzephalitis

Ekzema herpeticatum: Eine schwere generalisierte Herpesinfektion mit Fieber können Kinder mit einer atopischen Dermatitis (➤ 19.2.2) erleiden. Bei Säuglingen besteht die Gefahr einer schweren Verlaufsform mit Enzephalitis.

Therapie

Aciclovir

Eine lokale Therapie mit Aciclovir verkürzt die Dauer der Erkrankung und die Beschwerden deutlich. Eine mögliche generalisierte Form und die Infektion von Säuglingen sollte systemisch mit Aciclovir behandelt werden.

Pflege

Bei einer **Herpes-simplex-Infektion** ist das Wohlbefinden der Patienten zunächst durch Fieber, Juckreiz, Brennen und Spannungsgefühl gestört. Es besteht die Gefahr einer Superinfektion. Fiebersenkende Maßnahmen, kühle Umschläge und die Pflege der Haut mit entsprechend verordneten Salben, können Linderung bringen. Zur frühzeitigen Erkennung von Komplikationen sollte die Temperatur überwacht werden.
Sind Pflegende oder Bezugspersonen eines stationär behandelten Kindes mit **Herpes labialis** erkrankt, ist ein Mundschutz zu tragen. Die Patienten, besonders Neugeborene und Patienten mit einer Immunsuppression, müssen geschützt werden. Mütter sollten sich nach Kontakt mit den Herpesviren die Hände waschen, bevor sie ihr Kind versorgen.

12.4.2 Warzen (Verruca vulgaris)

Ursache

Durch eine Infektion mit Viren aus der Gruppe der Humanen Papiloma-Viren (HPV) entstehen Warzen.

Humane Papiloma-Viren (HPV)

Klinik

Warzen sind verhornende Papeln, die bevorzugt an verletzten oder feucht-warmen Hautarealen wie Füßen, Händen und Gesicht auftreten.

Verhornende Papeln

Therapie

Warzen neigen zur spontanen Heilung nach Monaten oder Jahren. Bei Beschwerden stehen folgende Behandlungsmethoden zur Verfügung:

- Hornauflösende und virusstatische Therapie mit z. B. Verrumal®-Lösung
- Abdecken mit Pflaster und Salicylsäure
- Operatives Ausschneiden
- Kältetherapie.

Spontane Heilung oder Therapie bei Beschwerden

12.4.3 Dellwarzen (Molluscen)

Ursachen

Dellwarzen entstehen durch eine Infektion mit dem Mollusca-contagiosa-Virus. Häufig sind Kinder mit einer trockenen Haut oder einer atopischen Dermatitis (➢ 19.2.2) betroffen.

Mollusca-contagiosa-Virus

Klinik

Die papulösen Effloreszenzen zeigen eine zentrale Eindellung. Durch Kratzen entsteht aufgrund der Aussaat eine Infektion.

Papeln mit zentraler Eindellung

Therapie

Eine rechtzeitige Diagnose und Therapie kann die Ausbreitung der Erkrankung verhindern. Nach einer lokalen anästhetischen Vorbehandlung, z. B. mit Emla®-Pflaster, werden die Dellwarzen ausgeschnitten.

Operativ

12.5 Hauterkrankungen durch Pilze

Die häufigste Pilzerkrankung im Säuglings- und Kleinkindesalter ist der Windelsoor, der von einem Mundsoor begleitet werden kann. Dermatomykosen sind eher eine Erkrankung von Schulkindern.

12.5.1 Soor

Ursachen

Hefepilz Candida albicans

Erreger des Soors ist der Hefepilz Candida albicans. Häufig ist die Haut im Windelbereich bereits durch Urin- und Stuhlbestandteile bei relativem Luftabschluss gereizt und gerötet, dies wird als Windeldermatitis bezeichnet. Der Soor entsteht dann im Sinne einer Superinfektion mit Candida-Pilzen.

Klinik

- **Anogenitaler Soor:** Der infizierte Bereich ist gerötet, die Haut schuppt sich und einzelne pustulöse Veränderungen treten auf
- **Mundsoor:** Auf der Mundschleimhaut zeigen sich weißliche Beläge, die anfangs abwischbar sind und nicht mit Milchresten verwechselt werden sollten.

Therapie

Antimykotisch

Bei der **Windeldermatitis** sollte die Windel regelmäßig gewechselt werden. Eine Hautpflege sollte mit einem milden Öl, Zinkpaste oder Zinköl durchgeführt werden. Besteht der V. a. eine **Candidainfektion,** erfolgt eine lokale antimykotische Therapie mit Nystatin, Miconazol oder Amphotericin B. Ein **Mundsoor** sollte mit einer entsprechenden antimykotischen Suspension oder Mundgel behandelt werden.

12.5.2 Dermatomykose

Tinea corporis, Tinea capitis

Die Dermatomykose oder Tinea (Hautpilzerkrankung) wird hauptsächlich durch Fadenpilze hervorgerufen. Nach der Lokalisation wird die Tinea corporis (des Körpers) von der Tinea capitis (der Kopfhaut) unterschieden.

Klinik

- **Tinea corporis:**
  - Kreisrunde gerötete Herde, die scharf begrenzt sind
  - Schuppung und Auftreten von kleinen Pusteln am Rand
  - Zentrale Abheilung

- **Tinea capitits:** Kreisrunde haarlose Bereiche mit Rötung und Schuppung, auch Entzündung der tieferen Hautschichten möglich.

Diagnostik

Die Diagnose wird durch das klassische klinische Bild gestellt. Der Erreger kann im mikroskopischen Präparat von Schuppen oder Haaren und in der kulturellen Anzüchtung nachgewiesen werden.

Klassische klinische Zeichen, mikrobiologischer Nachweis

Therapie

Bei einem kleinen Areal kann eine lokale Therapie ausreichend sein. Empfohlen wird bei ausgeprägtem Befund am Körper oder bei der Tinea capitis die systemische antimykotische Therapie mit Fluconazol in Kombination mit einer lokalen Therapie.

Antimykotisch

12.6 Parasitäre Hauterkrankungen

Der Befall und die Erkrankung durch die Krätzmilbe und die Kopflaus sind die häufigsten parasitären Hauterkrankungen im Kindesalter.

12.6.1 Scabies (Krätze)

Ursachen

Die Weibchen der Krätzmilbe legen Milbengänge in der Haut an. Darin legen sie dann die Eier ab. Nach 3 Wochen sind neue Milben entstanden. Diese Erkrankung ist durch Körperkontakt und über Kleidung und Bettwäsche sehr leicht zu übertragen.

Weibl. Krätzmilbe → Milbengänge → Eiablage

Klinik

Das typische klinische Bild zeigt kleine gerötete Papeln vor allem an den Beugeseiten der Handgelenke, im Genitalbereich und in den Finger- und Zehenzwischenräumen. Bei Säuglingen können Effloreszenzen auch im Gesicht und auf den Hand- und Fußinnenseiten auftreten. Besonders abends entsteht mit der Bettwärme ein ausgeprägter Juckreiz.

Gerötete Papeln an typischen Arealen, abendlicher Juckreiz

Diagnostik

Zusätzlich erfolgt neben dem klinischen Bild der Nachweis der Milben. Die Milben werden mit einer Nadel oder Lanzette aus dem Milbengang entfernt und mikroskopisch diagnostiziert.

Nachweis der Milben

Therapie

Permethrin, Hygienevorschriften

Entscheidend ist die Therapie der gesamten Familie oder Wohngemeinschaft. Die Wäsche muss regelmäßig gewechselt werden. Wäsche bei 60 °C oder längeres Auslüften von nichtwaschbaren Textilien und Gegenständen für eine Woche wird empfohlen. Mittel der Wahl ist Permethrin Creme 5 %; bei Neugeborenen und Säuglingen Permethrin Creme 2,5 %. Diese wird einmalig nach dem Duschen am Abend aufgetragen, das Gesicht wird ausgespart. Nach mindestens 8 Stunden Einwirkzeit kann die Creme am Morgen abgeduscht oder abgebadet werden. Meist reicht eine einmalige Applikation aus. Ggf. muss beim Auftreten neuer Effloreszenzen die Behandlung nach 14 Tagen wiederholt werden.

12.6.2 Pedicolosis capitis

Ursache

Kopflaus

Der Läusebefall der Kopfhaut (Pedicolosis capitis) tritt vor allem bei Schulkindern durch die Kopflaus auf. Ausgewachsene Läuseweibchen sind bis zu 3 mm lang und von grauer Farbe, bzw. rötlich nach dem Blutsaugen. Die Kopflaus heftet ihre Eier an den Haaren an. Daraus schlüpfen die Larven. Die leeren Eihüllen, Nissen, sind ca. 0,8 mm lang und von weißlicher bis gelblicher Farbe. Aus den Larven entwickeln sich erneut nach ca. 7–10 Tagen erwachsene Läuse. Die Kopfläuse werden über Kopfhaarkontakt, über Kleidung und durch den wechselseitigen Gebrauch etwa von Haarbürsten von einem Patienten zum nächsten übertragen.

Klinik

- Ausgeprägter Juckreiz
- Evtl. Schwellung der Lymphknoten im Nacken
- Evtl. ekzematöse Veränderungen.

Therapie

Zur Behandlung der Kopfläuse können sowohl arzneilich wirksame Kopflausmittel (Permethrin) als auch erstickende Kopflausmittel (Dimeticon) angewendet werden. Diese Behandlung muss nach 8–10 Tagen wiederholt werden, damit geschlüpfte Larven abgetötet werden, bevor sie erneut Eier ablegen können. Eier, Nissen und Larven können durch nasses Auskämmen mit einem Nissenkamm in den Tagen dazwischen erfolgreich entfernt werden. Sehr wichtig ist die gleichzeitige Behandlung von erkrankten Familienmitgliedern oder den erkrankten Kindern einer Schulklasse.

Pflege

Vor der Anwendung von Permethrin werden die Haare gewaschen und frottiert. Die Lösung wird in das leicht feuchte Haar einmassiert. Dabei sollen die Haaransätze nah der Kopfhaut sehr sorgfältig behandelt werden. Permethrin soll 30–45 Minuten auf dem unbedeckten Kopfhaar einwirken. Anschließend wird die Lösung mit klarem, warmem Wasser ausgewaschen. Augen, Mund und Nase mit einem Waschlappen schützen! In den folgenden 3 Tagen sollen die Haare nicht gewaschen werden. Die Haare werden täglich nach der Behandlung gründlich nach Läusen abgesucht. Nissen werden mit einem Nissenkamm entfernt. Die vorherige Spülung mit Essigwasser (ein Teil Essig, zwei Teile Wasser) erleichtert das Abkämmen der Nissen. Um eine neue Infektion zu vermeiden, sollten Bürsten und Kämme nach jedem Gebrauch gereinigt werden. Nach der Behandlung sollten Nachtwäsche und Bettwäsche bei mindestens 60 °C gewaschen werden (kein Kurzwaschgang). Enge Kontaktpersonen werden informiert. Für den Therapieerfolg ist wichtig, z. B. alle Kinder einer Kindergartengruppe/Schulklasse gleichzeitig zu behandeln. Weitere Entlausungsmethoden für Wäsche und Gegenstände (Kuscheltiere), die nicht bei 60 °C gewaschen werden können, sind die Lagerung in der der Kühltruhe bei –20 °C für 2 Tage oder die luftdichte Verpackung in einer Plastiktüte und deren Lagerung für mindestens 1 Woche im Warmen. Die Läuse und Nissen „verhungern" dadurch.

12.7 Angeborene/erbliche Hauterkrankungen

Verhornungsstörungen, fleckige Hautveränderungen und Blasenbildungen sind die Zeichen von angeborenen und erblichen Hauterkrankungen.

12.7.1 Verhornungsstörungen

Als Ichthyosen werden verschiedenen Verhornungsstörungen mit trockener schuppiger Haut bezeichnet. Am häufigsten tritt die *Ichthyose vulgaris* auf. Sie wird autosomal dominant (> 2.2.1) vererbt.

Ichthyose vulgaris, autosomal dominant vererbt

Klinik

Säuglinge zeigen noch keine Symptome. Die trockene schuppige Haut tritt im Kleinkindesalter auf und findet sich besonders am Rücken und an den Streckseiten der Extremitäten.

Trockene schuppige Haut bei Kleinkindern

Therapie

Die Behandlung besteht in der regelmäßigen Anwendung von harnstoffhaltigen und rückfettenden Cremes.

Harnstoffhaltige, rückfettende Cremes

Tab. 12.1 Häufige Naevi.

Name	Klinik	Therapie
Naevus flammeus medialis („Storchenbiss")	Vor allem im Nacken auftretender Blutgefäß-Naevi	Harmlos, blasst meist spontan im 1. Lebensjahr ab
Hämangiom (Blutschwamm)	Gutartige Gefäßtumoren, Entwicklung im ersten Lebensjahr, rasches Wachstum möglich, oft spontane Rückbildung	Bei ausgeprägtem Wachstum und störender Lokalisation frühzeitige Kälte-, Laser- oder operative Therapie
Naevus caeruleus („Mongolenfleck")	Bei afrik., asiat. oder südosteurop. Kindern, über dem Steißbein lokalisierte dunkelblaue Verfärbung der Haut	Harmlos, spontane Rückbildung in den ersten Lebensjahren

12.7.2 Bullöse erbliche Veränderungen

Epidermolysen, pränatale Diagnostik, Hautpflege

Diese auch als Epidermolysen bezeichnete Gruppe von Erkrankungen zeichnet sich durch die Blasenbildung der Haut und z. T. der Schleimhäute aus. Eine pränatale Diagnostik ist möglich. Schon bei alltäglicher Belastung entstehen Blasen und Abschürfungen, die z. T. mit Narbenbildung abheilen. Eine kausale Therapie gibt es bisher nicht. Im Vordergrund steht die konsequente Hautpflege einschließlich der Vermeidung von Superinfektionen.

12.7.3 Naevi

Als Naevi (Flecken) werden fleckartige Veränderungen der Haut bezeichnet. Die häufigsten Naevi werden in ➤ Tab. 12.1 dargestellt.

12.8 Akne vulgaris

Die Akne manifestiert sich typischerweise zwischen dem 12. und 25. Lebensjahr. Häufig tritt sie mit Beginn der Pubertät auf. In 70 % liegen leichte Formen vor. Auch eine leichte Form kann das psychische Gleichgewicht der Jugendlichen beeinträchtigen.

Ursachen

- Steigerung der Talgproduktion in der Pubertät
- Verhornungsstörung
- Häufige Anwesenheit des Corynebacterium acnes
- Eine Akne kann auch durch Medikamente, z. B. Steroide, Kosmetika, Sonnenschutzmittel und Chemikalien ausgelöst werden.

Tab. 12.2 Schweregrade der Akne.

Akne	A. comedonica	A. papulosa/pustulosa	A. conglobata
Schweregrad	leicht	mittel	schwer
Klinik	Komedonen	Papeln und Pusteln	Knötchen, schwere Hautveränderungen

Klinik

Komedonen („Mitesser"), Papeln, Pusteln an Gesicht und Oberkörper

Zum typischen klinischen Erscheinungsbild gehören Komedonen („Mitesser"), Papeln und Pusteln. Sie treten vor allem in den talgdrüsenreichen Regionen von Gesicht, Nacken, Dekolleté und oberen Rücken auf.
Das Krankheitsbild wird in verschiedene Schweregrade eingeteilt (➢ Tab. 12.2)

Therapie

Die Behandlung erfolgt in Abhängigkeit vom Schweregrad:
- Als **Basistherapeutika** werden topische Retinoide (z. B. Adapalen) und/oder Benzylperoxid (BPO) 1–2 × tgl. zur Behandlung der Verhornungsstörung verwendet
- Durch die Einnahme von **Antiandrogenen** bei jungen Frauen nach gynäkologischer Beratung kann eine Reduktion der Talgproduktion erreicht werden
- Lokale oder bei schwerer Ausprägung auch systemische orale Therapie mit **Antibiotika** (z. B. Erythromycin) führt zu einer Reduktion der Keimzahl
- Häufig ist eine **Erhaltungstherapie** mit Basistherapeutika notwendig.

12.9 Psoriasis vulgaris

Genetische Veranlagung, autoimmune Ursache

Die Psoriasis vulgaris („Schuppenflechte") ist nach dem atopischen Ekzem (➢ 19.2.2) die häufigste chronisch-entzündliche Hauterkrankung. Sie tritt bei 0,7 % aller Kinder auf. Bei positiver Familienanamnese manifestiert sich die Erkrankung meist im Kindes- oder Jugendalter. Eine genetische Veranlagung und eine autoimmune Ursache werden diskutiert. Ebenso spielen Triggerfaktoren wie Streptokokkeninfektionen (Tonsillitis ➢ 11.4.1) und Stress eine Rolle.

Klinik

Gerötete Plaques mit Schuppung an den Streckseiten der Extremitäten, Kopf, Analfalte

Die typischen Veränderungen zeigen gerötete, leicht erhabene, scharf begrenzte Plaques mit silbergrauer Schuppung. Juckreiz und Brennen können auftreten. Häufig finden sich Plaques an den Streckseiten der Extremitäten, auf dem Kopf und in der Analfalte. Im Säuglingsalter ist häufig die Windelregion betroffen. Durch Reiben oder Scheuern eng anliegender Kleidung können innerhalb von Tagen neue Herde entstehen.

Therapie

- Keratolytisch
- Antientzündlich
- Systemisch

Die Behandlung beginnt mit einer Keratolyse, damit die lokale antientzündliche Therapie wirken kann. Diese kann mit Vitamin-D-Derivaten und Steroiden durchgeführt werden.
Weiterhin bestehen bei ausgeprägtem Befund Möglichkeiten der systemischen immunsuppressiven Therapie.

12.10 Weitere Hauterkrankungen

Folgende Hauterkrankungen werden in anderen Kapiteln dargestellt:

Infektionskrankheiten

Viele der sogenannten „Kinderkrankheiten" gehen mit einem Exanthem einher.
- Masern (➤ 14.2.1)
- Röteln (➤ 14.2.3)
- Windpocken (➤ 14.2.4)
- Infektiöse Mononukleose (➤ 14.2.5)
- Scharlach (➤ 14.3.1)

Allergische Erkrankungen

Auch bei allergischen Krankheiten kann die Haut betroffen sein.
- Atopische Dermatitis (➤ 19.2.2)
- Urtikaria (➤ 19.2.4)

Übungsfragen

1. Was ist eine „Quaddel"?
2. Welches sind gutartige Hautveränderungen des Neugeborenen?
3. Erklären Sie die Therapie bakterieller Hautinfektionen!
4. Welche Komplikationen einer Herpes-labialis-Infektion kennen Sie?
5. Was ist eine Warze?
6. Wie heißt der Erreger des Soor?
7. Beschreiben Sie das klinische Erscheinungsbild der Skabies!
8. Was ist ein Naevus flammeus medialis?
9. Nennen Sie die Formen der Akne vulgaris!
10. Beschreiben Sie den Hautbefund der Psoriasis!

KAPITEL

13 Krankheiten des Bewegungsapparates

13.1 Angeborene Entwicklungsstörungen von Skelett und Bindegewebe

13.1.1 Anlagebedingte Dysplasien

Bei den anlagebedingten Fehlentwicklungen (Dysplasien) des Skeletts (auch: Osteochondrodysplasien) entwickelt sich das Knochen-Knorpelgewebe nicht regelrecht. Es liegt ein systemischer Gewebedefekt vor, der sämtliche Knochen betrifft.

- Eine Störung des **Längenwachstums** des Knochens führt zu einem dysproportionalen Minderwuchs. Eines der häufigsten Krankheitsbilder ist die *Achondroplasie*
- Liegt eine Störung des **Dickenwachstums** des Knochens vor, so kommt es zu Krankheitsbildern mit vermehrter oder verminderter Knochendichte wie der *Osteogenesis imperfecta.*

Achondroplasie

Die Achondroplasie (auch: Chondrodysplasie) ist eine relativ häufige Skelettdysplasie. 3 von 100.000 Kindern in Deutschland leiden an der autosomal-dominant vererbten Störung des Längenwachstums (➤ 2.2.1), die auch Folge einer Neumutation sein kann. In schweren Fällen fallen die Betroffenen schon bei der Geburt durch stark reduziertes Längenwachstum auf.

- Störung des Längenwachstums
- Autosomal-dominanter Erbgang oder Neumutation

Klinik und Komplikationen

Leitsymptom ist der dysproportionale Minderwuchs, da bei fast normaler Rumpflänge besonders die rumpfnahen Gliedmaßen verkürzt sind. Ohne Behandlung beträgt die Erwachsenengröße 120–130 cm. Häufig haben die Patienten auch Genua vara („O-Beine"), tatzenförmige Hände und einen vergrößerten Hirnschädel mit Balkonstirn und Sattelnase. Dabei kann es infolge einer gestörten Liquorzirkulation zu einem Hydrozephalus kommen (➤ 9.3). Die mentale Entwicklung ist regelrecht.

- Kurze Extremitäten
- Endgröße 120–130 cm
- Genua vara

Diagnostik

Röntgen

Die Verdachtsdiagnose wird durch charakteristische Röntgenbefunde der langen Röhrenknochen, der Hand, der Wirbelsäule und des Beckens gesichert.

Therapie

Symptomatisch

Die Therapie ist symptomatisch und orientiert sich an den funktionellen Behinderungen durch die Beinachsendeformität. Durch moderne Methoden der operativen Beinverlängerung können Längengewinne bis zu 20 cm erzielt werden. Bei Lähmungen sind dekomprimierende und stabilisierende Eingriffe an der Wirbelsäule erforderlich.

Osteogenesis imperfecta

- Störung der Kollagensynthese und herabgesetzte Knochendichte
- 4 verschiedenen Formen

Die Osteogenesis imperfecta wird auch *Glasknochenkrankheit* bezeichnet. Bei dieser Erkrankung sind die Kollagensynthese sowie das Dickenwachstum der Knochen beeinträchtigt. Es kommt zu einer herabgesetzten Knochendichte. Es werden 4 Typen des Erbleidens unterschieden, von denen insgesamt bis zu 7 von 100.000 Neugeborenen in Deutschland betroffen sind.

Klinik

Gemeinsame Symptome aller 4 Formen sind:
- Osteoporose
- Erhöhte Knochenbrüchigkeit, z. T. intrauterine Frakturen
- Zunehmende Deformierungen
- Sekundäre Verkürzungen langer Röhrenknochen, obwohl das Längenwachstum nicht gestört ist
- Beteiligung der Sehnen, Bänder sowie des Zahnschmelzes.

Die 4 Formen unterscheiden sich im Erbmodus, dem Beginn der Erkrankung und im Verlauf bzw. in der Prognose.

Diagnostik

Sonografie, Röntgen

Beim Typ II kann man die Erkrankung bereits pränatal sonografisch erkennen. Ansonsten wird die Diagnose mittels Röntgenbild gestellt.

Therapie

- Vertikalisierung
- Bisphosphonate
- Operative Verfahren
- Physiotherapie

Die Therapie ist rein symptomatisch. In der Behandlung wird die Vertikalisierung der Kinder mit Hilfe von Gehapparaten angestrebt. Eine Therapie mit Bisphosphonaten führt zur Erhöhung der Knochendichte. Bei zunehmenden Deformierungen werden möglicherweise operative Eingriffe notwendig. So können z. B. eingebrachte Teleskopnägel den Knochen begradigen und stabilisieren. Die Patienten erhalten regelmäßige Physiotherapie.

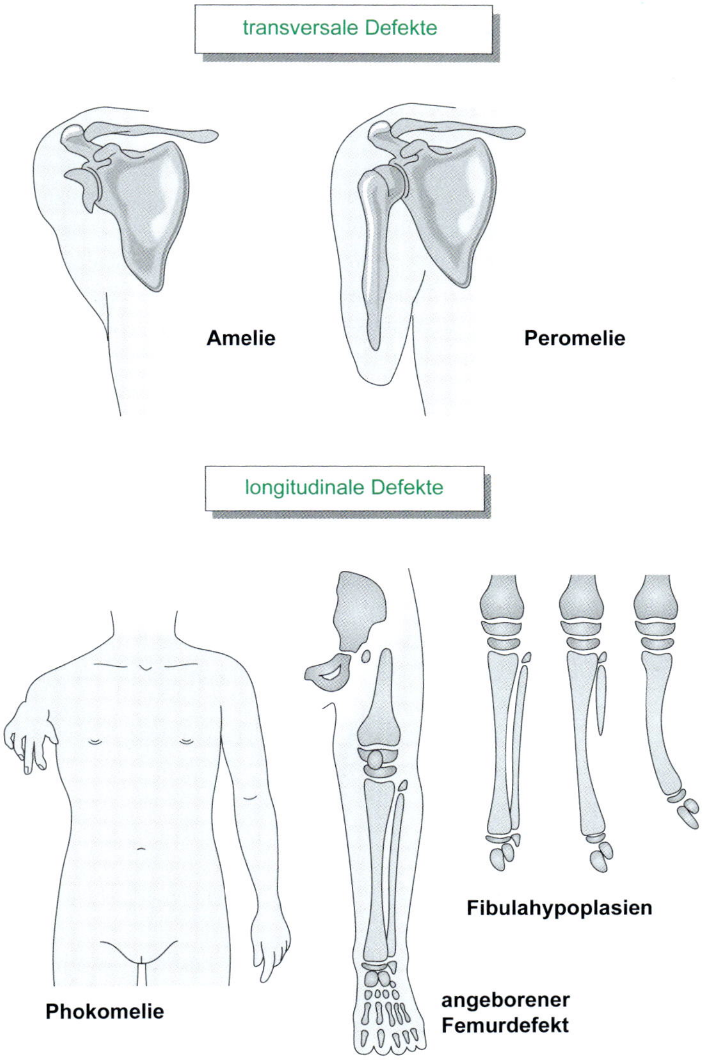

Abb. 13.1 Gliedmaßendefekte. [A300–106]

13.1.2 Anlagebedingte Dysostosen

Im Gegensatz zu den anlagebedingten Dysplasien (➤ 13.1.1) sind die anlagebedingten Dysostosen angeborene Entwicklungsstörungen einzelner Knochen. Sie werden nach ihrer Lokalisation an Schädel, Wirbelsäule und an den Extremitäten unterteilt.

Entwicklungsstörung einzelner Knochen

13

Gliedmaßendefekte

Endogene und exogene Faktoren → Dysmelien

Gliedmaßenfehlbildungen (*Dysmelien*) sind die Folge endogener, d. h. genetischer, oder exogener Faktoren. Zwischen dem 29. und 38. Tag der Schwangerschaft können äußere Einflüsse wie Infektionskrankheiten, Medikamente (Contergan®) und Strahlen die Anlage der Extremitäten stören und zu Dysmelien führen. Dabei wird zwischen transversalen und longitudinalen Gliedmaßendefekten unterschieden (➤ Abb. 13.1):

- **Transversale** Gliedmaßendefekte sind Fehlbildungen, bei denen in der Transversalebene Teile der Extremität nicht angelegt oder abgeschnürt sind. Je nach Höhe des Defektes unterscheidet man zwischen
  - *Perodaktylie,* der Stumpfbildung im Bereich der Finger oder Zehen
  - *Peromelie,* der Stumpfbildung im Bereich der Extremitäten
  - *Amelie,* dem Fehlen einer Extremität
- Bei **longitudinalen** Gliedmaßendefekten sind einzelne proximale bzw. distale Extremitätenabschnitte minderentwickelt oder fehlen völlig
  - *Hypoplasie,* Minderentwicklung eines Extremitätenabschnitts
  - *Aplasie,* Fehlen eines Extremitätenabschnitts
  - *Phokomelie,* Fehlen der langen Röhrenknochen, sodass Hand bzw. Fuß direkt am Rumpf ansetzen („Robbengliedmaße")
  - *Syndaktylie,* häutige oder knöcherne Verbindung von Finger- oder Zehengliedern, Maximalvariante ist die Löffelhand, bei der alle Finger verschmolzen sind
  - *Spalthand,* Defekt des zentralen Hand- bzw. Fußstrahls.

13.2 Rachitis

Mineralisationsstörung:
- Rachitis des Kindes
- Osteomalazie des Erwachsenen

Die Mineralisation des Knochens erfolgt unter dem Einfluss von Vitamin D. Kalzium und Phosphate werden eingelagert. Von einer unzureichenden Mineralisation ist beim Kind v. a. die Wachstumszone betroffen und es kommt zu einer Rachitis. Tritt die Erkrankung nach Abschluss des Knochenwachstums auf, wird sie als Osteomalazie bezeichnet. Ursächlich für die Rachitis bzw. Osteomalazie sind:

- Vitamin-D-Mangel
- Phosphatmangel:
  - Phosphatdiabetes: Phosphat wird in der Niere nicht rückresorbiert und daher vermehrt ausgeschieden
  - Phosphat wird nur unzureichend zugeführt.

Vitamin-D-Mangelrachitis

- Aufnahme mit Nahrung
- Bildung in Haut, Leber und Niere

Vitamin D wird zu kleinen Teilen mit der Nahrung aufgenommen und kann vom Körper gebildet werden. In der Haut werden dabei durch UV-Strahlen (Sonnenlicht) Vorstufen des Vitamin D synthetisiert. In der Folge wird dies in

der Leber und Niere zum wirksamen Vitamin D_3 umgebaut. Unter Einfluss von Vitamin D wird
- Kalzium im Darm resorbiert
- Kalzium in der Niere rückresorbiert, d. h. vermindert ausgeschieden
- Kalzium in den Knochen eingebaut.

Ursachen

Unzureichende Zufuhr, geringe Sonnenlichtexposition

Hauptursachen eines Vitamin-D-Mangels sind geringe Sonnenlichtexposition und unzureichende Zufuhr mit der Nahrung. Auch Darmerkrankungen, die die Resorption von Nahrungsbestandteilen beeinträchtigen (Maldigestion und Malabsorption ➤ 6.4.2) oder eine chronische Leber- oder Niereninsuffizienz (➤ 6.6.3; ➤ 7.5.4) können Ursachen einer Rachitis sein.

Klinik

Frührachitis

Wegen des ausgeprägten Knochenwachstums sind Kinder in den ersten beiden Lebensjahren besonders gefährdet. Die Symptomatik der **Frührachitis** bleibt nicht auf das Skelett beschränkt, sondern es treten schwerwiegende Allgemeinsymptome auf:
- Unruhe, Reizbarkeit
- Appetitlosigkeit
- Vermehrtes Schwitzen
- Blässe
- Muskuläre Hypotonie, verzögerte motorische Entwicklung
- Infektanfälligkeit
- Evtl. hypokalzämischer Krampfanfall (➤ 9.4).

Auffälligkeiten im Bereich des Stützapparates folgen den Allgemeinsymptomen in der Regel erst nach einigen Wochen:
- Die weichen Knochen deformieren. Beim Säugling imponiert der weiche Schädelknochen, der *Kraniotabes.* Das Hinterhaupt flacht ab und die Kopfform wird quadratisch (Caput quadratum)
- Die seitlichen horizontalen Thoraxeinziehungen werden als Harrison-Furche bezeichnet
- Die Enden der langen Röhrenknochen an Knöcheln und Handgelenken sowie die Knochen-Knorpel-Grenze der Rippen sind aufgetrieben (Marfan-Zeichen und rachitischer Rosenkranz).
- Bei den symptomarmen Grünholzfrakturen bleibt die Knochenhaut intakt
- Wachstumsstörungen äußern sich durch
  - Verzögerten Fontanellenschluss
  - Verspäteten Zahndurchbruch, Schmelzdefekte der bleibenden Zähne
  - Minderwuchs bei schwerem Krankheitsverlauf.

Knochendeformitäten bei Spätrachitis

Die **Spätrachitis** im Kindesalter imponiert durch ausgeprägte Knochendeformitäten. Es kommt zu einem abgeflachten Becken, Veränderungen des Schenkelhalses, Genu varum („O-Beinen"), Knick-Senkfüßen (➤ 13.5.1), Kiel- bzw. Hühnerbrust (➤ 13.6.3), Skoliosen (➤ 13.6.1) und zu Veränderungen der Lendenwirbelsäule.

Therapie

Vitamin D, Kalzium

Zur Behandlung der Vitamin-D-Mangelrachitis wird Vitamin D oral verabreicht. Bei ausgeprägtem Mangel und klinischen Symptomen erfolgt ergänzend eine Therapie mit Kalzium, das dies unter der Therapie mit Vitamin D vermehrt in den Knochen eingebaut wird.

Prophylaxe

Vitamin-D-Prophylaxe

Um einer Vitamin D-Mangelrachitis vorzubeugen, sollten alle Säuglinge ab dem 10. Lebenstag im ersten und zweiten Lebensjahr, täglich 500 IE Vitamin D mit der Nahrung erhalten. Die Gabe von Vitamin D wird üblicherweise mit der Fluoridprophylaxe (➤ 3.1.4) kombiniert. Sowohl Muttermilch als auch Formelmilch (➤ 1.7.2) enthalten zu wenig Vitamin D.
Für alle anderen Altersklassen empfiehlt die Deutsche Gesellschaft für Ernährung eine Sonnenlichtexposition von 5–25 min/Tag abhängig vom Hauttyp und Monat mit unbedecktem Gesicht, Armen und Beinen zur Mittagszeit zu endogenen Vitamin-D-Synthese. Ansonsten sollte eine Vitamin-D-Gabe von 500–1.000 IE/Tag durchgeführt werden.

13.3 Entzündliche Erkrankungen

13.3.1 Osteomyelitis

Ursachen

Bakterien → Entzündung von Markhöhle, Knochengewebe, Gelenken

Bei der Osteomyelitis handelt es sich um eine meist bakteriell bedingte Entzündung des Knochenmarks, die erst sekundär auf das Knochengewebe übergreift. Häufigste Erreger der Osteomyelitis sind Staphylokokken, die folgendermaßen den Knochenmarkraum erreichen:

- Meistens hämatogene Infektion, d. h. auf dem Blutweg gelangen Keime von einem primären Eiterherd, z. B. in der Haut oder im Nasen-Rachen-Raum, in die Knochenmarkhöhle
- Direkte Infektion bei offenen Frakturen
- Selten fortgeleitete Infektion, z. B. bei Muskel- oder Weichteilinfektion.

Häufigkeit

- Lange Röhrenknochen
- Befall mehrerer Knochen
- Bakterielle Arthritis

Die Osteomyelitis ist ein seltenes Krankheitsbild im Kindesalter. Betroffen sind meist die Metaphysen der langen Röhrenknochen. Bei 10 % der Kinder sind mehrere Knochen betroffen. Insbesondere im Säuglingsalter können wegen besonderer Gefäßverbindungen benachbarte Gelenke in den entzündlichen Prozess einbezogen werden. Es entwickelt sich eine bakterielle Arthritis (➤ 13.3.2).

Klinik

Lokale und systemische Entzündungszeichen

Typische Symptome sind die 5 Entzündungszeichen
- Massive Schmerzen (dolor)
- Ödematöse Schwellung (tumor)
- Rötung bzw. blaurote Verfärbung (rubor)
- Lokale Überwärmung (calor)
- „Lähmung" der betroffenen Extremität, Funktionseinschränkung (functio laesa).

Hinzu kommt ggf. Fieber. Je jünger das Kind ist, umso mehr imponieren zu Beginn die unspezifischen Symptome einer Allgemeinerkrankung mit Fieber und Bewegungsarmut bzw. Schmerzen bei passiver Bewegung. Innerhalb weniger Stunden folgen lokale Entzündungszeichen wie bei den älteren Kindern.

Diagnostik

Früherkennung: Sonografie, Knochenszintigrafie bzw. MRT

- Labor:
  - Entzündungszeichen wie erhöhte Leukozytenzahlen, BSG und CRP
  - Erregernachweis im Blut (Blutkultur) oder Punktat
- Bildgebende Verfahren:
  - Sonografie mit Darstellung des Weichteilödems, evtl. Gelenkbeteiligung oder Arthritis
  - Magnetresonanztomografie (MRT)
  - Röntgen: erst nach 10–14 Tagen wird der entzündliche Prozess im Röntgenbild sichtbar
  - Knochenszintigrafie ermöglicht die Diagnose anderer Herde, die ohne Symptome sind.

Therapie und Prognose

Antibiose

Der möglichst frühzeitige Beginn der Behandlung ist entscheidend für den weiteren Verlauf. Therapeutische Maßnahmen sind
- Hochdosierte Antibiotikatherapie über 3–6 Wochen, die in den ersten Wochen intravenös erfolgt
- Ruhigstellung der betroffenen Extremität zur Schmerzlinderung, bei Beschwerdefreiheit physiotherapeutische Maßnahmen
- Evtl. bestehende Infektionsherde werden chirurgisch saniert, Saugspüldrainagen werden eingelegt.

Unter einer frühzeitigen und konsequenten Antibiotikatherapie ist die Prognose günstig. In > 80 % kommt es zu einer vollständigen Heilung. Dennoch kann es in einzelnen Fällen zu Folgeschäden wie Fehlstellungen bzw. Fehlwachstum kommen.

Pflege

Kinder mit einer Osteomyelitis sind oft schwerkrank und benötigen viel Zuwendung und Unterstützung. Die Pflegenden überwachen die ärztlich angeordnete intravenöse Therapie. Um Stresssituationen für die Kinder zu verringern, werden belastende Pflegemaßnahmen zu zweit durchgeführt. Die erkrankte Extremität wird in einer Schiene oder Gipsschale, vor allem zur Schmerzreduktion, ruhig gestellt. Sobald der Schmerzzustand des Kindes es zulässt, werden physiotherapeutische Maßnahmen begonnen, um Gelenkkontrakturen zu verhindern.
Ist der Akutzustand der Osteomyelitis überstanden, muss das Kind in einen weitgehend normalen Tagesablauf integriert werden. Die Kinder sollten adäquat beschäftigt werden und Schulkinder möglichst Klinikunterricht erhalten.

Umgang mit einer Saugspüldrainage

Die Saugspüldrainage besteht aus zwei Komponenten: Der erste Teil besteht in einer kontinuierlichen Zufuhr von steriler Spülflüssigkeit in den Knochen (z. B. Ringer-Lösung, der ein Antibiotikum auf ärztliche Anordnung zugesetzt sein kann). Der zuführende Schlauch hat seitliche Perforationen, sodass sich die Spülflüssigkeit in der gesamten Wundhöhle verteilen kann. Die zweite Komponente ist die gleichzeitige Ableitung von Flüssigkeit über ein Schlauchsystem, in dem sich ein kontinuierlicher Sog befindet. Dies wird entweder durch ein Redon®-System oder eine Sekretsammelflasche, die mit einem Vakuum-Wandanschlusses verbunden ist, erreicht. Das abgeleitete Sekret wird auf Menge und Aussehen kontrolliert. Dabei muss das gesamte Ableitungssystem von der Austrittstelle bis in das Sekretauffanggefäß beobachtet werden. Der Flüssigkeitsstand wird in regelmäßigen Abständen mit Datum und Uhrzeit markiert. Bei Kontrolle des Drainagesystems werden der Sog und die Durchgängigkeit überprüft. Weiterhin werden Festigkeit der Steckverbindungen zwischen Ableitungsschlauch und Redon®-Flasche sowie des Spülsystems kontrolliert. Nach der pflegerischen Versorgung des Kindes müssen die Systeme auf Durchgängigkeit überwacht werden. Die Klemmen müssen offen sein. Die Schläuche dürfen nicht unter dem Patienten liegen oder abgeknickt sein. Ein Zug an dem Drainagesystem muss vermieden werden. Schläuche und Flaschen werden gut an den dafür vorgesehenen Halterungen fixiert. Jeglicher Umgang mit dem Drainagesystem wird steril durchgeführt, um weitere Infektionen zu vermeiden und um sich selbst zu schützen.
Bei dem Kind werden Vitalfunktionen wie Puls, Blutdruck und Temperatur kontrolliert und eine systematische Schmerzerfassung durchgeführt. Schmerzäußerungen sind ein wichtiges Beobachtungskriterium. Die Drainage-Austrittstelle wird auf Rötung und Schwellung im Rahmen der pflegerischen Versorgung kontrolliert.

13.3.2 Akute bakterielle Arthritis

Ursachen

Die akute bakterielle Arthritis entsteht am häufigsten im Rahmen einer Osteomyelitis. Weitere Ursachen sind eine hämatogene Infektion oder eine Infektion nach einem Trauma.

Oft bei einer Osteomyelitis

Klinik, Diagnostik und Therapie

Die Symptome unterscheiden sich nicht von denen der Osteomyelitis (➤ 13.3.1). Die akute Entzündung des Gelenks ist oft einfacher zu diagnostizieren. Die entzündlichen Veränderungen sind in der Sonografie schnell und sicher darstellbar. Eine Knochenbeteiligung bei einer primären Arthritis muss durch die obigen Maßnahmen ausgeschlossen werden. Die antibiotische Therapie ist abhängig vom Erreger und unterscheidet sich nicht von der Therapie der Osteomyelitis.

13.3.3 Coxitis fugax

Klinik

Der sog. „Hüftschnupfen" entsteht bei Kindern im Alter von 2–8 Jahren, häufiger Jungen, nach einem Infekt der oberen Luftwege. Die Kinder klagen über Schmerzen, die ins Knie oder die Leiste ausstrahlen. Die Bewegung im Hüftgelenk ist eingeschränkt, die Kinder humpeln. Leichtes Fieber kann auftreten.

„Hüftschnupfen"

Diagnostik

In der Sonografie zeigt sich ein Erguss.

Erguss

Therapie

Eine analgetische und antientzündliche Therapie (z. B. mit Ibuprofen) sollte über einige Tage durchgeführt werden. Das Gelenk soll geschont werden. Die Symptome verschwinden nach ca. 1 Woche von selbst.

Analgetische, antientzündliche Therapie

13.4 Angeborene Hüftgelenksdysplasie und Hüftgelenksluxation

Bei der angeborenen Hüftgelenksdysplasie (auch: Hüftdysplasie) ist infolge einer gestörten Ossifikation die Hüftpfanne nicht ausreichend ausgebildet. Die Erkrankung tritt bei ca. 2 % der Neugeborenen in Mitteleuropa auf und ist damit die häufigste kongenitale Skelettfehlentwicklung. Mädchen sind

Hüftdysplasie → Hüftluxation

6-mal häufiger betroffen als Jungen und bei 40 % der Patienten liegt eine beidseitige Hüftdysplasie vor. Wird eine angeborene Dysplasie in den ersten Lebenstagen erkannt und konsequent behandelt, entwickelt sich die Hüfte in über 90 % der Fälle vollkommen normal. Unbehandelt verschiebt sich der Hüftkopf zwangsläufig aus der Mitte, die resultierende Hüftgelenksluxation (auch: Hüftluxation) wird bei ca. 0,5 % aller Kinder diagnostiziert.

Ursachen

Die Hüftdysplasie tritt familiär gehäuft auf, sodass von einer genetischen Disposition ausgegangen wird. Die Erkrankung wird **multifaktoriell vererbt** (➤ 2.2.2). Außerdem wird sie vermehrt bei Frühgeborenen, Säuglingen nach Geburt aus Beckenendlage und bei Kindern mit neuromuskulären Grunderkrankungen (z. B. Myelomeningozele ➤ 9.1, Zerebralparese ➤ 9.2) beobachtet.

Klinik

- Symptomarm
- Krankheitszeichen bei Luxation

Die angeborene Hüftdysplasie kann erstaunlich symptomarm sein. Krankheitszeichen manifestieren sich häufig erst, wenn der Hüftkopf luxiert ist und zeigen eine verminderte Bewegung des betroffenen Beines und eine Abspreizbehinderung. Eine Beinlängenverkürzung und eine Asymmetrie der Oberschenkel- und Gesäßfalten können dagegen bei beidseitiger Erkrankung fehlen.

Diagnostik

Sonografisches Hüftscreening

Die Ultraschalluntersuchung der kindlichen Hüfte ist der klinischen Untersuchung deutlich überlegen, sodass in Deutschland seit 1996 im Rahmen der U3 ein sonografisches Hüftscreening durchgeführt wird (➤ 3.1.3). Die erhobenen Befunde werden nach Graf in vier Schwereformen der Veränderung des Hüftgelenks eingeteilt. Die Röntgenuntersuchung dient in erster Linie der Therapiekontrolle.

Therapie

- Hüftdysplasie: Spreizhose oder Pavlik-Bandage
- Hüftluxation:
  - Reposition durch Overhead-Extension
  - Ruhigstellung mit Gipsverband bzw. Schienen

Je früher mit der Behandlung begonnen wird, desto geringer ist der therapeutische Aufwand und desto besser ist die Prognose. Therapeutisches Ziel ist es, den Hüftkopf in der Pfanne zu zentrieren, sodass die Pfanne nachreifen und sich normal ausbilden kann. Dies gelingt durch eine Abduktion im Hüftgelenk.

- Bei der Hüftdysplasie wird die Abduktion mittels Spreizhose oder Pavlik-Bandage eingestellt (➤ Abb. 13.2). In leichten Fällen kann breites Wickeln ausreichend sein. Die Behandlungsdauer ist abhängig vom Therapiebeginn sowie vom Schweregrad der Dysplasie und beträgt mehrere Monate. Während dieser Zeit werden regelmäßig klinische und sonografische Kontrollen durchgeführt

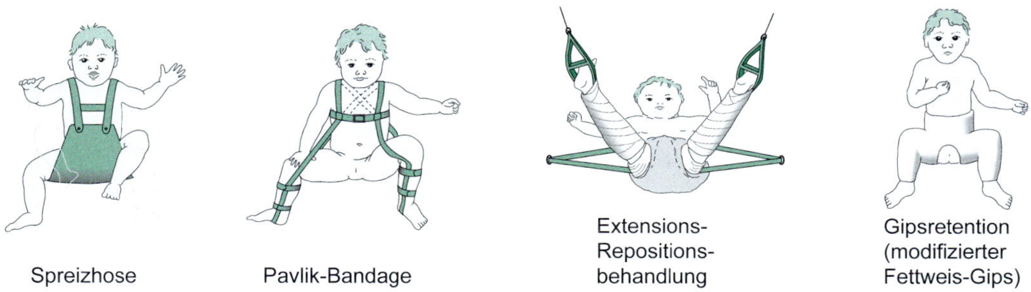

Abb. 13.2 Behandlungsformen bei Hüftdysplasie und -luxation. [L190]

- Die bereits luxierte Hüfte wird durch die Overhead-Extension reponiert (➤ Abb. 13.2). Eine operative Reposition wird nur selten notwendig. Anschließend werden die ausreichend stabile Hüfte mit Schienen und die instabile Hüfte mit einem Gipsverband ruhig gestellt.

Pflege

Schon bei Verdacht auf eine Hüftgelenksdysplasie sowie bei bekannter familiärer Belastung bietet sich das „Breit-Wickeln“ an. Dem Kind wird eine zweite Einmalwindel mit der Einlage eines Stoffwindelstegs über die Kleidung gezogen. Das Kind sollte sein Hüftgelenk immer gespreizt haben. Das Kniegelenk muss frei beweglich bleiben. Bei der Anwendung von Tragehilfen muss auf die korrekte Hüftspreizung und -beugung geachtet werden.
Wird eine Spreizhose oder eine Tübinger Hüftbeugeschiene verordnet, werden diese individuell an die Körpermaße des Kindes vom Orthopädietechniker angepasst und alle vier bis acht Wochen der körperlichen Entwicklung des Kindes angeglichen. Die Eltern werden über die Wichtigkeit der Spreizhilfen und über den richtigen Umgang damit informiert. Spreizhilfen müssen während des ganzen Tages getragen werden (über der Kleidung!). Bei jedem Wickeln werden sie ausgezogen und anschließend sofort wieder angelegt. Es dürfen sich darunter keine Falten bilden. Bei jedem Wickeln müssen die Oberschenkel der Kinder auf mögliche Druckstellen untersucht werden. Für die Eltern entsteht oft das Problem, geeignete Kleidung und Zubehör zu finden.

13.5 Fußdeformitäten

13.5.1 Übersicht

➤ Tab. 13.1 und ➤ Abb. 13.3 bieten eine Übersicht über Ursachen und Therapie der wichtigsten Fußdeformitäten.

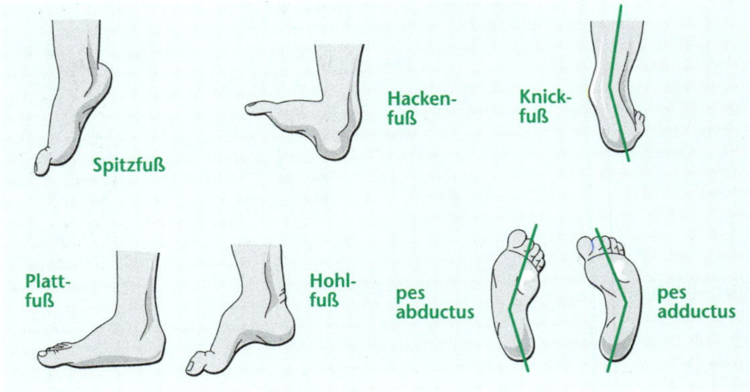

Abb. 13.3 Fußdeformitäten. [L106]

Tab. 13.1 Übersicht über die wichtigsten Fußdeformitäten.

Deformität (Synonym)	Ursachen	Beschreibung	Therapie und Verlauf
Klumpfuß	➤ 13.5.2		
Spitzfuß (Pes equinus)	Meist erworben, z. B. • Zerebralparese • Posttraumatisch • Immobilität	• Plantarflexion • Fersenhochstand • Typisches Gangbild	• Physiotherapie • Ggf. Operation
Hackenfuß (Pes calcaneus)	• Angeboren infolge intrauteriner Zwangsstellung • Selten erworben bei Ausfall der Wadenmuskulatur	• Dorsalextension • Fußrücken kann Unterschenkel berühren • Plantarflexion eingeschränkt	• Spontankorrektur innerhalb weniger Wochen • Orthopädischer Schuh, ggf. Operation
Angeborener Plattfuß (Talus verticalis, Tintenlöscherfuß)	Seltene angeborene Fußdeformität; schwer zu erkennen, da Längsgewölbe bei allen NG abgeflacht ist	• Konvexe Fußsohle • Fersenhochstand	• Korrigierende Gipsverbände • Operation
Knick-Senkfuß (Pes valgus et planus)	Statische Deformität durch ungenügende Stabilität des Halteapparat	• Abgeflachtes Fußlängsgewölbe • Evtl. abgeflachtes Quergewölbe (Spreizfuß)	• Physiotherapie • Einlagen • Operation nur in schwersten Fällen
Hohlfuß (Pes cavus)	• Konstitutionell • Paresen der kleinen Fußmuskeln	• Verstärktes Fußlängsgewölbe • Steilstellung der Mittelfußknochen • Krallenzehen	• Wenn möglich kausale Therapie • Orthopädische Maßschuhe • Operative Korrektur
Sichelfuß (Pes adductus)	• Selten angeboren • Folge bevorzugter Bauchlage des Säuglings	• Vorfußadduktion • Abgeflachtes Fußlängsgewölbe • Später Einwärtsgang	• Manuelle Korrektur • Ggf. korrigierende Gipsverbände • Nur selten operative Korrektur notwendig

13.5.2 Kongenitaler Klumpfuß

Der kongenitale Klumpfuß ist die häufigste angeborene Fußdeformität. Er tritt in Mitteleuropa bei etwa 2 von 1.000 Neugeborenen auf. Jungen sind

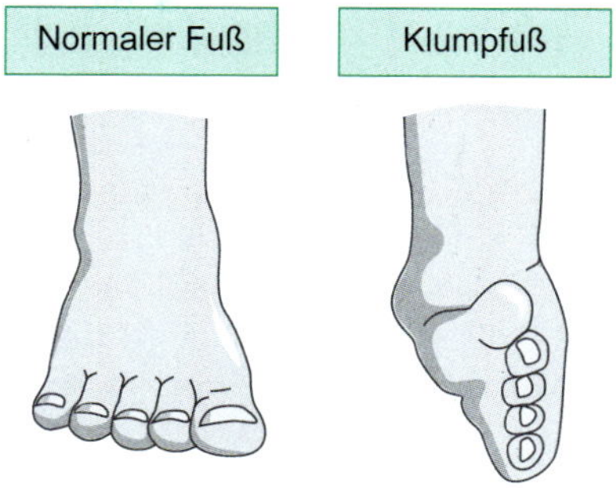

Abb. 13.4 Klumpfuß. [L157]

doppelt so häufig betroffen wie Mädchen und in 50 % der Fälle sind beide Füße deformiert.

Ursachen

- Multifaktorielle Vererbung
- Muskuläre Dysbalance

Der Klumpfuß (➤ Abb. 13.4) kann als eigenständiges Krankheitsbild, das wahrscheinlich multifaktoriell vererbt wird (➤ 2.2.2), oder als sekundäre Erkrankung auftreten. So können Grunderkrankungen mit muskulärer Dysbalance wie die Spina bifida (➤ 9.1) oder die Zerebralparese (➤ 9.2) zu dieser Fußdeformität führen.

Klinik

Bereits bei der Geburt fällt die komplexe Fußdeformität auf. Der Klumpfuß ist passiv nicht korrigierbar und setzt sich aus 4 Komponenten zusammen:
- Spitzfuß
- Supination des Vorfußes
- Sichelfuß mit Adduktion des Vorfußes
- Hohlfuß.

Wegen der Einzelkomponenten wird der Klumpfuß auch als *Pes equinovarus adductus et excavatus* bezeichnet. Schon beim Neugeborenen ist die Wadenmuskulatur atrophiert und nach proximal verlagert (Klumpfußwade). Unbehandelt überwiegt weiterhin die mediale Fußmuskulatur. Dies führt zur Verstärkung der Symptomatik.

Therapie

Konservativ, ggf. OP

Entscheidend für den Erfolg der konservativen Therapie ist der frühe Behandlungsbeginn! Innerhalb der ersten Lebenstage wird der erste korrigierende Gipsverband angelegt. Dieser muss zunächst täglich, dann alle zwei Tage und später bis zum Ende des 3. Lebensmonats wöchentlich gewechselt werden. An die Gipsbehandlung schließt sich eine Schienenversorgung an. Bei ungenügenden Korrekturergebnissen, Rezidiven oder alten, unbehandelten Klumpfüßen werden operative Eingriffe notwendig. Postoperativ erfolgt eine Ruhigstellung im Gipsverband, anschließend Physiotherapie.

13.6 Erkrankungen von Wirbelsäule und Thorax

13.6.1 Skoliose

Dreidimensionale Wachstumsdeformität der Wirbelsäule

Die Skoliose (➤ Abb. 13.5) ist eine Wachstumsdeformität der Wirbelsäule. Die Erkrankung schreitet bei starkem Wirbelsäulenwachstum, insbesondere in der Pubertät, rasch fort. Daher sollte sie rechtzeitig erkannt und behandelt werden.

Bei der Skoliose handelt es sich um ein dreidimensionales Geschehen mit

- Fixierter Seitverbiegung der Wirbelsäule
- Drehung der einzelnen Wirbel
- Rotation und Lordosierung des betroffenen Wirbelsäulenabschnitts.

Ursachen

90 % idiopathisch, selten sekundäre Skoliosen

Bei ca. 90 % der Skoliosen ist die Ursache unbekannt. Diese idiopathischen Skoliosen werden nach dem Erkrankungsbeginn eingeteilt. In seltenen Fällen ist eine Ursache bekannt:

- Angeborene knöcherne Fehlbildungen, z. B. Halbwirbel
- Neurologische Erkrankungen, z. B. Zerebralparese (➤ 9.2), Spina bifida (➤ 9.1) oder Poliomyelitis (➤ 14.2.6)
- Muskelerkrankungen, z. B. Muskeldystrophie (➤ 9.5.5), spinale Muskelatrophie (➤ 9.5.2)
- Knochenerkrankungen, z. B. bei Frakturen, Tumoren, Entzündungen, Rachitis (➤ 13.2) oder Osteogenesis imperfecta (➤ 13.1.1).

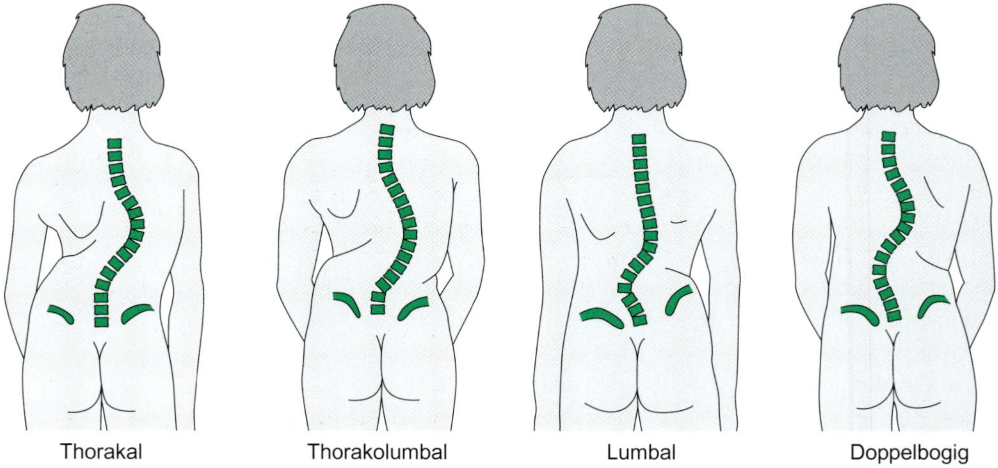

Abb. 13.5 Skoliose. [L127]

Komplikationen

- Durch die Fehlstatik verändert sich die Wirbelsäule. Störungen der Beweglichkeit zwischen Wirbelkörpern und Bandscheiben können bis zur Invalidität führen
- Durch die Verformung des Thorax kann die kardiopulmonale Leistungsfähigkeit eingeschränkt werden. Die Dehnfähigkeit des Lungen-Thorax-Zwerchfellsystems ist herabgesetzt. Es liegt dann eine Belüftungsstörung der Lunge vor, die zu einer zunehmenden Rechtsherzbelastung führen kann
- In Extremfällen kann sogar die Funktion des Magen-Darm-Trakts bzw. der Nieren beeinträchtigt sein.

Diagnostik

Körperliche Untersuchung

Entscheidend für die Diagnostik ist die körperliche Untersuchung des entkleideten Kindes. Dabei zeigt der Verlauf der Dornfortsätze die Skolioseform an. Folgende Auffälligkeiten sind zu finden:
- Schulterhochstand
- Unterschiedliche Taillendreiecke bei lumbalen und thorakolumbalen Skoliosen
- Beckenschiefstand
- Rippenbuckel bei thorakalen Skoliosen
- Lendenwulst bei lumbalen Skoliosen.

Röntgen

Im Stand wird die gesamte Wirbelsäule geröntgt, wobei eine Beinlängendifferenz durch untergelegte Brettchen auszugleichen ist. Durch das Röntgenbild lassen sich Form und Ausmaß der Skoliose beurteilen.

Therapie

Das Behandlungskonzept richtet sich insbesondere nach dem Ausmaß der Skoliose. Dabei ist bei leichteren Formen eine physiotherapeutische Behandlung ausreichend. Schwerere Skolioseformen erhalten zusätzlich eine Korsettbehandlung. In sehr schweren Fällen erfolgt eine operative Korrektur, bei der bestimmte Wirbelsäulenabschnitte versteift werden.

Abhängig von Schweregrad:
- Physiotherapie
- Korsettbehandlung
- Operation

Säuglingsskoliose

Die meist C-förmige, großbogige Säuglingsskoliose ist keine echte Skoliose. Die Seitverbiegung der Wirbelsäule ist nicht fixiert. Drehungskomponenten und strukturelle Veränderungen der Wirbelkörper liegen nicht vor.

Keine echte Skoliose!

13

Klinik

Schräglage

Die prognostisch günstige Säuglingsskoliose, die nicht mit der Fehlbildungsskoliose verwechselt werden darf, ist wahrscheinlich Folge einer intrauterinen Zwangslage. Den Eltern fällt meistens die Schräglage ihres Babys auf.

Therapie

Bauchlage im Wachzustand und Physiotherapie

Bauchlage des wachen Babys und Physiotherapie unterstützen die Rückbildung, die bei 95 % der kleinen Patienten beobachtet wird.

13.6.2 M. Scheuermann

Wachstumsbedingte vermehrte Kyphosierung

Beim M. Scheuermann, der auch als juvenile Kyphose (nach dorsal konvexe Krümmung) bezeichnet wird, handelt es sich um eine wachstumsbedingte vermehrte Kyphosierung der Brustwirbelsäule oder des thorakolumbalen Übergangs. Lumbale Formen sind selten. Die juvenile Kyphose ist die häufigste Wirbelsäulenerkrankung. Jungen erkranken häufiger als Mädchen, meistens zwischen dem 11. und 13. Lebensjahr.

Ursachen

Keilwirbelbildung

Bei genetischer Veranlagung ist das Wachstum an den knorpeligen Grund- und Deckplatten der Wirbelkörper gestört. Ventral bleibt das Wachstum zurück, sodass sich die Wirbelkörper keilförmig entwickeln und sich die Kyphose fixiert. Zusätzlich bricht Bandscheibengewebe in die Deckplatte ein und der Zwischenwirbelraum flacht ab.

Klinik

„Schlechte Haltung"

Nur etwa 30 % der betroffenen Kinder klagen über Schmerzen. In der Regel werden die Kinder wegen ihrer „schlechten Haltung" vorgestellt.

Diagnostik

Bei der körperlichen Untersuchung fällt eine fixierte, nicht ausgleichbare Kyphose auf. Im Röntgenbild zeigen sich typische Veränderungen.

Therapie

Physiotherapie, Korsettbehandlung, ggf. Operation

Bei leichten Erkrankungsformen steht die Physiotherapie mit dem Ziel der Haltungsschulung und der Kräftigung der Rückenmuskulatur im Vordergrund. Sportliche Betätigung, insbesondere Rückenschwimmen wirkt sich günstig aus. Eine generelle Befreiung vom Schulsport wird nicht empfohlen. Eine körperliche Überbelastung sollte aber vermieden werden. Bei stärkerer Ausbildung der Kyphose stehen die Korsettbehandlung und ggf. eine Operation zur Verfügung.

13.6.3 Thoraxdeformitäten

Trichterbrust

Eingesunkenes Brustbein

Als Trichterbrust wird die Verformung des Thorax bezeichnet, bei der das Brustbein (Sternum) im mittleren und unteren Anteil eingesunken ist. Dies ist oft bei der Geburt bereits erkennbar. Klinisch ist selbst eine tiefe Trichterbrust meistens asymptomatisch. Sollten Beschwerden bei der Atmung, Essstörungen oder Herzprobleme auftreten, ist eine operative Korrektur nötig.

Kielbrust

Hervorstehen des Brustbeins

Die Kielbrust („Hühnerbrust") ist deutlich seltener als die Trichterbrust und beschreibt das Hervorstehen des unteren Sternumanteils. Im Gegensatz zur Trichterbrust wird die Kielbrust oft erst im 3.–4. Lebensjahr deutlich. Klinik und Operationsindikation ähneln denen der Trichterbrust.

13.7 Aseptische Knochennekrosen

Synonym: Osteochondrosen

Insbesondere im Bereich der Wachstumsfugen und Knochenenden verschiedener Knochen kann das Knochenwachstum gestört sein. Als Auslöser werden lokale Minderdurchblutungen unklarer Genese angenommen, aus denen aseptische Knochennekrosen resultieren. Diese werden auch Osteochondrosen bezeichnet und treten v. a. an der unteren Extremität auf. Die wichtigsten Krankheitsbilder sind der M. Perthes (➤ 13.7.1) und die Epiphysiolysis capitis femoris (➤ 13.7.2).

13.7.1 M. Perthes

- Aseptische Knochennekrose des Hüftkopfes
- Gefahr der Arthrose

Der M. Legg-Calve-Perthes (kurz: M. Perthes) ist eine aseptische Knochennekrose des Hüftkopfes. Die Erkrankung betrifft Kinder zwischen dem 4. und 8. Lebensjahr, Jungen 4-mal häufiger als Mädchen. 15 % leiden an einer beidseitigen Hüftkopfnekrose. Die Ursache ist ungeklärt. Gelegentlich tritt der M. Perthes nach einem Trauma oder einer Entzündung auf. Die Erkrankungsdauer unterliegt breiten Schwankungen und beträgt 2–5 Jahre. In dieser Zeit ist der Knochen vermindert belastbar und der Hüftkopf kann deformieren, sodass eine spätere Arthrose begünstigt wird.

Klinik

- Rasche Ermüdbarkeit
- Hinken
- Schmerzen in Knie und Leiste

Die Krankheit entwickelt sich langsam. Häufig beobachten die Eltern, dass ihr Kind rasch ermüdet und hinkt. Belastungsabhängige Knie- und Leistenschmerzen können auftreten.

13

Diagnostik

- Körperliche Untersuchung
- Röntgen

Bei der körperlichen Untersuchung zeigt sich eine Bewegungseinschränkung im Hüftgelenk. In der Röntgenuntersuchung zeigt sich das Ausmaß der Hüftkopfnekrose. Die Veränderungen werden in vier Stadien eingeteilt.

Therapie

Entlastung, ggf. Operation

Die Behandlung wird durch den Orthopäden durchgeführt und soll in der Phase der verminderten Belastbarkeit verhindern, dass der Hüftkopf deformiert. Dazu wird eine Bewegungstherapie (z. B. Schwimmen und Radfahren) durchgeführt; Überlastung soll dabei vermieden werden. Verformt sich der Hüftkopf dennoch, muss durch eine Orthesenanpassung und ggf. operative Korrektur die Gelenkfunktion wieder hergestellt werden.

Prognose

70 % vollständige Ausheilung

Die Erkrankung heilt in 70 % vollständig aus. Je älter das Kind jedoch bei Erkrankungsbeginn ist, desto schlechter ist die Chance für eine Ausheilung. Die Gefahr einer späteren Arthrose ist dann relativ groß.

13.7.2 Epiphysiolysis capitis femoris

Verschiebung der Wachstumszone des Femurkopfes

Bei der Epiphysiolysis capitis femoris handelt es sich um eine Verschiebung der Wachstumszone des Femurkopfes. Sie tritt in 50 % der Fälle doppelseitig auf. Die Erkrankung, von der bevorzugt Jungen sowie adipöse und hochwüchsige Kinder betroffen sind, manifestiert sich zwischen dem 9. Lebensjahr und dem Wachstumsabschluss.

Einteilung

- Epiphysiolysis capitis femoris lenta
- Epiphysiolysis capitis femoris acuta → Notfall!

Eine verzögerte Form, **Epiphysiolysis capitis femoris lenta,** wird von der akuten Form, **Epiphysiolysis capitis femoris acuta,** unterschieden. Bei letzterer löst sich die Wachstumsfuge komplett. Es handelt sich um einen orthopädischen Notfall, da es bei 80 % infolge einer Gefäßschädigung zur Hüftkopfnekrose kommt.

Klinik

- Die Symptome der **Lenta-Form** sind anfänglich oft diskret und werden leider häufig verkannt:
  - Rasche Ermüdbarkeit und Hinken
  - Schmerzen in der Leiste, an der Oberschenkelvorderseite, v. a. aber Knieschmerzen
  - Verkürzung des betroffenen Beines
  - Positives Drehmann-Zeichen. Außenrotationshaltung bei eingeschränkter Innenrotation

- Die Symptomatik der **akuten Epiphysenlösung** beinhaltet:
  - Plötzliche Belastungsunfähigkeit
  - Beinlängenverkürzung
  - Außenrotationshaltung.

Diagnostik

Röntgen

Im Röntgenbild ist die Wachstumsfugenlösung zu erkennen. Das Ausmaß der Verschiebung kann bestimmt werden.

Therapie

- Operative Reposition
- Operative Fixation
- Ggf. Korrekturosteotomie

- Bei der Epiphysiolysis capitis femoris acuta muss die Epiphyse schnellstmöglich und schonend zurückgeführt werden. Sie wird z. B. durch Kirschner-Drähte fixiert. Ein bestehendes Hämatom wird ausgeräumt
- Auch bei einer geringgradigen Epiphysiolysis capitis femoris lenta wird der Hüftkopf operativ fixiert. Bei deutlicheren Veränderungen muss ggf. eine operative Korrektur des Schenkelhalses erfolgen, um eine gute Gelenkfunktion wieder herstellen zu können.

Übungsfragen

1. Was ist eine Amelie?
2. Zu welchen Symptomen kann es bei einer Frührachitis kommen?
3. Wie wird eine Osteomyelitis behandelt?
4. Nennen Sie Ursachen bzw. Risikofaktoren für eine Hüftdysplasie!
5. Nennen Sie die Komponenten des Klumpfußes!
6. Beschreiben Sie die dreidimensionalen Veränderungen der Skoliose!
7. Wie wird ein M. Scheuermann behandelt?
8. Was ist eine Trichterbrust?
9. Beschreiben Sie die typischen klinischen Symptome beim M. Perthes!
10. Welche Therapie wird bei der Epiphysiolysis capitis femoris angewendet?

KAPITEL

14 Infektionskrankheiten

14.1 Grundlagen

In diesem Kapitel sollen die wichtigsten Infektionskrankheiten im Kindesalter besprochen werden. Sie sind nach Erregern geordnet und mit ihren Synonymen in ➤ Tab. 14.1 aufgeführt.

„Kinderkrankheiten"

- Hohe Wahrscheinlichkeit, als Kind zu erkranken
- Lebenslange Immunität
- Nestschutz 6 Monate

Grundsätzlich kann man in jedem Alter eine dieser Infektionskrankheiten bekommen. Bestimmte Eigenschaften des Erregers und des Immunsystems aber sind dafür verantwortlich, dass sie sich hauptsächlich im Kindesalter manifestieren und daher als „Kinderkrankheiten" bezeichnet werden. Neugeborene und Säuglinge erkranken in der Regel nicht. Die Mutter, vorausgesetzt sie hat die Infektionskrankheit selber durchgemacht, hat den Fetus in der Schwangerschaft über die Plazenta mit ihren Antikörpern ausgestattet. Dieser **Nestschutz** bewahrt das Kind ungefähr 6 Monate vor einer Infektionskrankheit. Die Erreger von Kinderkrankheiten sind häufig hochinfektiös. Ein Maß für die Ansteckungsgefahr ist der **Kontagions- oder Infektionsindex,** der z. B. für Masern 95 % beträgt. Das bedeutet, dass von 100 Personen, die erstmals mit dem Virus Kontakt hatten, 95 an Masern erkranken. Daher ist die Wahrscheinlichkeit sehr groß, sich bereits in der Kindheit anzustecken. Eine einmal durchgemachte Erkrankung führt zur Bildung von Antikörpern und hinterlässt mit Ausnahme von Keuchhusten und Scharlach **lebenslange Immunität.**

Kinderkrankheiten werden meistens durch **Tröpfcheninfektion** übertragen. Nach Ablauf einer **Inkubationszeit,** die symptomlos und bei den verschiedenen Erkrankungen unterschiedlich lang ist (➤ Tab. 14.2), treten im **Prodromalstadium** erste uncharakteristische Krankheitszeichen wie Husten,

Tab. 14.1 Übersicht über die wichtigsten viralen und bakteriellen Infektionskrankheiten im Kindesalter.

Viren	Bakterien
• Masern (Morbilli) • Röteln (Rubella, Rubeola) • Windpocken (Varizellen) • Infektiöse Mononukleose (Pfeiffer-Drüsenfieber) • Ziegenpeter (Mumps, Parotitis epidemica) • Kinderlähmung (Poliomyelitis)	• Scharlach • Keuchhusten (Pertussis) • Diphtherie • Epiglottitis

Schnupfen oder Fieber auf. Dem Prodromalstadium folgt die für das Krankheitsbild typische Symptomatik, die in den jeweiligen Kapiteln ausführlich beschrieben ist.

MERKE

Auch in der Inkubationszeit und im Prodromalstadium kann bereits Ansteckungsgefahr bestehen (➤ Tab. 14.2)!

Die Symptome sind in der Regel eindeutig und diagnostisch wegweisend. Ergänzende diagnostische Maßnahmen wie Erreger- bzw. Antikörpernachweise (Serologie) sind nur in Ausnahmefällen angezeigt.
Die Therapie ist bei den Viruserkrankungen rein symptomatisch, bei den bakteriellen Infektionskrankheiten sind Antibiotika wirksam. In beiden Fällen sind die betroffenen Kinder in der Zeit der Ansteckungsgefahr zu **isolieren.** Die Empfehlungen des Robert Koch-Instituts für die Wiederzulassung in Kindergärten, Schulen und sonstigen Gemeinschaftseinrichtungen sind in ➤ Tab. 14.2 zusammengefasst.

Tab. 14.2 Empfehlungen des Robert Koch-Instituts für die Wiederzulassung in Gemeinschaftseinrichtungen.

Erkrankung	Inkubationszeit	Dauer der Ansteckung → Dauer der Isolierung	Isolierung von Kontaktpersonen
Masern	8–10 Tage	5 Tage vor bis 5 Tage nach Auftreten des Exanthems	Entfällt nach Impfung oder durchgemachter Erkrankung; sonst 14 Tage nach Kontakt
Mumps	12–25 Tage	7 Tage vor bis 9 Tage nach Beginn der Parotisschwellung	Nach Impfung oder durchgemachter Erkrankung nicht erforderlich; sonst 18 Tage nach Kontakt
Röteln	14–21 Tage	7 Tage vor bis 7 Tage nach Auftreten des Exanthems	Nicht erforderlich
Windpocken	8–28 Tage, häufig 14–16 Tage	2 Tage vor bis 7 Tage nach Auftreten letzter Effloreszenz	Nicht erforderlich
Infektiöse Mononukleose	8–21 Tage (selten 50 Tage)	Keine Isolierung erforderlich	Nicht erforderlich
Poliomyelitis	5–14 Tage (selten 35 Tage)	Virusausscheidung beginnt 3 Tage nach der Infektion und dauert mehrere Wochen	Nach Impfung nicht erforderlich, sonst 3 Wochen nach Kontakt
Scharlach	2–4 Tage	24 Stunden nach Beginn der Antibiose	Nicht erforderlich
Keuchhusten	7–14 Tage	• Solange Bakterien nachweisbar sind • 5 Tage nach Beginn der Antibiose • Unbehandelt 4–6 Wochen	Isolierung erst bei Symptomen
Diphtherie	2–5 Tage (selten 8 Tage)	• Solange Bakterien nachweisbar sind • 4 Tage nach Beginn der Antibiose • Unbehandelt 4 Wochen	Bei prophylaktischer Antibiose nicht erforderlich; sonst eine Woche nach Kontakt und bis zum dreimaligen negativen Abstrich
Epiglottitis	Wenige Tage	24 Stunden nach Beginn der Antibiose	Bei prophylaktischer Antibiose (bis zum 5. Lj.) nicht erforderlich

MERKE
Die wirksamste **Prophylaxe** ist die Schutzimpfung (Impfempfehlungen ➤ 14.4).

Pflege

Bei Verdacht auf eine Infektionserkrankung wird das erkrankte Kind im Krankenhaus von anderen Patienten isoliert, um einer Übertragung vorzubeugen (**Isolierung** = Schutz der gesunden Personen). Eine Klinik mit Isolierstation verfügt über ein separates Aufnahmezimmer. Dadurch ist es möglich, Patienten mit dem Verdacht auf eine Infektionskrankheit direkt von den anderen Patienten zu trennen. Auf der Isolierstation gibt es Einzelzimmer mit eigener Toilette und zwischen dem Patientenzimmer und dem Stationsflur befindet sich eine Schleuse. So können die Türen getrennt voneinander geöffnet und geschlossen werden. Eventuell ist in der Schleuse und in dem Patientenzimmer eine Be- und Entlüftungsanlage installiert, die eine Umwälzung der Raumluft ermöglicht. Bei einer strikten Isolierung sind die hygienischen Vorschriften noch genauer einzuhalten. Die Kinder haben grundsätzlich ein Einzelzimmer und dürfen dies nicht verlassen.
Eine **Umkehrisolierung** dient dem Schutz des Patienten, wie z. B. bei immunsupprimierten Kindern. Hier tragen alle Personen, die das Zimmer betreten, Schutzkittel und Mundschutz zum Schutz des Kindes. Gegenstände, die in das Zimmer gebracht werden, müssen zuvor keimarm bzw. keimfrei gemacht werden. Schmutzwäsche wird direkt aus dem Patientenzimmer entfernt.
Grundsätze zur **Hygiene** dienen dem Schutz der eigenen Person, aber auch dem anderer Personen. Die Pflegenden tragen bei Gefahr aerogener Ansteckung (z. B. offene Tbc) Schutzkittel und Mundschutz. Schutzhandschuhe werden außerdem beim Umgang mit Ausscheidungen getragen. Gegenstände, die der Pflege und dem alltäglichen Gebrauch dienen, werden nach Benutzung desinfiziert. Nach Entlassung werden z. B. auch Spielsachen desinfiziert. Aus wirtschaftlichen Gründen sollte sich im Krankenzimmer immer nur ein Tagesbedarf an Pflegeutensilien befinden. Darüber hinaus dürfen keine Topfpflanzen auf der Station sein. Das Kind darf nur mit Zustimmung des Arztes das Zimmer verlassen. Schwangere dürfen hier nicht arbeiten. Alle Pflegenden und andere Mitarbeiter sowie die Angehörigen erhalten eine Einweisung in die bestehenden Schutzmaßnahmen.

14.2 Viruserkrankungen

14.2.1 Masern

Erreger: Paramyxoviren

Das Masernvirus gehört zu den weltweit verbreiteten Paramyxoviren, die nach uncharakteristischen, katarrhalischen Erscheinungen das typische Masernexanthem (Hautausschlag) hervorrufen. Komplikationen können zu einem tödlichen Ausgang der Infektionskrankheit führen, sodass eine Schutzimpfung inzwischen medizinischer Standard ist.

Klinik

14

- Prodromi wie Koplik-Flecken
- Masernexanthem
- Zweigipfeliges Fieber

- In der **Prodromalphase** fällt das Kind durch uncharakteristische Vorzeichen auf:
  - Schweres Krankheitsgefühl
  - Husten, Schnupfen
  - Fieber bis 40 °C
  - Konjunktivitis, das Kind ist lichtscheu
  - Geschwollenes Gesicht
  - Dunkelrote Flecken am Gaumen (Enanthem)
- Außerdem treten am 2.–3. Tag der Erkrankung **Koplik-Flecken** auf. Dies sind kalkspritzerartige Flecken im Bereich der Wangenschleimhaut, die für Masern typisch sind und eine Frühdiagnose ermöglichen. Am Ende der Prodromalphase normalisiert sich die Körpertemperatur, um mit Ausbruch der charakteristischen Hautveränderungen wieder auf bis zu 40 °C anzusteigen. Der Fieberverlauf ist also zweigipfelig
- Das **Masernexanthem** beginnt am 4. Krankheitstag hinter den Ohren und breitet sich von dort innerhalb von 2 Tagen über das Gesicht, den Rumpf und die Extremitäten aus. Es handelt sich um rote, leicht erhabene Flecken, die z. T. zusammenfließen, sodass die betroffenen Hautareale eine diffuse Rötung aufweisen. Die Lymphknoten sind in der zweiten Krankheitsphase vergrößert, eine Resistenzminderung begünstigt bakterielle Superinfektionen. Ca. 4 Tage nach Exanthemausbruch entfiebert das Kind und das Allgemeinbefinden bessert sich schlagartig.

Komplikationen

Teilweise lebensbedrohlich!

An den Komplikationen der Masernerkrankung sterben weltweit jährlich immer noch 1 Millionen Menschen!

Bakterielle Superinfektion

- Otitis media
- Bronchopneumonien
- Diarrhöen.

Erkrankung des ZNS

- Masernenzephalitis: Die Letalität der Masernenzephalitis beträgt heute noch ca. 30 %, die Defektheilungsrate 20 %
- Subakute sklerosierende Panenzephalitis: eine chronisch-progrediente entzündliche Erkrankung des ZNS bei persistierender Maserninfektion. Die Erkrankung führt in den meisten Fällen innerhalb von 3–5 Jahren zum Tod. Eine spezifische Therapie gibt es nicht. Die Masernimpfung schützt mit großer Sicherheit vor der Erkrankung.

Therapie

Symptomatisch

Da es sich um eine Virusinfektion handelt, gibt es keine kausale Therapie. Bakterielle Superinfektionen werden antibiotisch behandelt, ansonsten erfolgt die Therapie symptomatisch.

Pflege

Durch die standardisierte Schutzimpfung ist die Masernerkrankung eine der selteneren Infektionen, die man heutzutage auf einer Kinderstation findet. Falls dennoch Kinder mit Masern hospitalisiert werden, handelt es sich meist um Kinder mit einem sehr schweren Krankheitsverlauf. Die Kinder werden isoliert, d.h. vom Tag der Prodromie bis 5 Tage nach Auftreten des Exanthems. Dann hat das Exanthem in der Regel die Füße erreicht. Durch die Konjunktivitis sind die Kinder sehr lichtscheu und fühlen sich in einem abgedunkelten Zimmer wohler. Zur therapeutischen Unterstützung bei Husten und Schnupfen erhalten die Kinder atemerleichternde Hilfen wie z.B. Kontaktatmung, Oberkörperhochlagerung und nach ärztlicher Anordnung Inhalationen. Die Mundschleimhaut ist durch das hohe Fieber sehr trocken. Die Kinder nehmen eine Anfeuchtung der Mundschleimhaut mit angefeuchteten Stäbchen oder Tee sehr gern an. Das Fieber wird durch ärztlich angeordnete Medikamente gesenkt. Es können auch physikalische Maßnahmen, wie z.B. Wadenwickel oder Bauchwickel durchgeführt werden, wenn die Kreislaufsituation des Kindes dies zulässt. Auch Pflegemaßnahmen wie Wäschewechsel und vor allem Ruhe, tragen zum Wohlbefinden bei Fieber bei. In regelmäßigen Abständen werden die Vitalzeichen und der Bewusstseinszustand kontrolliert, um Komplikationen rechtzeitig zu erkennen.

14.2.2 Mumps

Entzündung der Ohrspeicheldrüse durch Paramyxoviren

Mumps (auch: Ziegenpeter oder Parotitis epidemica) wird durch Paramyxoviren hervorgerufen und befällt vor allem 5–15-Jährige. Durch die hohe Infektiosität kommt es zu einer 85-prozentigen Durchseuchung in der erwachsenen Bevölkerung. Die Erkrankung manifestiert sich an Drüsen, insbesondere an der Ohrspeicheldrüse (Glandula parotis), kann aber auch eine Orchitis oder eine Meningitis hervorrufen.

Klinik

- Prodromalzeichen können fehlen
- Parotitis
- Stummer Verlauf möglich

Leichte Prodromalzeichen wie Abgeschlagenheit, mäßige Temperaturerhöhung, Kopf-, Hals- und Ohrenschmerzen können fehlen, sodass das Kind häufig erst durch die charakteristische, von außen sichtbare Schwellung der Ohrspeicheldrüse symptomatisch wird. Die Parotitis beginnt einseitig, innerhalb von 1–2 Tagen schwillt meistens auch die andere Seite an. Die Entzündung der Ohrspeicheldrüse ist von Schmerzen begleitet, die sich beim Kauen und Öffnen des Mundes verstärken. Die Parotitis erreicht nach 2–3 Tagen ihren Höhepunkt und bildet sich nach 5 Tagen zurück. In 20–40 % der Fälle verläuft die Erkrankung stumm.

Komplikationen

- Häufig Mumpsmeningitis mit guter Prognose
- Taubheit
- Orchitis
- Pankreatitis

Die **Mumpsmeningitis** tritt bei jedem 10. Patienten auf und ist so eine fast regelhafte Begleiterkrankung mit guter Prognose. Die deutlich seltenere Enzephalitis kann jedoch bleibende Schäden wie eine Hemiparese oder einen Hydrozephalus (➤ 9.3) hinterlassen. Eine Schädigung des VIII. Hirnnerven (N. vestibulocochlearis) kann bis zur **Taubheit** führen. Daher ist nach einer Mumpsinfektion das Hörvermögen zu überprüfen. Eine **Orchitis** entwickeln ca. 30 % der mumpsinfizierten Jungen, die während oder nach der Pubertät erkranken. Dies kann zu einer einseitigen Hodenatrophie führen, eine Sterilität ist jedoch selten. Eine Entzündung des **Pankreas** ist möglich und äußert sich in Appetitlosigkeit, Erbrechen und Oberbauchschmerzen; die Pankreasenzyme Lipase und Amylase können erhöht sein.

Therapie

Symptomatische Therapie

Die rein symptomatische Behandlung beinhaltet z. B. schmerzstillende Maßnahmen und die Gabe flüssig-breiiger Kost bei starken Kaubeschwerden.

Prophylaxe

Regelimpfung

Empfohlen wird die Regelimpfung aller Säuglinge ab dem 11. Lebensmonat im Rahmen der Masern-Mumps-Röteln-Impfung (➤ 14.4.3).

14.2.3 Röteln

Virusinfektion durch Rubellavirus mit geringer Ansteckungsgefahr

Röteln werden durch das Rubella-Virus hervorgerufen, ein Virus, das hinsichtlich der Ansteckungsgefahr eine Besonderheit aufweist: Der Infektionsindex von nur 20 % bedingt, dass die Durchseuchung in der Bevölkerung relativ gering ist. Auch die Röteln zählen zu den exanthematischen Infektionskrankheiten. Der Krankheitsverlauf ist vergleichsweise mild, in 50 % der Fälle sogar asymptomatisch. Tritt die Erkrankung aber in den ersten drei Monaten einer Schwangerschaft auf, kann es zur gefürchteten Rötelnembryopathie kommen. Da die Erkrankungswahrscheinlichkeit vor der Geschlechtsreife wegen des niedrigen Infektionsindex eher gering ist und eine Erstinfektion in der Schwangerschaft ernsthafte Folgen hat, wird die aktive Impfung bereits im Kleinkindesalter empfohlen.

Klinik

- 50 % asymptomatisch
- Prodromi können fehlen
- Lymphknotenvergrößerung
- Rötelnexanthem

Nur jedes zweite Kind mit einer Rötelninfektion zeigt Symptome, wobei das Krankheitsgefühl nur gering ausgeprägt ist. Die ein- bis zweitägige **Prodromalphase** mit mäßigem Fieber (bis 38 °C), Schnupfen, Husten und einer Konjunktivitis kann sogar fehlen. Eine Lymphknotenschwellung besonders hinter den Ohren und im Nacken ist typisch für Röteln. Das **Rötelnexanthem** beginnt hinter den Ohren sowie im Gesicht und breitet sich rasch über den Stamm und die Extremitäten aus. Die einzeln stehenden Flecken sind kleiner als bei Masern und bilden sich schon nach 2–3 Tagen zurück.

Komplikationen

Rötelnembryopathie:
- Augenbeteiligung
- Schwerhörigkeit bis Taubheit
- Angeborene Herzfehler
- Mikrozephalie
- Dystrophie

Eine Rötelninfektion im ersten Trimenon der Schwangerschaft kann zum Abort oder zu Fehlbildungen im Sinne einer **Rötelnembryopathie** (Gregg-Syndrom) führen:
- Eine Augenbeteiligung tritt bei 70 % auf und geht mit einer Katarakt (➤ 10.4), einem Glaukom (erhöhter Augeninnendruck) bzw. einer Retinopathie (Netzhautveränderung) einher
- In 60 % der Fälle kann eine Innenohrbeteiligung bis zur Taubheit führen
- 50 % der betroffenen Kinder haben einen angeborenen Herzfehler, insbesondere einen persistierenden Ductus Botalli (➤ 5.2.2).

Neben dieser typischen Trias fällt ein geringer Kopfumfang als Ausdruck einer ZNS-Beteiligung (Mikrozephalie) sowie ein Geburtsgewicht unter 2.500 g (Dystrophie ➤ 3.2) auf.

Prophylaxe

Aktive, ggf. passive Impfung

Vorbeugende Maßnahme ist die flächendeckende **aktive Immunisierung** (➤ 14.4.2). Die 1. Impfung erfolgt für Jungen und Mädchen im Alter von 11–14 Monaten, die 2. Impfung im Alter von 15–23 Monaten. Eine Titerkontrolle vor einer geplanten Schwangerschaft soll den Impferfolg bzw. eine durchgemachte Infektion bestätigen. Trotz dieser Maßnahmen sind hierzulande ca. 10 % der Schwangeren nicht durch Antikörper vor einer Rötelninfektion geschützt. Bei Rötelnkontakt kann versucht werden, der Embryopathie dann durch eine **passive Immunisierung** (➤ 14.4.1) vorzubeugen.

Abgesehen vom Gregg-Syndrom handelt es sich bei den Röteln um eine harmlose Erkrankung, denn Komplikationen wie Arthritis, Enzephalitis oder Thrombozytopenie treten nur ausgesprochen selten auf.

14.2.4 Windpocken

Erreger: Varizella-Zoster-Virus
- Varizellen
- Herpes zoster bei Reaktivierung

Bei den Windpocken (auch: Varizellen) handelt es sich um eine hochinfektiöse Erkrankung, hervorgerufen durch das Varizella-Zoster-Virus aus der Gruppe der Herpesviren. Das Virus wird durch Tröpfcheninfektion und durch Luftzug auch über größere Distanzen übertragen. Infektionsindex und Übertragungsmodus bedingen, dass bis zum 14. Lebensjahr bereits 98 % der Bevölkerung an Windpocken erkrankten. Eine durchgemachte Infektion hinterlässt lebenslange Immunität. Das Virus persistiert in den Spinalganglien und kann bei einer reduzierten Abwehrlage erneut aktiv werden. Dann entsteht eine Gürtelrose (auch: Herpes zoster). Der Kontakt mit Herpes zoster-Patienten verursacht bei nicht immunen Kindern Varizellen.

Klinik

Juckreiz, Exanthem: „Sternenhimmel"

Häufig fehlen Prodromalerscheinungen: die Kinder werden durch Ausbruch des Exanthems auffällig. Die Hautveränderungen jucken stark und befallen die gesamte Körperoberfläche. Effloreszenzen können auch am behaarten Kopf und auf den Schleimhäuten auftreten. Das **Exanthem** verändert sich in typischer Weise: Aus kleinen ovalen Flecken werden Papeln (kleine Knötchen), die sich zu klar gefüllten Bläschen, später zu Krusten entwickeln. Diese fallen nach 2–3 Wochen ab. Bei mechanischer Irritation bzw. bakterieller Superinfektion können charakteristische, gestanzt wirkende Narben zurückbleiben. Da schubweise immer neue Flecken auftreten, resultiert ein buntes Bild aus Flecken, Papeln, Bläschen und Krusten, das auch als „Sternenhimmel" bezeichnet wird. Je ausgeprägter das Exanthem ist, umso stärker ist das Allgemeinbefinden u. a. durch Fieber und Juckreiz beeinträchtigt.

Komplikationen

Häufige Komplikation ist die bakterielle Superinfektion. Zu den Komplikationen, die das ZNS betreffen, gehören die Entzündungen von Kleinhirn (Zerebellitis) und Großhirn (Enzephalitis). Besonders schwer verlaufen die Windpocken bei immunsupprimierten Kindern. Hier sind folgende Komplikationen möglich:

Bei immunsupprimierten Patienten

- Pneumonie
- Enzephalitis
- Hepatitis
- Pankreatitis.

Bei den Windpocken handelt es sich um eine typische Kinderkrankheit, die selten erstmals in der Schwangerschaft auftritt. Ist dies jedoch der Fall, entwickelt sich das kongenitale Varizellensyndrom mit

Kongenitales Varizellensyndrom

- Schweren Hautveränderungen
- Hypoplasie der Extremitäten
- Dystrophie
- Katarakt
- Hirnatrophie mit Krampfleiden.

Therapie

Symptomatisch, ggf. virusstatisch

Die symptomatische Therapie beinhaltet v. a. juckreizstillende Maßnahmen (z. B. Antihistaminika oral oder lokal) und das Verhindern einer bakteriellen Superinfektion der Haut (z. B. Zinkschüttelmixtur auftragen). Bei immunsupprimierten Patienten ist eine virusstatische Behandlung mit Aciclovir oral oder ggf. i. v. notwendig.

Prophylaxe

Regelimpfung aller Säuglinge

Seit Juli 2004 wird von der Ständigen Impfkommission am Robert Koch-Institut die Regelimpfung aller Säuglinge im Alter von 11–14 Monaten empfohlen (➤ 14.4.3). Weiterhin wird die Impfung für folgende Personen empfohlen, wenn sie noch keine Infektion durchgemacht haben:

- Kinder mit Leukämie oder soliden Tumoren
- Kinder vor geplanter Immunsuppression
- Eltern und Geschwister vorstehend genannter Kinder
- Medizinisches Personal v. a. in pädiatrischen und schwangerenbetreuenden Einrichtungen
- Frauen mit Kinderwunsch.

14.2.5 Infektiöse Mononukleose

Die infektiöse Mononukleose (auch: Pfeiffer-Drüsenfieber oder „kissing disease") wird durch das Epstein-Barr-Virus (EBV) hervorgerufen. 90 % der erwachsenen Bevölkerung haben Antikörper gegen EBV. Der Erreger aus der Gruppe der Herpesviren wird nur bei engem Kontakt durch infizierten Speichel übertragen. EBV zeichnet sich durch eine hohe Affinität zu lymphatischen Zellen und Geweben aus. Dies bedingt die Symptomatik und die typischen Blutbildveränderungen mit einer Erhöhung der mononukleären Zellen.

- Pfeiffer-Drüsenfieber, „kissing disease"
- Epstein-Barr-Virusinfektion

Klinik

Dauer und Schwere der Symptome variieren stark. Grundsätzlich gilt, dass die Erkrankung bei Säuglingen und Kleinkindern eher stumm verläuft und sich das Vollbild der Erkrankung bei Schulkindern und Erwachsenen zeigt. Dazu zählen:

Ausgeprägte Symptomatik erst beim Schulkind und Erwachsenen

- Befall lymphatischer Organe:
  - Tonsillitis mit weißen Belägen
  - Generalisierte, halsbetonte Lymphknotenschwellung
  - Tastbare Milzvergrößerung
  - Evtl. Hepatitis
- Ggf. Fieber
- Rötelnähnliches Exanthem bei 20 % der Erkrankten.

Bei Kindern dauert die Erkrankung etwa 10 Tage, bei Erwachsenen möglicherweise doppelt so lange. Oft wird noch längere Zeit über ein Schwächegefühl geklagt.

Komplikationen

Die Krankheit verläuft in der Regel gutartig. Häufigste Komplikation ist die bakterielle Superinfektion der Tonsillen. Selten treten neurologische Komplikationen wie Enzephalitis, Polyradikulitis oder Fazialisparese auf. Eine Beteiligung innerer Organe, z. B. in Form einer Myokarditis, Nephritis oder Pneumonie ist möglich.

Selten

Diagnostik

Die Diagnosestellung stützt sich auf das klinische Bild in Kombination mit den charakteristischen Blutbildveränderungen mit der Erhöhung der mononukleären Zellen und dem Nachweis der spezifischen Antikörper gegen EBV.

Erhöhung der mononukleären Zellen, Antikörpernachweis

Therapie

Symptomatisch

Wie bei den meisten Virusinfektionen ist die Therapie rein symptomatisch. Erst bei nachgewiesener bakterieller Superinfektion ist die Gabe eines Antibiotikums angezeigt.

14.2.6 Poliomyelitis

Enteroviren befallen motorische Vorderhornzellen

Die Poliomyelitis (auch: spinale Kinderlähmung) ist eine akute Infektionskrankheit, bei der es durch Befall der motorischen Vorderhornzellen zu schlaffen Lähmungen kommen kann. Seit Einführung der Impfung tritt die Erkrankung hierzulande nur noch sporadisch auf, wird aber gelegentlich bei Migranten beobachtet. Der Erreger, der zu den Enteroviren zählt, wird durch Schmier- und Tröpfcheninfektion übertragen. Im Rachen und im Darm vermehren sich die Viren und gelangen auf dem Blutweg ins ZNS.

Klinik

Neurologische Manifestationen:
- Meningitische Polio
- Paralytische Polio: spinale oder bulbär-pontine Form

Die Symptome der Initialphase sind leichtes Fieber, katarrhalische Erscheinungen der Luftwege sowie Durchfall und Erbrechen. Nach etwa einwöchiger Latenz kann es zu neurologischen Symptomen im Sinne einer meningitischen oder paralytischen Polio kommen (➢ 9.6). Für das paralytische Stadium, das maximal 1 % der Patienten durchlaufen, sind zwei Verläufe beschrieben worden:

- Bei der spinalen Form sind meistens zunächst die Beine, dann erst die Arme und die Rumpfmuskulatur von den schlaffen Lähmungen betroffen. Eine periphere Atemlähmung ist möglich
- Bei der bulbär-pontinen Form kann es zur prognostisch ungünstigen zentralen Atemlähmung und zur Hirnnervenbeteiligung kommen.

Prognose

Folgeschäden möglich

Die Prognose lässt sich am besten aus dem persönlichen Krankheitsverlauf ablesen. Weitere mögliche Krankheitsfolgen sind Kontrakturen, Deformierungen sowie Wachstumsrückstand der betroffenen Extremitäten.

Therapie

Symptomatisch

Die Therapie ist rein symptomatisch. Es steht eine wirksame Schutzimpfung (➢ 14.4.3) zur Verfügung.

14.3 Bakterielle Erkrankungen

14.3.1 Scharlach

Scharlach wird hervorgerufen durch **Streptokokken** der Gruppe A. Diese können ein Toxin bilden. Am häufigsten erkranken Kinder im Vorschulalter in den Herbst- und Wintermonaten. Meistens werden die Bakterien durch gesunde Keimträger, seltener durch Scharlachpatienten übertragen. Die Ansteckungsgefahr ist mit einem Infektionsindex von 10 % als gering einzustufen. Scharlach geht mit einer eitrigen Angina tonsillaris (Tonsillitis) und einem charakteristischen Exanthem einher, das durch das Toxin hervorgerufen wird. Reinfektionen mit Streptokokken führen zu einer erneuten Erkrankung.

- Streptokokken → Angina tonsillaris
- Toxin → Exanthem
- Reinfektionen möglich

Klinik

- Akuter Krankheitsbeginn mit hohem Fieber und Halsschmerzen
- Verdickte, eitrig belegte Tonsillen, geschwollene Halslymphknoten
- Dunkelrotes Enanthem (entzündliche Veränderung der Schleimhäute) am Gaumen und charakteristische „Himbeerzunge"
- Beginn des Exanthem meist in den Leisten und Achselhöhlen: rote Papeln, maximal stecknadelkopfgroß, Ausbreitung über gesamte Körperoberfläche, aber Munddreieck blass
- Feine Schuppung der Haut nach Abklingen des Exanthems, grobe Schuppung an Handtellern und Fußsohlen.

Komplikationen

- Eine schwere Komplikation ist das **Streptokokken-bedingte toxische Schocksyndrom.** Hier kommt es infolge einer Toxinüberschwemmung des Körpers zu Haut- und Schleimhauteinblutungen, Myokarditis, Bewusstseinseintrübungen sowie zu zerebralen Krampfanfällen. Im Rahmen der Schocksymptomatik (➢ 21.1) kann es zum Multiorganversagen kommen. Die Letalität liegt im Kindesalter bei 10–13 %
- Die immunologische Auseinandersetzung kann nach 2–3 Wochen zu **Poststreptokokkenerkrankungen** führen. Die gebildeten Antikörper richten sich nicht nur gegen den Erreger und das Toxin, sondern fälschlicherweise auch gegen körpereigene Strukturen. Die wichtigsten Streptokokkenzweiterkrankungen sind das rheumatische Fieber (➢ 5.3.2) sowie die Glomerulonephritis (➢ 7.5.1).

- Streptokokken-bedingtes toxisches Schocksyndrom
- Poststreptokokkenerkrankungen

Therapie

Da es sich bei Scharlach um eine bakterielle Erkrankung handelt, ist eine kausale Therapie mit einem Antibiotikum (Penicillin oder Cephalosporin) möglich. Schon 24 Stunden nach Behandlungsbeginn besteht keine Ansteckungsgefahr mehr. Die Isolierung kann aufgehoben werden.

Penicillin oder Cephalosporin

14.3.2 Keuchhusten

Keine Immunität

Bordetella pertussis ist der toxinbildende Erreger des Keuchhustens (auch: Pertussis). Diese sehr ansteckende Infektionskrankheit verläuft in Stadien. Der Infektionsindex beträgt im Initialstadium 90 %. Eine durchgemachte Infektion hinterlässt keine lebenslange Immunität. Ein „Nestschutz" für junge Säuglinge besteht deshalb nicht. Daher wird von der STIKO dringend die Impfung (➤ 14.4.3) ab Vollendung des 2. Lebensmonats empfohlen.

Klinik

Die Erkrankung wird in drei Stadien eingeteilt (➤ Tab. 14.3). Bei einer möglichen Zweitinfektion weicht das Krankheitsbild mit grippalen Symptomen vom typischen Verlauf ab.

Diagnostik

Erregernachweis

Die klinische Verdachtsdiagnose wird durch den Erregernachweis im Abstrich oder besser durch den Nachweis durch PCR bestätigt.

Therapie

Antibiotisch

Eine antibiotische Therapie mit Erythromycin (über 14 Tage) sollte möglichst zeitig im Stadium catarrhale oder zu Beginn des Stadiums convulsivum begonnen werden. Dadurch wird der Krankheitsverlauf deutlich verkürzt, die Symptome gemildert und eine weitere bakterielle Superinfektion verhindert. Säuglinge mit Pertussis sollen stationär überwacht werden!

Prophylaxe

Regelmäßige aktive Schutzimpfung

Die aktive Schutzimpfung, die ab Vollendung des 2. Lebensmonats durchgeführt werden kann, stellt die sicherste Prophylaxe dar. Nach einer Grundimmunisierung besteht jedoch kein lebenslanger Impfschutz. Daher wird die regelmäßige Auffrischungsimpfung für Jugendliche und Erwachsene empfohlen, da sie sonst Ansteckungsquelle für junge, ungeimpfte Säuglinge sein können.

Tab. 14.3 Die drei Stadien des Keuchhustens.

Stadium	Dauer	Symptome
Stadium catarrhale	1–2 Wochen	Husten, Schnupfen und subfebrile Temperaturen
Stadium convulsivum	4–6 bzw. 8 Wochen	Hustenattacken mit Herauswürgen von zähem, glasigem Schleim; Erbrechen, inspiratorisches Juchzen, bei Säuglingen Bradykardien und Apnoen
Rekonvaleszenzstadium	2–4 Wochen	Abnahme der Hustenanfälle, häufig noch Gewohnheitshusten („Keuchhusten-Tick")

14.3.3 Diphtherie

Bakterientoxin von Corynebacterium diphtheriae

Corynebacterium diphtheriae heißt der weltweit vorkommende Erreger der Diphtherie. Seit Einführung der Impfung ist die Erkrankung hierzulande selten geworden. Es werden weniger als 10 Erkrankungsfälle im Jahr erfasst. Für teilweise dramatische Krankheitsverläufe ist das Diphtherietoxin verantwortlich. Die Letalität beträgt 5–10 %.

Klinik

Die typische Erkrankung manifestiert sich als Rachendiphtherie, die sich zu einer Kehlkopfdiphtherie ausweiten kann.

- **Rachendiphtherie:**
  - Angina tonsillaris mit dicken, speckigen Belägen, sog. „Pseudomembranen"
  - Süßlich-fader Mundgeruch
- **Kehlkopfdiphtherie,** echter Krupp:
  - Kloßige Sprache
  - Bellender Husten
  - Dyspnoe mit Erstickungsängsten
  - Inspiratorischer Stridor (➤ 4.1.5).

Eine systemische Manifestation kann durch die Toxinwirkung in der 4.–6. Krankheitswoche auftreten. Gefürchtete Komplikationen sind die Myokarditis und Erkrankungen des Nervensystems. Eine durchgemachte Infektion hinterlässt keine lebenslange Immunität.

Diagnostik

Klinisches Bild und Erregernachweis

Die Diagnose wird anhand der Symptome gestellt und durch den Erregernachweis im Rachenabstrich gesichert.

Therapie

- Diphtherie-Antitoxin
- Antibiotische Therapie
- Schutzimpfung

Die einzige spezifische Behandlung besteht in der schnellstmöglichen Gabe von Diphtherie-Antitoxin, ohne erst das bakteriologische Untersuchungsergebnis abzuwarten. Ein gleichzeitig gegebenes Antibiotikum (z. B. Penicillin oder Erythromycin) dient der Keimsanierung und verhindert so eine weitere Toxinbildung. Die Prognose hängt entscheidend vom Therapiebeginn ab. Kontaktpersonen erhalten bei unvollständigem oder unklarem Impfstatus prophylaktisch Antitoxin. Diphtheriepatienten werden stationär aufgenommen und isoliert. Die reguläre Schutzimpfung (➤ 14.4.3) im ersten Lebensjahr wird empfohlen und bietet einen ausreichenden Schutz vor der Erkrankung. Auffrischungsimpfungen müssen regelmäßig erfolgen.

14.3.4 Epiglottitis

HiB → Epiglottitis, Pneumonie und Meningitis

Bei der Epiglottitis handelt es sich um eines der gefürchtetsten Krankheitsbilder in der Pädiatrie. Die Entzündung des Kehldeckels, die durch vollständige Verlegung der Atemwege zum Tode führen kann, wird meistens durch **Haemophilus influenzae Typ B (HiB),** seltener durch Streptokokken oder Pneumokokken bedingt. HiB-Infektionen betreffen v. a. 2- bis 5-Jährige und verursachen außer der Epiglottitis auch Pneumonien und Meningitiden. Seit Einführung der Impfung (➤ 14.4.3) im Jahre 1990 sind die Erkrankungszahlen deutlich rückläufig.

Klinik

Die Erkrankung beginnt mit plötzlichem hohem Fieber. Durch die entzündliche Schwellung des Kehldeckels kommt es zu

- Kloßiger Sprache
- Schluckstörungen mit Speichelfluss
- Inspiratorischem Stridor (➤ 4.1.5)
- Zyanose
- Schnell zunehmender Atemnot bis zum Erstickungstod.

Komplikationen

Neben der respiratorischen Insuffizienz kann es zu Komplikationen wie Otitis media (➤ 11.1.1), Pneumonie (➤ 4.5) oder Meningitis (➤ 9.6) kommen.

Therapie

Stationär, Antibiose, Sedierung, ggf. Intubation

Der Transport in die Klinik erfolgt in ärztlicher Begleitung! Die kausale Therapie besteht in der Gabe eines Antibiotikums (z. B. Amoxicillin, Cephalosporine), das prophylaktisch auch ungeimpften Kontaktpersonen unter 5 Jahren gegeben wird. Die Kinder werden sediert, und häufig ist eine Intubation unumgänglich.

14.4 Impfungen

Die physiologischen Grundlagen der Immunologie werden in ➤ 18.1 dargestellt. Bei den Impfungen werden aktive von passiven Impfungen unterschieden.

14.4.1 Passive Impfung

Gabe von spezifischen Antikörpern

Bei der passiven Impfung erhält der Patient spezifische Antikörper gegen bestimmte Erreger bzw. Toxine, die eingedrungene Krankheitserreger markieren. Somit wird die Bildung eines Antigen-Antikörper-Komplexes aufgelöst. Weitere Abwehrvorgänge werden eingeleitet. Die Impfseren stammen von Menschen, deren Immunsystem sich bereits mit dem Erreger auseinandergesetzt und Antikörper gebildet hat (homologe Seren), oder von Tieren (heterologe Seren). Da es sich bei letzteren um Fremdeiweiße handelt, bergen sie ein Allergierisiko (➤ 19.1.1).

Indikation

Ist nach Exposition mit einer Infektionskrankheit ein sofortiger Schutz notwendig, wird eine passive Immunisierung durchgeführt. Die verabreichten Immunglobuline werden nach einer gewissen Zeit abgebaut und hinterlassen keine Gedächtniszellen. Daher bietet die passive Impfung keinen lang andauernden Schutz.

- Vorteil: sofortiger Schutz
- Nachteil: kein lang andauernder Schutz

Beispiele

- Gabe von Tetanus-Antitoxin nach Verletzung bei einem Patienten ohne sicheren Impfschutz, zusätzlich wird dann auch aktiv geimpft
- Gabe von Röteln-Immunglobulin, nachdem eine Schwangere ohne ausreichenden Röteln-Titer Kontakt zu einem Kind mit Röteln hatte.

14.4.2 Aktive Impfung

Bei der aktiven Impfung werden verwendet:
- Toxoidimpfstoffe (abgeschwächte Bakterientoxine)
- Lebendimpfstoffe (abgeschwächte Krankheitserreger)
- Totimpfstoffe

Das Immunsystem des Patienten setzt sich dann aktiv damit auseinander. Es bildet Antikörper und Gedächtniszellen, die einen lang andauernden Schutz garantieren. Im Falle einer Lebendimpfung kann es zum unerwünschten Ausbruch der Infektionskrankheit kommen. Da Lebendimpfstoffe außerdem diaplazentar übertragen werden können, soll eine Impfung nicht in der Schwangerschaft durchgeführt werden.

- Vorteil: lang andauernder Schutz
- Nachteile: Schutz erst nach Antikörperbildung
- Ggf. Krankheitsausbruch
- Ggf. diaplazentare Übertragung bei Lebendimpfstoff

Indikation

Aktive Impfungen werden durchgeführt, um einen lang anhaltenden Schutz vor den entsprechenden Infektionskrankheiten zu erhalten.

14.4.3 Impfkalender

Die Ständige Impfkommission am Robert Koch-Institut (kurz: STIKO) gibt regelmäßig Empfehlungen für Standardimpfungen und Indikationsimpfungen heraus. Die folgenden Impfungen gehören zur Grundimmunisierung, die für Säuglinge und Kleinkinder empfohlen wird:

Standardimpfungen auf Empfehlung der STIKO

14

- Beginn mit der Vollendung der 6. Lebenswoche
  - Rotaviren (➤ 6.4.3)
- Beginn mit der Vollendung des 2. Lebensmonats
  - Tetanus, Diphtherie, Pertussis, Poliomyelitis, Haemophilus influenzae Typ B (HiB), Hepatitis B (HB) als Kombinationsimpfung (➤ 14.2, ➤ 14.3)
  - Pneumokokken (➤ 4.5)
- Beginn im 11.–14. Lebensmonat
  - MMR (Masern, Mumps, Röteln) (➤ 14.2)
  - Varizellen (➤ 14.2)
  - Meningokokken C (➤ 9.6)

Über notwendige Wiederholungs- und Auffrischimpfungen informiert ➤ Tab. 14.4.

Tab. 14.4 Impfkalender für Säuglinge, Kinder, Jugendliche und Erwachsene (Stand 08/2014).

Alter	Impfung
Innerhalb von 12 h nach der Geburt bei pos. HBsAg-Befund der Mutter	Simultan Hepatitis B (HB)-Impfstoff + HB-Immunglobulin
6 Wochen	1. Impfung Rotaviren
2. Monat	• 1. Impfung Tetanus, Diphtherie, Pertussis, HiB, Poliomyelitis, HB, Pneumokokken • 2. Impfung Rotaviren
3. Monat	• 2. Impfung Tetanus, Diphtherie, Pertussis, HiB, Poliomyelitis, HB, Pneumokokken • Ggf. 3. Impfung Rotaviren (abhängig vom Impfstoff)
4. Monat	3. Impfung Tetanus, Diphtherie, Pertussis, HiB, Poliomyelitis, HB, Pneumokokken
11.–14. Monat	• 4. Impfung Tetanus, Diphtherie, Pertussis, HiB, Poliomyelitis, HB, Pneumokokken • 1. Impfung Masern-Mumps-Röteln (MMR) und Varizellen • Meningokokken C Impfung
15.–23. Monat	2. Impfung MMR und Varizellen
5.–6. Lebensjahr	Auffrischimpfung Tetanus, Diphtherie, Pertussis
9.–17. Lebensjahr	Auffrischimpfung Tetanus, Diphtherie, Pertussis, Poliomyelitis; Varizellen für Ungeimpfte ohne Varizellen-Anamnese HPV-(Gebärmutterhalskrebs)-Impfung für alle Mädchen
ab 18. Lebensjahr	Jeweils nach 10 Jahren Auffrischimpfung für Tetanus, Diphtherie, einmalig im Erwachsenenalter auch Pertussis und Poliomyelitis
≥ 60 Jahre alt	• Influenza (jährlich mit dem von der WHO empfohlenen Impfstoff) • Pneumokokken (Impfung mit Polysaccharid-Impfstoff, Wiederimpfung im Abstand von 6 Jahren)

Kontraindikationen

Bei allen Impfungen sind folgende Kontraindikationen zu beachten:
- Akute behandlungsbedürftige Erkrankungen, Impfung frühestens 2 Wochen nach Genesung
- Frühere Impfkomplikationen
- Bekannte Allergien gegen Bestandteile des Impfstoffs
- Immundefekte, Impfung in Rücksprache mit Spezialambulanz
- Schwangerschaft: Keine Lebendimpfstoffe.

Übungsfragen

1. Erklären Sie den Begriff „Kinderkrankheiten"!
2. Welche Symptome hat ein Kind mit Masern?
3. Welche Veränderungen können bei einer Rötelnembryopathie auftreten?
4. Welche Symptome hat ein Kind mit einer infektiösen Mononukleose?
5. Nennen Sie die typischen Komplikation bei einer Mumpserkrankung!
6. Beschreiben Sie das Krankheitsbild des Scharlach!
7. Nennen Sie Stadien der Keuchhustenerkrankung mit den typischen Symptomen!
8. Was macht eine HiB-Infektion so gefährlich?
9. Erklären Sie den Unterschied von aktiven und passiven Impfungen!
10. Welche Impfungen gehören zur Grundimmunisierung im Säuglings- und Kleinkindalter?

KAPITEL 15 Krankheiten der blutbildenden Organe, Gerinnungsstörungen und Krebserkrankungen

15.1 Laboruntersuchungen

Die wichtigste allgemeine Blutuntersuchung ist das Blutbild, ggf. mit dem Differenzialblutbild. Zur Diagnose spezifischer Erkrankungen der blutbildenden Organe und der Gerinnungsstörungen stehen weitere wichtige Laboruntersuchungen zur Verfügung.

15.1.1 Blutbild

- **Erythrozyten:** rote Blutkörperchen, transportieren O_2 und CO_2 durch Bindung an Hämoglobin
- **Hämoglobin (Hb):** roter Blutfarbstoff, bei Anämien vermindert, bei Polyglobulie erhöht
- **Hämatokrit (Hk):** Anteil der Zellen am gesamten Blutvolumen, bei Anämien vermindert, bei Polyglobulie erhöht
- **MCV (mittleres corpuskuläres Volumen):** Erythrozytenvolumen
- **MCH (mittlerer corpuskulärer Hämoglobingehalt):** Wert für das Hämoglobin des Einzelerythrozyten
- **MCHC (mittlere corpuskuläre Hämoglobinkonzentration):** Wert für die Hämoglobinkonzentration der Erythrozyten
- **Retikulozyten:** Vorstufe der Erythrozyten, Maß für die Neuproduktion der Erythrozyten
- **Leukozyten:** weiße Blutkörperchen, Aufgaben: Immunabwehr und Entzündungsreaktion. Im **Differenzialblutbild (großes Blutbild)** werden die Leukozyten unterschieden:
  - Neutrophile (Granulozyten): unspezifische Abwehr (➤ 18.1)
  - Lymphozyten: teilen sich in B- und T-Lymphozyten auf, spezifische Abwehr (➤ 18.1)
  - Monozyten: werden zu Makrophagen, unspezifische Abwehr (➤ 18.1)
  - Eosinophile (Granulozyten): Mithilfe bei der Abwehr
  - Basophile (Granulozyten): Mithilfe bei der Abwehr
- **Thrombozyten:** Blutplättchen, sind an der Blutstillung (➤ 15.4.1) beteiligt.

15.1.2 Blutausstrich

Blut wird auf einen Objektträger aufgetragen und ausgestrichen. Unter dem Mikroskop kann dann die Form der Blutzellen beurteilt werden. Die Anzahl

Beurteilung des ausgestrichenen Blutes unter dem Mikroskop

der Blutzellen kann auch ausgezählt werden („Hand-Differenzialblutbild"). Dies ist oft genauer als die Angaben der Blutbildmaschine im Labor. So können z. B. Fragmentozyten, die beim HUS (➤ 7.5.3) auftreten, diagnostiziert werden.

15.1.3 Eisenparameter

- **Eisen:** wichtiger Bestandteil des Hämoglobins
- **Transferrin:** Transporteisen, Eisen wird für den Transport zu den Geweben an Transferrin gebunden
- **Ferritin:** Speichereisen, zur Speicherung im Gewebe wird Eisen an Ferritin gebunden.

15.1.4 Gerinnungswerte

- **Quick (Thromboplastinzeit, INR):** abhängig von der Aktivität der Gerinnungsfaktoren VII, X, V, II und I; Funktion des exogenen Gerinnungssystems in der 1. Phase der Gerinnung bei Schäden im Gewebe, vermindert z. B. bei Vitamin-K-Mangel (➤ 15.4.4)
- **PTT (partielle Thromboplastinzeit):** abhängig von der Aktivität der Gerinnungsfaktoren II, V, VIII, IX, X, XI und XII, Funktion des endogenen Gerinnungssystems in der 1. Phase der Gerinnung bei Schäden der Gefäßwand, erhöht bei Hämophilie (➤ 15.4.4)
- **TZ (Thrombinzeit):** abhängig von Fibrinogen, Antithrombin III und Heparin, Funktion der 2. Phase der Blutgerinnung, bei der Thrombin in Fibrin umgewandelt wird
- **Fibrinogen:** Bestandteil der 2. Phase der Blutgerinnung, auch erhöht als akuter Entzündungsparameter
- **Antithrombin III:** Bestandteil der 2. Phase der Blutgerinnung
- **D-Dimere (Fibrinogenspaltprodukte):** entstehen beim Abbau des Fibrins, deutlich erhöht bei Verbrauchskoagulopathie (➤ 15.4.4) und im Rahmen einer Sepsis (➤ 21.1.3).

Tab. 15.1 Normwerte der Blutwerte für Säuglinge, Kinder, und Jugendliche.

Blutwerte	Säuglinge	Kinder	Jugendliche
Erythrozyten (Mill./µl)	4–6,5	4,5–5,5	4,3–5,7
Hämoglobin (g/dl)	9,2–15	10,8–14,3	10–14
MCV (fl)	75–120	70–90	70–90
MCH (pg)	21–36	23–31	23–31
Hämatokrit (%)	30–54	31–43	33–43
Leukozyten (/µl)	9.000–15.000	8.000–12.000	4.000–9.000
Thrombozyten (/µl)	200.000–300.000	200.000–300.000	200.000–300.000

15.1.5 Normwerte im Kindesalter

Für Neugeborene gelten andere Normwerte als für Säuglinge (➤ Tab. 15.1), diese sind abhängig von dem Lebenstag bzw. der Lebenswoche.

Neugeborene: eigene Normwerte

15.2 Erkrankungen der Erythrozyten

15.2.1 Anämien

Die erniedrigten Erythrozyten- und Hämoglobinwerte werden als Anämie bezeichnet.

- Erythrozyten ↓
- Hämoglobinwerte ↓

Ursachen

- Normochrom (MCH normal) und normozytär (MCV normal)
  - Blutungen
  - Hämolytische Anämien, d. h. vorzeitige Zerstörung der Erythrozyten und erhöhte Nachproduktion (Retikulozyten ↑↑) z. B. bei Sichelzellanämie, Kugelzellanämie, beim HUS (➤ 7.5.3), bei Antikörpern gegen Erythrozyten
- Hypochrom (MCH ↓) und mikrozytär (MCV ↓)
  - Eisenmangel
  - Bei Infekten oder Krebserkrankungen (➤ 15.5)
  - Thalassämie (Bildungsstörung des Hämoglobins)
- Hyperchrom (MCH ↑) und makrozytär (MCV ↑)
  - Folsäure- und Vitamin-B_{12}-Mangel.

Klinik

Die Kinder zeigen eine blasse Haut und Schleimhaut. Schwere Anämien sind durch allgemeine Symptome wie Ermüdung, Abgeschlagenheit, Spielunlust, Konzentrationsschwäche, aber auch durch Schwindel, Tachykardie und Dyspnoe (➤ 4.1.1) gekennzeichnet. Ein langsamer Abfall des Hämoglobins wird recht lange gut kompensiert. Ein akuter Abfall aufgrund einer Blutung kann zu einem Schockgeschehen (➤ 21.1.2) führen.

- Blässe
- Allgemeinsymptome
- Schwindel
- Tachykardie
- Dyspnoe
- Schock

Diagnostik

Die Diagnose ergibt sich aus den Laborwerten. Entsprechend der Ursache werden neben dem Blutbild weitere Parameter notwendig, z. B. Eisenparameter bei V. a. Eisenmangelanämie oder Hämolyseparameter wie LDH und Bilirubin bei V. a. hämolytische Anämie.

Therapie

Ursachenbeseitigung, ggf. EK

Die Therapie beinhaltet in erster Linie die Beseitigung der Ursache. Bei starkem Abfall des Hämoglobinwertes erhält das erkrankte Kind eine Bluttransfusion (Erythrozytenkonzentrat, EK).

15.2.2 Polyglobulie

- Erythrozyten ↑
- Hämoglobinwerte ↑

15

Eine Erhöhung der Erythrozyten- und Hämoglobinwerte wird als Polyglobulie bezeichnet.

Ursachen

Eine primäre Polyglobulie tritt bei Kindern äußerst selten im Rahmen einer überschießenden Produktion des Knochenmarks auf. Sekundäre Formen treten auf bei

- Hypoxie, mehr Erythrozyten können mehr Sauerstoff transportieren
- Dehydratation, durch Verlust an Flüssigkeit (➤ 8.1.2)
- Neugeborenen auch im Sinne eines Flüssigkeitsverlustes (➤ 3.1.2).

Klinik

Blau-rötliche Hautfarbe, Kopfschmerzen, Schwindel

Die Haut der Kinder ist blau-rötlich verfärbt. Oft treten Kopfschmerzen und Schwindel auf.

Diagnostik

Die Laborwerte zeigen die Polyglobulie an.

Therapie

Aderlässe, ggf. zytostatisch

Eine primäre Polyglobulie wird mit Aderlässen und ggf. zytostatisch mittels einer Chemotherapie behandelt. Bei den sekundären Formen steht die Beseitigung der Ursache im Vordergrund.

15.3 Erkrankungen der Leukozyten

- Leukozytose: Leukozyten ↑
- Leukopenie: Leukozyten ↓

Die Erhöhung der Anzahl der weißen Blutkörperchen wird als **Leukozytose,** die Verminderung als **Leukopenie** bezeichnet. In diesem Kapitel wird die Erhöhung und Verminderung der neutrophilen Granulozyten näher dargestellt. Die akuten Leukämien werden in ➤ 15.5.2 behandelt.

15.3.1 Neutrophilie

Die Erhöhung der Anzahl der neutrophilen Granulozyten wird als Neutrophilie bezeichnet.

Neutrophile Granulozyten ↑

Ursachen

- Gesteigerte Produktion
  - Akute Infektionen durch Bakterien, auch Pilze oder Parasiten
  - Chronische Entzündungen, z. B. chronisch entzündliche Darmerkrankungen (➤ 6.4.5), rheumatische Erkrankungen (➤ 18.4.1)
- Vermehrte Mobilisation aus dem Knochenmark
  - Körperliche Anstrengung
  - Stress
  - Therapie mit Kortikosteroiden
- Verlängerte Überlebenszeit
  - Nach Entfernung der Milz.

15

Klinik und Therapie

Die Symptome sind gänzlich abhängig von der Ursache. Die Behandlung der ursächlichen Erkrankung steht im Vordergrund.

Abhängig von der Ursache

15.3.2 Neutropenie

Die Verminderung der absoluten Neutrophilenzahl unter 1.500/µl wird ab dem Kleinkindalter als **Neutropenie** bezeichnet, Werte unter 500/µl als **Agranulozytose.** Beim Säugling sind Werte zwischen 1.000–1.500/µl noch normal.

Absolute Neutrophilenzahl
- ≤ 1.500/µl → Neutropenie
- ≤ 500/µl → Agranulozytose

Ursachen

- Akute Virusinfektionen, z. B. Varizellen (➤ 14.2.4)
- Vitamin-B_{12}- und Folsäuremangel
- Sepsis (➤ 21.1.3) bei Früh- und Neugeborenen
- Autoimmunneutropenie – eine chronische gutartige Erkrankung, die meist in den ersten beiden Lebensjahren zufällig entdeckt wird. Haut- und Schleimhautinfektionen können bei gutartigem Verlauf vorkommen
- Bei primären Immundefekten (➤ 18.2)
- Bei Krebserkrankungen (➤ 15.5)
- Angeboren im Rahmen von Syndromen, z. B. Shwachman-Syndrom (Pankreasinsuffizienz, Neutropenie, Knochenveränderungen, Minderwuchs)
- Medikamente, z. B. Diuretika, Penicilline.

Klinik

Achtung: Infektionen!

Die Symptome sind abhängig von der Grunderkrankung. Aufgrund der Neutropenie kann es zu vermehrten Infektionen kommen.

Diagnostik

Die Laborwerte zeigen die verminderte Neutrophilenzahl. Die absolute Neutrophilenzahl errechnet sich aus dem Leukozytenwert und der Angabe des Differenzialblutbildes für die Neutrophilen. Entsprechend der Verdachtsursache sind weitere Untersuchungen notwendig, wie z. B. die Untersuchung auf Autoantikörper.

Therapie

- Ursachenbeseitigung
- Infektionsprophylaxe

An erster Stelle steht die Ursachenbeseitigung. Bei einer Agranulozytose sollte neben der hygienischen Infektionsprophylaxe auch eine antibiotische und ggf. antimykotische Prophylaxe begonnen werden. Zur hygienischen Infektionsprophylaxe gehört eine gute Mundhygiene.

Rektales Fiebermessen und die Gabe von Suppositorien sollten unterbleiben, um eine Verletzung der Schleimhaut und eine mögliche Eintrittspforte für Keime zu vermeiden.

15.4 Erkrankungen der Thrombozyten und Gerinnungsstörungen

15.4.1 Pathophysiologische Grundlagen

Gleichgewicht zwischen Blutgerinnung und Fibrinolyse durch:
- Thrombozyten
- Gerinnungssystem
- Gefäße

Hämorrhagische Diathese = krankhaft gesteigerte Blutungsneigung

Die **Thrombozyten** (Blutplättchen), das **Gerinnungssystem** und die **Gefäße** sind die drei wichtigen Faktoren, die ein Gleichgewicht zwischen Blutgerinnung und Auflösung von Blutgerinnseln (Fibrinolyse) herstellen.
Störungen der Gerinnung können zu einer krankhaft gesteigerten Blutungsneigung führen, die als **hämorrhagische Diathese** bezeichnet wird. ➤ Tab. 15.2 fasst die Reaktionen des Organismus auf eine Gefäßläsion mit Blutung und mögliche Störungen zusammen. Störungen der Fibrinolyse führen zur Thrombenbildung. Der Blutfluss in dem entsprechenden Gefäß ist behindert. Eine mögliche Ursache ist eine Thrombozytose. Auf die Veränderungen der Thrombozyten und die Störungen im Gerinnungssystem wird in diesem Kapitel näher eingegangen. Störungen der Gefäße, die zu Blutungen führen können, behandelt Kapitel ➤ 18.3.

15.4.2 Thrombozytose

Thrombozyten ↑

Als Thrombozytose wird die Erhöhung der Thrombozytenzahl bezeichnet.

Tab. 15.2 Reaktionen des Organismus auf eine Gefäßläsion mit Blutung, mögliche Ursachen einer erhöhten Blutungsneigung.

Reaktion	Beschreibung	Mögliche Ursachen einer erhöhten Blutungsneigung
1. Gefäßreaktion	Gefäß zieht sich zusammen (Vasokonstriktion) und Intima rollt sich ein	**Vaskulopathie:** Krankhaft veränderte Gefäße, z. B. Purpura Schönlein-Henoch (➤ 18.3.1)
2. Blutstillung	Thrombozyten lagern sich an das Gefäßleck und bilden einen Thrombozytenpfropf (Thrombozytenaggregation). Dieser sog. weiße Thrombus ist instabil	• **Thrombozytopenie:** Thrombozytenmangel (➤ 15.4.3), z. B. bei Leukämie (➤ 15.5.2) und anderen Bildungsstörungen • **Thrombozytopathie:** Thrombozytenfunktionsstörung, selten, z. B. medikamentös durch Acetylsalicylsäure
3. Gerinnung	Eine Reihe verschiedener Gerinnungsfaktoren veranlassen in einer Kettenreaktion die Bildung eines Fibrinnetzes, das sich über den weißen Thrombus legt und ihn stabilisiert. Es entsteht der sog. endgültige Thrombus	**Koagulopathie** • Angeborener Mangel an Gerinnungsfaktoren, z. B. Hämophilie (➤ 15.4.4) • Medikamentös, z. B. Marcumar®

Ursachen

Primäre vs. sekundäre

Eine primäre Thrombozytose bei der gesteigerten Thrombozytenproduktion des Knochenmarks wird von sekundären Thrombozytosen unterschieden. Beispiele für sekundäre Thrombozytosen:

- Entzündlichen Erkrankungen, z. B. akute virale und bakterielle Infektionen, chronisch entzündlichen Erkrankungen wie M. Crohn (➤ 6.4.5) oder rheumatische Erkrankungen (➤ 18.4)
- Immunologische Erkrankungen, z. B. Nephrotisches Syndrom (➤ 7.5.2), Kawasaki-Syndrom (➤ 18.3.2)
- Krebserkrankungen, z. B. Lymphome (➤ 15.5.4), Neuroblastom (➤ 15.5.5).

Klinik

Häufig unauffällig

Die sekundären Formen sind in der Regel klinisch unauffällig. Bei deutlicher Erhöhung der Thrombozytenzahlen besteht die Gefahr einer Thrombose.

Diagnostik

Ggf. Knochenmarksuntersuchung

In der Laboruntersuchung fallen die erhöhten Thrombozytenzahlen auf. Eine primäre Störung oder eine Krebserkrankung wird durch die Beurteilung des Knochenmarkausstrichs diagnostiziert.

Therapie

Ggf. ASS, Heparin

Die Behandlung der Ursache steht an erster Stelle. Erkrankungen im Rahmen von Knochenmarksstörungen bedürfen einer entsprechenden Therapie. Bei Thromboseneigung wird Acetylsalicylsäure und ggf. Heparin eingesetzt.

15

15.4.3 Thrombozytopenie

Thrombozyten ↓

Die Verminderung der Thrombozytenzahlen wird als Thrombozytopenie bezeichnet. Das Blutungsrisiko ist abhängig von der Größe der Thrombozyten und der Gesamtmenge, nicht von der Zahl. Junge große Thrombozyten haben eine bessere Funktion.

Ursachen

- Verminderte Produktion
  - Angeborene und vererbte Thrombozytopenien
  - Medikamente, z. B. Heparin, Acetylsalicylsäure, Indometacin
  - Mangelernährung, z. B. Eisen- oder Folsäuremangel
  - Krebserkrankungen, z. B. Leukämien (➤ 15.5.2), Lymphome (➤ 15.5.4)
- Erhöhter Umsatz und Abbau
  - Antikörper gegen Thrombozyten, z. B. Immunthrombozytopenische Purpura (ITP)
  - Hämolytisch-urämisches Syndrom (➤ 7.5.3)
  - Herzfehler (➤ 5.2)
  - Verbrauchskoagulopathie (➤ 15.4.4)
  - Vergrößerte Milz.

Klinik

Blutungen

Aufgrund der Thrombozytopenie ist die Blutstillung gestört. Klinische Zeichen einer erhöhten Blutungsneigung sind Petechien (stecknadelkopfgroße Einblutungen in die Haut), Haut- und Schleimhautblutungen, gastrointestinale Blutungen und Hämaturie. Bei Säuglingen können Hirnblutungen auftreten.

Therapie

Abwarten, ggf. Immunglobuline oder Prednisolon

Eine Behandlung der Ursache steht an erster Stelle. Bei der ITP ist eine abwartende Haltung bei gutem Allgemeinbefinden und Thrombozytenzahlen ≥ 30.000/µl zu empfehlen. Bei Thrombozytenzahlen darunter ist die Therapie mit Immunglobulinen oder Prednisolon i. v. zu erwägen. Diese Kinder sollten stationär aufgenommen werden.

Pflege

Eine Thrombozytopenie führt zu einer verstärkten Blutungsneigung. Die Kinder müssen vor Verletzungen geschützt und regelmäßig auf Blutungszeichen untersucht werden (z. B. Petechien, Hämatome, gastrointestinale oder Schleimhautblutungen, Blut im Urin, Bewusstsein). Die Pflegenden achten darauf, dass das Kind keine heißen Bäder oder Dampfbäder nimmt. Diese haben eine gefäßerweiternde Wirkung. Außerdem sind heiße Wickel und heftiges Naseputzen verboten. Bei Nasenbluten wird lokal mit einem Hämostatikum behandelt. Eine Eiskrawatte kann die Blutung zum Sistieren bringen. Bei unaufhörlichem Nasenbluten ist der HNO-Arzt hinzuzuziehen. Durch eine angemessene Obstipationsprophylaxe wird das Pressen beim Stuhlgang verhindert. Einläufe und rektale Temperaturkontrollen, sowie intramuskuläre und subkutane Injektionen dürfen bei einer Thrombozytopenie nicht angewendet werden.

15.4.4 Koagulopathien

Koagulopathien können durch angeborene Störungen, wie den Mangel an Gerinnungsfaktoren, z. B. bei der Hämophilie A und B ausgelöst werden. Erworbene Störungen treten auf bei

- Mangelhafter Bildung, z. B. bei Lebererkrankungen, Vitamin-K-Mangel
- Vermehrtem Verbrauch, z. B. Verbrauchskoagulopathie.

Gerinnungsfaktoren ↓ durch mangelhafte Bildung oder vermehrten Verbrauch

Hämophilie (Bluterkrankheit)

Ursachen, Formen und Häufigkeit

Bei der Bluterkrankheit handelt es sich um eine X-chromosomal-rezessiv (➤ 2.2.1) vererbte Koagulopathie, die in der Regel nur Jungen und Männer mit einer Häufigkeit von 1 : 10.000 betrifft. Bei 30 % tritt diese Erkrankung infolge einer Neumutation auf. In diesen Familien war bisher keiner erkrankt.
Zwei Formen der Hämophilie werden unterschieden:

- Hämophilie A (85 %): Mangel an Gerinnungsfaktor VIII (F VIII)
- Hämophilie B (15 %): Mangel an Gerinnungsfaktor IX (F IX).

Die vorhandene Restaktivität des Gerinnungsfaktors bestimmt den Schweregrad der Erkrankung, z. B. schwere Hämophilie bei 1 %, leichte Hämophilie bei 5–15 % Aktivität.

- X-chromosomal-rezessive Vererbung
- Neumutation möglich

- Hämophilie A: F VIII ↓
- Hämophilie B: F IX ↓

Klinik

Die Symptome treten in Abhängigkeit vom Schweregrad der Erkrankung auf. Kinder, die an einer leichten bis mittelschweren Form der Hämophilie erkrankt sind, neigen zu ausgedehnten Hämatomen. Relativ geringe Verletzungen führen zu Blutungen über Stunden oder Tage. Charakteristisch für die schweren Formen sind Blutungen in Muskeln und Gelenken (Hämarthros), v. a. in Ellenbogen- und Kniegelenken, die zu degenerativen Veränderungen und Versteifungen führen können.

Spontane Blutungen, auch in Muskeln und Gelenken

Diagnostik

Bei vielen Patienten ist die positive Familienanamnese wegweisend. In der Gerinnungsdiagnostik ist die PTT (➤ 15.1.4) verlängert. Ebenso wird die Aktivität von F VIII und F IX bestimmt.

Familienanamnese, PTT ↑, F VIII bzw. F IX ↓

Therapie

Substitution von F VIII bzw. F IX

Bei einer schweren Hämophilie werden regelmäßig F VIII bzw. F IX intravenös substituiert. Bei leichteren Formen werden sie nur bei Bedarf verabreicht, z. B. bei Blutungen oder vor Operationen.

Vitamin-K-Mangel

Fettlöslich, wichtig für Faktor II, VII, IX, X, Protein C und S

Vitamin K ist ein fettlösliches Vitamin. Es ist notwendig für die Herstellung der Gerinnungsfaktoren II, VII, IX, X sowie der Proteine C und S, die in der Fibrinolyse eine wichtige Rolle spielen.

Ursachen

- Neugeborene oder Frühgeborene, die keine Substitution erhalten haben (➤ 3.1.4)
- Malabsorptionssyndrome (➤ 6.4.2)
- Lebererkrankungen (➤ 6.6.3).

Klinik

Blutungen

Aufgrund des Mangels an Gerinnungsfaktoren sind Blutungen in allen Körperregionen möglich:
- Gastrointestinale Blutungen
- Blutungen der Mund- und Nasenschleimhaut
- Hautblutungen
- Bei Neugeborenen: schwere Hirnblutungen und Blutungen aus dem Nabelstumpf.

Diagnostik

PTT ↑, Quick ↓

In der Laboruntersuchung zeigen sich eine verlängerte PTT und ein erniedrigter Quick-Wert. Die Faktoren II, VII, IX, X sind erniedrigt.

Therapie

Vitamin K

Vitamin K wird langsam subkutan oder intravenös, im weiteren Verlauf oral verabreicht. Darunter normalisieren sich die Gerinnungswerte. Neugeborene erhalten eine Vitamin-K-Prophylaxe (➤ 3.1.4).

Verbrauchskoagulopathie

Disseminierte intravasale Gerinnung mit Blutungen *und* Thromben

Bei der disseminierten intravasalen Gerinnung entstehen in den kleinen Gefäßen kleine Thromben. Damit werden Gerinnungsfaktoren und Thrombozyten verbraucht. Es liegt eine Verbrauchskoagulopathie vor, die zu Blutungen führt. Somit treten Thromben und Blutungen gleichzeitig auf.

Ursachen

- Peripartale Asphyxie (➤ 3.3) mit Sauerstoffmangel und Schock
- Unfälle, z. B. mit Schädel-Hirn-Trauma (➤ 9.7), mit Schock (➤ 21.1)
- Septische Erkrankungen, z. B. Meningokokkensepsis (➤ 9.6), auch andere bakterielle Infektionen.

Klinik

Die klinischen Symptome sind Blutungen und Mikrozirkulationsstörungen mit Thrombenbildung und marmorierter Haut. Weiterhin treten Symptome der Grunderkrankung und des Schockgeschehens bis zum Multiorganversagen auf.

Blutungen und Mikrozirkulationsstörungen

Diagnostik

- Gerinnungswerte: PTT ↑, Quick ↓, Thrombozyten ↓, Antithrombin III ↓, Fibrinogen ↓, D-Dimere ↑↑
- Veränderungen entsprechend der Grunderkrankung beim Säure-Basen-Haushalt (➤ 8.2), der Nierenfunktion (➤ 7.5.4), Entzündungszeichen.

Therapie

Die Behandlung der Grundkrankheit, z. B. des Schocks oder der Sepsis steht an erster Stelle. Ein Sauerstoffmangel muss, z. B. durch Beatmung, behoben werden. Eine Azidose muss ausgeglichen werden. Die erkrankten Kinder erhalten ggf. Thrombozyten und Gerinnungsfaktoren, z. B. im Fresh Frozen Plasma (FFP). Weiterhin ist eine Therapie der Verbrauchskoagulopathie mit der Gabe von Antithrombin III intravenös möglich. Sollte dies nicht zur Stabilisierung der Situation führen, beginnt die Therapie mit Heparin i. v.

- Behandlung der Grundkrankheit
- Thrombozyten, FFP, AT III, Heparin

15.5 Krebserkrankungen im Kindes- und Jugendalter

15.5.1 Übersicht

Häufigkeit

Krebserkrankungen stellen nach Unfällen die zweithäufigste Todesursache im Kindes- und Jugendalter dar. Trotzdem sind Krebserkrankungen bei Kindern relativ selten. In Deutschland erkranken jährlich etwa 1.700 Kinder und Jugendliche neu an einer bösartigen Erkrankung.

Ca. 1.700 Neuerkrankungen/Jahr

Ursachen

- Meist unklare Ursache
- Abnormes Zellwachstum, Neoplasie

Krebs ist ein Oberbegriff für über hundert verschiedene Arten maligner, d. h. bösartiger Erkrankungen, die sich in Verlauf, Therapie und Prognose oft sehr stark voneinander unterscheiden. Alle sind jedoch durch ein verändertes, unkontrolliertes Zellwachstum gekennzeichnet. Daher spricht man auch von **Neoplasien** (Neubildungen). Die entstehenden unreifen Zellen übernehmen keine Funktion für den Organismus. Die gesunden Zellen werden stark beeinträchtigt und zunehmend verdrängt. Neoplasien beruhen auf einer Fehlschaltung der Zellgene, die das Zellwachstum regulieren. Die Ursachen dieser Fehlverschaltung sind bis heute weitgehend ungeklärt. Gesichert ist die Bedeutung von

- Genetischen Faktoren, z. B. erkranken Kinder mit Trisomie 21 ca. 20-mal häufiger an einer Leukämie im Vergleich zu gesunden Kindern (➤ 2.1.1)
- Radioaktiven Strahlen.

Pflege

Die Pflegeprobleme sind im Einzelfall abhängig von der individuellen Situation des kranken Kindes. Die Probleme und Krankheitszeichen sind abhängig von der Art und Lokalisation des Tumors. Hinzu kommen Beschwerden, welche durch das Tumorwachstum verursacht werden. Weiterhin hängt die Pflege vom Krankheitsstadium, der Art und Wirkung der Therapie und natürlich auch von der Persönlichkeit des Kindes ab. Die Krankheit und die Behandlung der Erkrankung können gleichermaßen zu Pflegeproblemen führen. Eine Blutungsneigung kann durch eine **Thrombozytopenie,** durch die Zytostatikatherapie, Tumorinfiltration ins Knochenmark usw. auftreten. Die pflegerischen Maßnahmen sind unter ➤ 15.4.3 aufgeführt.

Bedingt durch eine **verminderte Leukozytenzahl,** besonders bei Bestrahlung und/oder Chemotherapie, sind die Kinder oft infektanfällig. Darum ist auf eine sorgfältige Körperhygiene mit guter Haut- und Schleimhautbeobachtung zu achten. Viele Zytostatika schädigen die Schleimhäute. Durch eine gute Mundinspektion und Mundpflege können Infektionen im Mund verhindert oder rechtzeitig erkannt und behandelt werden.

Nicht alle Patienten haben **Schmerzen.** Die Angst vor den Schmerzen und unangenehmen Untersuchungen ist für die Kinder oft viel schlimmer. Wichtig ist hier, die Kinder ernst zu nehmen und während der ärztlich verordneten Therapie als Ansprechpartner immer in der Nähe zu sein. Oft hilft schon das Zuhören oder einfach nur da zu sein.

Häufig treten **Ernährungsprobleme** durch konsumierende Tumoren auf, was bis zu einer Kachexie führen kann. Die intensiven Therapien gehen meist mit Appetitlosigkeit, Übelkeit und Erbrechen einher. Bei der Chemotherapie fehlt oft die Geschmacksempfindung. Durch die Ulzerationen und Infektionen der Mundschleimhaut kommt es zu Schluckstörungen. Diese Probleme ziehen meist Gewichtsverlust, Müdigkeit, Erschöpfung und eine psychische Beeinträchtigung nach sich. Durch die negative Erfahrung von Übelkeit und Erbrechen während der Zytostatikatherapie ist bei vielen Kindern die Nahrungsaufnahme gestört. Eine zeitlich gut geplante ärztlich angeordnete antiemetische

Therapie ist strikt zu befolgen. Um die Kinder überhaupt zum Essen zu motivieren, ist es wichtig, dass ihre Wünsche und Bedürfnisse berücksichtigt werden. Die Ernährung sollte ausgewogen sein. Eine Obstipationsprophylaxe ist erforderlich, weil bestimmte Medikamente eine Darmatonie verursachen und damit zu schwerer Obstipation führen können.
Die Kinder, und auch die Angehörigen, haben meist massive psychische Probleme. Hinzu kommen die Trauer und die Angst vor dem Sterben. Durch das individuelle Krankheitserleben ist auf jeden Patienten besonders einzugehen.

Krebsarten

Häufig Leukämien

Das Spektrum der Krebserkrankungen bei Kindern unterscheidet sich deutlich von dem Erwachsener. Am häufigsten erkranken Kinder an
- Leukämien (ca. 35 %)
- Hirntumoren (ca. 20 %)
- Lymphomen (ca. 10 %).

Seltenere Tumoren sind in ➤ Tab. 15.3 zusammengefasst.

15.5.2 Leukämien

Pathomechanismus und Formen

Etwa ein Drittel aller krebskranken Kinder in Deutschland leiden an Leukämien. Somit stellen Leukämien die häufigste maligne Erkrankung in der Pädiatrie dar.

Abnorme Vermehrung unreifer Leukozyten:
- 80 % ALL
- 20 % AML

Leukämien entstehen im Knochenmark, dem Ort der Blutbildung. Der normale Reifungsprozess der Leukozyten ist gestört und unreife weiße Blutkörperchen, sog. Leukoblasten, nehmen explosionsartig zu. Dadurch wird die normale Blutbildung behindert und die Anzahl der funktionstüchtigen Leukozyten, Erythrozyten und Thrombozyten nimmt ab.
Akute und chronische Leukämien werden unterschieden. Kinder leiden in der Regel an akuten Formen, von denen es wiederum zwei Arten gibt:
- Die **akute lymphatische Leukämie (ALL)** geht von den Lymphozyten aus. Die ALL ist mit 80 % die häufigere Form und betrifft hauptsächlich Kinder im Alter von 3–7 Jahren. Die Heilungschancen sind heute ausgesprochen gut
- Die **akute myeloische Leukämie (AML)** geht von den Granulozyten aus. Die Prognose ist ungünstiger als bei der ALL.

Klinik

Meistens beginnt die Erkrankung schleichend mit uncharakteristischen **Allgemeinsymptomen** wie Appetitlosigkeit, Bauchschmerzen, Gewichtsverlust und unklarem Fieber. Hinzu kommen Krankheitszeichen, die auf die **gestörte Blutbildung** zurückzuführen sind:
- Anämie (➤ 15.2.1) mit Blässe, Müdigkeit und Leistungsminderung
- Leukopenie (➤ 15.3.2) mit erhöhter Infektanfälligkeit

- Thrombozytopenie (➤ 15.4.3) mit Blutungen, z. B. Nasenbluten, und Hämatomen (Blutergüsse) bei nur geringen äußeren Einflüssen.

Mit fortschreitendem Prozess können die Blasten über das Blut in andere **Organsysteme** gelangen und es kommt ggf. zu

- Vergrößerten Lymphknoten
- Leber- und Milzvergrößerung
- Wechselnden Gelenk- und Knochenschmerzen, Kleinkinder werden unleidlich und wollen getragen werden
- Seltener Haut- oder Hodenbefall.

Bei der gefürchteten **ZNS-Beteiligung** können folgende Symptome auftreten:

- Kopfschmerzen und Erbrechen
- Hirnnervenausfälle (z. B. Sehstörungen).

Diagnostik

Die umfangreiche Diagnostik beinhaltet

- Blutuntersuchungen
- Knochenmarkpunktion
- Lumbalpunktion, um eine ZNS-Beteiligung zu erkennen
- Bildgebende Verfahren wie Röntgen-Thorax und Sonografie des Abdomens, um eine Organbeteiligung auszuschließen.

Pflege

Bevor eine invasive Diagnostik oder invasive Pflegemaßnahmen bei den kleinen Patienten durchgeführt werden, sollte vor allem ein Gesichtspunkt nicht außer Acht gelassen werden: Das Patientenzimmer sollte für die Kinder unbedingt ein Raum relativen Wohlfühlens sein und bleiben. Daher empfiehlt es sich dringend, gemeinsam mit dem Kind für die Durchführung der Maßnahme einen geeigneten anderen Raum aufzusuchen, wie etwa den Behandlungsraum der Station. Hier ist die nötige Ruhe vorhanden, um den Eingriff unter korrekten hygienischen Verhältnissen durchzuführen. Darüber hinaus kann die Intimsphäre der Kinder so am besten geschützt werden. Zudem kann der Eingriff in dem separaten Raum sehr gut vorbereitet werden.

Bei der **Knochenmarkpunktion** handelt es sich um die Punktion der Markräume platter Knochen. Ziel ist die Entnahme von Knochenmark zur histologischen Diagnostik von Erkrankungen des blutbildenden Knochenmarks oder zur Knochenmarkspende. Die Punktionsstellen können je nach Alter des Kindes unterschiedlich sein. Beim Neugeborenen bis zum Alter von 4 Wochen wird die Tibia punktiert. Bei allen anderen Altersstufen ist der vordere und hintere Beckenkamm zur Entnahme von Knochenmark geeignet. Sowohl das Kind selbst, wie auch die Eltern sollten vom Arzt und den Pflegenden in einer altersgerechten und gut verständlichen Weise auf den Eingriff vorbereitet werden. In der Vorbereitung des Eingriffs werden Blutwerte wie die Gerinnung und das Blutbild kontrolliert. Da das Kind für den Eingriff eine Sedierung oder Kurznarkose erhält, muss es für den Eingriff auch nüchtern sein. Das Material für die Punktion sollte vorbereitet sein, bevor das

Kind in den Eingriffsraum gebracht wird. Die Durchführung erfolgt am günstigsten mit Hilfe von zwei Pflegenden:

- Eine Pflegende kümmert sich um die Lagerung und Fixierung des Kindes und achtet gleichzeitig während des Eingriffs auf Schmerzäußerungen und Veränderungen von Bewusstseinslage und Vitalfunktionen
- Die zweite Pflegende reicht dem Arzt die entsprechenden Materialien an und versorgt das Knochenmark für das Labor. Außerdem legt sie nach der Punktion einen Druckverband an.

Die Punktionsstelle wird 2 Stunden mit einem Sandsack beschwert. Das Kind muss danach 4 Stunden Bettruhe einhalten (bzw. bis zum Nachlassen der Sedierung, Narkose). Der Verband wird stündlich auf Nachblutungen kontrolliert. Um eine Infektion rechtzeitig zu erkennen, wird alle 4–6 Stunden nach der Punktion die Temperatur kontrolliert.

Therapie

Kinder mit einer Leukämie müssen in pädiatrisch-onkologischen Zentren behandelt werden. Die Therapie dauert insgesamt 2–3 Jahre und gliedert sich in zwei große Abschnitte:

- Chemotherapie:
  - Induktionsbehandlung → Remission; ZNS-Prophylaxe
  - Dauerbehandlung → Heilung
- KMT

Induktionsbehandlung

Während der stationär durchgeführten Induktionsbehandlung wird eine hoch dosierte, kombinierte Chemotherapie eingesetzt. Durch den Einsatz von Zytostatika (Medikamente, welche die Zellteilung hemmen) werden bereits im ersten Behandlungsmonat 99 % der Leukämiezellen zerstört. Damit erreicht man eine sog. Remission. Während der Remission gehen die Krankheitszeichen zurück. Da jedoch ein Rezidiv (Rückfall) möglich ist, bedeutet Remission nicht Heilung. Um das ZNS vor Leukämiebefall zu schützen, werden die Medikamente auch in den Spinalkanal eingebracht und bei einigen Kindern wird zusätzlich der Schädel bestrahlt.

Dauerbehandlung

Während der ambulanten Dauerbehandlung erhält das Kind die Medikamente in Form von Tabletten und stellt sich zu regelmäßigen Kontrolluntersuchungen vor. Ziel der Dauertherapie ist es, aus der Remission eine Heilung zu machen, d.h. zu verhindern, dass aus vereinzelten Leukämiezellen Rezidive entstehen. Bei entsprechenden Risikopatienten oder bei Patienten mit einem Rezidiv besteht die Möglichkeit einer Knochenmarktransplantation (KMT), oder peripheren Stammzelltransplantation mit sehr guter Prognose.

Prognose

Relativ gute Prognose

Bleibt das Kind insgesamt 5 Jahre rezidivfrei, kann es mit großer Sicherheit als geheilt angesehen werden.

- 75 % aller Kinder mit einer ALL können geheilt werden
- Bei 80 % aller Kinder mit der selteneren AML wird eine Remission erzielt, davon werden 50 % geheilt.

15.5.3 Hirntumoren

Zweithäufigste Neoplasie

Tumoren des ZNS sind nach den Leukämien die zweithäufigsten Neoplasien des Kindesalters. Sie treten meistens vor dem 10. Lebensjahr auf und befinden sich v. a. im Kleinhirn und im Hirnstamm. In Abhängigkeit von der histologischen Beschaffenheit handelt es sich z. B. um Medulloblastome, Astrozytome und Ependymome. Symptomatik und Prognose sind abhängig von der Art, der Größe und der Lokalisation des Tumors.

Klinik

Hirntumoren verursachen in Abhängigkeit von ihrer Lage und Ausdehnung zahlreiche höchst unterschiedliche Symptome:
- Hirndruckzeichen, z. B. starke Kopfschmerzen und Nüchternerbrechen
- Säugling: abnormes Schädelwachstum (Kopfumfang kreuzt die Perzentilen ➢ 1.4.2)
- Kleinhirntumoren: muskuläre Hypotonie, Ataxie, Fallneigung, Gangstörung und Kopfschiefhaltung
- Tumoren im Hirnstamm: Hirnnervenausfälle, Sprachstörungen
- Verhaltensauffälligkeiten wie Antriebsminderung, Spielunlust und Verstimmung
- Tumoren im Großhirn: selten, zerebrale Anfälle (➢ 9.4), Paresen oder Sensibilitätsstörungen.

Diagnostik

- Neurologische Untersuchung
- CT, MRT

Die Diagnostik beinhaltet eine umfangreiche neurologische Untersuchung, einen Nachweis von Tumorzellen im Liquor und bildgebende Verfahren wie CT bzw. MRT, um die Tumorlokalisation und Ausdehnung exakt zu bestimmen.

Therapie und Prognose

- Primärtherapie meist OP
- Heilung bei 30–70 %

Hirntumoren werden neurochirurgisch entfernt, falls die Lage des Tumors und der Zustand des Kindes eine Operation zulassen. In Abhängigkeit vom Operationserfolg und vom histologischen Befund wird zusätzlich eine Strahlen- bzw. Chemotherapie durchgeführt. Die Heilungschancen für Hirntumoren im Kindesalter variieren beträchtlich, sie liegen etwa zwischen 30 und 70 %.

15.5.4 Lymphome

- Lymphknoten und Milz erkrankt
- Hodgkin-Lymphome
- Non-Hodgkin-Lymhome

Lymphome sind Krebsformen, die von den Lymphknoten und der Milz ausgehen. Morbus-Hodgkin-Lymphome werden histologisch von Non-Hodgkin-Lymphomen unterschieden.

Klinik

- Lymphknotenschwellung, bei Hodgkin-Lymphomen häufig schmerzloser Befall der Halslymphknoten
- Allgemeinsymptome wie Fieber, Abgeschlagenheit, Gewichtsverlust
- Symptome in Abhängigkeit von der Lokalisation
  - Befall der Lymphknoten im Mediastinum mit Kompression der Trachea oder Bronchien, Reizhusten, Atemnot, Pleuraerguß
  - Bei Non-Hodgkin-Lymphomen häufig Befall der abdominalen Lymphknoten, Beschwerden wie bei einer Appendizitis (➤ 6.4.4) oder Invagination (➤ 6.4.6)
  - Knochenmarksbefall mit Thrombozytopenie (➤ 15.4.3), Anämie (➤ 15.2.1)
  - ZNS-Befall mit Hirndruckzeichen, Kopfschmerzen, Hirnnervenschädigungen.

Diagnostik

- Laborwerte: Blutbild, Leber-, Nierenwerte, LDH
- Lymphknotenbiopsie
- Sonografie von Lymphknoten und Abdomen
- Röntgen-Thorax, CT oder MRT, um das Ausmaß der Erkrankung zu erfassen.

Therapie

Lymphome werden in Abhängigkeit vom histologischen Typ in Studienprotokollen behandelt. Somit werden alle Kinder in Deutschland, ggf. in Europa nach demselben Schema therapiert. Die Studienzentrale legt im Therapieprotokoll die Art und Länge der Behandlung und die Kombination der Zytostatika fest. Weiterhin bestehen entsprechende Einschlusskriterien für verschiedene Untergruppen des Protokolls. Beim Hodgkin-Lymphom erfolgt ggf. eine Bestrahlung.

In Studienprotokollen mit Polychemotherapie, ggf. Bestrahlung

Prognose

Die Hodgkin-Lymphome sind derzeit die Tumoren mit der besten Heilungschance von ≥ 90 %.

Hodgkin-Lymphome > 90 % Heilungschance

15.5.5 Übersicht über weitere Tumoren im Kindesalter

In ➤ Tab. 15.3 werden weitere Tumoren, die im Kindesalter auftreten, näher erläutert.

Tab. 15.3 Übersicht über weitere solide Tumoren im Kindesalter.

Tumor	Wichtige Merkmale
Nephroblastom (Wilms-Tumor)	Sichtbarer und tastbarer Tumor im Bauchraum, der von Nierenzellen ausgeht. Diagnose mittels Sonografie, keine Biopsie! Präop. Chemotherapie, Operation, postop. Chemotherapie oder Bestrahlung
Neuroblastom	Häufigster Tumor nach den Hirntumoren, ausgehend vom sympathischen Nervenzellengeflecht oder der Nebennierenrinde, produziert Katecholamine. Metastasen in Knochenmark und Knochen. Mögliche Diagnose durch Nachweis von Vanillinmandel- und Homovanillinsäure im Urin. Operative Entfernung in Kombination mit Chemo- und Strahlentherapie
Knochentumoren	Schmerzen und Schwellung des Knochens, häufig durch Trauma fehlinterpretiert. Diagnose durch Röntgen, ggf. CT, MRT, Knochenszintigrafie. Therapie durch Kombination aus Operation, Chemotherapie und Bestrahlung
Retinoblastom	Tumor ausgehend von den Zellen der Netzhaut, in ca. 10 % vererbt, ein- und beidseitige Erkrankung, mögliche Leukokorie (➤ 10.1.3) und Strabismus (➤ 10.2) sind klinische Hinweise. Lokale Bestrahlung, Laser- oder Kältetherapie, ggf. Chemotherapie

Übungsfragen

1. Welche Ursachen für Anämien gibt es?
2. Wie ist die Neutropenie definiert?
3. Wodurch entsteht eine Neutrophilie?
4. Nennen Sie die Ursachen für sekundäre Thrombozytosen!
5. Beschreiben Sie die Symptome einer Thrombozytopenie!
6. Welche Diagnostik wird bei dem V. a. einen Vitamin-K-Mangel durchgeführt?
7. Was ist eine Verbrauchskoagulopathie?
8. An welchen malignen Erkrankungen leiden Kinder am häufigsten?
9. Welche Symptome treten bei einer Leukämie auf?
10. Nennen Sie wichtige solide Tumoren im Kindesalter!

KAPITEL 16 Stoffwechselkrankheiten

16.1 Störungen des Kohlehydratstoffwechsels

16.1.1 Diabetes mellitus

Physiologische Grundlagen

Nüchternblutzucker: 70–100 mg/dl

Die Glukosekonzentration im Blut (auch: Blutzucker, BZ) wird normalerweise konstant auf einem Nüchternwert von 70–100 mg/dl gehalten. Bei Abweichungen spricht man von:

- Hyperglykämie (BZ ≥ 140 mg/dl)
- Hypoglykämie (BZ ≤ 50 mg/dl).

Insulin:
- Bildung in B-Zellen des Pankreas
- Ausschüttung bei BZ ↑

In dem Regelsystem spielt das Insulin, das von den B-Zellen der Langerhans-Inseln im Pankreas gebildet wird, eine wichtige Rolle. Insulin ist ein lebenswichtiges Peptidhormon aus 51 Aminosäuren. Es wird ausgeschüttet, wenn der Blutzuckerspiegel ansteigt. Nachdem es die Insulinrezeptoren der Zelle besetzt hat, wirkt es folgendermaßen:

- Insulin fördert die Aufnahme von Glukose in die Zelle
- Insulin stimuliert den Aufbau von Glykogen und Fett
- Insulin hemmt den Abbau von Glykogen und Fett.

MERKE
Alle Wirkungen des Insulins führen also dazu, dass die Glukosekonzentration im Blut gesenkt wird.

Veränderte Empfindlichkeit der Insulinrezeptoren

Die Empfindlichkeit der Insulinrezeptoren wird durch einige Faktoren beeinflusst:

- Muskelaktivität erhöht die Empfindlichkeit der Insulinrezeptoren, d. h. Glukose wird vermehrt in die Zelle eingeschleust, in Speicherformen überführt und der Blutzuckerspiegel sinkt
- Unter permanentem Insulineinfluss, z. B. infolge übermäßiger Glukosezufuhr, nimmt die Empfindlichkeit der Insulinrezeptoren ab. Dieser Prozess wird auch als Down-Regulation bezeichnet, es resultiert eine Insulinresistenz und der Blutzuckerspiegel steigt.

Glukagon: Gegenspieler des Insulins

Das in den A-Zellen des Pankreas gebildete Glukagon ist der Gegenspieler des Insulins, d. h. dass Glukagon bei Hypoglykämie ausgeschüttet wird und für einen Anstieg des Blutzuckerspiegels sorgt.

Formen

Hyperglykämie im Nüchternzustand

Unter Diabetes mellitus (auch: Zuckerkrankheit) versteht man eine Gruppe von Erkrankungen, denen eine Hyperglykämie im Nüchternzustand und nach den Mahlzeiten gemeinsam ist. Man unterscheidet einen primären von einem sekundären Diabetes mellitus.

Primärer Diabetes mellitus

Typ-1-Diabetes

Typ-1: fehlende B-Zellen → Insulinmangel

Infolge eines Autoimmunprozesses (➤ 18.4) gehen die insulinproduzierenden B-Zellen des Pankreas zugrunde und es liegt ein absoluter Insulinmangel vor. Die Autoimmunreaktion kann durch Virusinfektionen, z. B. Mumps (➤ 14.2.2) ausgelöst werden oder genetisch veranlagt sein. Der Typ-1-Diabetes manifestiert sich v. a. im Kindes- und Jugendalter.

Typ-2-Diabetes

Typ-2: zu viel Glukose, Bewegungsmangel → Insulinresistenz

Der Typ-2-Diabetes zählt zum metabolischen Syndrom (auch: Wohlstandssyndrom). Bei diesen Patienten führen übermäßige Glukosezufuhr sowie Bewegungsmangel zu einer Insulinresistenz. Da der anhaltend hohe Blutzuckerspiegel die Bauchspeicheldrüse veranlasst, immer mehr Insulin zu produzieren, kann sie mit der Zeit erschöpfen. Bisher waren Typ-2-Diabetiker bei Erkrankungsbeginn in der Regel älter als 40 Jahre. Mittlerweile beobachtet man diese Form jedoch auch bei Kindern, die infolge falscher Ernährungsgewohnheiten und Bewegungsmangels massives Übergewicht entwickelt haben.

Sekundärer Diabetes mellitus

Grunderkrankung, Medikamente

Ein sekundärer Diabetes wird durch eine Grunderkrankung, z. B. Pankreasinsuffizienz bei Mukoviszidose (➤ 4.8) oder beim Cushing-Syndrom (➤ 17.3.2) hervorgerufen.

Klinik

Die Symptomatik des Typ-1-Diabetes entwickelt sich innerhalb weniger Tage bis Wochen. Dagegen macht sich der Typ-2-Diabetes eher schleichend bemerkbar. Unspezifische **Allgemeinsymptome** sind Müdigkeit, Leistungsminderung, Übelkeit und Erbrechen. Folgende Krankheitszeichen sind auf den Insulinmangel bzw. die Hyperglykämie zurückzuführen:

- **Glukosurie** (➤ 7.1.2): Da bei Hyperglykämie die Nierenschwelle überschritten wird, kann Glukose nicht mehr vollständig rückresorbiert werden und wird mit dem Urin ausgeschieden. „Honigsüßer Durchfluss" ist die wörtliche Übersetzung von Diabetes mellitus
- **Polyurie** (➤ 7.1.1): Die Glukose im Urin bindet osmotisch Wasser, sodass die Patienten vermehrt Urin ausscheiden. Kinder fallen möglicherweise durch Bettnässen auf

- Ein gesteigertes **Durstgefühl** trotz vermehrter Flüssigkeitszufuhr resultiert aus der Polyurie
- Der Fettabbau (Lipolyse) wird durch den Mangel an Insulin nicht mehr gehemmt. Es kommt zu einem deutlichen **Gewichtsverlust**
- Der Typ-1-Diabetes kann sich aber auch durch eine **Ketoazidose** bemerkbar machen.

Komplikationen

Diabetiker sind durch Stoffwechselentgleisungen bedroht. Es treten Hyperglykämien mit Ketoazidosen und auch Hypoglykämien auf. Weiterhin treten bei ungenügender Einstellung des Blutzuckers Spätkomplikationen auf, die sich an verschiedenen Organsystemen manifestieren.

Ketoazidose und diabetisches Koma

Häufig Erstmanifestation des Typ-1-Diabetes

Im Kindesalter ist die ketoazidotische Stoffwechselentgleisung häufig die Erstmanifestation des Diabetes. Seltener tritt das diabetische Koma mit massiver Hyperglykämie und Dehydratation auf. Zur Ketoazidose kommt es infolge der ausgeprägten Lipolyse. Die freien Fettsäuren im Blut werden zu Ketonkörpern, z. B. Azeton, verstoffwechselt. Diese führen schließlich zu einer metabolischen Azidose (➤ 8.2.1). Die Ketoazidose ist ein Notfall im Rahmen der Erstmanifestation, der aber auch im weiteren Krankheitsverlauf auftreten kann bei Insulinmangel, Diätfehlern oder bei erhöhtem Insulinbedarf, z. B. bei Infektionskrankheiten und Operationen. Klinische Hinweise sind:

- Dyspnoe und Azetongeruch in der Atemluft
- Übelkeit, Erbrechen und Bauchschmerzen, die mit einer Appendizitis verwechselt werden können
- Zeichen der Exsikkose
- Bewusstseinseintrübungen bis hin zum Coma diabeticum.

Hypoglykämie

Unterzuckerung

Unter einer Insulintherapie kann sich eine Hypoglykämie rasch entwickeln. Die gefürchtete Unterzuckerung ist durch unzureichendes Nahrungsangebot, Insulinüberschuss, erhöhten Glukoseverbrauch, z. B. bei körperlicher Belastung, oder Alkoholgenuss bedingt. Da die Hypoglykämie einen lebensbedrohlichen Notfall darstellt, sollte jeder die typischen klinischen Zeichen kennen, die jedoch auch individuell variieren können!

MERKE

Symptome der Hypoglykämie

- Heißhunger
- Schwitzen
- Tachykardie
- Tremor (Zittern)
- Blässe
- Konzentrationsschwäche, Unruhe und Verwirrtheit
- Bewusstlosigkeit
- Krämpfe.

16

Notfalltherapie

Einem bewusstseinsklaren Patienten wird **rasch resorbierbarer Zucker** in Form von Traubenzuckerlösungen oder Fruchtsaft verabreicht. In schweren Fällen wird Glukose i. v. gegeben bzw. Glukagon s. c. oder i. m. injiziert.

- Makroangiopathie
- Mikroangiopathie
- Infektneigung
- Diabetischer Fuß

Spätkomplikationen

Spätkomplikationen entstehen durch eine chronische Hyperglykämie. Sie treten bei ungenügender Einstellung der Blutzuckerwerte dann meistens 10–15 Jahre nach Erkrankungsbeginn auf. Die Hyperglykämie begünstigt die Entstehung einer **Arteriosklerose (Makroangiopathie),** die sich an den Herzkranzgefäßen (koronare Herzkrankheit), an den peripheren arteriellen Gefäßen (periphere arterielle Verschlusskrankheit) und an den Hirngefäßen (zerebrale Ischämien) bemerkbar machen kann. Daneben fallen krankheitsspezifische Veränderungen an den kleinsten arteriellen Blutgefäßen auf. Diese werden als diabetische **Mikroangiopathien** bezeichnet und betreffen verschiedene Organsysteme:

- Diabetische Nephropathie: Nierenfunktionsstörung, die bis zur Dialysepflichtigkeit (➤ 7.5.5) führen kann; mehr als 20 % der Dialysepatienten sind Diabetiker
- Diabetische Retinopathie: 50 % aller Diabetiker haben nach 10 Jahren erste Netzhautschäden, aus denen eine Erblindung resultieren kann
- Diabetische Neuropathie: Die Mikroangiopathie verändert die nervenversorgenden Blutgefäße: Es entsteht eine periphere Polyneuropathie mit meist strumpfförmigen Sensibilitätsstörungen, Missempfindungen und Paresen. Weiterhin kann es zu Kreislaufregulationsstörungen, Verdauungsstörungen sowie zu Störungen des Urogenitaltrakts im Sinne einer autonomen Neuropathie kommen.

Der **diabetische Fuß,** bei dem bereits aus kleinsten Läsionen ausgedehnte Ulzerationen werden können, resultiert aus der Makro- und Mikroangiopathie sowie aus der peripheren Polyneuropathie und der für Diabetiker typischen **Infektneigung.**

Diagnostik

- Laborparameter
- Glukosetoleranztest
- Augenarzt
- Nierenfunktionskontrolle

Folgende Laborparameter spielen in der Diagnostik eines Diabetes mellitus eine Rolle:

- Blutzucker (BZ), HbA_{1c} als Blutzuckergedächtnis zur Therapiekontrolle, Autoantikörper bei Typ-1-Diabetes
- Urinwerte: Glukosurie (➤ 7.1.2) Ketonurie (➤ 7.1.2).

Nur in Zweifelsfällen wird ein oraler Glukosetoleranztest (oGTT) durchgeführt, bei dem 30, 60 und 120 Minuten nach Aufnahme einer standardisierten Glukosemenge der BZ gemessen wird. Bei bekanntem Diabetes werden regelmäßig augenärztliche Untersuchungen und Kontrollen der Nierenfunktion durchgeführt, um Spätkomplikationen rechtzeitig zu diagnostizieren und zu behandeln.

Therapie

Diabetesschulung:
- Insulintherapie
- Ernährung
- Bewegung und Sport

Dieses Kapitel beschreibt schwerpunktmäßig die Therapie des Typ-1-Diabetes (Typ-2-Diabetes ➢ Tab. 16.1). In spezialisierten Zentren werden Patienten und Eltern während eines ca. zweiwöchigen stationären Aufenthaltes geschult. Das Diabetesschulungsteam setzt sich zusammen aus erfahrenen Kinderärzten, Diabetesberatern, Diätassistenten und Psychologen. Spezialambulanzen übernehmen die Verlaufskontrolle, indem sie die Stoffwechselführung beurteilen und nach Folgeschäden suchen, z. B. durch augenärztliche Untersuchungen. Ziel der Langzeitbehandlung des Typ-1-Diabetikers ist die Normoglykämie. Dadurch soll die normale Entwicklung des Kindes gefördert werden. Folgeschäden soll vorgebeugt werden. Hauptgesichtspunkte der Therapie sind:
- Insulingabe
- Ernährung mit Beachtung der Menge und Zusammensetzung der Kohlenhydrate
- Stoffwechselkontrolle.

Insulintherapie

Die Therapie erfolgt heute vorzugsweise mit gentechnologisch hergestelltem Humaninsulin, das subkutan (s. c.) gespritzt wird. Als Injektionshilfe kann z. B. ein Pen oder eine Insulinpumpe genutzt werden. Es werden kurzwirksame von langwirksamen Insulinen unterschieden.

„Honeymoon"

Bei ca. 75 % aller Kinder kommt es 1–4 Wochen nach Erstmanifestation und Beginn der Insulintherapie zu einer Remission, d. h. die Inselzellen des Pankreas erholen sich kurzzeitig, sodass sich der Insulinbedarf vorübergehend verringert oder auch keine Insulintherapie mehr notwendig ist. Der Patient und die Eltern müssen darüber informiert werden, dass der „Honeymoon" zeitlich begrenzt ist und keine Heilung bedeutet.

Tab. 16.1 Gegenüberstellung des Typ-1- und Typ-2-Diabetes.

	Typ-1-Diabetes	Typ-2-Diabetes
Synonyme	• Juveniler Diabetes • Insulinabhängiger Diabetes mellitus (IDDM)	• Altersdiabetes • Nicht-insulinabhängiger Diabetes mellitus (NIDDM)
Häufigkeit	• Ca. 1 ‰ der Bevölkerung • Ca. 10 % der Diabetiker	• Ca. 3–4 % der Bevölkerung • Ca. 90 % der Diabetiker
Pathogenese	Autoimmunprozess → absoluter Insulinmangel	• Insulinresistenz • Evtl. sekundäre Erschöpfung der Insulinreserve
Körperbau	Schlank	• 10 % schlank (Typ 2a) • 90 % adipös (Typ 2b)
Therapie	Insulintherapie	Stufenplan: 1. Diät und Bewegung 2. Orale Antidiabetika 3. Insulintherapie bei sekundärem Insulinmangel

Ernährung

Gemischte Normalkost, 6–7 Mahlzeiten pro Tag

Die Ernährung soll durch ein ausgeglichenes Nahrungsangebot zu normalen Glukosespiegeln im Tagesverlauf beitragen. Die Gesamtkalorienmenge verteilt sich folgendermaßen auf die Nährstoffe:

- 55 % langsam resorbierbare Kohlenhydrate
- 30 % Fett
- 15 % Eiweiß.

Die Ernährung des Diabetikers entspricht also der für Gesunde empfohlenen optimierten Mischkost (➤ 1.7.3). Dabei ist aber wichtig, dass die Gesamtkalorienmenge auf 6–7 Mahlzeiten am Tag verteilt wird.

Bewegung und Sport

Körperliche Aktivität bzw. Sport ist erwünscht und erfordert eine Anpassung der Ernährung bzw. Insulindosis, denn durch Muskelarbeit wird der Insulinbedarf gesenkt.

Pflege

Kinder mit Diabetes mellitus werden in der Regel nur zur Erstmanifestation sowie zur Einstellung der Insulintherapie stationär betreut. Hierbei liegt ein Hauptaugenmerk auf der Schulung des Kindes und der Eltern im Umgang mit der Krankheit. Ein Krankenhausaufenthalt kann darüber hinaus erforderlich sein, wenn Komplikationen auftreten oder wenn eine andere Behandlung durchgeführt werden muss. Die Einstellung des Blutzuckerspiegels über die Insulingabe ist im Krankenhaus erschwert, da der Diabetiker zu Hause und z. B. in der Schule unter anderen Bedingungen lebt, als in der Klinik. Das Kind und dessen Eltern müssen unbedingt zum selbstständigen Umgang mit der Erkrankung angeleitet werden. Es ist deshalb notwendig, dass die Patienten und deren Bezugspersonen über die Krankheit gut informiert sind und die Säulen der Therapie (Insulin, Ernährung und Bewegung) beherrschen. Außerdem sollten die möglichen Komplikationen bekannt sein. In der Regel kann der Diabetiker die Körperpflege selbstständig durchführen. Wichtig ist, die Haut und Schleimhäute vor Beschädigungen zu schützen. Außerdem müssen Verletzungen bei der Nagelpflege vermieden werden, da eine erhöhte Infektionsgefahr besteht.

Patient und Eltern sollen lernen, auf Körpergewicht, Appetit, Heißhunger, Bewusstseinslage, Zittern, Schwitzen und Urinausscheidung zu achten. Diese Symptome sind wichtige Faktoren, die auf Komplikationen der Erkrankung hinweisen können.

- Die **Blutzuckerbestimmung** erfolgt bei der Einstellung des Blutzuckerspiegels vor der Nahrungsaufnahme. Bei labilem Blutzuckerspiegel wird in der Regel ein Blutzuckertagesprofil bestimmt
- Die **Insulingabe** erfolgt subkutan. Die Technik zur subkutanen Verabreichung der Medikation muss individuell erlernt werden. Bei sehr kleinen Kindern übernehmen das in der Regel anfangs die Eltern. Prinzipiell kann Insulin überall dort injiziert werden, wo s. c. gespritzt werden kann. Die subkutane Insulininjektion erfolgt vor Beginn der Mahlzeit. Am besten geht der Patient nach einem bestimmten Plan vor, damit sich die Ein-

stichstellen (Bauch, Oberschenkel) abwechseln. Die Insulinmenge wird individuell für den Patienten und nach den Blutzuckerwerten errechnet. Das zu verabreichende Insulin soll handwarm sein und kann bei Zimmertemperatur gelagert werden. Der Insulinvorrat muss, da es sich um eine Eiweißsubstanz handelt, im Kühlschrank aufbewahrt werden. Das Verfallsdatum muss stets beachtet werden. Vor Gebrauch wird das Insulin gemischt aber nicht geschüttelt. Die Haut wird vor der Injektion desinfiziert, außer die Patienten befinden sich im häuslichen Umfeld. Es gelten die Regeln der Krankenhaushygiene.
- Jeder Diabetiker führt einen **Diabetikerpass.** Dieser wird in der Klinik der Patientendokumentation beigelegt. Anhand des Passes haben der Patient und auch der behandelnde Arzt einen Überblick über den Verlauf der Erkrankung (u. a. werden die Kalorienmenge, aufgeschlüsselt in Kohlenhydrate, Eiweiße und Fette eingetragen). Die Blutzuckerwerte mit Zeitangaben und die Insulinart und -menge mit Zeitangabe werden ebenfalls im Pass vermerkt. Hinzu kommen Informationen über den Verlauf der Urinanalyse, die auch zu Hause durchgeführt werden kann (Menge, spez. Gewicht, Urinzucker, Azeton).
- Ein Diabetiker muss während der Zeit des Einstellens möglichst alltägliche **körperliche Betätigungen** ausführen, damit auch zu Hause der Blutzuckerspiegel stabil bleibt.

16.1.2 Galaktosämie

Abbaustörung der Galaktose, autosomal-rezessiv vererbte Enzymdefekte

Galaktose ist neben Glukose **Bestandteil des Milchzuckers** (Laktose). Als Galaktosämie werden die Abbaustörungen der Galaktose und ihrer Abbauprodukte bezeichnet, die alle autosomal-rezessiv (➤ 2.2.1) vererbt werden. Entsprechend des Enzymdefektes wird die klassische Galaktosämie, eine relativ seltene (1 : 40.000), aber folgenschwere Erkrankung, von den beiden anderen milderen Formen unterschieden.

Klinik

Funktionsstörung von Leber, Gehirn, Linse

Klinische Symptome treten bei der klassischen Galaktosämie innerhalb der ersten Lebenswoche mit Beginn der Laktosezufuhr durch Milchfütterung auf und beruhen auf einer Galaktoseanhäufung in verschiedenen Organsystemen:
- Schwere Leberfunktionsstörung mit Leberzirrhose (➤ 6.6.3)
- Krampfanfälle (➤ 9.4), Koma, später psychomotorische Retardierung (➤ 20.5)
- Linsentrübung (➤ 10.4).

Bei den beiden anderen Formen entwickeln die Kinder z. T. eine Linsentrübung in der Säuglingszeit, die neurologische Entwicklung verläuft normal.

Diagnostik und Therapie

- Neugeborenen-Stoffwechselscreening
- Galaktosefreie Diät

Im Rahmen des Stoffwechselscreenings bei Neugeborenen (➤ 3.1.3) wird die Galaktosämie erfasst. Die Betroffenen müssen lebenslänglich eine möglichst galaktosefreie Diät einhalten.

16.1.3 Fruktoseintoleranz

Abbaustörung der Fruktose, autosomal-rezessiv vererbte Enzymdefekte

Die autosomal-rezessiv (➤ 2.2.1) vererbten Enzymdefekte führen zum gestörten Abbau von Fruktose zu Glukose. Fruktose und deren Abbauprodukte reichern sich an. Es werden drei verschiedene Formen unterschieden.

Klinik

- Akut: Hypoglykämie, Erbrechen, Übelkeit, Blässe, Schwitzen, Krampfanfälle
- Chronisch: Leber- und Nierenschaden

Akute Symptome bei und nach der Nahrungsaufnahme sind Hypoglykämie, Erbrechen, Übelkeit, Blässe und Schwitzen, ggf. treten Krampfanfälle auf. Bei weiterer Fruktosezufuhr leiden die Kinder an einer ausgeprägten Gedeihstörung. Es entwickelt sich dann eine ausgeprägte Leber- (➤ 6.6.3) und Nierenfunktionsstörung (➤ 7.5.4).

Diagnostik

Nachweis von Enzymdefekt und Gendefekt

Die Diagnose wird nach dem klinischen Verdacht durch den Nachweis des Enzymdefektes in Leber- oder Bindegewebszellen und durch den Nachweis des Gendefektes gestellt.

Therapie

Fruktosefreie Diät bei schweren Formen

Bei den beiden schweren Formen ist eine fruktosefreie Diät erforderlich. Bei den milderen Formen verhindern langes Stillen und die Einführung von fruktosearmer Beikost nach einem Diätplan erst nach dem 5. Lebensmonat schwere, lebensbedrohliche Verläufe bei jungen Säuglingen. Die Prognose ist unter Diätkontrolle gut.

16.1.4 Glykogenspeicherkrankheiten

Enzymdefekte mit Störung des Glykogenabbaus

Als Glykogenspeicherkrankheiten werden verschiedene Enzymdefekte zusammengefasst, bei denen der Abbau des Glykogen (Ausnahme Typ 0: Glykogenbildungsstörung) gestört ist. Die Typen I–VII und IX werden nach dem Enzymdefekt unterschieden. Alle Erkrankungen werden autosomal-rezessiv (➤ 2.2.1) vererbt, bis auf den Typ VIa, der X-chromosomal (➤ 2.2.1) vererbt wird.

Klinik

Entsprechend des Enzymdefektes kommt es zur Anreicherung von Glykogen in Leber, Nieren, Muskeln und Erythrozyten. Die wichtigsten Symptome sind Hypoglykämien und Leber- (➢ 6.6.3) und Nierenfunktionsstörungen (➢ 7.5.4). Bei Anreicherung des Glykogens im Muskel kommt es zu Muskelschwächen.

Hypoglykämien, Leber-, Nierenfunktionsstörung, Muskelschwäche

Therapie

Die Therapie ist abhängig vom Enzymmangel. Wichtig sind kleine Mahlzeiten, ggf. eine nächtliche Sondenernährung. Bei einigen Formen besteht der Versuch einer Enzymersatztherapie; ggf. ist eine Lebertransplantation (➢ 6.6.3) notwendig. Die Kinder sollten in einer Spezialambulanz betreut werden.

Abhängig vom Enzymmangel

Prognose

Die Erkrankungen Typ II und IV führen häufig zum Tod in den ersten Lebensjahren. Die Prognose der anderen Formen ist gut.

Bei Typ II und IV häufig letaler Verlauf

16.2 Hyperlipoproteinämien

Hyperlipoproteinämien (auch Hyperlipidämien) sind Störungen im Fettstoffwechsel, die zum Anstieg der Serumlipide oder deren Transportproteinen, den Lipoproteinen, führen.

Serumlipide oder Lipoproteine ↑

Einteilung

Die Störungen im Fettstoffwechsel werden eingeteilt in primäre, familiär vererbte Formen und sekundäre Formen im Rahmen anderer Erkrankungen. Hypercholesterinämien werden von Hypertriglyzeridämien und von kombinierten Hyperlipidämien (Cholesterin und Triglyzeride erhöht) unterschieden.

- Primär vs. sekundär
- Entsprechend dem erhöhten Serumlipid

Diagnostik

Untersuchung von Gesamtcholesterin, Triglyzeriden, HDL- und LDL-Cholesterin.

- Gesamtcholesterin
- Triglyzeride
- HDL- und LDL-Cholesterin

Klinik und Therapie

Die Symptome und Folgeschäden sind abhängig von der Form der Erkrankung. Die wichtigsten Krankheitsbilder werden im Folgenden genauer dargestellt.

Familiäre Hypercholesterinämie

- Heterozygote und homozygote Form
- Lipideinlagerungen, Arteriosklerose mit Herzinfarkten

Eine heterozygote Form (Häufigkeit 1 : 500 Menschen in Mitteleuropa) mit Xanthomen, Xanthelasmen, Arcus corneae und Herzinfarkten ab dem 40. Lebensjahr wird von der homozygoten Form (Häufigkeit 1 : 1.000.000) mit deutlich schwererem Verlauf und Herzinfarkten aufgrund der Arteriosklerose bereits im Kindesalter unterschieden.

Xanthome: Gelbe Knoten in der Haut, die lokale Lipideinlagerungen beinhalten
Xanthelasmen: Gelbe Platten im Sinne von Lipideinlagerungen am Augenlid
Arcus (lipoides) corneae: Ringförmige Lipideinlagerungen in der Hornhaut.

- Heterozygote Form: Diät, Medikamente
- Homozygote Form: Plasmaaustausch, Transplantation

Bei der **heterozygoten Form** sollte eine fett- und cholesterinarme Kost eingehalten werden. Führt dies nicht zur gewünschten Senkung der Serumlipide, ist eine Behandlung mit lipidsenkenden Medikamenten z. B. Cholestyramin indiziert. Bei der **homozygoten Form** ist durch Diät und medikamentöse Therapie keine ausreichende Senkung möglich. Es erfolgt die Entfernung der LDL-Partikel durch Plasmaaustausch oder selektive Apherese. Ggf. muss eine Lebertransplantation (➤ 6.6.3) durchgeführt werden, die zur Normalisierung der Stoffwechselsituation führt.

16

Familiäre kombinierte Hyperlipidämie

Häufig, Herzinfarktrisiko ↑, Diät, ggf. Medikamente

Diese Erkrankung ist eine relativ häufige Erkrankung, an der 3–5 : 1.000 Menschen in Mitteleuropa erkranken. Die Patienten haben ein deutlich erhöhtes Risiko für eine Erkrankung der Herzkranzgefäße. Eine fettarme Diät, ggf. eine lipidsenkende medikamentöse Therapie sollte neben regelmäßigen Kontrollen durchgeführt werden.

Sekundäre Hyperlipidämien

Ausschluss von Grunderkrankungen

Bei den folgenden Erkrankungen sind Hyperlipidämien möglich. Diese sollten vor der Diagnose einer primären Form ausgeschlossen werden.

- Hypothyreose (➤ 17.1.1)
- Nephrotisches Syndrom (➤ 7.5.2)
- Chronische Niereninsuffizienz (➤ 7.5.4)
- Cholestase
- Glykogenspeichererkrankung Typ I (➤ 16.1.4)
- Steroidtherapie.

16.3 Phenylketonurie

- Häufigkeit: 1 : 10.000
- Ursachen: Enzymdefekt → Phenylalanin ↑, Tyrosin ↓

Die Phenylketonurie (PKU) ist die häufigste Störung des Aminosäurestoffwechsels. Die Umwandlung der Aminosäure Phenylalanin in Tyrosin ist durch den Defekt des Enzyms gestört. Phenylalanin häuft sich an und wird vermehrt mit dem Urin ausgeschieden (daher der Name). Tyrosin tritt in verringerter Konzentration auf. Dieser Enzymdefekt wird autosomal-rezessiv vererbt (➤ 2.2.1). Er tritt mit einer Häufigkeit von 1 : 10.000 Menschen in Mitteleuropa auf.

Klinik und Folgen

Neugeborene unauffällig, erste Symptome im 3. Lebensmonat

Neugeborene mit PKU sind völlig unauffällig. Erste Symptome treten etwa im 3. Lebensmonat auf und beruhen auf der Anhäufung des Phenylalanin sowie der verringerten Tyrosinkonzentration. Tyrosin ist Baustein des Hautpigmentes Melanin.

- Psychomotorische Retardierung mit neurologischen Symptomen wie muskulärer Hypertonie, Hyperreflexie, Hyperaktivität, zerebralen Krampfanfällen
- Deutlich hellere Haut im Vergleich zu gesunden Familienmitgliedern, blaue Augen, blonde Haare, bei Säuglingen und Kleinkindern oft Ekzeme
- Muffiger Körpergeruch, da Phenylalanin als Phenylessigsäure im Urin und Schweiß ausgeschieden wird.

Diagnostik und Therapie

- Diagnose im Neugeborenen-Stoffwechselscreening
- Phenylalaninarme Diät

Im Rahmen des Stoffwechselscreenings bei Neugeborenen wird der Guthrie-Test zum Nachweis der Phenylketonurie durchgeführt (➤ 3.1.3). Da Phenylalanin eine essenzielle Aminosäure ist, darf es nicht vollständig in der Nahrung fehlen. Die Betroffenen müssen also eine lebenslängliche phenylalaninarme Diät einhalten.

16.4 Lysosomale Speicherkrankheiten

Speicherkrankheiten bezeichnen vererbte Erkrankungen, bei denen es aufgrund eines Enzymdefektes zur Ansammlung von Speichersubstanzen in den Zellen kommt. Häufig führt die Ansammlung in Zellen des ZNS zur ausgeprägten psychomotorischen Behinderung und zum Verlust bereits erlernter Fähigkeiten.

16.4.1 Mukopolysaccharidosen

Speicherung in Knochen, Bindegewebe, Nervensystem

Aufgrund des Enzymdefektes kommt es zur Ansammlung von Mukopolysacchariden in Knochen, Bindegewebe und Nervensystem. Die Häufigkeit der Erkrankungen wird auf 1 : 20.000 Geburten in Deutschland geschätzt.

Einteilung und Klinik

- Typ I–IX
- Symptome abhängig vom Enzymdefekt

Die Einteilung der Mukopolysaccharidosen erfolgt in die Typen I–IX entsprechend dem Enzymdefekt. Typische klinische Symptome bei den schweren

Verlaufsformen sind vergröberte Gesichtszüge, große Zunge, Knochenveränderungen, eingeschränkte Gelenkbeweglichkeit und Augenveränderungen (z. B. Hornhauttrübungen). Weiterhin zeigen sich eine Hepatosplenomegalie und Veränderungen an den Herzklappen. Die Kinder entwickeln eine geistige und motorische Behinderung (➤ 20.5). Sie erreichen primär den Entwicklungsstand eines 2–3 Jährigen. Ab dem 4. Lebensjahr kommt es zum zunehmenden Verlust bereits erworbener Fähigkeiten.
Viele Kinder erleiden gehäufte Infekte. Kinder mit leichten Verlaufsformen leiden an Kleinwuchs (➤ 17.4.1) sowie Hornhauttrübungen (➤ 10.4) und haben eine normale Intelligenz.

Diagnostik

- Nachweis der erhöhten Mukopolysaccharid-Ausscheidung im Urin
- Nachweis der verminderten Enzymaktivität in Leukozyten oder Bindegewebszellen.

Therapie

Symptomatisch

Die Hauptaufgabe der symptomatische Therapie ist die Verhinderung von Komplikationen und ggf. deren Behandlung. Ggf. kann eine Knochenmarktransplantation erfolgreich durchgeführt werden. Die Substitution der entsprechenden Enzyme wird teilweise erprobt.

16.4.2 M. Gaucher

Speicherung von Membranbestandteilen

Der Morbus Gaucher gehört zu den Speicherkrankheiten, bei denen durch Enzymdefekte Membranbestandteile vorwiegend in Nervenzellen gespeichert werden. Es werden 3 Formen, die unterschiedliche Verläufe haben, unterschieden.

Klinik

Abhängig vom Typ

Die Ausprägung der Symptome ist abhängig vom Typ:
- Spleno- ggf. Hepatosplenomegalie
- Anämie (➤ 15.2.1), Leukopenie (➤ 15.3.2), Thrombopenie (➤ 15.4.3) durch Schäden am Knochenmark
- Verlust psychomotorischer Fähigkeiten (➤ 20.5)
- Spastik, Krampfanfälle (➤ 9.4).

Diagnostik

- Gaucher-Zellen im Knochenmarksausstrich
- Glukozerebrosidaseaktivität

Die Diagnose wird im Knochenmarksausstrich gestellt, hierbei zeigen sich die typischen Gaucher-Zellen. Weiterhin kann die Glukozerebrosidaseaktivität in den Leukozyten oder Bindegewebszellen bestimmt werden.

Therapie und Prognose

Beim Typ I besteht die Möglichkeit der Enzymersatztherapie. Das Enzym wird lebenslang in 14-tägigen Abständen intravenös injiziert. Die milden und die behandlungsfähigen Formen haben eine gute Prognose.

Enzymersatztherapie möglich

Übungsfragen

1. Wie unterscheidet sich der Typ-1-Diabetes vom Typ-2-Diabetes?
2. Nennen Sie die Zeichen einer Hypoglykämie!
3. Welche Komplikationen des Diabetes kennen Sie?
4. Nennen Sie die typischen Symptome einer Galaktosämie!
5. Was sind Glykogenspeicherkrankheiten und wie werden sie eingeteilt?
6. Erklären Sie die beiden Formen der familiären Hypercholesterinämie!
7. Beschreiben Sie das Krankheitsbild der Phenylketonurie!
8. Wie werden Mukopolysaccharidosen diagnostiziert?
9. Nennen Sie die klinischen Symptome des M. Gaucher!
10. Welche Therapie kann beim M. Gaucher angewendet werden?

KAPITEL

17 Endokrinologie

Die Endokrinologie ist die Lehre von den Erkrankungen der hormonbildenden Organe.

17.1 Erkrankungen der Schilddrüse

Grundlagen

In der Schilddrüse wird Trijodthyronin (T3) und Thyroxin (T4) gebildet. Beide Hormone liegen sowohl in freier Form als auch an Proteine gebunden vor. In der Schilddrüsendiagnostik wird die Konzentration an freiem Hormon (fT3 und fT4) bestimmt. Im Hormonkreislauf ist die Hypophyse der Schilddrüse übergeordnet. Die Hypophyse setzt TSH, das Thyreoidea stimulierende Hormon frei. Dies führt zur Freisetzung von Trijodthyronin und Thyroxin. Diese hemmen rückwirkend die weitere Freisetzung von TSH. Bei einer Unterfunktion wird TSH vermehrt vom Kontrollzentrum Hypophyse ausgeschüttet, um die Schilddrüse zur Hormonproduktion anzuregen. Bei einem erhöhten TSH-Wert besteht daher der Verdacht auf eine Hypothyreose, der durch weitere Untersuchungen, z. B. Bestimmung der Schilddrüsenhormonkonzentration im Blut, bestätigt werden muss.

- Schilddrüsenhormone: T3, T4
- Hypophysenhormon: TSH

17.1.1 Hypothyreose

Ursachen

Die **angeborene** Hypothyreose (Schilddrüsenunterfunktion) kommt bei einem von 3.000 Lebendgeborenen vor. Die häufigste Ursache ist eine Fehlentwicklung bzw. eine Störung der Schilddrüsenanlage in der Embryonalperiode (➤ 1.1.2). Außerdem kann ein autosomal-rezessiv vererbter Enzymdefekt vorliegen (➤ 2.2.1), der die Synthese von Schilddrüsenhormonen unmöglich macht. Die angeborene Hypothyreose bedroht ernsthaft die gesamte Entwicklung des Kindes. Daher ist es wichtig, dass sie bereits in den ersten Lebenstagen diagnostiziert und behandelt wird.
Ursachen **erworbener** Hypothyreosen sind die Schilddrüsenentzündung (z. B. Hashimoto-Thyreoiditis), Bestrahlungen und Operationen mit Entfernung der Schilddrüse.

- Angeboren: embryonale Fehlentwicklung oder Enzymdefekt
- Erworben: Entzündung

Klinik

Zahlreiche Stoffwechselvorgänge sowie Wachstum und Reifung, v. a. von Gehirn und Knochen, werden von Schilddrüsenhormonen beeinflusst. Eine angeborene Hypothyreose hat daher weitreichende Folgen, die z. T. bereits in den ersten Lebenstagen auffallen können:

- Muskuläre Hypotonie mit Bewegungsarmut, verzögerte motorische Entwicklung, Trinkschwäche, heiseres Schreien, Apathie („brave Kinder")
- Verlangsamter Stoffwechsel mit Obstipation (➤ 6.1.3), verlängerter Neugeborenenikterus (➤ 3.5), Hypothermie
- Myxödem, das auf Einlagerung pathologischer Mukopolysaccharide in das Gewebe beruht, mit teigiger Haut und großer Zunge
- Abwehrschwäche
- Dysproportionaler Minderwuchs (➤ 17.4.1), der v. a. die Extremitäten betrifft
- Verspäteter Zahndurchbruch (➤ 1.4.3)
- Geistige Retardierung (➤ 20.5).

Das Vollbild der Erkrankung, der Kretinismus, wird wegen des konsequent durchgeführten Stoffwechselscreenings bei Neugeborenen (➤ 3.1.3) heute nur noch selten beobachtet.

Diagnostik

Neugeborenen-Stoffwechselscreening: TSH ↑ → V. a. angeborene Hypothyreose

Im Rahmen des Stoffwechselscreenings wird bei jedem Neugeborenen zwischen dem 3. und 10. Lebenstag der TSH-Wert im Blut bestimmt. Ist dieser erhöht, erfolgt nach einer Kontrolle auch die Bestimmung der Schilddrüsenhormone.

Therapie

Lebenslange Hormonsubstitution

Um eine Hirnschädigung zu verhindern, muss so früh wie möglich mit der oralen Substitution von Schilddrüsenhormonen begonnen werden. Unter dieser Behandlung, die lebenslänglich erfolgen muss, entwickeln sich die Kinder völlig normal.

17.1.2 Hyperthyreose

Ursachen

Stimulation durch Autoantikörper

Die Hyperthyreose (Schilddrüsenüberfunktion) tritt im Kindesalter sehr selten auf. Ursache ist dann häufig eine Stimulation der Schilddrüse durch Autoantikörper, z. B. beim Morbus Basedow (Exophthalmus und Hyperthyreose).

Klinik

Die Überfunktion der Schilddrüse führt zu einem deutlich schnelleren Stoffwechsel. Die Kinder fallen durch Unruhe, Nervosität und Konzentrationsschwäche auf. Die schulischen Leistungen fallen ab, das Schriftbild verändert sich. Weiterhin zeigen sich Gewichtsverlust, Durchfälle, Tachykardie, Schwitzen und Muskelschwäche.

- Unruhe, Nervosität, Konzentrationsschwäche
- Gewichtsverlust, Durchfälle, Tachykardie, Schwitzen, Muskelschwäche

Diagnostik

Die Schilddrüsenhormone fT3 und fT4 sind erhöht, das stimulierende Hormon TSH erniedrigt; ggf. lassen sich Autoantikörper nachweisen.

fT3 ↑, fT4 ↑, TSH ↓

Therapie

- Hemmung der Schilddrüsenfunktion durch Medikamente wie z. B. Carbimazol
- Bestrahlung
- Operative Entfernung.

Nach der Bestrahlung und Operation ist eine Hormonsubstitution erforderlich.

17.2 Erkrankungen der Nebenschilddrüsen

Grundlagen des Kalzium-Phosphat-Stoffwechsels

Der Kalzium-Phosphat-Stoffwechsel wird vom Parathormon und vom Vitamin-D beeinflusst. Das Parathormon wird in den 4 Nebenschilddrüsen (Epithelkörperchen) gebildet. Diese befinden sich an der Rückseite der Schilddrüse. Vitamin D wird mit der Nahrung aufgenommen und kann außerdem vom Körper gebildet werden. Die Haut synthetisiert bei UV-Bestrahlung Vorstufen, die von der Leber und der Niere zum wirksamen Vitamin D_3 umgebaut werden (➢ 13.2).

Parathormon und Vitamin-D

Wirkungen des Parathormons (PTH)

- Erhöhte Freisetzung von Kalzium und Phosphat aus den Knochen
- Hemmung der Kalziumausscheidung in der Niere
- Förderung der Phosphatausscheidung in der Niere
- Förderung der Vitamin D-Bildung in der Niere.

Wirkungen von Vitamin D

- Erhöhte Resorption von Kalzium und Phosphat im Darm
- Hemmung der Kalziumausscheidung in der Niere
- Erhöhter Einbau von Kalzium in den Knochen.

Ein Vitamin D-Mangel führt zur Rachitis bzw. Osteomalazie (➢ 13.2).

17.2.1 Hypoparathyreoidismus

Eine verminderte Freisetzung bzw. Wirkung von PTH wird als Hypoparathyreoidismus bezeichnet.

Ursachen

Primäre und sekundäre Formen

- **Primäre** Formen des Hypoparathyreoidismus treten sporadisch im Kindesalter auf, meist im Rahmen von Syndromen wie z. B. beim Digeorge-Syndrom (T-Zell-Immundefekt und Hypokalzämie ➤ 18.2.3)
- **Sekundäre** Formen entstehen z. B. nach Operationen der Schilddrüse, die zum Verlust der Epithelkörperchen geführt haben.

Klinik, Diagnostik und Therapie

PTH ↓ → Hypokalzämie

Die verminderte Freisetzung von PTH führt zur Hypokalzämie (➤ 8.3.2), dem Hauptmerkmal des Hypoparathyreoidismus. Die Therapie besteht aus der Kalziumsubsitution und der Gabe von Vitamin D. Parathormon kann nicht substituiert werden.

17.2.2 Hyperparathyreoidismus

Wird Parathormon vermehrt freigesetzt, entsteht ein Hyperparathyreoidismus.

Ursachen

- **Primär:** Adenom (gutartiger Tumor mit Hormonproduktion), familiär in Rahmen multipler endokriner Neoplasien (MEN I und II)
- **Sekundär:** als Folge einer Rachitis (➤ 13.2) und Hypokalzämie (➤ 8.3.2), bei Niereninsuffizienz (➤ 7.5.4)

Klinik, Diagnostik und Therapie

PTH ↑ → Hyperkalzämie

Die erhöhte Freisetzung von PTH führt zur Hyperkalzämie mit den typischen Symptomen (➤ 8.3.2). Bei der Labordiagnostik wird das erhöhte PTH nachgewiesen. Bei V. a. familiären primären Hyperparathyreoidismus sollte zur Abklärung der MEN, eine Familienuntersuchung, durchgeführt werden. Ein Adenom der Nebenschilddrüsen sollte operativ entfernt werden.

17.3 Erkrankungen der Nebennierenrinde

Grundlagen

Die Nebenniere besteht aus einer Rinde und dem Mark. In der Nebennierenrinde werden Mineralokortikoide (Aldosteron), Glukokortikoide (Kortisol) und Androgene produziert. Die Nebennierenrinde steht unter der Kontrolle der Hypophyse durch ACTH (Adrenocorticotropes Hormon). Wird ausreichend Kortisol gebildet, wird über die Rückkopplung die Ausschüttung von ACTH gehemmt. Bei verminderter Freisetzung von Kortisol wird vermehrt ACTH ausgeschüttet. Durch Störungen der Hormonsynthese entstehen die folgenden Krankheitsbilder.

Nebennierenrinde:
- Mineralokortikoide
- Glukokortikoide
- Androgene

17.3.1 Adrenogenitales Syndrom

Ursache des adrenogenitalen Syndroms (AGS) ist ein Enzymmangel. Dadurch werden Kortisol und Aldosteron vermindert gebildet. Es entsteht eine Nebenniereninsuffizienz. Über die Rückkopplung kommt es zur Erhöhung von ACTH. Unter dieser Stimulation vergrößert sich die Nebenniere. Es werden vermehrt Androgene gebildet.

Klinik

Genitalveränderungen

Bei Geburt fallen die Mädchen, die ein normales inneres Genitale (Eierstöcke, Eileiter und Gebärmutter) haben, durch die Maskulinisierung des äußeren Genitale auf. Typisch ist eine Klitorishypertrophie. Bei schwerer Ausprägung der Genitalveränderungen werden Mädchen irrtümlich als Jungen mit Hypospadie (➢ 7.7.1) verkannt. Bei Jungen besteht eine Hyperpigmentierung des Genitales, ggf. zeigt sich eine Vergrößerung des Penis.

- Mädchen: „vermännlichtes" Genitale
- Jungen: vergrößerter Penis, Hyperpigmentierung

Salzverlust

Die Neugeborenen gedeihen ab der 2. Lebenswoche mit Erbrechen und Gewichtsabnahme nicht ausreichend. Die Kinder sind dehydriert (➢ 8.1.2) und entwickeln meist hohes Fieber.

Erbrechen, Gewichtsabnahme, Gedeihstörung

Diagnostik

Die klinischen Zeichen sind richtungweisend. Es zeigt sich in der Laboruntersuchung eine Hyperkaliämie (➢ 8.3.1), Hyponatriämie und eine metabolische Azidose (➢ 8.2.1). Aufgrund der Schwere der Erkrankung ist das AGS Bestandteil des Neugeborenen-Stoffwechselscreenings (➢ 3.1.3). In betroffenen Familien ist eine Chromosomenanalyse pränatal möglich.

- Hyperkaliämie, Hyponatriämie, metabolische Azidose
- Neugeborenen-Stoffwechsel-screening
- Chromosomenanalyse

Therapie

Substitution, ggf. Operation

Die Therapie besteht in der lebenslangen Substitution mit einem Kortison (Hydrokortison) und Mineralokortikoidpräparat (z. B. Astonin H®). Darunter normalisiert sich der Stoffwechsel. Eine Erhöhung der Kortisoldosis um das 2–5-Fache ist bei Stress und Erkrankungen zu beachten. Die Eltern und Kinder brauchen eine regelmäßige ambulante Betreuung. Die Kinder erhalten einen Notfallausweis. Bei starker Virilisierung des Genitales beim Mädchen wird eine operative Korrektur empfohlen.

17.3.2 Cushing-Syndrom

Erhöhung des Kortisols

Das Cushing-Syndrom beschreibt die Wirkungen des chronisch erhöhten Kortisols.

Ursachen

- Medikamentöse Behandlung
- Vermehrte Kortisolausschüttung durch die Nebenniere selbst, z. B. bei Adenom oder Hyperplasie der Nebenniere
- Vermehrte Kortisolausschüttung durch erhöhte Stimulation durch die Hypophyse oder den Hypothalamus, der der Hypophyse übergeordnet ist
- Kortisolbildung im Rahmen paraneoplastischer Syndrome, im Kindesalter sehr selten.

Klinik

Die Symptome sind eindeutig und erlauben eine klinische Diagnosestellung:
- Hochrotes „Vollmondgesicht“
- Stammfettsucht
- „Büffelnacken“
- Dünne Haut mit Striae distensae (Hautstreifen bei Bindegewebsschwäche)
- Wachstumsstillstand mit Osteoporose und Knochenschmerzen
- Hyperglykämie (➤ 16.1.1)
- Arterieller Hypertonus.

Diagnostik

Kortisol (Tagesprofil) ↑, ACTH ↑, Sonografie Nebennieren

Die Kortisolwerte im Blut werden über den Tag zu den Zeiten 6:00, 12:00 und 18:00 Uhr bestimmt. Der normale Tagesrhythmus mit einem deutlichen Anstieg am Morgen ist aufgehoben. Insgesamt sind alle Werte deutlich erhöht. Weiterhin werden ACTH, Testosteron und bestimmte Vorstufen des Testosterons bestimmt. Entsprechend der Ursachen werden weitere Blutwerte bestimmt. Eine Sonografie der Nebennieren sollte durchgeführt werden.

Therapie

Die Therapieentscheidung ist abhängig von der Ursache. Eine medikamentöse Therapie muss ggf. reduziert oder beendet werden. Ein hormonproduzierender Tumor der Nebenniere oder der Hypophyse sollte operativ entfernt werden.

- Reduktion oder Beendigung der Kortisontherapie
- Ggf. Operation bei Tumor

Pflege

Die Kinder erhalten von den Pflegenden Unterstützung bei der Körperpflege. Die Körperpflege bekommt eine hohe Bedeutung insbesondere an den Stellen, wo Haut auf Haut aufeinander liegt oder reibt (z. B. Zwischenzehenräume, Leistenfalten). Außerdem muss die Haut mit rückfettenden **Wasser-in-Öl-Emulsionen** versorgt werden, damit sie nicht austrocknet und rissig wird. Ist das Kind dekubitusgefährdet, werden rechtzeitig prophylaktische Maßnahmen eingeleitet. Der Blutdruck wird mehrmals täglich kontrolliert, um rechtzeitig Veränderungen zu erkennen. Eine ausgeglichene Ernährung ist sehr wichtig (bei Kindern mit Fettsucht auch eine Reduktionskost). Für die meisten Kinder ist die Erkrankung eine sehr starke psychische Belastung. Sie benötigen daher auch eine gute und einfühlsame Betreuung.

17.3.3 M. Addison

Die primäre Nebennierenunterfunktion wird auch als Morbus Addison bezeichnet. Eine Hypoplasie oder Aplasie können neben einer Autoimmunerkrankung Ursachen sein. Es kann auch eine selektive Unterfunktion für eines der Hormone vorliegen. Das Vorliegen einer akuten Nebenniereninsuffizienz, z. B. bei einer Blutung oder im Rahmen einer Sepsis, ist ein Notfall und bedarf einer sofortigen Therapie.

- Primäre Nebennierenunterfunktion
- Hypoplasie, Aplasie, Autoimmunerkrankung
- Akute Erkrankung → Notfall

Klinik

Die Kinder fallen durch unspezifische Allgemeinsymptome wie Gewichtsverlust, Erbrechen, Übelkeit und Durchfälle, aber auch durch Müdigkeit und Konzentrationsschwäche auf. An den Handinnenflächen zeigen sich Hyperpigmentierungen.

Unspezifische Allgemeinsymptome

Diagnostik

In der Laboruntersuchung zeigen sich:
- Erniedrigte Werte für Natrium, Chlorid, Blutzucker, Kortisol, Aldosteron
- Erhöhte Werte für ACTH, ggf. Nebennierenantikörper.

Therapie

Die Therapie besteht, wie beim AGS, in der lebenslangen Substitution mit einem Kortison (Hydrokortison) und Mineralokortikoidpräparat (z. B. Asto-

- Hormonsubstitution
- Notfallausweis

nin H®). Eine Erhöhung der Kortisoldosis um das 2–5-Fache ist bei Stress und Erkrankungen zu beachten. Die Kinder erhalten einen Notfallausweis.

17.4 Wachstumsstörungen

17.4.1 Kleinwuchs

Körperlänge < 3. Perzentile

Kleinwüchsige Kinder liegen mit ihrer Länge unter der 3. Perzentile.

Differenzialdiagnosen

Normvarianten

- Konstitutionelle Verzögerung von Wachstum und Entwicklung: Knochenalter zurückgeblieben und verzögerter Pubertätsbeginn (➤ 1.4.3), dann normale Endgröße
- Familiärer Kleinwuchs: bei kleinen Eltern perzentilenparalleles Wachstum unter der 3. Perzentile, altersentsprechendes Knochenalter, Endgröße entsprechend der Elterngröße.

Hormonelle Ursachen

- Wachstumshormonmangel durch eine Störung der Hypophyse oder im Hypothalamus, z. B. bei Hirntumor, nach perinatalem Trauma, Therapie der Grunderkrankung und Wachstumshormontherapie
- Wachstumshormonrezeptordefekt, dabei kann das vorhandene Wachstumshormon nicht adäquat wirken
- Hypothyreose (➤ 17.1.1)
- Pubertätsstörungen (➤ 1.4.3)
- Cushing-Syndrom (➤ 17.3.2).

Andere Ursachen

- Skelettfehlbildungen, z. B. Achondroplasie (➤ 13.1.1)
- Chromosomenstörungen und Syndrome, z. B. Turner-Syndrom (➤ 2.1.1), Prader-Willi-Syndrom (➤ 2.1.2)
- Psychosoziale Probleme, z. B. bei Fehlernährung und Konflikten, dann normales Wachstum nach Problemlösung
- Iatrogen, z. B. bei Therapie mit Glukokortikoiden (➤ 17.3.2), Bestrahlung (➤ 15.5), Zytostatikatherapie (➤ 15.5)
- Chronische Erkrankungen, z. B. Mukoviszidose (➤ 4.8), Herzerkrankungen (➤ Kap. 5), chronisch entzündliche Darmerkrankungen (➤ 6.4.5), Zöliakie (➤ 6.4.2), chronische Niereninsuffizienz (➤ 7.5.4).

Therapie

Wachstumshormongabe, Behandlung der Grunderkrankung

Eine Behandlung mit biosynthetisch hergestelltem Wachstumshormon ist zugelassen für den Wachstumshormonmangel, bei der chronischen Niereninsuffizienz, beim Turner- (➢ 2.1.1) und beim Prader-Willi-Syndrom (➢ 2.1.2). Bei anderen Ursachen steht die Therapie der Grunderkrankung im Vordergrund.

17.4.2 Hochwuchs

Eine Körperlänge > 97. Perzentile wird als Hochwuchs bezeichnet.

Körperlänge > 97. Perzentile

Differenzialdiagnosen

Normvarianten

- Konstitutionelle Beschleunigung von Wachstum und Entwicklung: früher Pubertätsbeginn (➢ 1.4.3) und Knochenalter > chronologischen Alter, Eltern ebenfalls mit zeitigem Pubertätsbeginn, dann normale Endgröße
- Familiärer Hochwuchs: bei großen Eltern, Wachstumsgeschwindigkeit und Knochenalter sind altersentsprechend, häufig schlanke Kinder, Gewichtsperzentile < Längenperzentile, Endgröße über der Norm.

Hormonelle Störungen

- Wachstumshormonüberschuss bei Erkrankung der Hypophyse
- Hyperthyreose (➢ 17.1.2)
- Pubertas praecox: (➢ 1.4.3) durch zeitigen Pubertätsbeginn erhöhte Wachstumsgeschwindigkeit, aber damit auch vorzeitiger Schluss der Epiphysenfugen, Endgröße verringert.

Andere Ursachen

- Klinefelter-Syndrom (➢ 2.1.1)
- Fragiles X-Syndrom (➢ 2.1.2).

Therapie

Es besteht die Möglichkeit, Jungen als auch Mädchen mit Geschlechtshormonen (Jungen: Testosteron, Mädchen: Östrogene/Gestagene) zu behandeln. Damit wird die Pubertät eingeleitet. Die Epiphysenfugen verschießen sich vorzeitig. Das Wachstum wird gehemmt.

Einleitung der Pubertät

17.5 Störung der Geschlechtsentwicklung

Aufgrund einer Störung der Geschlechtsentwicklung (*engl.* Disorders of sex development, DSD) fehlt die Übereinstimmung von chromosomalem Geschlecht und Ausbildung vom inneren und äußeren Geschlecht. Das kann dazu führen, dass einem Neugeborenen nicht eindeutig ein Geschlecht zugeteilt werden kann. Das deutsche Personenstandsgesetzt erfordert jedoch eine Zuordnung innerhalb der ersten Lebenswoche. Ein uneindeutiges Genitale kann eine erhebliche psychosoziale Belastung der Eltern und der Familie darstellen. Einige Formen können mit einer Nebenniereninsuffizienz (➤ 17.3) einhergehen und stellen damit eine lebensbedrohliche Erkrankung dar. Daraus ergibt sich die Notwendigkeit einer zügigen Diagnostik. Eine Geschlechtszuordnung soll dabei auf der Grundlage der Diagnostik und Einbeziehung eines multidisziplinären Teams und der Eltern erfolgen.

Einteilung

- **46, XX-DSD:** chromosomal weibliches Geschlecht (46, XX ➤ 2.1), Ausbildung eines „vermännlichten" oder zwittrigen Genitales, z. B. beim Adrenogenitalen Syndrom (➤ 17.3.1)
- **46, XY-DSD:** chromosomal männliches Geschlecht (46, XY ➤ 2.1), Ausbildung eines weiblichen oder zwittrigen Genitales, z. B. bei Störungen der Androgensynthese
- **DSD mit Aberrationen der Geschlechtshormone,** z. B. Turner-Syndrom (➤ 2.1.1), Klinefelter-Syndrom (➤ 2.1.1)

Betreuungskonzept

Ein Neugeborenes mit einem intersexuellen Genitale ist ein psychosozialer Notfall. Das Kind soll in ein entsprechendes Kompetenzzentrum verlegt werden. Störungen der Geschlechtsentwicklung stellen komplexe Krankheitsbilder dar. Diese können die sexuelle Integrität körperlich und psychisch beeinflussen. Zum Erreichen der normalen Pubertätsentwicklung und sexuellen Funktionsfähigkeit sind fast immer hormonelle Behandlungen und genitale Operationen notwendig. In Abhängigkeit von der zugrunde liegenden Ursache liegen Empfehlungen bzgl. der Geschlechtszuordnung vor. Nicht selten treten psychosexuelle Entwicklungsstörungen auf. Daher sollen Kinder mit DSD und deren Familien durch ein multidisziplinäres Team aus Kinderendokrinologen, Kinderchirurgen und Kinderurologen, Humangenetikern, Gynäkologen und Psychologen betreut werden.

Übungsfragen

1. Wie wird eine angeborene Hypothyreose beim Neugeborenen diagnostiziert?
2. Welche Symptome sind typisch für eine angeborene Hypothyreose beim Neugeborenen?
3. Erklären Sie die Grundlagen des Kalzium-Phosphat-Stoffwechsels!
4. Beschreiben Sie die klinischen Symptome des adrenogenitalen Syndroms!
5. Beschreiben Sie die klinischen Symptome beim Chushing-Syndrom!
6. Wie wird der Morbus Addison behandelt?
7. Wie ist der Kleinwuchs definiert?
8. Nennen Sie die Ursachen des Kleinwuchses!
9. Nennen Sie Normvarianten, die zu einer Körperlänge über der 97. Perzentile führen!
10. Wie kann der Hochwuchs behandelt werden?

KAPITEL

18 Immunologie

Die Immunologie beschäftigt sich mit den Abwehrreaktionen des Körpers. Dazu gehören die Abwehrreaktionen beim Eindringen von Infektionserregern ebenso wie die Reaktionen des Körpers auf eigene Strukturen. Dabei entstehen sog. Autoimmunerkrankungen (➤ 18.4).

Abwehrreaktionen des Körpers

18.1 Physiologische Grundlagen

Das **unspezifische** Abwehrsystem wird vom **spezifischen** Abwehrsystem unterschieden. An der Wirkung beider Teilsysteme sind sowohl **zelluläre** als auch **humorale** (nicht zelluläre) Faktoren beteiligt.

Unspezifische Abwehr

Die Faktoren der unspezifischen Abwehr stehen unabhängig von der Auseinandersetzung mit einem Auslöser zur Verfügung. Haut und Schleimhäute stellen eine Barriere zum Eindringen von Krankheitserregern dar. Ist es Keimen dennoch gelungen, ins Gewebe einzudringen, dann zerstören Makrophagen und neutrophile Granulozyten eingedrungene Krankheitserreger. Unterstützt werden sie von weiteren Immunzellen, die z. B. Botenstoffe (Zytokine) freisetzen. Komplementfaktoren wirken ebenfalls unterstützend. Makrophagen und neutrophile Granulozyten sind **zelluläre Faktoren.** Zu den **humoralen Faktoren** gehören z. B. Komplementfaktoren und Zytokine.

- Zellulär: Makrophagen und neutrophile Granulozyten
- Humoral: Komplementfaktoren und Zytokine

Spezifische Abwehr

Neben der unspezifischen Abwehr benötigt der Körper auch die spezifische Abwehr. Diese ist gekennzeichnet durch die Funktion der Lymphozyten (➤ 15.1.1), die in T- und B-Zellen unterteilt werden.

- **T-Zellen** reifen in den lymphatischen Geweben. Dabei lernen sie, körpereigene von körperfremden Strukturen zu unterscheiden. Sie sind u. a. beteiligt an der spezifischen Bindung und der Präsentation an die B-Zellen
- **B-Zellen** sind verantwortlich für die Bildung von spezifischen Antikörpern und von Gedächtniszellen.

- T-Zellen
- B-Zellen
- Antikörper

Die Auseinandersetzung des Organismus mit eingedrungenen Mikroorganismen (Antigenen) führt zur Aktivierung von **B-Zellen.** Nach dem Erstkontakt mit Antigenen verändern sich die B-Lymphozyten und werden zu **Plasmazellen.** Diese produzieren spezifische Immunglobuline **(Antikörper).** Anti-

Antigenkontakt → B-Lymphozyt wird zur Plasmazelle → Produktion von Immunglobulinen

gen und Antikörper binden sich aneinander. Es entsteht ein Antigen-Antikörper-Komplex. Der Antikörper ist eine „immunologische Antenne", die andere Zellen des Abwehrsystems, z. B. Makrophagen (Fresszellen) aktiviert. Diese erkennen und beseitigen den Eindringling.
Ein Teil der B-Lymphozyten wird zu **Gedächtniszellen.** Diese haben den Bauplan für die Immunglobuline verinnerlicht. Bei erneutem Antigenkontakt kann somit eine deutlich schnellere Immunantwort durch Bildung der passenden Antikörper erfolgen. Diesen **Booster-Effekt** nutzt man bei der aktiven Impfung (➤ 14.4.2).

Antikörper

IgG, IgA, IgM, IgE

Die Antikörper, auch Immunglobuline genannt, werden von den B-Zellen gebildet. Die Immunglobuline werden in Klassen eingeteilt:
- **Immunglobulin G (IgG).** Häufigste Immunglobulinklasse, wird erst verzögert während der Auseinandersetzung des Immunsystems gebildet
- **Immunglobulin A (IgA).** Ist der wichtigste Antikörper, der sich im Sekret der Schleimhäute befindet, stellt den Schutz vor Mikroorganismen auf der Schleimhaut dar
- **Immunglobulin M (IgM).** Wird sofort im Rahmen einer Infektionserkrankung gebildet, die Anzahl sinkt dann mit der Bildung der IgG-Antikörper wieder ab
- **Immunglobulin E (IgE).** Bildung im Rahmen von Erkrankungen mit Parasiten und bei Allergien (➤ 19.1.1).

18.2 Immundefekte

Störungen des Immunsystems lassen sich in B-Zell- und T-Zell-Defekte sowie in kombinierte Immundefekte einteilen.

18.2.1 Leitsymptome

Folgende Symptome sollten hinsichtlich eines Immundefektes abgeklärt werden:
- Dermatitiden mit Infektionszeichen, z. B. chronische Candida-Infektion
- Minderentwickelte Tonsillen und Lymphknoten trotz akuter Infektion
- Fehlender Thymusschatten im Röntgenbild bei Säuglingen
- Unklare Gelenkentzündungen
- Autoimmunerkrankungen (➤ 18.4)
- Rezidivierende bakterielle Infektionen
- Infektionen durch ungewöhnliche Erreger, wie z. B. Pneumocystis carinii.

Oft berichten Eltern von der Infekthäufung bei ihrem Kind und wünschen den Ausschluss eines Immundefekts. Bei den folgenden Angaben besteht **kein Hinweis** auf einen Immundefekt:

- Häufige banale Infekte: Kleinkinder erkranken an bis zu 10–12 banalen Infekten pro Jahr, Kinder in Betreuungseinrichtungen oft noch häufiger
- Lange Hustenepisoden als Zeichen eines hyperreagiblen Bronchialsystems (➤ 4.6)
- Häufige Erkrankung eines Säuglings mit älteren Geschwistern. Durch die Geschwister besteht viel häufigerer Kontakt zu Erregern, die Kinder sind deutlich häufiger krank als das erste Kind.

18.2.2 B-Zell-Defekte

Ursachen

Mangel an Immunglobulinen

Störungen der B-Zellen führen zu einem Mangel an Immunglobulinen. Der häufigste Immunglobulinmangel ist der selektive IgA-Mangel. Seltener bestehen Störungen in der Bildung von IgG (IgG-Subklassen-Defekt) oder eine Verminderung aller Immunglobulinklassen (Agammaglobulinämie).

Klinik

Infektionen

Bei einem Immunglobulinmangel treten bei den betroffenen Kindern vermehrt bakterielle Infektionen, z. B. durch Hämophilus influenzae oder Pneumokokken auf. Betroffen sind vor allem die oberen und unteren Atemwege aber auch der Verdauungstrakt. Schwere Störungen der Antikörperbildung sollten bei Kindern mit ausgeprägten bakteriellen Infektionen, wie Meningitis (➤ 9.6) und Osteomyelitis (➤ 13.3.1) abgeklärt werden.

Diagnostik

Immunglobuline ↓

Im Serum werden die Konzentrationen der Immunglobuline IgG, IgA, IgM und IgE bestimmt. Bei V. a. auf einen IgG-Subklassendefekt sollten diese auch bestimmt werden.

Therapie

- Substitution mit Immunglobulinen
- Antibiotisch
- Keine Lebendimpfungen!

Es besteht die Möglichkeit der lebenslangen Therapie mit Immunglobulinen. Weiterhin werden bakterielle Infektionen antibiotisch behandelt. Lebendimpfungen (➤ 14.4.2) sollten bei schwerem Antikörpermangel nicht durchgeführt werden.

IgA-Mangel

Antikörper vom Typ der Immunglobuline A (IgA) befinden sich natürlicherweise in allen Körpersekreten und bilden so eine Schutzbarriere vor eindringenden Keimen, z. B. im Respirations- und Magen-Darm-Trakt.

Ursachen und Klinik

Atemwegsinfektionen, chronischer Durchfall möglich

Der isolierte IgA-Mangel betrifft eines von 500 Kindern in Mitteleuropa und ist somit der häufigste Immundefekt. Der IgA-Mangel kann ohne Folgen bleiben, da andere Immunglobuline die Funktion übernehmen können. Er kann aber auch zu schweren Atemwegsinfektionen und chronischen Durchfallerkrankungen führen. Außer einer Infektanfälligkeit beobachtet man bei den betroffenen Patienten häufiger Autoimmunerkrankungen (➤ 18.4) und Allergien (➤ Kap. 19).

Therapie

Symptomatisch

Die Therapie ist rein symptomatisch und beschränkt sich auf die Behandlung der Folgeerkrankungen.

18.2.3 T-Zell- und kombinierte Immundefekte

Gestörte Funktion der T-Zellen → humorale Immunität ↓ → kombinierte Immundefekte

Aufgrund genetischer Veränderungen ist die Funktion der T-Zellen gestört, z. B. beim Digeorge-Syndrom. In der Folge kommt es oft auch zu einer Störung der humoralen Immunität. Daher sind die Grenzen zwischen T-Zell-Defekten und kombinierten Immundefekten oft fließend.

Klinik

- Schwere Infektionen mit Viren, Pilzen oder Parasiten
- Letaler Ausgang möglich

Die Kinder fallen aufgrund schwerer Infektionen schon in den ersten Lebenswochen auf. T-Zell-Defekte führen zu viralen, parasitären und Pilzinfektionen. Diese nehmen oft einen komplizierten Verlauf und enden nicht selten letal.

Digeorge-Syndrom

Mikrodeletion auf dem Chromosom 22

Aufgrund einer Mikrodeletion auf dem Chromosom 22 (➤ 2.1.2) kommt es zu einer Thymushypo- oder Thymusaplasie in Kombination mit Hypoparathyreoidismus (➤ 17.2.1), kongenitalen Herzfehlern (➤ 5.2) und typischen Gesichtsanomalien. Die Thymushypo- oder Thymusaplasie führt zum T-Zell-Defekt, da die Reifung der T-Zellen im Thymus stattfindet.

Klinik

- Typisches Gesicht
- Hypokalzämie mit Tetanie
- T-Zell-Immundefekt

Bei der Geburt fallen die Kinder mit ihrem typischen Gesicht mit dysplastischen Ohren, großem Augenabstand, kleinem Kinn, Gaumenspalte und antimongoloider Lidachse auf. Aufgrund des Hypoparathyreoidismus entwickeln sie eine Hypokalzämie mit Tetanie (➤ 8.3.2). In der Säuglingsperiode treten dann aufgrund des T-Zell-Immundefekts gehäuft schwere Infektionen, wie z. B. Soorinfektionen des gesamten Gastrointestinaltrakts oder Pneumonien durch Pneumocystis carinii auf.

Diagnostik

In der Blutuntersuchung lässt sich die verminderte Zahl reifer T-Zellen zeigen. Unreife Vorstufen der T-Zellen lassen sich nachweisen. In entsprechenden Funktionstest der T-Zellen wird diese vermindert oder fehlend nachgewiesen. Oft kommt es aber mit zunehmendem Alter der Patienten zu einer Regeneration der Funktion der T-Zellen und der Epithelkörperchen.

Laboruntersuchung zur T-Zell-Funktion

Therapie

Es besteht die Möglichkeit der Transplantation von Thymusgewebe oder Knochenmark. Ohne diese Therapien versterben 80 % der Kinder im ersten Lebensjahr.

Transplantation von Thymusgewebe oder Knochenmark

Schwere kombinierte Immundefekte

In diese Gruppe gehören die schwersten angeborenen kombinierten Immundefekte. Diese sind gekennzeichnet durch ein vollständiges Fehlen der T- und B-Zell-Funktion. Somit kommt es zu einer ausgeprägten Infektneigung schon im frühen Säuglingsalter. Die Häufigkeit wird mit 4 : 100.000 Neugeborenen in Mitteleuropa angegeben.

Vollständiges Fehlen der T- und B-Zell-Funktion

Klinik

Bei fehlenden Tonsillen, Lymphknoten und Thymus wird der V. a. einen schweren kombinierten Immundefekt gestellt. Die Kinder werden typischerweise im 2.–3. Lebensmonat mit Infektionen auffällig. Chronische und rezidivierende Infektionen des Gastrointestinaltrakts führen zur Gedeihstörung, Infektionen der Atemwege zur respiratorischen Insuffizienz.

- Fehlende Tonsillen, Lymphknoten und Thymus
- Infektionen ab dem 2. Lebensmonat

Diagnostik

In der Laboruntersuchung zeigen sich eine Lymphozytopenie, verminderte T-Zell-Zahlen und T-Zell-Funktion sowie extrem niedrige Immunglobulinwerte.

T-Zellen ↓, Immunglobuline ↓

Therapie

Durch die Knochenmarktransplantation besteht die Möglichkeit der Bildung eines kompetenten Immunsystems. Weitere wichtige Therapiemaßnahmen sind die Vorbeugung und Behandlung von Infektionen. Bei zeitiger Diagnosestellung ist diese Therapie in den meisten Fällen erfolgreich.

Knochenmarktransplantation

18.3 Vaskulitiden

Gefäßerkrankungen durch immunologische Reaktion

Die Purpura Schönlein-Henoch und das Kawasaki-Syndrom sind Beispiele für Vaskulitiden (Gefäßerkrankungen), die auf dem Boden einer immunologischen Reaktion entstehen.

18.3.1 Purpura Schönlein-Henoch

- Allergische Gefäßerkrankung der kleinen Gefäße und Kapillaren
- Jungen > Mädchen
- Oft nach Infekten der oberen Luftwege

Diese allergische Gefäßerkrankung betrifft Jungen häufiger als Mädchen und tritt typischerweise im 2.–8. Lebensjahr auf. Oft waren die Kinder vorher an einem Infekt der oberen Luftwege erkrankt. Die Entzündung der kleinen Gefäße und Kapillaren führt zur Durchlässigkeit der Gefäßwände und zu Blutungen.

Klinik und Diagnostik

Die Diagnose wird aufgrund der klinischen Symptome gestellt:
- Schwellungen und Schmerzen großer Gelenke, wie z. B. Sprunggelenke
- Hautblutungen in Form von Petechien oder Ekchymosen (größere Hauteinblutungen) typischerweise an den Unterschenkeln und am Gesäß
- Bauchschmerzen, Blut im Stuhl oder auch Invagination (➤ 6.4.6) als Nachweis einer Beteiligung der Gefäße im Gastrointestinaltrakt (Purpura abdominalis)
- Hämaturie und ggf. Proteinurie (➤ 7.1.2) bei Nierenbeteiligung.

18

Therapie

Symptomatisch

Die Gelenkbeschwerden werden analgetisch behandelt. Bei einer Purpura abdominalis besteht die Möglichkeit einer Therapie mit Kortikosteroiden. Die seltene Erkrankung der Nieren spricht dagegen oft nicht auf eine Therapie mit Kortikosteroiden an. Insgesamt ist die Prognose der Purpura Schönlein-Henoch jedoch gut.

Pflege

Bei der täglichen Körperpflege ist die Beobachtung der Haut auf neue Effloreszenzen wichtig. Weiterhin werden Urin und Stuhl auf Blutbeimengungen untersucht. Die Kinder sind, bedingt durch Blutungen in den Magen-Darm-Trakt und den daraus resultierenden Bauchschmerzen, oft appetitlos. Hier können die Pflegenden z. B. versuchen, etwa durch „gelenkte Wunschkost" und kleine Portionen, den Appetit wieder anzuregen. „Gelenkte Wunschkost" bedeutet, den Patienten aus der leichten Schonkost Lebensmittel zur Auswahl zu stellen. Außerdem sollen die Kinder viel trinken. Werden von dem Kind Bauchwickel akzeptiert, können kalte Wickel den Bauchschmerzen entgegenwirken. Gegen die Gelenkschmerzen können auf ärztliche Anordnung Schmerzmedikamente verabreicht werden. Sind Ödeme an Hand- und Fußrücken erkennbar, können die entsprechenden Körperteile erhöht positioniert werden.

18.3.2 Kawasaki-Syndrom

Das Kawasaki-Syndrom (auch mukokutanes Lymphknotensyndrom) ist eine akute systemische Erkrankung der kleinen und mittleren Gefäße, deren Ursache weiterhin unklar ist. Die erkrankten Kinder sind oft jünger als 4 Jahre. Jungen erkranken häufiger als Mädchen.

- Akute systemische Erkrankung der kleinen und mittleren Gefäße
- Alter < 4 Jahre
- Jungen > Mädchen

Klinik und Diagnostik

5 Hauptsymptome

Typischerweise finden sich die folgenden **5 Hauptsymptome:**
- Fieber länger als 5 Tage
- Konjunktivitis (➤ 10.3.2) mit deutlicher Gefäßzeichnung ohne eitriges Exsudat
- Schleimhautveränderungen der Lippen (Lacklippen) und der Mundhöhle (Himbeerzunge, Enanthem ➤ 12.1)
- Mittelfleckiges makulopalulöses Exanthem (➤ 12.1) und Rötung der Handinnenflächen und Fußsohlen mit Ausbildung einer Schuppung, vor allem auch der Fingerkuppen in der 2.–3. Krankheitswoche
- Schwellung der Halslymphknoten.

Weiterhin können auftreten: Gelenkbeschwerden, nicht eitrige Meningitis, Karditis, Durchfall und Erbrechen, Nierenbeteiligung mit Proteinurie, deutlich erhöhte Entzündungszeichen und Thrombozytose in der 2.–3. Krankheitswoche. Die Diagnose wird anhand der Hauptsymptome gestellt.

Komplikation

Eine schwerwiegende Komplikation kann die Beteiligung der Herzkranzgefäße sein. Es entstehen Aussackungen (Aneurysmen), die zu Thromben, Herzinfarkten und Rhythmusstörungen führen können.

Aneurysmen der Herzkranzgefäße

Therapie

Die Kinder erhalten einmalig Immunglobuline i. v. Zur Verhinderung der Herzbeteiligung wird eine Therapie mit Acetylsalicylsäure durchgeführt. Eine Herzbeteiligung sollte durch eine Echokardiografie ausgeschlossen werden, sonst erfolgt unter regelmäßigen Kontrollen eine Fortführung der Therapie mit Acetylsalicylsäure. Die Prognose ist im Allgemeinen gut.

Immunglobuline i. v., Acetylsalicylsäure

18.4 Autoimmunerkrankungen

Autoimmunerkrankungen entstehen, wenn die Toleranz des Immunsystems gegen sich selbst (sog. Selbsttoleranz) aufgehoben ist. Es gibt systemische (z. B. Systemischer Lupus erythematodes ➤ 18.4.2) und organspezifische (z. B. Juvenile rheumatoide Arthritis ➤ 18.4.1) Erkrankungen.

- Aufgehobene Selbsttoleranz
- Systemisch oder organspezifisch

18.4.1 Juvenile rheumatoide Arthritis

- Autoimmunprozess → Synovitis, innere Organe, Auge
- Häufigkeit 1 : 1.000
- 80 % Heilung

Unter einer juvenilen rheumatoiden Arthritis (JRA) versteht man eine Gelenkentzündung:

- Mit Beginn vor dem 16. Lebensjahr
- Von mehr als 6 Wochen Dauer
- Für die keine andere Ursache gefunden werden kann.

Der zugrunde liegende Autoimmunprozess richtet sich hauptsächlich gegen die Synovia (Gelenkinnenhaut) großer und kleiner Gelenke, die mit entzündlichen Veränderungen reagiert. Neben einer Synovitis (Entzündung der Gelenkinnenhaut) kommt es in unterschiedlichem Ausmaß zu einer Beteiligung innerer Organe und des Auges. Die Häufigkeit der JRA beträgt 1 : 1.000. Die Prognose ist viel besser als die der rheumatoiden Arthritis des Erwachsenenalters: Bei 75–80 % der betroffenen Kinder heilt die Erkrankung nach 1–2 Jahren ohne bleibende Schäden spontan aus.

Einteilung

Es erfolgt eine Einteilung in 7 Subgruppen:

1. Systemische Arthritis mit Fieber, Exanthem, Lymphknotenschwellung, Hepato- oder Splenomegalie und Serositis
2. Polyarthritis (Rheumafaktor negativ), Arthritis an 5 oder mehr Gelenken ohne Nachweis des Rheumafaktors
3. Polyarthritis (Rheumafaktor positiv), Arthritis an 5 oder mehr Gelenken mit Nachweis des Rheumafaktors
4. Oligoarthritis, Arthritis an weniger als 4 Gelenken
5. Enthesitis-assoziierte Arthritis, Arthritis und Entzündung der Sehnenansätze (Enthesitis), häufig HLA-B27 assoziiert
6. Psoriasisarthritis, Arthritis und Psoriasis (➤ 12.9)
7. Andere Arthritis, nicht in 1.–6. einzuordnen.

Klinik

Arthritis

Schwellung, Schmerzen, Rötung, Überwärmung, Bewegungseinschränkung

Die Synovitis, die länger als 6 Wochen anhält, führt zu den typischen Entzündungszeichen der betroffenen Gelenke wie Schwellung, Schmerzen, Rötung, Überwärmung und Bewegungseinschränkungen, insbesondere Morgensteifigkeit. Bei chronischen Verläufen sind Knorpel- und Knochenveränderungen sowie Versteifungen möglich.

Extraartikuläre Manifestationen

Das Auftreten der Erkrankung an anderen Organen ist vom Subtyp der Erkrankung abhängig. Eine schwere Organbeteiligung liegt bei der systemischen Arthritis vor.

- Beteiligung innerer Organe, Serositis, v. a. Herzbeteiligung im Sinne einer Perikarditis bzw. Myokarditis, Pleuritis sowie Hepatosplenomegalie
- Lymphknotenvergrößerung
- Anämie

- Fieber
- Hautveränderungen im Fieberschub: stammbetontes, blasses, nicht juckendes Exanthem
- Rheumaknötchen: Harte, verschiebbare, nicht schmerzhafte, bis erbsengroße Knötchen an den Streckseiten der Extremitäten und im Verlauf der langen Sehnen
- Augenbeteiligung im Sinne einer Uveitis (Entzündung der Aderhaut und der Iris), die noch Jahre nach einer ausgeheilten Arthritis auftreten und zur Erblindung führen kann
- Wachstumsverzögerung.

MERKE

Vorstellung beim Augenarzt!
Auch wenn keine Symptome angegeben werden, sollte jedes Kind mit oder nach einer JRA in halbjährlichen Abständen einem Augenarzt vorgestellt werden!

Diagnostik

Die Diagnose wird klinisch gestellt. Das Ausmaß des Gelenkschadens wird durch die Sonografie und durch Röntgenuntersuchungen dokumentiert. Mit Hilfe von Laborparametern lassen sich die Subtypen differenzieren. Die diagnostischen Maßnahmen müssen auch die extraartikulären Manifestationen berücksichtigen, z. B. augenärztliche Untersuchung, EKG etc.

Laborparameter

- **Entzündungsparameter:** BSG, CRP
- **Rheumafaktor:** Es handelt sich um einen IgM-Antikörper, der sich gegen IgG richtet. Diese Antikörper lassen sich bei nur 10 % der Kinder mit JRA nachweisen (seropositiv), während 90 % der Erwachsenen mit einer RA seropositiv sind. Seropositivität lässt eine ungünstige Prognose hinsichtlich der Gelenke erwarten. Rheumafaktoren sind nicht krankheitsspezifisch, denn sie können auch bei anderen entzündlichen oder bei malignen Erkrankungen auftreten
- **Antinukleäre Antikörper (ANA):** Autoantikörper, die gegen Bestandteile des Zellkerns wirken. Der Nachweis gelingt bei ca. 30 % der JRA-Patienten, aber auch bei anderen Autoimmunkrankheiten (➤ 18.4.1) sowie einigen Infektionskrankheiten. Bei ANA-positiven Kindern tritt gehäuft eine Uveitis auf
- **HLA-B27:** Leukozyten lassen sich durch verschiedene Membraneigenschaften, die humanen Leukozytenantigene (HLA), typisieren. Humane Leukozytenantigene der Klasse B27 (HLA-B27) treten besonders bei der Enthesitis-assoziierten Arthritis auf.

Therapie

Ziel der Behandlung ist es, die Entzündung im akuten Schub möglichst rasch zu hemmen und weitere Schübe zu verhindern, um die Gelenkfunktion zu erhalten bzw. wiederherzustellen. Bleibende Schäden an Augen und inneren Organen sollen verhindert werden.

- Medikamentöse Therapie
- Physio- und Ergotherapie
- Ggf. operative Therapie

Zur medikamentösen Therapie stehen folgende Präparate zur Verfügung:
- Nichtsteroidale Antirheumatika (kurz: NSAR): antientzündlich, schmerzlindernd und fiebersenkend, z. B. Ibuprofen, Indometacin, Diclofenac, Naproxen
- Glukokortikoide, intraartikulär, systemisch: wirken antientzündlich
- Immunsuppressiva: hemmen die Autoimmunreaktion, z. B. Azathioprin, Methotrexat (MTX)
- Biologika: Arzneistoffe, die mit Biotechnologieverfahren hergestellt werden, hemmen die Autoimmunreaktion, z. B. Antikörper gegen Zytokine wie Adalimumab, Etanercept

Zur nicht-medikamentösen Therapie stehen sowohl Physio- und Ergotherapie als auch eine Hilfsmittelversorgung zur Verfügung.
Operative Maßnahmen, wie z. B. eine Entfernung der Gelenkinnenhaut oder Operationen zur Sehnenverlängerungen, werden ggf. durchgeführt.

Pflege

Bei Kindern stehen mehrere Probleme im Mittelpunkt und sollten von den Pflegenden einfühlsam begleitet werden:
Die Kinder leiden gerade im akuten Schub unter starken Schmerzen, sodass die Compliance für die tägliche Körperpflege und andere Pflegemaßnahmen eingeschränkt ist. Zur Schmerzbehandlung können zusätzlich zur medikamentösen Therapie physikalische Maßnahmen angewendet werden, wobei im akuten Schub Wärmebehandlung kontraindiziert ist.
Die Kinder haben aufgrund der Nebenwirkungen der Medikamente (z. B. Gewichtszunahme unter Kortison) und durch orthopädische Hilfsmittel häufig Körperbildstörungen. Eine psychische Begleitung und der Kontakt zu Selbsthilfegruppen können den Patienten bei der Verarbeitung helfen.
Die Medikamente können Magenbeschwerden auslösen. Daher sollten die Medikamente nicht auf nüchternen Magen und mit reichlich Flüssigkeit eingenommen werden.
Da manche Antirheumatika gerinnungshemmende Wirkungen haben und es dadurch zu Blutungen kommen kann, erfolgt eine systematische Hautbeobachtung.
Vor allem bei einer immunsuppressiven Therapie sollen die hygienischen Richtlinien zur Infektionsprophylaxe streng befolgt werden.
Um die Beweglichkeit zur erhalten, ist es hilfreich, die Gelenke zu bewegen und Kontrakturen vorzubeugen. Bei Schmerzen werden vor den Bewegungsübungen Schmerzmittel angeboten. Behutsame Physiotherapie kann vor unphysiologischen Bewegungsabläufen schützen.
Bei häufigen Krankenhausaufenthalten werden die erkrankten Kinder am Krankenbett oder in der Klinikschule durch Krankenhauslehrer unterrichtet.

18

18.4.2 Systemischer Lupus erythematodes

- Autoantikörper gegen Bestandteile der Zellkerne

Der systemische Lupus erythematodes (SLE) ist eine Autoimmunerkrankung, bei der Autoantikörper gegen Bestandteile der Zellkerne gebildet werden. Dadurch entsteht eine Vaskulitis an verschiedenen Organen. Typisches

Manifestationsalter der Erkrankung ist die frühe Pubertät. Mädchen sind 4-mal häufiger betroffen als Jungen.

- Frühe Pubertät, Verhältnis Mädchen zu Jungen 4 : 1

Klinik und Diagnostik

Fast jedes Organsystem kann im Rahmen des SLE erkranken. Typische Manifestationen sind

- Schmetterlingsförmiges Exanthem der Wangen
- Scheibenförmige Hautveränderungen (Lupusherde): gerötete, schuppende Plaques
- Lichtempfindlichkeit der Haut
- Veränderungen der Nasen- oder Mundschleimhaut
- Gelenkentzündung
- Entzündung der serösen Häute, wie Perikarditis oder Pleuritis
- Beteiligung der Niere (Nephritis) oder des Herzmuskels (Myokarditis)
- Beteiligung des ZNS (zerebrale Krampfanfälle ➤ 9.4, Psychosen)
- Hämatologische Symptome, wie z. B. Anämie (➤ 15.2.1), Leukopenie (➤ 15.3) und Thrombozytopenie (➤ 15.4.3)
- Nachweis von Autoantikörpern wie z. B. Antinukleäre Antikörper (ANA), Antikörper gegen Doppelstrang-DNA (Anti-ds-DNA), Antikörper gegen glatte Muskulatur (engl. smooth muscle, Anti-Sm-AK).

Das Vorhandensein von vier der obigen Symptome ist mit einer systemischen Erkrankung im Sinne eines SLE vereinbar.

Jedes Organsystem kann erkranken!

Therapie

Die Therapie sollte in Zusammenarbeit mit einem kinderrheumatologischen Zentrum erfolgten. Mittel der ersten Wahl sind Kortikosteroide. Leichte Verläufe können analgetisch mit NSAR (➤ 18.4.1) behandelt werden. Reicht eine Steroidtherapie nicht aus oder können deren Nebenwirkungen nicht länger toleriert werden, wird eine immunsuppressive Therapie mit z. B. Azathioprin durchgeführt.

- Kortikosteroide
- Acetylsalicylsäure
- Immunsuppressiva

Übungsfragen

1. Welche Teilsysteme gehören zum menschlichen Abwehrsystem?
2. Bei welchen anamnestischen Angaben besteht ein Verdacht auf einen Immundefekt?
3. Welche Therapie wird beim IgA-Mangel durchgeführt?
4. Beschreiben Sie die klinischen Symptome bei T-Zell- und kombinierten Immundefekten!
5. Wie ist die Purpura Schönlein-Henoch definiert?
6. In welchem Alter tritt die Purpura Schönlein-Henoch typischerweise auf?
7. Welches sind die 5 Hauptsymptome des Kawasaki-Syndroms?
8. Wie wird eine juvenile rheumatoide Arthritis behandelt?
9. Welche typischen Autoantikörper werden beim systemischen Lupus erythematodes gebildet?
10. Wie setzt sich die Therapie beim systemischen Lupus erythematodes zusammen?

KAPITEL

19 Allergische Erkrankungen

19.1 Übersicht

Überempfindlichkeitsreaktion

Bei einer Allergie liegt eine veränderte Reaktionslage des Organismus gegenüber bestimmten Fremdstoffen vor. Da das Abwehrsystem nach einer Sensibilisierungsphase verstärkt auf die sog. Allergene reagiert, handelt es sich um eine Überempfindlichkeitsreaktion.

19.1.1 Reaktionstypen

Nach Coombs und Gell werden Überempfindlichkeitsreaktionen in vier Haupttypen eingeteilt (➤ Tab. 19.1). Diese dienen dem Verständnis von

- Allergischen Erkrankungen, bei denen das Immunsystem übertrieben auf **körperfremde** Substanzen reagiert
- Autoimmunerkrankungen, bei denen das Immunsystem fehlgeleitet ist und gegen **körpereigene** Strukturen vorgeht.

Tab. 19.1 Allergische Reaktionstypen.

Typ	Kurzbezeichnung	Pathomechanismus	Klinische Beispiele
I	• Sofortreaktion • Anaphylaktische Reaktion	Degranulation von IgE-beladenen Mastzellen	• Allergisches Asthma bronchiale (➤ 4.6) • Heuschnupfen (➤ 19.2.3) • Nesselsucht (➤ 19.2.4) • Anaphylaktischer Schock (➤ 21.1.4)
II	Zytotoxischer Typ	IgG- bzw. IgM-markierte Zielzelle wird durch aktiviertes Komplementsystem zerstört	• Blutgruppenunverträglichkeit (➤ 1.3.3) • Typ-1-Diabetes (➤ 16.1.1)
III	Immunkomplex-Typ	Antigen-Antikörper-Komplexe bedingen durch Komplementaktivierung lokale oder generalisierte Entzündung	• Zöliakie (➤ 6.4.2) • Vaskulitis (➤ 18.3) • Systemischer Lupus erythematodes (➤ 18.4.2)
IV	• Spätreaktion • Tuberkulintyp	Freisetzung von Mediatoren aus sensibilisierten T-Lymphozyten aktiviert Entzündungszellen	• Tuberkulintest • Transplantatabstoßung • Kontaktallergien der Haut • Nahrungsmittelallergien (➤ 19.2.1)

Typ-I-Reaktion

- Sofortreaktion, anaphylaktische Reaktion
- Sensibilisierung → IgE ↑↑
- Erneuter Allergenkontakt → Mastzelldegranulation und Folgen der Histaminausschüttung

Die Typ-I-Reaktion, die auch als Sofortreaktion oder anaphylaktische Reaktion bezeichnet wird, beschreibt den Pathomechanismus wichtiger allergischer Erkrankungen (➤ Tab. 19.1). Bei entsprechender genetischer Veranlagung (Disposition) reagiert das Immunsystem auf bestimmte Antigene mit einer besonders starken Bildung von spezifischen Immunglobulinen (Antikörpern ➤ 18.1) des Typs IgE, die sich an die Oberfläche von Mastzellen heften. Die Mastzelle speichert Mediatorsubstanzen wie Histamin. Kommt die sensibilisierte Mastzelle erneut mit dem Allergen in Kontakt, kann dieses zwei benachbarte IgE-Moleküle überbrücken. Somit werden die gespeicherten Substanzen freigesetzt (sog. Degranulation). Histamin und andere Mediatorsubstanzen wirken lokal oder generalisiert innerhalb weniger Minuten. In der Folge kommt es v. a. zu einer Ödembildung durch die Erweiterung der Gefäße und durch die gesteigerte Kapillardurchlässigkeit. Weiterhin bewirkt die Freisetzung von Histamin eine Engstellung der Bronchien.

MERKE

Gefürchtete Komplikation einer Typ-I-Reaktion ist der **anaphylaktische Schock** (➤ 21.1.4), bei dem es durch Histamin zu einer generalisierten Gefäßweitstellung und damit zum bedrohlichen Blutdruckabfall kommt.

Typ-II-Reaktion

Zytotoxische Reaktion

Bei Typ-II-Reaktionen binden Immunglobuline vom Typ IgG oder IgM an Antigene, die sich an der Oberfläche von Zellen befinden. Innerhalb weniger Stunden wird die so markierte Zielzelle durch das aktivierte Komplementsystem, das eine besondere Einheit des Immunsystems darstellt, zerstört. Man spricht daher auch von einer zytotoxischen Reaktion.

Typ-III-Reaktion

Immunkomplex-Typ → lokale oder generalisierte Entzündung

Typ-III-Reaktionen werden durch im Blut zirkulierende Antigen-Antikörper-Komplexe ausgelöst. Diese Immunkomplexe aktivieren das Komplementsystem und lösen in kurzer Zeit entzündliche Reaktionen aus.

- Zu einer lokalen Entzündung an der Eintrittsstelle des Antigens kommt es bei Antikörperüberschuss, z. B. bei der Zöliakie (➤ 6.4.2)
- Zu einer generalisierten Entzündung kommt es, wenn das Antigen im Überschuss vorhanden ist, z. B. bei einer Vaskulitis (➤ 18.3).

Typ-IV-Reaktion

Sensibilisierte T-Lymphozyten → Spätreaktion

Während die drei genannten Reaktionen durch Antikörper hervorgerufen werden, wird die Typ-IV-Reaktion durch sensibilisierte T-Lymphozyten vermittelt. Bei erneutem Antigenkontakt setzen die T-Lymphozyten Mediatoren frei, die als Lymphokine bezeichnet werden. Diese aktivieren Entzündungszellen wie neutrophile Granulozyten und Makrophagen. Der resultierende Gewebeschaden tritt bei der Typ-IV-Reaktion erst nach Tagen auf, sodass sie auch als Spätreaktion bezeichnet wird.

19.1.2 Allergiediagnostik

Anamnese

Ausführliche Eigen- und Familienanamnese

Eine ausführliche Eigen- und Familienanamnese steht im Zentrum der diagnostischen Abklärung. Gezielte Fragen ergeben Hinweise auf:
- Familiäre Disposition
- Verdächtige Allergene
- Beschwerdezeitraum.

Hauttests

- **Prick-Test:** Mit diesem Test wird eine allergische Sofortreaktion erfasst. Dazu wird ein Tropfen eines Allergenextrakts auf die Innenseite des Unterarms gegeben und die Haut durch den Tropfen mit einer Lanzette kurz angestochen. Bei positivem Prick-Test bildet die Haut nach 10–20 Minuten eine Quaddel
- **Intrakutantest:** Bei diesem Test werden maximal 0,05 ml einer Allergenlösung in die Lederhaut injiziert. Der Intrakutantest kommt bei V. a. Insektengift- oder Penicillinallergie zum Einsatz. Er löst ebenfalls eine Sofortreaktion aus
- **Epikutantest:** Mit diesem Test wird eine allergische Spätreaktion erfasst. Er dient der Allergendiagnostik z. B. beim allergischen Kontaktekzem oder bei Nahrungsmittelallergien, die Typ-IV-vermittelt sind. Auf die obere Rückenhälfte, die frei von entzündlichen Hautveränderungen sein muss, werden für 48 Stunden Teststreifen mit potenziellen Allergenen geklebt. Nach 48 und 72 Stunden werden die Hautreaktionen abgelesen.

Laboruntersuchungen

- **Gesamt-IgE im Serum:** Eine deutliche Erhöhung lenkt den Verdacht auf eine allergische Erkrankung, ein Normalwert schließt aber eine solche nicht aus. Aber auch andere Erkrankungen gehen mit erhöhtem Gesamt-IgE einher
- **Allergenspezifische IgE im Serum:** Bestimmung spezifischer IgE-Antikörper gegen zahlreiche Inhalations- und Nahrungsmittelallergene. Dieser Nachweis belegt die erfolgte Sensibilisierung, aber nicht die klinische Bedeutung für den Patienten.

Provokationstests

Provokationstests werden direkt am betroffenen Organ durchgeführt. Damit kann gezeigt werden, ob eine nachgewiesene Sensibilisierung tatsächlich krankheitsauslösend ist, z. B.

- Konjunktivale Provokation, bei der das verdächtige Allergenextrakt in den medialen Augenwinkel getropft wird; nach ca. 10 Minuten erwartet man Juckreiz, Tränenfluss, Rötung der Bindehaut sowie ein Lidödem
- Nasale Provokation, bei der das potenzielle Allergen in die untere Nasenmuschel gesprüht wird; nach etwa 10 Minuten beurteilt man die Reaktion und misst den Strömungswiderstand
- Bronchiale bzw. inhalative Provokation, die notwendig wird, wenn konjunktivale und nasale Provokation ergebnislos durchgeführt wurden
- Nahrungsmittelprovokation, bei der das entsprechende Nahrungsmittel in steigender Konzentration aufgenommen wird, Sofortreaktionen und auch verzögerte Reaktionen in den nächsten 72 Stunden, wie z. B. Durchfall, Erbrechen oder eine Verschlechterung der Neurodermitis werden beobachtet.

19.1.3 Therapieprinzipien

Prävention

Stillen und allergenarme Ernährung im 1. Lebensjahr

Verschiedene Maßnahmen können bei gefährdeten Kindern die Wahrscheinlichkeit verringern, dass eine allergische Erkrankung ausbricht:
- Diese Kinder sollen 4–6 Monate gestillt werden. Beikost soll ab dem 5. Lebensmonat eingeführt werden. Die Anzahl der Lebensmittel im ersten Lebensjahr sollte auf wenige allergenarme Lebensmittel beschränkt sein (➤ 1.7.2)
- Im Umfeld des Kindes sollten potenzielle Allergene minimiert werden, z. B. eine Sanierung von Hausstaubmilben
- Kein passives Rauchen!

Karenzmaßnahmen

Allergene meiden

Wenn bei nachgewiesener Sensibilisierung die verantwortlichen Allergene aus dem Lebensbereich des Kindes eliminiert werden können, ist das Kind ohne weitere Behandlung beschwerdefrei. So sollten z. B. bei einer Tierhaarallergie keine Haustiere gehalten werden.
Bei einer Hausstaubmilbenallergie wird zu einer Sanierung des häuslichen Milieus geraten. Dabei gilt es, „Staubfänger“ wie Vorhänge und Teppiche zu beseitigen und Matratzen, Bettdecken und Kissen mit milbendichten Bezügen (Encasing) zu versehen.
Entsprechende Nahrungsmittel sollten im Sinne einer Eliminationsdiät vermieden werden, dabei ist auf einen entsprechenden Ersatz zu achten. Bei einer Kuhmilcheiweißallergie wird im Säuglingsalter eine Hydrolysatnahrung (➤ 1.7.2) empfohlen. Nach dem ersten Lebensjahr kann auch auf eine Sojamilch umgestellt werden.
Können Allergene nicht vollständig gemieden werden, z. B. Pollen, sollte über eine spezifische Immuntherapie (Hyposensibilisierung) nachgedacht werden.

Spezifische Immuntherapie (Hyposensibilisierung)

Hyposensibilisierung → IgG ↑

Eine Spezifische Immuntherapie (Hyposensibilisierung) wird insbesondere bei allergischem Asthma bronchiale (➤ 4.6) und Heuschnupfen (➤ 19.2.3) durchgeführt, wenn Karenzmaßnahmen nicht möglich sind. Die subkutane Immuntherapie (SCIT) wird von der sublingualen Immuntherapie (SLIT) unterschieden. Über etwa 3 Jahre werden die ermittelten Allergene in ansteigender Konzentration subkutan injiziert oder sublingual verabreicht. Somit werden, neben den abnorm gebildeten IgE-Antikörpern, auch vermehrt IgG-Antikörper produziert. Diese reagieren aber nicht mit den Mastzellen, sondern fangen die Allergene ab. Damit wird eine Typ-I-Reaktion verhindert. Eine subkutane Immuntherapie ist bei 70 % der Pollenallergiker erfolgversprechend, während nur jeder zweite Patient mit Hausstaubmilben- oder Schimmelpilzallergie hiervon profitiert. Die sublinguale Immuntherapie ist besonders im Kindesalter geeignet; ggf. kann später auf eine subkutane gewechselt werden.

Medikamente

Die Wirkmechanismen von Antihistaminika, Dinatrium-Cromoglycinsäure (DNCG) und Glukokortikosteroiden sind bei der Behandlung des Asthmas bronchiale beschrieben (➤ 4.6).

19.2 Atopische Krankheitsbilder

25 % Atopiker in Deutschland

Atopiker sind Menschen, die aufgrund einer **genetischen Disposition** zu immunologisch bedingten Überempfindlichkeitsreaktionen neigen (multifaktorielle Vererbung ➤ 2.2.2). In Abhängigkeit von zusätzlichen **Provokationsfaktoren** wie Klimaeinflüssen, Infekten, Umwelteinflüssen und psychischen Belastungen werden sie mindestens ein atopisches Krankheitsbild entwickeln. Schätzungen gehen davon aus, dass in Deutschland jeder 4. Bürger Atopiker ist. Das Atopie-Risiko eines Neugeborenen erhöht sich auf 80 %, wenn bei einem Verwandten 1. Grades eine Atopie vorliegt.

Atopischer Formenkreis

Wichtige Erkrankungen des atopischen Formenkreises sind:
- Nahrungsmittelallergien (➤ 19.2.1)
- Atopische Dermatitis (Neurodermitis ➤ 19.2.2)
- Allergisches Asthma bronchiale (➤ 4.6)
- Rhinitis allergica (Heuschnupfen ➤ 19.2.3)
- Urtikaria (Nesselsucht ➤ 19.2.4).

19.2.1 Nahrungsmittelallergien

Allergische Reaktionen auf Nahrungsmittel, die im Sinne einer Sofortreaktion (Typ I) oder auch als zellvermittelte Typ-IV-Reaktion (➤ Tab. 19.1)

- Typ-I- oder Typ-IV-Reaktion
- 90 % mit 3 Jahren beschwerdefrei

auftreten können, manifestieren sich oft schon im Säuglingsalter. Die Prognose der Nahrungsmittelallergien ist gut. Im Alter von 7 Jahren sind > 90 % beschwerdefrei. Bei der Hälfte der Patienten mit sehr hohen IgE-Werten bleibt die Nahrungsmittelallergie bestehen. Ggf. kommen später auch Reaktionen auf Inhalationsallergene dazu.
Die häufigsten Nahrungsmittelallergene im Kindesalter sind:
- Hühnerei
- Kuhmilch
- Weizen
- Soja
- Nüsse, Erdnüsse
- Fisch.

Klinik

Mögliche Symptome nach der oralen Aufnahme dieser Allergene sind
- Anaphylaktische Sofortreaktion mit Lippenschwellung, Laryngospasmus, Urtikaria, Erbrechen, Durchfall, Asthma bis zum Schock (➤ 21.1.4)
- Hauterscheinungen im Sinne einer atopischen Dermatitis (➤ 19.2.2) oder Urtikaria (➤ 19.2.4)
- Gastrointestinale Symptome wie Erbrechen, Koliken, Durchfall und Gedeihstörung
- Respiratorische Symptome wie Rhinitis (➤ 19.2.3) und Asthma (➤ 4.6).

19.2.2 Atopische Dermatitis

Etwa 10 % der Kinder und 5 % der Erwachsenen leiden an einer atopischen Dermatitis, die auch als atopisches Ekzem oder als Neurodermitis bezeichnet wird. Diese chronisch-rezidivierende entzündliche Hauterkrankung manifestiert sich häufig schon im Säuglingsalter.

Ursachen

Neben der genetischen Veranlagung sind zahlreiche **Provokationsfaktoren** am Ausbruch und der Ausprägung einer atopischen Dermatitis beteiligt, z. B.
- Klima: Sehr häufig verschlechtert sich das Bild in den Wintermonaten
- Infektionskrankheiten
- Allergenexposition
- Nahrungsmittelunverträglichkeit
- Hautirritation, z. B. durch Wolle
- Emotionale Faktoren.

Klinik

- Ekzem
- Milchschorf
- Lichenifikation

Die Symptomatik kann erheblich variieren. Typisch jedoch sind
- Symmetrisches Befallsmuster, ➤ Abb. 19.1 und ➤ Abb. 19.2 zeigen die bevorzugten Stellen, sog. Prädilektionsstellen

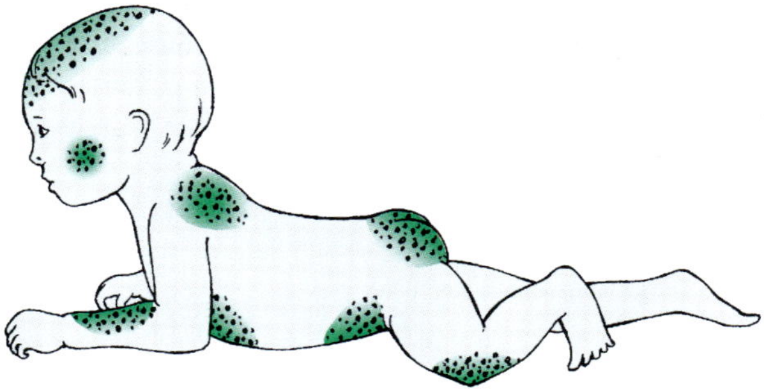

Abb. 19.1 Prädilektionsstellen der atopischen Dermatitis im Säuglingsalter. [A400–215]

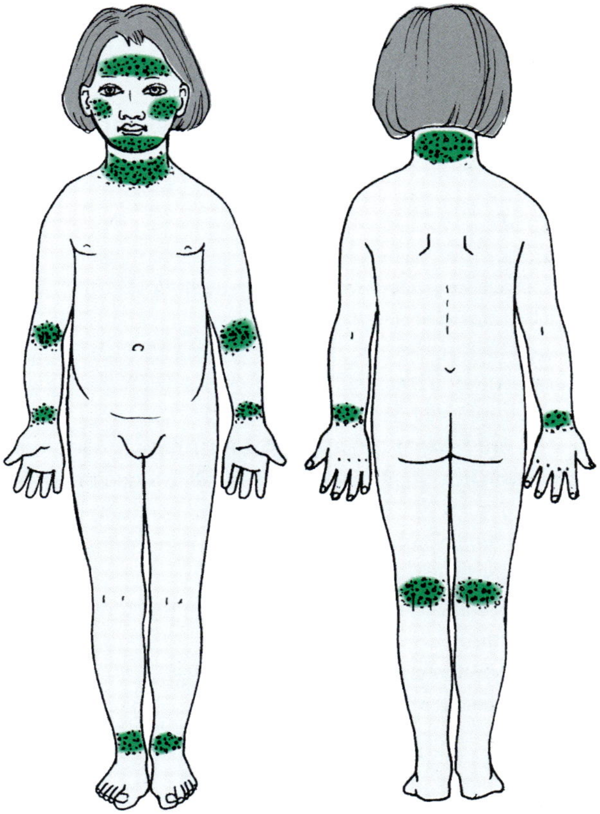

Abb. 19.2 Prädilektionsstellen der atopischen Dermatitis ab dem Kindesalter. [A400–215]

- Juckreiz (Pruritus)
- Extrem trockene Haut.

Die Hautveränderungen im Sinne eines **Ekzems** beginnen oft bereits im 3.–4. Lebensmonat. Bei einem Ekzem handelt es sich um eine Entzündung der Haut (Dermatitis). Diese wird nicht durch Keime ausgelöst und ist daher nicht ansteckend. Zunächst treten umschriebene Rötungen mit Bläschen und

Knötchen auf, die sehr stark jucken und aufgekratzt werden. Die betroffenen Areale nässen und bilden gelbbraune Krusten. Diese erinnern an angebrannte Milch und werden daher als **Milchschorf** bezeichnet. Jenseits des zweiten Lebensjahres zeigt die trockene Haut stellenweise ein vergröbertes Faltenrelief, sog. **Lichenifikation.**

Der Schweregrad des Ekzems sollte regelmäßig mit dem SCORAD (SCORing Atopic Dermatitis) objektiviert werden (< 25 Pkt. leichtes, 25–60 Pkt. mittelschweres, > 60 Pkt. schweres Ekzem).

Komplikationen

Superinfektion

- Bakterielle Superinfektion mit Staphylokokken
- Virale Superinfektion:
  - Herpes-simplex-Viren (➤ 12.4.1). Das resultierende Ekzema herpeticatum kann für Säuglinge sogar lebensbedrohlich sein
  - Dellwarzen (Mollusca contagiosa)
  - Warzen (Verruca vulgaris)
- Infektionen mit Pilzen wie Trichophytum rubrum als Tinea.

Therapie

Die Behandlung der atopischen Dermatitis ist eine langwierige Aufgabe, da bei den Betroffenen eine lebenslängliche Hautempfindlichkeit besteht. Die Therapie baut auf einem Stufenplan auf.

- Wichtige Basistherapie ist eine konsequente rückfettende Hautpflege, die auch bei erscheinungsfreier Haut erfolgen muss. Diese Therapie stellt die beste Rezidivprophylaxe dar
- Lokaltherapie mit Kortikosteroiden, sparsamer Einsatz bei sehr aktiver atopischer Dermatitis, stärker betroffene Areale 2 × tgl. für 3–4 Tage behandeln
- Einsatz von topischen Immunsuppressiva wie Pimecrolimus und Tacrolimus (ab 2 Lj.) als neue Therapieprinzipien
- Therapie mit Antihistaminika bei ausgeprägtem Juckreiz
- Weitere Maßnahmen:
  - Diät bei nachgewiesener Nahrungsmittelallergie
  - Kleidung aus leichter Baumwolle
  - Psychologische Betreuung.

Pflege

Es gibt sehr verschiedene Ansätze der Pflege von Patienten mit atopischer Dermatitis. Die folgenden Maßnahmen sollen irritative Reize vom Kind fernhalten.

- Die Unterwäsche muss aus reiner Baumwolle bestehen. Der Kontakt mit tierischer Wolle sollte gemieden werden. Das heißt, wenn das Gesicht befallen ist, dürfen auch die Eltern keine Pullover aus tierischer Wolle tragen, da schon durch das Anlehnen eine Ekzemreaktion ausgelöst werden kann. Sind Hände und Unterarme befallen, darf das Kind selbst keine

Kleidung aus Wolle tierischer Herkunft tragen. Bei einem Befall der Kniekehlen kann ein Baumwolleinsatz in die langen Hosen eingenäht werden. Scheuernde Kleidungsstücke werden unterpolstert oder umgenäht. Die Kleidung sollte langsam ausgezogen werden, da ein ruckartiges Ausziehen schon den Juckreiz auslösen kann
- Beim Kauf von Kleidungsstücken sollten die Eltern auf farbfeste Kleidungsstücke, insbesondere Hosen, achten. Die Wäsche muss gründlich gespült werden bis das Spülwasser klar ist. Auf Weichspüler sollte verzichtet werden
- Der Kontakt mit Wasser sollte möglichst eingeschränkt werden. Vor allem darf auch kein heißes Wasser benutzt werden, da auch dies eine Reaktion auslösen kann. Stark gechlorte Hallen- oder Freibäder sind mögliche Auslöser für einen neuen Schub
- Wenn die Füße befallen sind, möglichst viel barfuß gehen oder Baumwollsöckchen anziehen. Bei den Schuhen sollte auf Halbschuhe oder Sandalen geachtet werden
- Die Fingernägel immer möglichst kurz halten, um das Kratzen zu erschweren. Bei starkem Befall können nachts Baumwollhandschuhe getragen werden
- Der Haarschnitt sollte so ausfallen, dass die Haare ekzematische Haut nicht berühren
- Alle weiteren möglichen Auslöser müssen beseitigt oder soweit wie möglich gemieden werden.

19.2.3 Allergische Rhinokonjunktivitis

Heuschnupfen

Die allergische Rhinokonjunktivitis (Heuschnupfen) kann sich in jedem Lebensalter manifestieren, meist jedoch zwischen dem 10. und 20. Lebensjahr. Die Erkrankungshäufigkeit hat in den letzten Jahren zugenommen und liegt jetzt bei etwa 10 % der Bevölkerung.

Allergene

Ganzjährig oder saisonal

- Ganzjährige Beschwerden werden meistens durch Hausstaubmilben, Schimmelpilze oder Tierhaare hervorgerufen
- Saisonale Beschwerden sind häufig auf eine Pollenallergie zurückzuführen, z. B. Gräser-, Getreide-, Birken-, Erlen- bzw. Haselnusspollen.

Klinik

Nasenschleimhautschwellung und deren Folgen

Nach Allergenkontakt kommt es über eine Typ-I-Reaktion (➤ Tab. 19.1) zur Anschwellung der Nasenschleimhaut mit
- Juckreiz der Nase
- Häufigen Niesanfällen
- Fließschnupfen
- Erschwerter Nasenatmung
- Begleitender Bindehautentzündung.

Therapie

- Gabe von steroidhaltigen Nasensprays
- Lokale Therapie am Auge mit Antiallergika
- Systemische Therapie mit Antihistaminika wie Cetirizin, Loratidin oder Desloratidin oral abends
- Ggf. spezifische Immuntherapie (➤ 19.1.3).

19.2.4 Urtikaria

Histamin → Quaddeln

Bei der Urtikaria (auch: Nesselsucht) verursacht Histamin ein Ödem im Bereich der Lederhaut. Dieses äußert sich in Form von kurzzeitig bestehenden, meist rötlichen, unscharf begrenzten, erhabenen und juckenden Hautveränderungen unterschiedlicher Größe, sog. Quaddeln (➤ 12.1).

Ursachen

50 % idiopathisch

Nur bei etwa 50 % der Patienten kann ein Auslöser nachgewiesen werden:
- Allergene
- Infektionen
- Physikalische Faktoren wie Reibung, Druck, Wärme, Kälte, UV-Licht
- Körperliche Anstrengung
- Selten Autoimmunprozesse oder maligne Erkrankungen.

Komplikation

Anaphylaktischer Schock (➤ 21.1.4).

Therapie

- Allergenkarenz
- Bei Bedarf Antihistaminika (lokal oder systemisch), ggf. auch Steroide.

Übungsfragen

1. Nennen Sie die vier allergischen Reaktionstypen nach Coombs und Gell?
2. Was ist die gefürchtete Komplikation einer allergischen Reaktion vom Soforttyp?
3. Mit welchen diagnostischen Maßnahmen wird eine Allergie abgeklärt?
4. Nach welchen Therapieprinzipien werden Allergiker behandelt?
5. Was ist ein Atopiker?
6. Welche Erkrankungen gehören zum atopischen Formenkreis?
7. Beschreiben Sie die Hautveränderungen bei atopischer Dermatitis!
8. Welche Therapieformen gibt es bei der atopischen Dermatitis?
9. Erklären Sie den Unterschied zwischen ganzjähriger und saisonaler allergischer Rhinokonjunktivitis!
10. Welche Ursachen der Urtikaria kennen Sie?

KAPITEL

20 Psychische Störungen im Kindes- und Jugendalter

20.1 Autismus-Spektrum-Störungen (ASS)

Autismus-Spektrum-Störungen sind tief greifende Entwicklungsstörungen, denen eine lebenslange komplexe Störung des zentralen Nervensystems zugrunde liegt.
Gemeinsames Symptom der Autismus-Spektrum-Störungen (ASS) ist die schwere Beziehungs- und Kommunikationsstörung. Folgende Krankheitsbilder gehören zu den ASS (➤ Tab. 20.1):

- Der frühkindliche Autismus
- Das Asperger-Syndrom
- Der atypische Autismus.

20.1.1 Frühkindlicher Autismus

- Beginn vor 36. LM
- Häufigkeit 1 : 1.000
- Jungen : Mädchen 5 : 1

Der frühkindliche Autismus (Kanner-Syndrom) beginnt in der Regel vor dem 36. Lebensmonat. Diese psychiatrische Störung kommt in allen gesellschaftlichen Schichten bei etwa einem von 1.000 Kindern vor. Jungen erkranken 5-mal häufiger als Mädchen.

Ursachen

Wahrscheinlich genetisch bedingt

Die Ursachen sind noch immer unklar. Man geht jedoch davon aus, dass genetisch vermittelte organische Ursachen eine Rolle spielen. Körperliche Krankheiten, bei denen der frühkindliche Autismus gehäuft beobachtet wird, sind z. B.

- Chromosomenaberrationen (➤ 2.1)
- Muskeldystrophie Typ Duchenne (➤ 9.5.5).

Tab. 20.1 Unterschiede zwischen dem frühkindlichen Autismus und dem Asperger-Syndrom.

Kriterien	Frühkindlicher Autismus	Asperger-Syndrom
Häufigkeit	ca. 1 : 1.000	ca. 5 : 1.000
Manifestationsalter	Vor dem 36. Lebensmonat	4. Lebensjahr
Intelligenz	Häufig gemindert	Durchschnittlich bis überdurchschnittlich
Sprachentwicklung	Verzögert, teilweise gar nicht	Eher früh und auf hohem Niveau
Motorik	Stereotypien	Ungeschicklichkeit

- Rötelnembryopathie (➢ 14.2.3)
- Hypothyreose (➢ 17.1.1)
- Phenylketonurie (➢ 16.3)
- Fragiles X-Syndrom (➢ 2.1.2)
- West-Syndrom (zerebrale Krampfanfälle ➢ 9.4).

Klinik

- Bindungsunfähigkeit
- Kommunikationsstörungen
- Stereotype Verhaltensweisen
- Wahrnehmungsstörungen
- Intelligenzminderung

Die Kinder sind unfähig, soziale Bindungen einzugehen und aufrechtzuerhalten. Sie suchen keinen Kontakt zu ihren primären Bezugspersonen. Sie zeigen kaum Blickkontakt und wirken emotional nicht erreichbar. Diese Auffälligkeiten können sich mit beginnendem Schulalter teilweise zurückbilden. Dennoch entwickeln die Patienten nur selten Freundschaften bzw. Partnerschaften. Kennzeichnend ist auch eine Kommunikationsstörung im sprachlichen und nichtsprachlichen Bereich. Mimik und Gestik werden nur spärlich eingesetzt. Sprachverständnis sowie Sprache entwickeln sich gar nicht oder deutlich später. Falls die betroffenen Kinder sprechen, fallen einige Eigentümlichkeiten auf: Sie wiederholen die Worte ihres Gesprächspartners (Echolalie), benutzen „Du“ statt „Ich“ (Pronominalumkehr) und kreieren neue Wörter (Neologismen). Stereotype Verhaltensweisen sowie ein eingeschränktes Spektrum an Interessen und Aktivitäten werden insbesondere am eingefahrenen, fantasielosen Spielverhalten deutlich. Ältere Kinder beschäftigen sich zwanghaft mit Fahrplänen, Farben, Zahlen oder Mustern und reagieren mit heftigen Affektstürmen auf eine Veränderung der Lebensgewohnheiten. Außer diesen Leitsymptomen können bei einigen frühkindlichen Autisten Wahrnehmungsstörungen wie Hypo- bzw. Hypersensibilität einzelner Sinnessysteme sowie Intelligenzminderungen (➢ 20.5) beobachtet werden. Bei 75 % der Patienten liegt der IQ unter 65.

20

Therapie

Aufbau sozialer und sprachlicher Fertigkeiten

Die Behandlungsschwerpunkte liegen im Aufbau sozialer und sprachlicher Fertigkeiten. Es ist wichtig, die Eltern über das Krankheitsbild zu informieren und sie in den Behandlungsplan einzubeziehen. Dieser beinhaltet Elemente aus der:

- Verhaltenstherapie
- Heilpädagogik
- Psychomotorik
- Musiktherapie
- Pharmakotherapie.

Prognose

60 % stark behindert

Trotz umfassender Langzeitbehandlung bleiben etwa 60 % der Patienten stark behindert und unfähig zur selbstständigen Lebensführung. Nur jeder 6. Patient wird in der Lage sein, einen Beruf auszuüben. Auch in dieser Gruppe können Beziehungsschwierigkeiten und ungewöhnliche Verhaltensmuster bestehen bleiben.

20.1.2 Asperger-Syndrom

Das Asperger-Syndrom manifestiert sich in der Regel erst im 4. Lebensjahr und kommt mit einer Häufigkeit von ca. 5 auf 1.000 Kinder vor. Auch von dieser Störung sind mehr Jungen als Mädchen betroffen (8 : 1).

- Beginn im 4. Lj.
- Häufigkeit 5 : 1.000
- Jungen : Mädchen 8 : 1

Klinik

Die charakteristische Beziehungsstörung ist beim Asperger-Syndrom milder ausgeprägt als beim frühkindlichen Autismus. Die sozialen Defizite werden häufig erst im Schulalter problematisch. Sie äußern sich in einem Mangel an Einfühlungsvermögen, Distanzlosigkeit sowie Humorlosigkeit. Die Intelligenz ist eher überdurchschnittlich. Die Sprachentwicklung setzt relativ früh ein und erreicht ein hohes Niveau, wobei die Patienten nicht auf ihren Gesprächspartner eingehen können. Sie entwickeln ausgefallene Sonderinteressen. Sie zeigen zwanghaft-pedantische Züge und fallen durch motorische Ungeschicklichkeit auf.

Charakteristische Beziehungsstörung

Therapie und Prognose

Bei der Behandlung steht das Training von sozialen und motorischen Fertigkeiten im Vordergrund. Im Verlauf halten viele Patienten an ihren sonderbar wirkenden Interessen und Aktivitäten fest. Sie gehen weniger Partnerbeziehungen ein und entwickeln überdurchschnittlich häufig schizophrene Psychosen.

Training von sozialen und motorischen Fertigkeiten

20.2 Hyperkinetische Störungen

Hyperkinetische Störungen (HKS) werden auch als Aufmerksamkeitsdefizit- und Hyperaktivitäts-Syndrom (ADHS) bezeichnet. Sie werden bei 2–6 % der Kinder und Jugendlichen beobachtet. Jungen erkranken etwa 9-mal so häufig wie Mädchen.

Häufigkeit: 2–6 %, hauptsächlich Jungen

Ursachen

Die Ursache der Erkrankung ist noch immer umstritten. Folgende Einflussfaktoren spielen eine Rolle:

- Veränderungen im Neurotransmittersystem
- Genetische Faktoren
- Einflüsse in Schwangerschaft und bei der Geburt, wie Alkohol, Nikotin oder Infektionskrankheiten (➤ 1.3)
- Familiäre und schulische Einflüsse.

Ursache umstritten

Klinik

Leitsymptome

Das hyperkinetische Syndrom manifestiert sich vor dem 6. Lebensjahr. Charakteristische Leitsymptome sind:
- **Unaufmerksamkeit:** Die Kinder können sich nur abnorm kurz auf einen Zusammenhang konzentrieren und lassen sich sehr leicht ablenken
- **Impulsivität:** Die Kinder sind ungeduldig, handeln unüberlegt und planlos und wechseln permanent ihre Aktivität
- **Überaktivität:** Anfangs fällt im grobmotorischen Bereich, z. B. Laufen und Klettern, später eher im feinmotorischen Bereich ein gesteigerter Bewegungsdrang auf. Die Kinder sind ruhelos und „zappelig".

Begleitsymptome

Mögliche Begleitsymptome sind:
- Teilleistungsstörungen, z. B. Legasthenie (Lese-Rechtschreib-Störung)
- Koordinationsstörungen
- Unangemessenes Sozialverhalten wie störendes Verhalten, Aggressivität
- Emotionale Auffälligkeiten, z. B. starke Stimmungsschwankungen, niedrige Frustrationstoleranz sowie Jähzorn.

MERKE

Konstitutionell lebhafte Kinder unterscheiden sich von denen mit HKS dadurch, dass
- Sie keine Aufmerksamkeitsstörung haben
- Bei ihnen die überschießende motorische Aktivität meist situationsabhängig auftritt.

Therapie

Die Behandlung setzt sich aus verschiedenen Therapieformen zusammen:
- Aufklärung und Beratung der Eltern und des Erziehers bzw. Lehrers
- Sorgfältige Wahl der sozialen Umgebung, z. B. heilpädagogischer Kindergarten, Schule mit gezielten Förderungsmöglichkeiten
- Verständnisvoller und konsequenter Erziehungsstil; wichtig sind klare, feste Regeln
- Medikamentöse Therapie: Bevorzugt werden Psychostimulanzien eingesetzt, z. B. Methylphenidat (Ritalin®). Diese erhöhen die Dopaminkonzentration im Gehirn und sollen so die Aufmerksamkeit steigern
- Verhaltenstherapie, die gewünschtes Verhalten belohnt und unangemessene Verhaltensweisen sanktioniert
- Psychomotorik und Ergotherapie als ergänzende Maßnahmen.

Prognose

50 % bis zur Pubertät asymptomatisch

Etwa 50 % der Patienten werden bis zur Pubertät asymptomatisch. Bei den übrigen Patienten bildet sich im Verlauf die Hyperaktivität zurück, während sich Aufmerksamkeitsdefizite und Impulsivität eher noch verstärken.

20.3 Essstörungen

20.3.1 Anorexia nervosa

Magersucht

Die Anorexia nervosa (Magersucht) kommt in zunehmendem Maße in allen industrialisierten Gesellschaften und in allen sozialen Schichten mit folgender Häufigkeit vor:
- Ein Mädchen unter 150–200 weiblichen Jugendlichen erkrankt
- Mädchen und Frauen sind bis zu 10-mal häufiger betroffen als Jungen
- Bei beiden Geschlechtern, insbesondere aber bei Jungen, nimmt die Häufigkeit zu
- Das Hauptmanifestationsalter liegt in der Präpubertät und Pubertät zwischen dem 14. und 16. Lebensjahr.

Klinik

Die Symptomatik der Anorexie ist komplex und überlappt sich teilweise mit der einer Bulimie (➤ 20.3.2), da es auch bei der Magersucht zu Heißhungerattacken kommen kann. Die verschiedenen Symptome führen zu einem Sistieren der psychischen und körperlichen Entwicklung.
- Der **Gewichtsverlust** ist durch mindestens eine der folgenden Maßnahmen selbst herbeigeführt:
  - Einerseits Verweigerung der Nahrungsaufnahme und andererseits intensive Beschäftigung mit dem Thema Essen, Sammeln von Rezepten, Kochen für andere
  - Selbstherbeigeführtes Erbrechen
  - Übertriebene körperliche Aktivität
  - Verwendung von Appetitzüglern bzw. Diuretika und Laxanzien
- Neben der ausgeprägten Angst vor einer Gewichtszunahme besteht eine schwere **Körperwahrnehmungsstörung:**
  - Unrealistische Wahrnehmung der eigenen Abmagerung, die Patienten halten sich vielmehr für normalgewichtig oder gar zu dick
  - Abnahme des Sättigungs- bzw. des Hungergefühls mit zunehmender Abmagerung
- Weitere somatische Symptome sind Ausdruck einer **endokrinen Störung:**
  - Ausbleiben der Monatsblutung (Amenorrhoe) bei Mädchen
  - Libido- und Potenzverlust bei Jungen
  - Bradykardie, Hypotonie sowie Hypothermie infolge einer Schilddrüsenfunktionsstörung
  - Wachstumsstörung.

Ursachen

Individuelle, familiäre, soziokulturelle, biologische Prädisposition

Die Ursachen der Magersucht sind vielschichtig. Krankheitsauslösende Faktoren lassen sich auf individueller, familiärer, soziokultureller sowie biologischer Ebene vermuten. Viele Patienten mit Anorexia nervosa haben ein verringertes Selbstwertgefühl. Dies erschwert die Ablösung von der Familie und die Entwicklung einer autonomen Persönlichkeit. Außerdem sind konformistisch-angepasste Züge typisch. Dadurch sind die Betroffenen unfähig, ihre eigenen Bedürfnisse zu spüren. Oftmals geht der Erkrankung bereits eine Körperschemastörung oder eine Gewichtsstörung voraus. Die Patienten kommen oft aus übermäßig behüteten Familienverhältnissen, mit rigiden Vorstellungen und einem Mangel an Konfliktlösungsmöglichkeiten. In der Familienanamnese finden sich überdurchschnittlich häufig affektive Störungen und Alkoholismus. Begünstigend kann auch sein, dass sich Familienmitglieder über bestimmte Schönheitsideale definieren und Diät- und Fitnessprogramme vorleben. Ähnlichen Druck übt auch die Gesellschaft aus, die das Schlanksein als weibliches und zunehmend auch als männliches Körperideal durch Medien, Werbung etc. propagiert. Aus der Zwillingsforschung geht hervor, dass genetische Faktoren eine Anorexie begünstigen können. Außerdem wird eine Störung im Bereich der Hypothalamus-Hypophysen-Achse diskutiert – der Hirnregion, die die Nahrungsaufnahme reguliert und das Sättigungsgefühl vermittelt.

Therapie

Mehrdimensionale Therapie

Wichtige Bestandteile der mehrdimensionalen Therapie sind die medizinisch-diätetische Behandlung, die Psychotherapie sowie Beratungs- und Schulungsmaßnahmen. Bei deutlichem Untergewicht wird die stationäre Aufnahme in eine jugendpsychiatrische oder jugendpsychosomatische Klinik empfohlen. An die stationäre Therapie schließt sich eine ambulante Nachsorge an.

- Durch die medizinisch-diätetische Behandlung soll eine tägliche Gewichtszunahme von 100–200 Gramm erreicht werden. Dabei soll das Zielgewicht nicht mehr als 10 % vom altersentsprechenden Normgewicht abweichen. Bei schwer kranken Patienten kann Bettruhe unter täglicher Kontrolle des Gewichts, der Kalorienaufnahme, der Flüssigkeitsbilanz und bei Erbrechen auch der Elektrolyte angezeigt sein
- Die begleitende individuelle Psychotherapie hat stützenden Charakter. Ein verhaltenstherapeutisches Prinzip ist, Gewichtszunahme und normales Essverhalten positiv zu verstärken. Nach voraus gegangenem Entzug von Privilegien werden soziale Kontakte, Fernsehen, Rundfunk, Ausgang etc. als Belohnung eingesetzt. Weitere wichtige Bestandteile der Psychotherapie sind die Familientherapie sowie Gruppen-, Körper- und Gestaltungstherapien
- Ein Beratungs- und Schulungsprogramm unterrichtet Patienten sowie Bezugspersonen über eine angemessene Ernährung und berät Eltern in Erziehungsfragen.

Verlauf

Unterschiedlicher Verlauf

Der Verlauf der Anorexia nervosa ist sehr unterschiedlich:

- Trotz der umfangreichen Therapie können nur ca. 30–50 % der Patienten geheilt werden
- Bei ca. 35 % ist eine teilweise Besserung zu verzeichnen, d. h. dass sich Körpergewicht und Essverhalten normalisieren

- 20 % der Patienten zeigen einen chronischen Krankheitsverlauf
- 5 % versterben an den Folgen der Magersucht.

Als ungünstige Prognosefaktoren haben sich Erbrechen, Bulimie, hoher Gewichtsverlust, männliches Geschlecht sowie Entwicklungsstörungen und Verhaltensauffälligkeiten vor Beginn der Magersucht herausgestellt.

Pflege

- Durch das starke Untergewicht treten schwerwiegende Probleme für das Kind auf. Bei einer Hypotonie wird 3× täglich der Blutdruck und der Puls kontrolliert. Durch die eingeschränkte Stoffwechselfunktion haben die Kinder oft eine Hypothermie. Temperaturmessungen werden bei Bedarf durchgeführt
- Bei der **Ernährung** wird in verschiedenen Phasen vorgegangen. Als erstes wird das Gewicht ermittelt und überwacht. Anfangs täglich zu unterschiedlichen Zeiten als Überraschungsmoment, sodass Manipulationen (z. B. reichlich Wasser trinken vor dem Wiegen) nicht möglich sind. Danach kann mit der Infusionstherapie begonnen werden, um Elektrolyte, Kalorien und Flüssigkeit zuzuführen. Dabei muss auf Manipulationen an der Einlaufgeschwindigkeit geachtet werden. Die zweite Phase beginnt bei leichter Gewichtszunahme und bei stabilem Kreislauf mit dem oralen Nahrungsaufbau. In der dritten Phase wird der orale Nahrungsaufbau gesteigert. In der Regel werden 6–8 kleine Mahlzeiten täglich eingenommen. Eine Pflegende bleibt während des Essens bei dem Patienten. Außerdem werden Nachttisch, Abfalleimer und Toilette kontrolliert, um feststellen zu können, ob nicht Essen entsorgt oder die Nahrung wieder erbrochen wurde. In der vierten Phase wird das Kind bzw. der Jugendliche in die Durchführung der Ernährungsplanung integriert. Er wird bei der Vorbereitung der Mahlzeiten hinzugezogen. Es reicht dann aus, einmal wöchentlich zu wiegen. Das Kind bzw. der Jugendliche soll so immer selbstständiger werden
- Aufgrund von Abführmittel- und Diuretikamissbrauch wird die Stuhl- und Urinausscheidung beobachtet. Außerdem neigen viele Patienten nach Absetzen der Abführmittel zur Obstipation. Hier wird mit geeigneten Maßnahmen versucht, die Stuhlentleerung wieder zu ermöglichen
- Auch die Bewegung wird überwacht. So muss der Patient in der ersten Phase strenge Bettruhe einhalten und darf keinen Besuch empfangen. Aufgrund des fehlenden Fettpolsters ist eine Dekubitusprophylaxe angezeigt. In der zweiten Phase wird langsam mit Gymnastik im Bett mobilisiert. Ab der dritten Phase darf der Patient dann in Begleitung spazieren gehen. Ab der vierten Phase darf wieder Sport getrieben werden
- Die Hautbeobachtung und die Hautpflege entsprechen der Pflege einer sehr trockenen Haut mit reduziertem Hautturgor. Durch Schulung der Körperwahrnehmung und entsprechender Kleidung wird versucht, dem Patienten das Bewusstsein für seinen Körper wiederzugeben
- Die komplette Therapie wird durch Gespräche mit Psychologen, Ärzten, Pflegepersonal usw. begleitet.

20.3.2 Bulimia nervosa

Abgrenzung von Anorexie

Die Bezeichnung „Bulimia nervosa“ (kurz: Bulimie) lässt sich mit „Ochsenhunger“ übersetzen und steht für ein Krankheitsbild, das umgangssprachlich auch Ess-Brech-Sucht genannt wird. Diese Erkrankung geht mit Heißhungerattacken einher. Erst seit 1980 wird die Bulimie von der Anorexie abgegrenzt und gilt als eigenständiges Krankheitsbild. Im Gegensatz zur Magersucht sind die Betroffenen normalgewichtig.

2,5 % der 18- bis 35-Jährigen, 99 % Frauen

Diese Essstörung tritt gehäuft in der Mittel- bzw. Oberschicht auf. Sie betrifft in 99 % der Fälle Frauen. In der Altersgruppe der 18- bis 35-Jährigen leiden etwa 2,5 % an einer Bulimie. Diese Erkrankung manifestiert sich meistens am Übergang vom Jugend- zum Erwachsenenalter zwischen 16. und 19. Lebensjahr.

Ursachen

Das Ursachenspektrum ähnelt dem der Magersucht (➤ 20.3.1). Dabei ist die Frage, warum in einem Fall eine Anorexie und im anderen eine Bulimie resultiert, noch weitgehend ungeklärt.

Klinik

- Heißhungerattacken
- Selbstinduziertes Erbrechen
- Depressive Züge

Die Anzahl der charakteristischen **Heißhungerattacken** variiert von einmal wöchentlich bis mehrmals täglich. Während der Essanfälle nehmen die Betroffenen in kurzer Zeit große Mengen hochkalorischer Nahrung von weicher Konsistenz zu sich, ohne das Gefühl zu haben, ihr Verhalten kontrollieren zu können. Pro Episode werden bis zu 3.500 Kalorien zugeführt. Die tägliche Nahrungsmenge kann die empfohlene Menge bis zum 27-fachen übersteigen. Als Auslöser werden innere Anspannung, Langeweile, Einsamkeit und Angst genannt. Die Heißhungerattacke führt zu einer vorübergehenden Erleichterung. Im Verlauf stellen sich jedoch Scham, Schuldgefühle und Wut ein.

Bulimische Frauen beschäftigen sich permanent mit ihrem Gewicht und ihrer Figur. Somit wird die nach einem Essanfall befürchtete Gewichtszunahme als äußerst bedrohlich erlebt. Die **Gewichtskontrolle** erfolgt meistens durch Erbrechen, das bis zu 15-mal pro Tag selbst herbeigeführt wird. Bei vielen Patientinnen liegt ein Missbrauch von entwässernden bzw. abführenden Medikamenten (Diuretika und Laxanzien) vor, andere zeigen eine Hyperaktivität zur Gewichtsreduktion. Infolge der Bulimie entwickeln viele Patientinnen depressive Züge.

MERKE

Nicht alle bulimischen Patienten erbrechen. Doch selbstinduziertes Erbrechen ist fast immer ein Hinweis auf eine Bulimie.

20

Komplikationen

Die Bulimie kann zu zahlreichen medizinischen Problemen führen:

- **Elektrolytverschiebungen:** Beim Erbrechen verliert man hauptsächlich Kalium. Folge der resultierenden Hypokaliämie (➤ 8.3.1) können z. B. Herzrhythmusstörungen, Muskelschwäche, seltener zerebrale Krampfanfälle (➤ 9.4) sein
- **Schädigung des oberen Verdauungstrakts und der Atemwege:** Die einwirkende Magensäure kann zu Entzündungen der Speiseröhre sowie des Rachens führen und den Zahnschmelz schädigen. Seltener kommt es zu einer Aspirationspneumonie
- **Mangelernährung:** Häufig leiden bulimische Patientinnen an einer Unterernährung, die u. a. zu einer Osteoporose, einer Polyneuropathie und zu hormonellen Störungen mit Amenorrhoe führen kann.

Therapie

Mehrdimensionale Therapie

Die Patientinnen suchen durchschnittlich erst 5 Jahre nach Erkrankungsbeginn therapeutische Hilfe. Die Prinzipien der Anorexie-Behandlung gelten auch für die Therapie der Bulimie:

- Zunächst soll durch verhaltenstherapeutische Ansätze eine Veränderung des Essverhaltens erzielt werden. Häufig ist dafür zunächst eine stationäre Kontrolle notwendig. Die Betroffenen lassen sich zwar scheinbar auf die Ernährungsumstellung ein, erbrechen aber häufig weiterhin aus Angst vor einer Gewichtszunahme
- Ein langfristiger Therapieerfolg ist nur zu erwarten, wenn zugrunde liegende Faktoren erkannt und behandelt werden.

Verlauf

- Nach einer stationären Therapie liegt die Heilungsrate bei ca. 45 %
- Eine Besserung tritt bei ca. 25 % der Betroffenen ein
- Bei ca. 30 % kommt es zu einem chronischen Verlauf.

20.3.3 Adipositas

10–20 % der Kinder, Tendenz ↑

Unter Adipositas (auch: Fettsucht) versteht man eine krankhafte Zunahme des Körperfettanteils. Die kindliche Adipositas hat in den letzten Jahren rasant zugenommen. In Deutschland sind derzeit etwa 20 % der Kinder übergewichtig und 10 % adipös. Die Tendenz ist steigend. Dies wird nachhaltige Konsequenzen für die Betroffenen sowie für das öffentliche Gesundheitswesen haben, wenn die adipösen Kinder zu übergewichtigen Erwachsenen herangewachsen sind.

BMI = Body Mass Index

Body Mass Index

Mit dem Body Mass Index (BMI), der das Körpergewicht auf die Körpergröße bezieht, lässt sich der Körperfettanteil einfach abschätzen:

$$\textbf{BMI = Körpergewicht/Körpergröße}^2\ \textbf{(kg/m}^2\textbf{)}$$

Bei Erwachsenen sind Werte zwischen 18 und 25 kg/m² normal. Bei Kindern wird der BMI mit geschlechts- und altersspezifischen Referenzwerten verglichen (➤ 1.4.2). Grenzwerte für Übergewicht und Adipositas (➤ Tab. 20.2).

Ursachen

Multifakoriell

Die Adipositas ist multifaktoriell bedingt (➤ 2.2.2), d.h. dass neben genetischen Faktoren Umwelteinflüsse auslösend sind.

- Beobachtungen aus der Zwillingsforschung zeigen, dass **genetische Faktoren** eine Adipositas begünstigen. So sind getrennt aufwachsende eineiige Zwillinge hinsichtlich des Körpergewichts ähnlicher als zweieiige Zwillinge, die getrennt aufwachsen. Auch die Tatsache, dass bei 70 % der adipösen Kinder mindestens ein Elternteil ebenfalls fettleibig ist, weist auf genetische Ursachen hin
- Eine weitere entscheidende Rolle spielt das **Essverhalten.** Viele Kinder haben durch Aufforderungen wie „Iss deinen Teller leer!“ das Hunger- und Sättigungsgefühl verloren. Sie essen zu viel, insbesondere zu fett. Häufig wird auch Zuwendung durch Nahrungsmittel ersetzt
- **Bewegungsmangel** ist sowohl Ursache als auch Folge von Übergewicht
- Nur in 5 % der Fälle liegt eine **sekundäre Adipositas** vor, die Ausdruck einer anderen Grunderkrankung sein kann, z. B. einer hormonellen Störung wie einer Hypothyreose (➤ 17.1.1) oder bei Syndromen wie dem Prader-Willi-Syndrom (➤ 2.1.2).

Folgen

- Soziales Stigma
- Metabolisches Syndrom

Bereits in der Kindheit führt Adipositas zu einem Leidensdruck. Dicke Kinder sind bei vielen Gleichaltrigen sowie Erwachsenen unbeliebt, werden gehänselt und benachteiligt. Unbehandelt werden aus 80 % der adipösen Kinder auch adipöse Erwachsene. Diese leiden dann infolge des sog. „Wohlstandssyndroms“ (auch: metabolisches Syndrom) an Erkrankungen wie Diabetes mellitus Typ-2 (➤ 16.1.1), arterieller Hypertonie und Fettstoffwechselstörungen (➤ 16.2). Diese begünstigen die Entstehung einer Arteriosklerose, die sich als koronare Herzkrankheit, periphere arterielle Verschlusskrankheit bzw. in Form zerebraler Ischämien manifestieren kann.

Tab. 20.2 Grenzwerte für Übergewicht und Adipositas.

Alter	Kinder und Jugendliche	Erwachsene
Übergewicht	BMI oberhalb der 90. Perzentile	BMI über 25 kg/m²
Adipositas	BMI oberhalb der 97. Perzentile	BMI über 30 kg/m²

Therapie

Nur durch eine mehrdimensionale Behandlung kann bei 25 % der betroffenen Kinder eine langfristige Gewichtsreduktion erzielt werden. Die drei Säulen der Therapie sind

Mehrdimensionale Behandlung

- Diät
- Bewegung
- Verhaltenstherapie.

20.4 Kindesmisshandlung

Formen

Insbesondere Säuglinge und Kleinkinder werden Opfer von Misshandlungen. Diese werden in der Regel von Erziehungsberechtigten oder nahen Verwandten ausgeübt und hinterlassen oft bleibende psychische Schäden. Formen der Kindesmisshandlung sind:

Besonders Säuglinge und Kleinkinder

- Aktive Kindesmisshandlung durch körperliche Gewaltanwendung
- Passive Kindesmisshandlung durch Vernachlässigung
- Sexueller Missbrauch von Kindern
- Seelische Misshandlung.

Ursachen

Zu Kindesmisshandlungen kommt es oft aus folgenden Gründen:

- Soziale und ökonomische Schwierigkeiten in der Familie
- Eltern kennen Konfliktlösung nur durch Gewalt oder wurden selber als Kind misshandelt
- Alkoholismus oder andere Suchterkrankungen in der Familie
- Eltern fühlen sich überfordert
- Kind als Ventil für Ärger und Frust.

Klinik

Folgende körperliche Symptome können auf eine Kindesmisshandlung hinweisen und müssen aufmerksam registriert werden:

Körperliche und seelische Hinweise

- Unterschiedlich alte Hämatome
- Striemen, Biss- und Würgespuren
- Ausgerissene Haare
- Verbrühungen, Verbrennungen, Abdrücke brennender Zigaretten
- Gedeihstörung
- Multiple Frakturen, subdurale Hämatome etc.
- Zudem wirken die Kinder oft verängstigt, verschlossen bzw. übermäßig angepasst.

Vorgehen bei Verdacht

Professionelle Ansprechpartner bei Verdacht auf Kindesmisshandlung sind:
- Das örtliche Jugendamt
- Der Kinderschutzbund (www.dksb.de).

Diese Einrichtungen werden dem Verdacht nachgehen und versuchen, durch ein Hilfsangebot für die gesamte Familie einer Wiederholung bzw. Eskalation der Kindesmisshandlung vorzubeugen. Das Konzept „Hilfe statt Strafe“, das staatliche Organisationen zusammen mit Kinderärzten, Psychologen, privaten Organisationen und freiwilligen Helfern verfolgen, scheint in den meisten Fällen erfolgreicher zu sein als eine strafrechtliche Verfolgung.

20.5 Intelligenzminderungen

Einschränkung der geistigen Fähigkeiten

Die Einschränkung der geistigen Fähigkeiten wird als Intelligenzminderung bezeichnet. Diese können angeboren oder erworben sein. Entsprechend des Intelligenzquotienten werden folgende Einteilungen vorgenommen
- **Niedrige Intelligenz** (IQ 70–84): Die Kinder können trotz einer leichten Intelligenzminderung häufig die Hauptschule abschließen
- **Leichte Intelligenzminderung** (IQ 50–69): Die Kinder besuchen eine Förderschule für Lernbehinderte. Die praktische Intelligenz ist oft besser ausgebildet als die theoretische
- **Mittelgradige Intelligenzminderung** (IQ 35–49): Durch den Besuch dieser Kinder auf einer Sonderschule für geistig Behinderte wird die Förderung auf das Praktische ausgerichtet
- **Schwere Intelligenzminderung** (IQ 20–34): Ein Teil dieser Kinder besucht eine Sonderschule für geistig Behinderte, sofern dies durch weitere Behinderungen nicht eingeschränkt ist
- **Schwerste Intelligenzminderung** (IQ unter 20): Diese Störung führt zu völliger Hilflosigkeit, es bestehen schwere neurologische Defizite (z. B. Epilepsie, Paresen, Beeinträchtigung der Seh- und Hörfähigkeit), eine Verständigung ist kaum möglich.

Diagnostik

- Anamnese
- Untersuchung
- Bildgebende, laborchemische, molekulargenetische Verfahren

Neben der Anamnese und der klinischen, neurologischen und psychiatrischen Untersuchung werden bildgebende, laborchemische und molekulargenetische Verfahren zur Diagnosestellung eingesetzt; ggf. ist eine pränatale Diagnostik möglich.

Ursachen

- Chromosomenstörungen, z. B. Trisomie 21 (➤ 2.1.1)
- Stoffwechselstörungen, z. B. Phenylketonurie (➤ 16.3)
- Hormonelle Störungen, z. B. Hypothyreose (➤ 17.1.1)

- Perinatale Infektionen, z. B. Zytomegalieinfektion (> 1.2.1)
- Perinatale Asphyxie (> 3.3)
- Verletzungen, z. B. Schädel-Hirn-Trauma (> 9.7)
- Entzündungen, z. B. Masernenzephalitis (> 14.2.1)
- Intoxikationen, z. B. mit Knollenblätterpilz (> 21.2.4).

Therapie

Symptomatisch

Die Therapie erfolgt meistens als symptomatische Behandlung. Bestandteile dieser Therapie sind die Frühförderung, verhaltenstherapeutische Maßnahmen, Elternberatung und ggf. eine medikamentöse Therapie, z. B. mit Neuroleptika.

Übungsfragen

1. Welche Symptome gehören zu den Leitsymptomen des frühkindlichen Autismus?
2. Beschreiben Sie die Symptome des Asperger-Syndroms!
3. Erklären Sie die Leitsymptome der Hyperkinetischen Störung!
4. Nennen Sie die Leitsymptome der Anorexia nervosa!
5. Was sind Komplikationen, die im Rahmen einer Bulimie auftreten können?
6. Erklären Sie die Ursachen der Adipositas!
7. Warum ist eine (kindliche) Adipositas therapiebedürftig?
8. Welche klinischen Zeichen können Hinweise auf eine Kindesmisshandlung sein?
9. Wie werden Intelligenzminderungen eingeteilt?
10. Was können Ursachen für Intelligenzminderungen sein?

KAPITEL

21 Notfälle

21.1 Schock

21.1.1 Allgemeines

Das generalisierte Kreislaufversagen mit einer ausgeprägten Störung der Mikrozirkulation wird als Schock bezeichnet.

Generalisiertes Kreislaufversagen → Störung der Mikrozirkulation

Formen und Ursachen

Schockformen und deren Ursachen ➤ Tab. 21.1

Klinik

Die schwer kranken Kinder zeigen folgende klinische Zeichen des Schocks:

Schockzeichen

- Kühle und marmorierte Haut, blass-zyanotische Hautfarbe, verminderter Hautturgor, verlängerte Kapillarfüllungszeit (normal 2–3 Sekunden)
- Tachykardie, Tachypnoe und Kussmaul-Atmung (➤ 8.2.1)
- Angst, Unruhe, Apathie bis zur Bewusstlosigkeit
- Abfall des Blutdrucks.

Therapie

- Erster Schritt in der Behandlung von Kindern im Schockzustand ist die Sicherung der Vitalparameter nach der „ABC-Regel" der **Reanimation** (➤ 21.5)

Tab. 21.1 Schockformen und Ursachen.

Form	Ursachen
Hypovolämischer Schock	Volumenmangel durch Wasser- und Elektrolytverlust, Blutung oder Plasmaverlust
Septischer Schock	Relativer Volumenmangel durch generalisierte Gefäßerweiterung und erhöhte Gefäßdurchlässigkeit aufgrund von Bakterientoxinen und körpereigenen Botenstoffen
Anaphylaktischer Schock	Akute allergische Reaktion mit Gefäßerweiterung und Bronchienverengung
Kardiogener Schock	Akute Herzinsuffizienz bei Herzerkrankungen oder als Folge aller anderen Schockformen

- Eine ausreichende **Sauerstoffzufuhr** sollte gewährleistet sein. Kinder im Schockzustand werden großzügig intubiert und beatmet
- Ein **intravenöser Zugang** wird zur Gabe von Medikamenten und ggf. zum Volumenausgleich benötigt
- Eine **Unterkühlung** der erkrankten Kinder ist zu vermeiden.

Die verschiedenen Schockformen werden mit ihren jeweiligen Besonderheiten im Folgenden einzeln dargestellt.

21.1.2 Hypovolämischer Schock

Volumenmangel → Blutmenge ↓ → Sauerstoffmangel der Organe

Der hypovolämische Schock entsteht durch einen ausgeprägten Volumenmangel (Volumenmangelschock). Aufgrund von Flüssigkeitsverlusten kommt es zu einer Abnahme der zirkulierenden Blutmenge. Die Organe werden nicht mehr ausreichend gut durchblutet und erleiden einen Sauerstoffmangel.

Ursachen

- Wasser- und Elektrolytverluste (Dehydration ➤ 8.1.2) durch z. B. Erbrechen, Diarrhö, Verbrennungen (➤ 21.3), Hitzschlag, adrenogenitales Syndrom (AGS) mit Salzverlust (➤ 17.3.1)
- Blutungen, z. B. nach Trauma oder Operationen
- Plasmaverluste, z. B. beim nephrotischen Syndrom (➤ 7.5.2) oder Sepsis.

Klinik

Die klinischen Zeichen des Volumenmangelschocks entsprechen den in Kapitel ➤ 21.1.1 dargestellten Symptomen.

Therapie

Flüssigkeitssubstitution

Nach den allgemeinen Therapiemaßnahmen steht der Ausgleich des Flüssigkeitsmangels an erster Stelle. Verwendet werden physiologische Kochsalzlösung oder Ringer-Lösung. Bei schwerem Schock oder einer Hypoproteinämie erfolgt der Ausgleich über die intravenöse Gabe von Humanalbumin. Besteht der Volumenmangel aufgrund einer Blutung, werden Erythrozytenkonzentrate (➤ 15.2.1) gegeben.

21.1.3 Septischer Schock

Bakterientoxine und Botenstoffe → Gefäßerweiterung und Flüssigkeitsverluste ins Gewebe → rel. Volumenmangel → gesteigerte Herzleistung → Erschöpfung

Bakterientoxine und anschließend freigesetzte körpereigene Botenstoffe bewirken eine Gefäßerweiterung und Flüssigkeitsverluste ins Gewebe aufgrund einer erhöhten Durchlässigkeit der Gefäße. Daraus resultiert ein relativer Volumenmangel mit den Folgen der Minderdurchblutung und des Sauerstoffmangels der Organe. Eine anfängliche Steigerung der Herzleistung zur besseren Durchblutung der Organe erschöpft sich rasch. Eine Gefäßverengung reicht dann zur Kompensation des Schockgeschehens nicht mehr aus. Die Prognose des septischen Schocks in dieser Phase ist schlecht.

Klinik

Der Beginn des septischen Schocks ist gekennzeichnet durch eine gute Mikrozirkulation mit warmer Haut einerseits, andererseits mit Tachykardie, Fieber, Schüttelfrost, Tachypnoe und Azidoseatmung. Im weiteren Verlauf wird die Haut kalt und blass. Die Kapillarfüllung ist deutlich verzögert. Tachykardie, Tachypnoe, Hypothermie, Blutdruckabfall und Oligurie können zur Bewusstlosigkeit und zur Reanimationspflichtigkeit (➤ 21.5) führen.

- Anfänglich: gute Mikrozirkulation, warme Haut
- Dann: Schockzeichen

Therapie und Komplikationen

Neben den allgemeinen Therapiemaßnahmen erfolgen die sofortige antibiotische Therapie sowie eine hohe Flüssigkeitssubstitution. Häufige Komplikationen beim septischen Schock sind die Verbrauchskoagulopathie (➤ 15.4.4) und das Multiorganversagen.

Antibiotische Therapie, Flüssigkeitssubstitution

21.1.4 Anaphylaktischer Schock

Der anaphylaktische Schock beschreibt die schwerste Komplikation einer allergischen Typ-I-Reaktion (➤ 19.1.1). Die IgE-vermittelte Wirkung des Immunsystems auf Allergene führt zur Histaminfreisetzung. Diese bewirkt innerhalb weniger Minuten einerseits eine Ödembildung durch die Erweiterung der Gefäße und die erhöhte Gefäßdurchlässigkeit. Daraus resultiert ein beträchtlicher Volumenmangel. Andererseits kommt es durch Histamin zu einer Engstellung der Bronchien mit Atemnot und Sauerstoffmangel.

Histamin →
- Gefäßerweiterung und Gefäßdurchlässigkeit ↑ → Ödeme
- Engstellung der Bronchien → Atemnot, O_2-Mangel

Ursachen

Jede Substanz kann ein potenzielles Allergen sein und einen anaphylaktischen Schock auslösen. Schwere Allergene sind
- Insektengifte, die durch einen Insektenstich in den Körper gelangen
- Medikamente, wie z. B. Penicilline oder Röntgenkontrastmittel
- Blut- und Blutbestandteile bei Transfusionen oder als Medikamente
- Nahrungsmittel (➤ 19.2.1) oder Inhalationsallergene (Asthma bronchiale ➤ 4.6).

Jede Substanz!

Klinik

Typische klinische Zeichen eines anaphylaktischen Schocks sind:
- Juckreiz und Urtikaria (➤ 19.2.4) an der Haut
- Inspiratorischer Stridor beim Larynxödem (➤ 4.1.5)
- Exspiratorischer Stridor, verlängertes Exspirirum, Tachydyspnoe bis zur Zyanose durch die Engstellung der Bronchien (➤ 4.6)

- Erbrechen, Bauchschmerzen und Durchfall als Reaktion des Gastrointestinaltrakts
- Tachykardie, Blutdruckabfall und Bewusstlosigkeit aufgrund der kardialen Reaktion auf den ausgeprägten Volumenmangel.

Therapie

Antigenzufuhr stoppen, medikamentöse Therapie, Flüssigkeitssubstitution

Die allgemeinen Schockmaßnahmen dienen der Stabilisierung des Kindes. Die Antigenzufuhr ist sofort zu stoppen. Neben einem ausreichenden Flüssigkeitsausgleich erhalten die erkrankten Kinder im anaphylaktischen Schock Adrenalin, Glukokortikosteroide und Antihistaminika intravenös, bei ausgeprägtem Bronchospasmus auch Theophyllin i. v. (Therapie des Asthma bronchiale ➤ 4.6).

21.1.5 Kardiogener Schock

Akutes Herzversagen

Das akute Herzversagen führt über eine verminderte Herzleistung zur Minderdurchblutung und zum Sauerstoffmangel der Organe.

Ursachen

Primäre Ursachen

- Angeborene Herzfehler (➤ 5.2)
- Entzündliche Herzerkrankungen (➤ 5.3.1)
- Herzrhythmusstörungen
- Nach Herzoperationen.

Sekundäre Ursachen

Andere Schockformen, Azidose, Sauerstoffmangel, Unterkühlung

Alle anderen Schockformen können durch die Erschöpfung der Herzmuskulatur zum kardiogenen Schock führen. Weitere Ursachen sind ausgeprägte Azidose (➤ 8.2.1), Sauerstoffmangel und Unterkühlung.

Klinik

Neben den allgemeinen Schockzeichen (➤ 21.1.1) stehen herzspezifische Befunde im Vordergrund:

- Tachykardie oder Bradykardie
- Herzgeräusche aufgrund der zugrunde liegenden Herzerkrankung
- Zeichen der Herzinsuffizienz (➤ 5.1).

Diagnostik

Zur weiteren Diagnostik und Überwachung sollten folgende Untersuchungen durchgeführt werden:

- EKG
- Echokardiografie

- Röntgen des Thorax zur Bestimmung der Herzgröße und Erkennung ursächlicher Lungenerkrankungen
- Herzspezifische Laboruntersuchungen wie Kreatinkinase (CK, CK-MB) und Troponin T oder Troponin I.

Therapie

Die allgemeinen Maßnahmen (➤ 21.1.1) werden ergänzt durch:
- Lagerung des Kindes mit erhöhtem Oberkörper
- Flüssigkeitsrestriktion zur Entlastung des Herzvolumens, Gabe von Diuretika
- Herzsteigernde Medikamente wie Katecholamine
- Mögliche Senkung des peripheren Gefäßwiderstands mit z. B. Nitroglyzerin
- Therapie einer Rhythmusstörung mit entsprechenden Medikamenten, z. B. Adenosin
- Ausgleich von Elektrolytstörungen, z. B. Hypokaliämie, Hyperkaliämie (➤ 8.3.1).

21.2 Vergiftungen

21.2.1 Allgemeines

Häufiger als Vergiftungen sind im Kindesalter Ingestionsunfälle (Ingestion = Aufnahme eines Stoffes in den Verdauungskanal), bei denen es nach Aufnahme einer giftigen oder ungeeigneten Substanz nicht zu Vergiftungserscheinungen kommt. Daher reicht eine Überwachung und Beratung häufig aus. Ingestionsunfälle und Vergiftungen ereignen sich am häufigsten bei Kindern zwischen dem 6. Lebensmonat und dem 3. Lebensjahr im Sinne einer akzidentiellen Vergiftung. Vergiftungen bei älteren Kindern und Jugendlichen können in suizidaler Absicht geschehen.

- Ingestionsunfälle > Vergiftungen
- Häufig im 6. LM – 3. Lj.

Diagnostik und Klinik

- Anamnestische Angaben der Eltern/Betreuungspersonen. Es kommen jedoch auch Ingestionsunfälle und Vergiftungen vor, die nicht beobachtet worden sind
- Symptome treten im Normalfall innerhalb der ersten vier Stunden nach Ingestion auf. Ist das Kind anschließend beschwerdefrei, genügt im Normalfall eine Überwachung
- Klinische, vor allem auch neurologische Untersuchung des Kindes bei Ingestionsunfall, bei Vergiftungen zusätzlich Kontrolle der Laborwerte, weitere Untersuchungen in Abhängigkeit vom Giftstoff.

MERKE
Asservierung des Giftstoffes und ggf. von Körperflüssigkeiten (Serum, Urin, Magensaft, Stuhl) zur toxikologischen Untersuchung!

Vergiftungszentralen

Vorwahl/19240 oder örtliche Telefonnummer

Viele große Städte und Universitätskliniken haben mittlerweile die einheitliche Telefonnummer für die Vergiftungszentralen: Vorwahlnummer des Ortes/**19240.** Des Weiteren informieren die Vergiftungszentralen auch im Internet ausführlich über Vergiftungen und entsprechende Maßnahmen. Beispielsweise zeigt die Internetseite des Universitätsklinikums Bonn Fotos von Pflanzen und Pilzen, die eine entsprechende Zuordnung möglich machen (www.meb.uni-bonn.de/giftzentrale).

Therapie

Sicherung der Vitalfunktionen

Bei Vergiftungen steht an erster Stelle die Sicherung der Vitalfunktionen nach der „ABC-Regel" (➤ 21.5). Folgende Möglichkeiten der primären Giftentfernung stehen in Abhängigkeit vom Zustand des Kindes und von der Art der Substanz zur Verfügung:

- **Induziertes Erbrechen** kann durch Gabe von Ipecacuanha-Sirup unterstützt werden, Kontraindikationen: Bewusstlosigkeit, Sgl. ≤ 6 Mo., Verätzung mit Laugen oder Säuren, schäumende Substanzen
- **Magenspülung.** Anwendung bei Kindern selten, ausreichenden Schlauchdurchmesser wählen, nach Aspiration des Mageninhaltes Spülung mit physiologischer Kochsalzlösung
- **Aktivkohle.** Schnelle Absorption, Giftentfernung oft effektiver als induziertes Erbrechen oder Magenspülung, Gabe in Kombination mit Glaubersalz zur beschleunigten Darmpassage, da Aktivkohle die absorbierten Stoffe nach 1–2 Tagen wieder freisetzt, Aktivkohle in Wasser auflösen und trinken lassen, ggf. über Magensonde geben
- **Glaubersalz** zur beschleunigten Darmpassage in Kombination mit Aktivkohle
- **Antidote** sind Substanzen, die das Gift durch Binden, durch Komplexbildung oder durch Gegenwirkung neutralisieren.

In speziellen Fällen kann die Durchführung einer Dialyse, Hämofiltration oder Austauschtransfusion nötig sein.

Pflege

Die Labordiagnostik erfolgt auf Anweisung der Notrufzentrale. Für alle Fälle wird bei unklaren Vergiftungserscheinungen die erste Urinprobe und Erbrochenes aufgehoben. Eventuell vorhandene Giftreste im Mund oder auf der Haut sollten mit reichlich Wasser abgespült bzw. ausgespült werden. Häufig müssen Giftstoffe durch die Gabe von Flüssigkeit verdünnt werden. Hierfür wird Wasser benutzt. Auf keinen Fall Milch oder kohlensäurehaltige Getränke. Eine Maßnahme bei Vergiftungen ist auch die **Magenspülung.** Sie kann jedoch nur bei wachen Kindern durchgeführt werden, um eine Aspiration zu

vermeiden. Die Magenspülung wird sehr kritisch betrachtet und bleibt ein Ausnahmefall. Das Kind wird in Seitenlage gebracht. Eine großlumige Magensonde wird oral gelegt. Danach wird in Einzelportionen von 5–10 ml/kg Körpergewicht körperwarme isotonische Kochsalzlösung gegeben. Anschließend lässt man die Flüssigkeit sofort wieder auslaufen. Dieser Vorgang wird solange durchgeführt bis die Spülflüssigkeit klar zurückläuft. Ein Teil der Spülflüssigkeit muss für die Identifikation des Giftes aufgehoben werden.
Nach Abschluss der Entgiftung sollte unbedingt von den Pflegenden beobachtet werden, ob das Kind oder die Eltern eine psychosoziale Hilfe benötigen. Für die Kinder ist die Therapie ein sehr traumatisches Ereignis. Aber auch für die Eltern ist eine Vergiftung ein sehr schlimmes Ereignis. Viele Eltern fühlen sich schuldig, weil sie ihre Aufsichtspflicht verletzt haben. Darum sollten die Pflegenden sehr behutsam mit dem Kind und den Angehörigen umgehen. Bei älteren Kindern und Jugendlichen muss aber auch berücksichtigt werden, ob sie die Vergiftung in suizidaler Absicht selbst herbeigeführt haben.

21.2.2 Medikamente

Vergiftungserscheinungen von Medikamenten sind abhängig vom Wirkstoff und von der eingenommenen Menge. Eine häufige Medikametenvergiftung erfolgt im Kindesalter mit Paracetamol.

Paracetamol

Klinik

Dabei können klinische Symptome ab einer Tagesmenge von 140 mg pro kg Körpergewicht auftreten. Dies geschieht häufig durch die versehentliche Gabe eines „zu großen“ Zäpfchens, z. B. Säuglinge erhalten ein Zäpfchen für Schulkinder oder Erwachsene. Aber auch eine korrekte Dosierung bei zu häufiger Anwendung kann zur Vergiftung führen.

≥ 140 mg/kg KG/d

Anfänglich liegen eher unspezifische Allgemeinsymptome wie Erbrechen und Übelkeit vor. Nach 48 Stunden, die eher symptomarm verlaufen, kann es zum Leberversagen kommen. Ein tödlicher Ausgang ist möglich.

- Unspezifische Allgemeinsymptome
- > 48 h → ggf. Leberversagen

Therapie

Durch die Gabe von Aktivkohle kann eine primäre Giftentfernung versucht werden. Zur Verhinderung der Leberschädigung wird das Antidot Acetylcystein (ACC, Schleimlöser) intravenös oder auch oral gegeben. Bei einer oralen Behandlung mit Acetylcystein wird vorher auf eine Therapie mit Aktivkohle verzichtet.

Aktivkohle → Acetylcystein i. v.

21.2.3 Chemikalien

Haushalts- und Reinigungsmittel sollten für Kleinkinder unzugänglich aufbewahrt werden. Dennoch kommt es immer wieder zu Ingestionsunfällen und Vergiftungen. Die Folgen der Ingestion von säure- oder laugenhaltigen Chemikalien werden in Kapitel ➤ 21.2.5 dargestellt.

Nikotin

Die Ingestion einer „Kippe" oder Zigarette ist oft unbedenklich. Bei größerer Menge (z. B. aus Zigarren oder Pfeifentabak) klagen die Kinder über Erbrechen, Übelkeit, Kopfschmerzen, Durchfall, Schwitzen, Blässe und Tachykardie. Ggf. treten Krampfanfälle oder eine zentrale Atemlähmung auf. Meistens ist jedoch keine Therapie nötig. Sind 4 Stunden nach Ingestion keine Symptome aufgetreten, besteht kein Grund für weitere Maßnahmen. Bei klinischen Symptomen wird eine primäre Giftentfernung empfohlen.

Knopfbatterien

Eine kurzfristig im Magen liegende Batterie ist ungefährlich. Nach mehreren Wochen kommt es jedoch zur Auflösung. Die Inhaltsstoffe werden an die Magenschleimhaut abgegeben und können Symptome auslösen. Eine Röntgenaufnahme von Thorax und Abdomen zeigt die Lokalisation. Eine sich länger als eine Woche im Magen befindliche Knopfbatterie sollte endoskopisch entfernt werden.

21.2.4 Pflanzen

- **Blattteile** sind bis auf die Blätter der Eibe (sehr toxisch) fast alle ungiftig bzw. bis zu einer Länge von 10 cm unbedenklich. Auch **Blumenwasser** ist nicht giftig
- **Giftig** sind z. B. Goldregen, Knollenblätterpilz, Pfaffenhütchen und Tollkirsche. Bei diesen ist die primäre Giftentfernung entscheidend. Die klinischen Symptome und weiteren Maßnahmen sind abhängig von Menge und Art der Pflanze.

21.2.5 Ingestion von Laugen und Säuren

Ingestionen von Laugen und Säuren führen zur Verätzung der Schleimhaut des Mundes, Rachens und der Speiseröhre. Die Kinder sollten reichlich Wasser oder Milch zu trinken bekommen. Induziertes Erbrechen darf nicht durchgeführt werden! Dies würde die Schleimhaut erneut verätzen. Eine endoskopische Untersuchung sollte frühzeitig Aufschluss über den Grad der Schädigung geben.

Therapie

Die Kinder erhalten flüssige Kost bis zum Abheilen der Schädigung. Kortikosteroide mindern ggf. die Ausbildung von Verengungen. Bei schweren Verätzungen werden die Kinder vorübergehend über eine durch die Bauchdecke direkt in den Magen eingebrachte Sonde (PEG-Sonde) ernährt.

21.3 Verbrennungen und Verbrühungen

Einteilung und Klinik

Verbrennungen und Verbrühungen werden in vier Grade eingeteilt (➤ Tab. 21.2).

Neunerregel

Die Ausdehnung der Schäden sollte möglichst genau abgeschätzt werden. Dabei bestehen zwei Möglichkeiten der Abschätzung:

- Die Hand des Patienten einschließlich der Finger entspricht ca. 1 % der Körperoberfläche
- Für Kinder wurde die Neunerregel nach Wallace abgewandelt. In der ➤ Abb. 21.1 wurden Beispiele für eine Säugling und ein 5-jähriges Kind im Vergleich zur Körperoberfläche des Erwachsenen dargestellt.

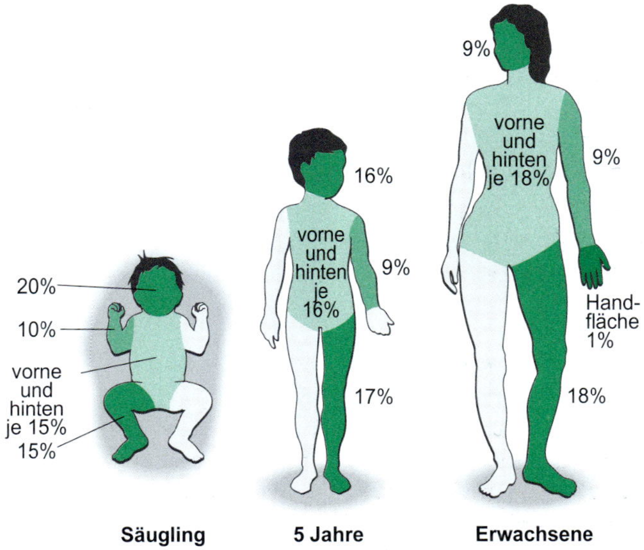

Abb. 21.1 Neunerregel nach Wallace. [A300–157]

21

Tab. 21.2 Einteilung der Verbrennung und Verbrühung.

Gradeinteilung	Klinik
I	Rötung und Schwellung der Haut, Schmerzen lokal
II	Rötung mit Blasenbildung und deutlichen Schmerzen
III	Weiße Hautverfärbung ohne Blasenbildung, kaum schmerzhaft
IV	Verkohlung, schwarz, lederartig, trocken, keine Schmerzwahrnehmung

Komplikationen

Verbrennungskrankheit mit Schocksymptomen, Infektionsgefahr

Neben dem lokalen Befund, der in der ➤ Tab. 21.2 entsprechend dem Grad der Schädigung angegeben ist, kann es zu systemischen Symptomen kommen. Dies betrifft großflächige Schädigungen ab dem II. Grad. Aufgrund der Schädigung kommt es zum Flüssigkeitsverlust ins Gewebe, da die Gefäßdurchlässigkeit deutlich erhöht ist. Folge ist ein hypovolämischer Schock (➤ 21.1.2). Die daraus folgende Schädigung anderer Organe wird als Verbrennungskrankheit bezeichnet. Eine weitere Komplikation ist die bakterielle Superinfektion der großflächigen Wunden.

Therapie

- Sicherung der Vitalfunktionen
- Akute Maßnahmen
- Lokaltherapie

Auch bei Verbrennungen und Verbrühungen steht die Sicherung der Vitalfunktionen (➤ 21.5) des schwer kranken Kindes im Vordergrund. Akute Maßnahmen beinhalten:

- Zur Schmerzlinderung geschädigte Haut mit lauwarmem, fließendem (Leitungs-)Wasser kühlen; nur bei kleinflächigen Verbrennungen/Verbrühungen (nicht größer als die Handfläche des Kindes) der Extremitäten. Dabei sollte eine generelle Unterkühlung des Kindes unbedingt vermieden werden
- Intravenöser Zugang bei großflächigen (≥ 5–10 %) Schädigungen ab Grad II zur Volumensubstitution (Verhinderung der Verbrennungskrankheit) und zur Gabe von Schmerzmedikamenten, ggf. Sedierung und Intubation
- Stationäre Aufnahme bei ≥ 5–10 % Schädigungen ab Grad II oder ≥ 2 % bei Grad III.

Schwere Verbrennungen werden in klimatisierten Verbrennungseinheiten in speziellen Zentren versorgt. Die Lokaltherapie beinhaltet das Abtragen von großen Blasen. Kleine Blasen, vor allem an Handtellern, im Gesicht oder an der Fußsohle bleiben bestehen. Die lokale Therapie sollte in Absprache mit den Chirurgen, ggf. einer spezialisierten Verbrennungsambulanz, besprochen werden.

21.4 Plötzlicher Kindstod

Plötzlicher Kindstod

Unerwarteter Tod eines Säuglings im Schlaf ohne erklärende Ursache

Vom plötzlichen Kindstod (*engl.* sudden infant death syndrom, **SIDS**) wird ausgegangen, wenn ein Säugling im Schlaf verstirbt, dies völlig unerwartet eintritt und sich in der Obduktion keine erklärende Ursache findet. Ein plötzlicher Kindstod tritt bei ca. 0,8 auf 1.000 Lebendgeburten auf. Der Häufungsgipfel liegt im 2.–4. Lebensmonat.

Near-SIDS oder ALTE

Die Begriffe Near-SIDS und ALTE (*engl.* apparent life threatening event) beschreiben ein akutes Ereignis mit Apnoe, Zyanose und Blässe in Kombination mit Bradykardie und verändertem Muskeltonus.

Apnoe, Zyanose, Blässe, Muskeltonus ↓ und Bradykardie

Risikofaktoren

Besonders gefährdet für einen plötzlichen Kindstod sind Frühgeborene (➤ 3.7), hypotrophe Neugeborene (➤ 3.2), Säuglinge aus Mehrlingsschwangerschaften, mit niedrigem sozioökonomischem Status und mit Geschwistern, die an einem SIDS verstorben sind. Nachweislich sind Bauch- und Seitenlage im unbeobachteten Schlaf Risikofaktoren.

- Frühgeborene
- Hypotrophe Neugeborene
- Mehrlinge
- Niedriger sozioökonomischer Status
- SIDS-Geschwister
- Bauch- und Seitenlage

Ursachen

Die Ursache des plötzlichen Kindstodes ist weiterhin nicht geklärt. In der Diskussion sind verschiedene Faktoren, deren ggf. gemeinsames Auftreten zum SIDS führen kann. Möglicherweise liegt u. a. eine Hirnstammfunktionsstörung mit zentraler Atemstörung vor.

Ungeklärt, evtl. Hirnstammfunktionsstörung

Maßnahmen zur Verhinderung des plötzlichen Kindstodes

Die einheitliche Aufklärung der Eltern von Seiten der Hebammen, Gynäkologen, Kinderkrankenschwestern und Kinderärzten hinsichtlich der folgenden Maßnahmen ist entscheidend.

Aufklärung der Eltern

Richtige Schlafposition

Die sicherste Schlafposition für das Baby ist die **Rückenlage.** In Bauchlage können Mund und Nase durch das Liegen auf der Matratze verschlossen werden. Die Säuglinge atmen die verbrauchte Ausatemluft erneut ein. Dies kann zu Sauerstoffmangel und Atemstillstand führen. In der Seitenlage ist ein unbeobachtetes Drehen in die Bauchlage möglich.

Rückenlage

Richtige Schlafumgebung

Die Säuglinge sollen im ersten Lebensjahr im **eigenen Bett im Elternschlafzimmer** schlafen. Eine feste Matratze wird empfohlen. Kopfkissen, Babyfelle und Unterpolsterungen sind nicht notwendig. Empfohlen wird ein **Schlafsack,** damit das Baby im Schlaf nicht unter die Decke rutschen kann. Eine Raumtemperatur von 16–18 °C ist ideal.

- Eigenes Kinderbett
- Elternschlafzimmer
- Schlafsack

Rauchfreie Umgebung

Nikotinkonsum in der Schwangerschaft und Umgebung des Babys kann zur Schädigung des Babys führen. Weiterhin erhöht Rauchen nachweislich das Risiko für das Kind, am plötzlichen Kindstod zu versterben. Daher wird so-

Kein Zigarettenrauch in Schwangerschaft und häuslicher Umgebung

wohl in der Schwangerschaft als auch im häuslichen Umfeld eine rauchfreie Umgebung empfohlen.

MERKE
3-R-Regel: **R**ückenlage, **R**ichtige Schlafumgebung, **R**auchfrei!

21.5 Reanimation bei Kindern und Jugendlichen

Die Reanimation bei Kindern findet nach den Leitlinien des European Resuscitation Council (ERC) 2010 statt. Dabei werden die Maßnahmen in einen Basic Life Support (BLS) und einen Advanced Life Support (ALS) eingeteilt. Weiterhin wird die ABC-Regel angewendet.

21.5.1 Basismaßnahmen (BLS)

Die Basismaßnahmen der Reanimation (BLS, *engl.* basic life support) sind in ➤ Abb. 21.2 dargestellt. Beim Auffinden eines Kindes erfolgt zuerst eine Kontrolle der Bewusstseinslage. Bei eingeschränktem oder fehlendem Bewusstsein des Kindes erfolgt nach Absetzen eines Hilferufes der Beginn der Reanimation.

A = Atemwege freimachen

Zurückkippen des Kopfes und Anheben des Nackens

Bei bewusstlosen Kindern sind die oberen Atemwege durch das Zurückfallen des Unterkiefers und der Zunge verlegt. Ein leichtes Zurückkippen des Kopfes und Anheben des Nackens, ggf. auch Anheben des Unterkiefers, führt zum Öffnen der Atemwege. Sekret im Nasen-Mund-Rachen-Raum sollte abgesaugt werden. Fremdkörper müssen entfernt werden. Bei ausreichender Spontanatmung reicht das Offenhalten der oberen Atemwege mit einem Gueldeltubus aus. Sonst kann nun eine Beatmung mit Maske oder Sauerstoffgabe über eine Nasensonde erfolgen.

B = Beatmung

Unzureichende Spontanatmung → Beatmung

Reicht das Freimachen der Atemwege für eine ausreichende Spontanatmung nicht aus, muss eine Beatmung erfolgen.
- Mund zu Mund und/oder Nase-Beatmung
- Verwendung von Atembeutel und Maske
- Intubation und Beatmung über den Tubus.

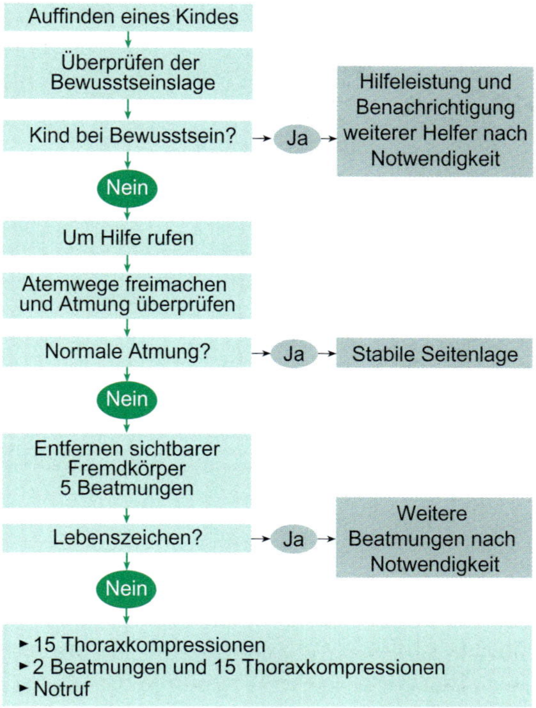

Abb. 21.2 Basic Life Support bei Kindern. [L190]

C = Circulation, Zirkulation

- Beginn bei unzureichender Herzaktion unter Beatmung
- Harte Unterlage
- Technik in Abhängigkeit vom Alter
- Schnell und tief drücken!

Mit der Herzdruckmassage (➤ Abb. 21.3) muss begonnen werden, wenn unter Beatmung keine ausreichende Herzaktion nachweisbar ist. Die Kinder sollten auf einer harten Unterlage gelagert werden. Der Druckpunkt befindet sich in der unteren Sternumhälfte. Dabei soll der Brustkorb um ca. ⅓ der Brustkorbtiefe (ca. 4–5 cm je nach Alter) komprimiert werden mit einer Frequenz von 100–120/min. Die Technik der Herzmassage richtet sich nach dem Alter des Kindes. Bei Säuglingen wird der Thorax mit beiden Händen umfasst, die Druckausübung erfolgt mit den beiden Daumen. Bei älteren Säuglingen erfolgt die Druckausübung mit 2 Fingern, bei Kleinkindern mit dem Handballen, bei Schulkindern dann mit einer oder beiden Händen wie beim Erwachsenen. Herzmassage und Beatmung erfolgen beim nicht intubierten Kind bis zur Pubertät im Verhältnis 15 : 2. Kinder ab dem Pubertätsalter werden im Verhältnis 30 : 2 reanimiert. Intubierte Kinder erhalten Beatmung und Herzmassage gleichzeitig.

21.5.2 Erweiterte Reanimationsmaßnahmen (ALS)

Nach Durchführung der Basismaßnahmen sollte im Rahmen der erweiterten Maßnahmen (ALS, *engl.* advanced life support) zügig eine Analyse des Herz-

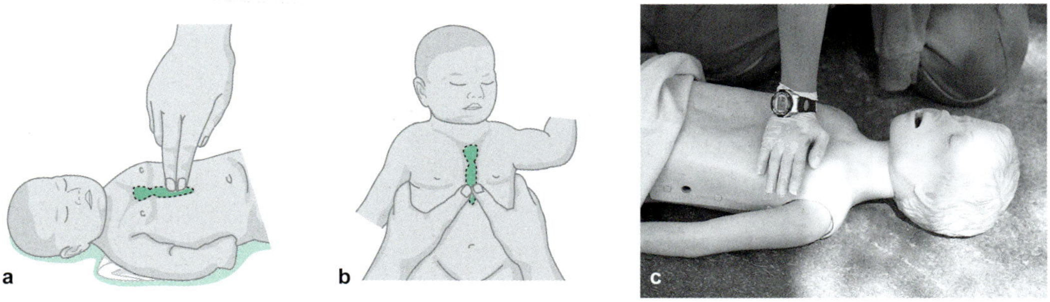

Abb. 21.3 Herzdruckmassage beim Säugling (a und b), Kinder > 1. Lebensjahr (c). [L138, J787]

rhythmus mittels EKG erfolgen. Dabei werden nicht-defibrillierbare von defibrillierbaren Herzrhythmusstörungen unterschieden. Bei nicht-defibrillierbaren Störungen erfolgt Adrenalingaben, sonst wird die Defibrillation durchgeführt.

Medikamente

Adrenalin intravenös oder intraossär

Wichtigstes Notfallmedikament ist **Adrenalin.** Dieses kann sowohl intravenös als auch intraossär gegeben werden. Weitere Notfallmedikamente sind:
- Natriumbikarbonat, z. B. bei nachgewiesener Azidose (➤ 8.2.1)
- Kalzium, z. B. bei Hypokalzämie (➤ 8.3.2), Hyperkaliämie (➤ 8.3.1), Hypermagnesiämie
- Amiodaron oder Lidocain, z. B. bei Herzrhythmusstörungen.

Defibrillation

- Im Kindesalter selten
- Bei Kammerflimmern und bedrohlichen Tachykardien

Eine Defibrillation wird im Kindesalter selten durchgeführt. Indikationen sind Kammerflimmern und bedrohliche Tachykardien. Die Elektrodengröße ist abhängig von der Körpergröße des Kindes. Die mit Elektrodengel bestrichenen Elektroden werden am Defibrillator entsprechend aufgeladen. Eine Elektrode wird über der Herzspitze, die andere Elektrode über der Herzbasis fest an den Körper des Kindes angedrückt. Beim Auslösen der Defibrillation dürfen andere Personen keinen Kontakt zum erkrankten Kind haben. Ggf. wird anschließend die Reanimation fortgesetzt.

Weitere Maßnahmen

Kinder nach einer erfolgreichen Reanimation werden in der Regel intensivmedizinisch betreut. Dort erfolgen weitere diagnostische und therapeutische Maßnahmen entsprechend der Grunderkrankung.

Komplikationen

- Rippenfrakturen
- Aspiration von Magensaft mit Ausbildung einer Aspirationspneumonie und/oder einer akuten Lungenfunktionsstörung
- Überblähung des Magens und folgende Atembehinderung
- Verletzung von Leber und Milz
- Hirnschädigung durch Sauerstoffmangel.

Beendigung der Reanimation

Die Reanimation sollte nach mehr als 30 Minuten korrekt durchgeführter Reanimation beendet werden bei:
- Weiten lichtstarren Pupillen
- Bewusstlosigkeit
- Fehlender Spontanmotorik
- Fehlender Spontanatmung
- Asystolie (Nulllinie im EKG).

MERKE

Ausnahmen:
- Unterkühlung, z. B. beim Ertrinkungsunfall
- Vergiftungen in Abhängigkeit von der Substanz
- Hyperkaliämie.

Pflege

Ein Notfall bedeutet für ein Kind in der Regel die Aufnahme auf einer Intensivstation. Für die Kinder ist dies ein plötzlicher Zustand ohne Vorbereitung. Neben den Erkrankungssymptomen werden die Kinder unvermittelt von fremden Personen behandelt. Dies geschieht zudem in einer fremden Umgebung. Daher sind die kleinen Patienten meist stark verängstigt. Oft sind die Kinder nicht in der Lage, ihre Ängste, Schmerzen und Befindlichkeiten mitzuteilen. Die Geräuschkulisse und die häufigen Behandlungsmaßnahmen an dem Kind, bedeuten für den Patienten Stress. Dieser akuten Stresssituation sollten die Pflegenden Rechnung tragen. Auch die Eltern sind mit der gesamten Situation oft völlig überfordert. Darum benötigen die Kinder sowie die Eltern eine sehr einfühlsame, ruhige und qualifizierte Betreuung durch die Pflegenden.

21

Übungsfragen

1. Nennen Sie die verschiedenen Schockformen und die entsprechenden Ursachen!
2. Wie entsteht ein septischer Schock?
3. Erklären Sie den Unterschied zwischen Vergiftungen und Ingestionsunfällen!

4. Warum ist induziertes Erbrechen kontraindiziert bei Ingestion von Laugen und Säuren?
5. Zu welchen Komplikationen kann es bei großflächigen Verbrennungen oder Verbrühungen kommen?
6. Erklären Sie die 3-R-Regel zur Verhinderung des plötzlichen Kindstodes!
7. Erklären Sie die Basismaßnahmen der Reanimation!
8. Wie heißt das wichtigste Notfallmedikament?
9. Welche Komplikationen können nach einer Reanimation auftreten?

Register